现代儿科疾病诊断与治疗

龚向英 杨 钒 姜 倞 ◎著

中国出版集团公司

世界图书出版公司

广州·上海·西安·北京

图书在版编目（CIP）数据

现代儿科疾病诊断与治疗 / 龚向英，杨钒，姜倞著 .--
广州：世界图书出版广东有限公司，2020.8
ISBN 978-7-5192-7869-4

Ⅰ.①现… Ⅱ.①龚… ②杨… ③姜… Ⅲ.①小儿疾
病—诊疗 Ⅳ.① R72

中国版本图书馆 CIP 数据核字（2020）第 164545 号

书　　名	现代儿科疾病诊断与治疗
	XIANDAI ERKE JIBING ZHENDUAN YU ZHILIAO
著　　者	龚向英　杨　钒　姜　倞
责任编辑	曹桔方
装帧设计	博健文化
责任技编	刘上锦
出版发行	世界图书出版有限公司　世界图书出版广东有限公司
地　　址	广州市新港西路大江冲 25 号
邮　　编	510300
电　　话	020-84460408
网　　址	http://www.gdst.com.cn
邮　　箱	wpc_gdst@163.com
经　　销	各地新华书店
印　　刷	广州小明数码快印有限公司
开　　本	787 mm × 1092 mm　　1/16
印　　张	22.25
字　　数	530 千字
版　　次	2020 年 8 月第 1 版　　2020 年 8 月第 1 次印刷
国际书号	ISBN 978-7-5192-7869-4
定　　价	80.00 元

前　言

随着医学科学技术的飞速发展，在长期的临床实践过程中，形成了各种医学专科和相应的专科医师，从而为广大群众提供了更专业化的医疗服务。为提高儿科专科医师的认知、诊疗水平，我们组织编写了本书。

本书以儿科常见症状为中心，以诊断要点、检查项目、处置原则为主线，旨在使读者能够系统地认识症状，在抓住主要矛盾的同时，融汇基础理论知识，提高临床逻辑思维能力。书中根据小儿生长发育的特点，详细介绍了新生儿疾病，小儿营养性疾病、传染病、结核病、寄生虫感染，以及消化、呼吸、泌尿、血液、神经、内分泌系统疾病，心血管疾病的诊断要点和治疗方法。此外，还介绍了常见急性中毒和儿科急症的救治措施等。

参与本书编写的人员既有具备丰富临床经验的儿科专家、业务骨干，也有优秀的一线年轻医师。他们在繁忙的工作之余，将多年临床实践经验和实际工作需求进行整合，精心撰稿，集体讨论、修改、定稿，力争得到最优化的诊疗方案。在此，我们对他们的辛勤付出表示由衷的感谢！

前　言

目　录

第一章　儿科常见症状临床处置 ·· 1

　第一节　发热 ··· 1

　第二节　呕吐 ··· 11

　第三节　休克 ··· 16

　第四节　厌食 ··· 23

　第五节　黄疸 ··· 27

第二章　儿童生长发育与保健 ·· 29

　第一节　生长发育 ·· 29

　第二节　体格检查 ·· 31

　第三节　神经心理发育检查 ···································· 33

　第四节　计划免疫 ·· 35

　第五节　听力保健 ·· 39

　第六节　口腔保健 ·· 40

　第七节　眼保健 ··· 41

第三章　新生儿常见疾病与常用诊疗技术 ······························· 43

　第一节　总论 ··· 43

　第二节　围生期窒息 ··· 56

　第三节　新生儿复苏 ··· 64

　第四节　新生儿循环系统危重症 ································ 72

　第五节　新生儿急性肾衰竭 ···································· 91

　第六节　生发基质-脑室内出血 ································· 94

　第七节　缺氧缺血性脑病 ······································ 97

　第八节　新生儿惊厥 ··· 103

　第九节　新生儿高胆红素血症 ·································· 107

　第十节　败血症 ··· 110

　第十一节　破伤风 ·· 112

　第十二节　化脓性脑膜炎 ······································ 114

　第十三节　新生儿病毒性脑炎 ·································· 118

第十四节　肝炎综合征 ……………………………………………………… 121

第十五节　巨细胞包涵体病 …………………………………………………… 122

第十六节　新生儿柯萨奇病毒B组感染 ……………………………………… 125

第十七节　单纯疱疹病毒感染 ………………………………………………… 127

第十八节　先天性风疹综合征 ………………………………………………… 128

第十九节　先天性弓形虫病 …………………………………………………… 130

第二十节　先天性梅毒 ………………………………………………………… 133

第二十一节　新生儿常用诊疗技术 …………………………………………… 136

第四章　营养障碍性疾病 …………………………………………………… **157**

第一节　儿童营养障碍 ………………………………………………………… 157

第二节　婴儿喂养不良 ………………………………………………………… 158

第三节　单纯肥胖症 …………………………………………………………… 158

第四节　维生素A缺乏 ………………………………………………………… 162

第五节　维生素D缺乏 ………………………………………………………… 163

第六节　碘缺乏 ………………………………………………………………… 166

第七节　锌缺乏 ………………………………………………………………… 168

第八节　铅中毒 ………………………………………………………………… 169

第五章　免疫及变态反应性疾病 …………………………………………… **172**

第一节　免疫缺陷病 …………………………………………………………… 172

第二节　风湿性疾病 …………………………………………………………… 187

第三节　变态反应性疾病 ……………………………………………………… 201

第六章　感染性疾病 ………………………………………………………… **212**

第一节　手足口病 ……………………………………………………………… 212

第二节　麻疹 …………………………………………………………………… 219

第三节　水痘 …………………………………………………………………… 224

第四节　流行性腮腺炎 ………………………………………………………… 228

第五节　流行性感冒 …………………………………………………………… 232

第六节　传染性单核细胞增多症 ……………………………………………… 238

第七节　猩红热 ………………………………………………………………… 242

第八节　登革热 ………………………………………………………………… 246

第九节　恙虫病 ………………………………………………………………… 251

第十节　巨细胞病毒感染 ……………………………………………………… 255

第十一节　百日咳 ……………………………………………………………… 261

第十二节　白喉 ………………………………………………………………… 262

第十三节　细菌性痢疾 ………………………………………………………… 263

第十四节　伤寒和副伤寒 ·· 265

第十五节　鼠伤寒 ·· 266

第十六节　霍乱 ·· 268

第十七节　流行性脑脊髓膜炎 ··· 269

第七章　内分泌系统疾病 ·· 272

第一节　生长激素缺乏症 ·· 272

第二节　垂体后叶疾病 ··· 283

第三节　甲状腺功能减低症 ·· 288

第四节　甲状腺功能亢进症 ·· 297

第五节　甲状腺炎 ·· 302

第六节　单纯性甲状腺肿 ·· 306

第七节　先天性肾上腺皮质增生症 ···································· 308

第八节　肾上腺皮质功能亢进症 ······································ 317

第九节　肾上腺皮质功能减退症 ······································ 322

第十节　原发性醛固酮增多症 ··· 326

第十一节　性早熟 ·· 329

第十二节　儿童期糖尿病 ·· 339

第十三节　低血糖 ·· 345

参考文献 ··· 347

第一章　儿科常见症状临床处置

第一节　发热

发热是指体温异常升高,当体温超过基础体温 1 ℃时,可认为发热。儿童时期正常体温较成人稍高,且昼夜正常体温波动较大,但范围不超过 1 ℃。正常小儿的肛温波动于 36.9 ~ 37.5 ℃,舌下温度比肛温低 0.3 ~ 0.5 ℃,腋下温度为 36 ~ 37 ℃。一般肛温超过 37.8 ℃,舌下温度超过 37.5 ℃,腋下温度超过 37.4 ℃,可认为发热。肛温在 37.8 ~ 38.5 ℃称为低热,超过 39 ℃为高热,超过 41.5 ℃为超高热。个体的正常体温略有差异,儿童因体内、体外诸多因素容易引起体温升高。临床上常将发热持续超过 2 周或以上称为长期发热。

【诊断要点】

1. 症状鉴别　对于发热患儿,应明确发热的持续时间,分清是急性发热还是长期发热。急性发热者,应首先考虑临床上常见疾病。长期发热者,首先应从常见疾病不寻常表现考虑,然后考虑少见或罕见病。并仔细检查患儿其他系统的伴随表现,尤其应注意是否伴有皮疹,根据皮疹的出现时间、出现部位及皮疹特征对某些急性传染病做出及时诊断。对长期低热患儿必须做长期动态观察与全面反复检查。每日定时测量体温 2 ~ 4 次,连续 2 周,记录体温曲线及其变化情况,以确定患者是否发热。如果怀疑患者是假热,那么应检测直肠温度,来自牧区或与动物有密切接触史的患儿应想到结核病与布氏杆菌病。

2. 实验室检查　应包括血常规检查、血沉、抗链球菌溶血素"O"、肝功能试验、尿常规检查、胸部 X 线检查、结核菌素试验等,从而初步鉴别器质性与功能性低热。必要时可进一步进行氮蓝四唑试验、中性粒细胞碱性磷酸酶反应或 C 反应蛋白测定,用于明确细菌（或病毒）感染以指导治疗。

3. 治疗性试验　必要时才考虑,因为对大多数发热病例来说,治疗性试验并无诊断价值。甲硝唑或氯喹用于早期肝阿米巴病可取得良好疗效。怀疑结核病患者,一般需用充足剂量的抗结核治疗 2 ~ 3 周方能决定其疗效。应考虑到滥用抗生素、肾上腺皮质激素与解热药,不但扰乱体温曲线,掩盖病情,耽误诊断与治疗,而且激素可能产生不良作用,增加病情的复杂性。

【检查项目】

1. 体格检查　应尽可能在自然光线下进行。

（1）注意患儿精神状态,营养发育情况,反应情况,体位姿态,有无慢性消耗性病态表现,有无急性、慢性感染中毒症状等。检查体温、脉搏、呼吸、血压、体重、面色。

（2）检查皮肤、黏膜有无皮疹、出血、黄疸、瘀点、瘀斑、疮、疖，以及各部位有无浅表淋巴结肿大。

（3）认真检查患儿各系统、各器官有无明确阳性体征。特别要注意容易隐蔽病灶的地方，如乳突、鼻孔、口腔、牙龈、咽后壁、咽侧壁、腋下、腹股沟、腋窝、耳道、脊椎、会阴部、肛门。对于小婴儿发热病例，还应注意患儿哭啼声音，姿态，吸吮状态，前囟、后囟骨缝是否闭合、裂开，前囟张力如何，以及各种生理反射是否异常。

2. 血、尿、便常规检查

（1）血常规检查：注意红细胞形态、大小、染色有无异常，有无寄生虫。注意白细胞有无形态异常，有无感染中毒颗粒，注意各白细胞之间的比例，嗜酸粒细胞数，有无变异淋巴细胞等。

（2）大便常规检查：检查外观形状、性质、颜色。镜检有无红细胞、白细胞、脓细胞和吞噬细胞，有无寄生虫卵，有无隐血。

（3）尿常规检查：检查除常规外，同时应注意尿二胆（尿胆红素、尿胆原）是否阳性。有无隐血。

3. 细菌学检查　根据临床病史及体格检查考虑感染性疾病者，应尽可能做相关病原学检查，病原学检查应包括：

（1）细菌学涂片：取分泌物、渗出液、病灶处拭子涂片，包括瘀点涂片，做革兰染色寻找有无病原菌及为何种病原菌。

（2）细菌学培养：取血液、骨髓、各种浆膜渗出液、病灶处分泌物、冲洗液、脑脊液（CSF）、关节液、各种穿刺液，选择不同培养基，使用相应培养方法对各种相关细菌进行培养检查，包括特殊要求的机会菌、厌氧菌、L型菌、结核杆菌、真菌等培养检查。

4. 血清学（包括免疫学）检查　根据病情需要采用相应的血清学方法检查以协助发热性疾病的鉴别诊断。

（1）诊断伤寒、副伤寒的肥达反应；查立克次体感染的外斐反应；确定是否为梅毒螺旋体感染的华氏、康氏反应；查钩端螺旋体病的凝集溶解试验，查 EB 病毒感染的嗜异性凝集试验等。

（2）检查各种相关病毒及其他病原体感染的血清免疫学检查，如确定是否为先天性 TORCH 感染检查弓形虫，风疹病毒，巨细胞病毒，疱疹病毒特异性 IgM、IgG 抗体测定，以及对 EB 病毒，麻疹病毒，呼吸道合胞病毒，肠道病毒某些血清型特异性 IgM、IgG 抗体检测。

（3）其他：如血清自身相关抗体测定、血浆蛋白电泳、肌酶谱、肝功能、肾功能、甲胎蛋白、癌胚抗原等。

5. 组织学检查　组织学检查是一种较为有效的检查诊断手段。对于长期发热原因不明、难以诊断和鉴别诊断的患儿，在条件允许和可能范围内进行组织学检查。组织学检查包括：

（1）各种穿刺活检：如肝穿、肾穿、肺穿、心肌活检、淋巴结穿刺活检、骨髓穿刺检查等。

（2）手术活检：对病灶部位较深或穿刺困难，以及不能穿刺者，可考虑在适当范围内用手术方法直接取活组织检查，甚至剖腹、开胸取活检。

6. 皮肤试验　包括结核菌素试验（OT 或 PPD）、肺吸虫皮试、血吸虫皮试等。

7. 影像学检查

（1）X 线检查：包括 X 线摄片和各种相应的造影摄片检查。

（2）B 超检查：包括彩超检查。

（3）CT、MRI 检查及各种放射性核素扫描检查。

【临床思维】

1. 急性发热伴皮疹

（1）麻疹：常有接触史，前驱期 3～5 天，患儿常有发热、上呼吸道卡他症状、结膜炎、鼻炎、咳嗽。发热最初 2～3 天，于口腔颊黏膜出现小的白色的麻疹黏膜斑（Koplik 斑）发热第 4 天，出现玫瑰色斑丘疹，自耳后、发际及颈部开始，渐及前额与颊部。然后自上而下，急速蔓延全身，最后到四肢。皮疹有不同程度融合，疹间可见正常皮肤。

（2）风疹：前驱期 0.5～1 天，患儿可表现为低热或无热，耳后和枕部淋巴结肿大、压痛。发热第 1～2 天即出现淡红色小斑丘疹。出现迅速，由面、颈部延及躯干和四肢，24 h 即布满全身。皮疹通常呈浅红色，稍稍隆起，可融合成片，与麻疹有相似之处。风疹的症状极不一致，确诊比较困难，尤其是散发性病例和非典型病例，风疹的形态介于麻疹和猩红热之间。

（3）水痘：无前驱期，低热、全身不适，常与皮疹同时出现。皮疹分批出现，最初表现为丘疹，数小时后转为疱疹，2 天后变成脓疱疹，第 4 天结痂。可同时见到丘疹、疱疹、脓疱疹或结痂。皮疹呈向心性分布，以躯干、头皮、颜面及腰部为常见，四肢远端较稀少，但足底、手掌仍可出现皮疹。黏膜也可出现水痘，如口、咽、结膜、外生殖器也可出现皮疹。

（4）幼儿急疹：发病急骤，体温突然升高，多在 39 ℃以上，一般持续 3～5 天后体温骤降，皮疹多出现于体温骤降之后，形态类似于麻疹与风疹，呈玫瑰色细小斑丘疹，多呈分散性，很快波及全身。腰部、臀部较多，面、肘、膝以下则少。颈周围淋巴结肿大较普遍，尤以枕骨下及颈后淋巴结为明显。1～2 天消退，不脱屑，不留色素沉着。血白细胞计数明显减少，分类计数淋巴细胞明显增高。

（5）猩红热：起病急骤，可表现为高热、头痛、呕吐、咽痛，体温一般在 38～39 ℃。皮疹一般于发热 24 h 左右迅速出现，24 h 可遍及全身。皮疹为弥漫性猩红色约针头大小的丘疹，疹间皮肤潮红，压后可暂时转白。面颊部潮红，无丘疹，而口周皮肤苍白，为口周苍白圈。皮肤皱褶处，皮疹密集，色深红，间有针尖大出血点，形成深红色横行帕氏征（Pastia's sign）。此外，咽、扁桃体显著充血，亦可见脓性渗出物。舌质很红，呈杨梅舌。病程 1 周后皮肤开始脱屑，可显手套袜套状脱屑。

（6）流行性脑脊髓膜炎：前驱期 1～2 天，患儿可有发热、呕吐、激惹、头痛，起病急骤，突然高热，伴有恶心呕吐及中枢神经症状与体征。起病数小时后皮肤黏膜出现皮疹或出血点，分布不均、大小不等，急速增多、扩大、相互融合，数小时内波及全身，并形成大片瘀斑。皮疹常见于肩、肘、臀等处。瘀斑穿刺涂片，腰椎穿刺，脑脊液涂片和培养可查见脑膜炎双球菌。

（7）伤寒：体温渐升，第 5 天达高峰，部分病儿起病后 4～15 天，腹、胸、腰、背出现散在的斑丘疹。经血培养或肥达反应确诊。

（8）流行性出血热：发热期患儿颜面潮红呈醉酒貌，腋窝部出现点状或线条状出血性皮疹，具有诊断价值。

（9）肠病毒感染：最常见的是埃可病毒和柯萨奇病毒感染，前驱期 3～4 天，表现为发热、头痛、咽痛、肌痛、结膜炎，出疹时体温不降，皮疹类似风疹，呈全身散在分布的红色小斑丘疹，疹退后无脱屑，无色素沉着。大便、咽拭子、血液、脑脊液病毒分离，血清中和试验可确定诊断。

（10）皮肤念珠菌病：表现为皱褶处皮肤糜烂，会阴、肛门、腋窝、指（趾）间潮红并糜烂；甲沟发炎，红肿但不化脓；皮肤出现扁平丘疹，米粒大小，散在分布于颈、背、会阴部皮肤，其表面常有薄层鳞屑。广泛皮肤念珠菌病，皮疹先为分散的浅水疱、水疱性脓疱，破裂后留剥离的表皮，蔓延融合成大片脂溢性皮炎样皮损。局部检查有大量菌丝和芽孢，培养有白色念珠菌生长。

2.急性发热伴肺部症状或体征

（1）肺炎性传染性单核细胞增多症：该症以发冷发热，软弱，淋巴结肿大，咽充血，肌酸痛，头痛，食欲缺乏等最为常见。患儿常有咳嗽、胸痛，部分病例有血丝痰或铁锈色痰。X 线检查以薄纱状阴影最具特征性。

（2）立克次体感染：以 Q 热为例。潜伏期平均 16～18 天。患儿多以恶寒、高热而急骤发病，呈弛张热型，一般持续 5～10 天。剧烈的持续性头痛通常是此病的特征，肌痛与关节痛也常见。确诊靠病原体分离与补体结合试验。

（3）急性血吸虫病：患儿有发热及其他毒血症状等，伴有肝大、压痛与血嗜酸粒细胞增多。常咳嗽，偶尔咯血，可有湿性啰音。X 线示弥散性浸润。吡喹酮治疗有良好疗效。

（4）过敏性肺炎：可见短暂而易消散的肺部浸润性阴影，伴以短暂的血中嗜酸粒细胞增多，有短暂的发热、咳嗽、咳痰等症状与体征。X 线示肺部有短暂浸润性阴影。

（5）系统性红斑狼疮：可有间质性或小叶性肺炎等肺部表现，常并发胸膜炎。抗生素治疗无效，激素治疗肺炎迅速消散。

（6）Wegener 肉芽肿：本病男性多于女性。绝大多数病例有鼻咽部表现，包括流涕、鼻塞、鼻出血、鼻窦炎、咽痛、音哑、中耳炎等，不少病例有口腔、鼻腔、咽喉等处的坏死性肉芽肿。约 45% 病例有深部症状，包括结膜炎、肉芽肿性角膜炎、巩膜和色素膜炎、破坏性巩膜软化穿孔、眼球突出等。约 60% 有下呼吸道症状，如咳嗽、咳痰、胸膜炎性胸痛、咯血、呼吸困难等。部分病例可完全没有症状，仅在胸部 X 线检查时发现肺部病变。肾脏受累时有蛋白尿、血尿和肾衰竭。本病有发热、体重下降、乏力等症状，累及多器官。胸部 X 线表现多种多样：典型表现为肺内结节性病变，境界清晰锐利，以多发和双侧性居多，部分表现为双侧浸润影；有些病例表现为肺叶浸润或肺段实变；少数患者可有胸腔积液、心包积液、胸膜增厚、肺不张等。病人血沉增快、贫血、白细胞增多为常见表现。

（7）药物变态反应性肺损伤：引起变态反应性肺损伤的药物有呋喃坦啶、新霉素、卡那霉素、庆大霉素等氨基糖苷类抗生素，及青霉素、磺胺类药物等。患儿发病急，表现为发热、全身皮疹、双肺湿啰音，X 线胸片呈斑片状阴影。

3.长期发热伴中毒症状

（1）结核病：小儿结核病主要类型为原发性肺结核。病儿肺部出现原发灶及肺门淋巴结肿大，临床表现较轻或无症状，有时出现结核中毒症状，如长期不规则发热（低热）、轻咳、食欲缺乏、疲乏、盗汗、消瘦等。年龄小、感染菌量多，抵抗力薄弱的患儿，病变可以恶化，形成原发灶周围炎或淋巴结周围炎、胸腔积液、支气管结核。经过支气管播散可发生干酪性肺结核；经血行播散可致粟粒性肺结核，此时全身结核中毒症状明显，高热经久不退，全身衰竭；血行播散可致结核性脑膜炎，病儿有明显结核中毒症状，发热、食欲减退、消瘦、睡眠不安、性情及精神状态改变，出现脑膜刺激征、脑神经损害症状、脑实质刺激性或损坏性症状、颅内压增高症状、脊髓障碍症状。卡介苗接种史、接触史、临床症状、体格检查、胸部 X 线检查病变的发现及结核杆菌素试验阳性对诊断有重要意义。痰液或胃液进行直接涂片抗酸染色找结核杆菌，或进行结核杆菌培养，或动物接种可以确诊。

（2）败血症：本症表现为起病急、突然发热，有时先发冷兼有寒战。体温多持续高热或弛张热，有明显全身中毒症状。皮肤、黏膜常出现瘀点、红斑或其他皮疹。肝脾大，偶见黄疸。可有进行性贫血，尿可出现蛋白尿，亦可见少许白细胞及管型。细菌培养（血、病灶部位、病变体液培养）可分离出病原菌。

（3）感染性心内膜炎：病儿绝大多数均有原发性心脏病变，临床表现为全身感染症状，心脏症状和栓塞及血管症状。一般起病缓慢，开始时仅有不规则发热，患儿逐渐感觉乏力，食欲减退，体重减轻，关节痛及肤色苍白（贫血）。数日或数周后出现栓塞征象，瘀点见于皮肤与黏膜，指甲亦偶见线状出血，偶尔指、趾、腹部皮下组织发生小动脉栓塞。心脏病变的表现有心脏的杂音并多变，出现心力衰竭。栓塞的表现有脾大、腹痛、便血、血尿，肺栓塞时出现胸痛、咳嗽、咯血、呼吸困难，大脑中动脉栓塞时出现偏瘫。常见进行性贫血、白细胞增多、中性粒细胞数升高、血沉增快、C 反应蛋白阳性；免疫球蛋白数量升高、类风湿因子阳性；尿中有红细胞；血培养阳性，多次取足量血做培养或骨髓培养阳性率较高。血液培养阳性是确诊的关键。

（4）细菌性肝脓肿：临床可出现寒战、发热，胃肠症状，肝区疼痛、肝大、肝区击痛、肝功能损害，白细胞增多、核左移、贫血，衰竭等。蛔虫引起的肝脓肿，往往持续不规则高热，可经数月不退。阿米巴所致的巨大肝脓肿，肝前区表现隆起。有时肝脓肿向上方增大，刺激膈肌引起咳嗽、胸痛及呼吸困难。感染也可直接累及右侧胸膜及肺。肝区 B 超检查显示脓肿。

（5）膈下脓肿：本病多继发于肝脓肿破裂、急性阑尾炎或因败血症、脓毒血症所致，表现为高热及感染中毒症状。由于胸部或右上腹部疼痛或不适，该部呼吸运动减弱，肿胀及压痛或叩击痛。X 线检查和超声波检查及同位素肝扫描、肺扫描有助于诊断。

（6）伤寒：发病多在夏、秋两季，一般有接触史及不洁食物史。临床表现为年龄愈幼，表现愈不典型，随年龄增长，症状也愈接近成人。其典型临床经过分为 4 周，即初期、极期、缓解期和恢复期。婴幼儿伤寒常不典型，起病较急，常伴有上呼吸道症状或呕吐，腹胀、腹泻等消化道症状，可有惊厥。体温上升较快，于发病后 2～3 天可达高峰。热型不规则。玫瑰疹及缓脉少见，肝脾大较为明显，并发支气管炎、肺炎者较多。伤寒血清凝集反应（肥达反应）对本病有辅助诊断价值。

（7）副伤寒：本病以夏、秋季多见。有与家禽、家畜、鼠类、飞鸟等接触史；有不洁饮食史，有胃肠症状、腹泻、发热史。确诊主要依靠血及粪便培养，可获得相应的病原菌。

（8）鼠伤寒：可发生于各年龄组，以婴幼儿多见。以夏、秋季为发病高峰。潜伏期为 8～48 h。有带菌的污物污染食物和水，经口感染的可能，以及医院感染通过食具、医疗用具、医护人员的手传播的可能。临床表现胃肠炎型和败血症型。前者大便次多，可为脓血便、黏液便、水样便或血便，有腥臭味。除腹泻外常见有发热、腹痛、恶心、呕吐，不同程度的水、电解质紊乱。常有脱水和酸中毒。患儿可持续高热（也可有低热）1～2周;后者以全身中毒状表现。热型多为弛张热,可持续高热1个月左右。病儿神萎,面色灰黄,伴有丘疹样皮疹,多少不定,可融合成片。可伴有其他部位的化脓性病灶。部分肝功能受累,可见黄疸。

（9）斑疹伤寒:发病季节冬、春较多,起病急骤,多以寒战开始,体温大多达39～41℃,持续高热2周左右。发病第5天出疹,先于胸背,继之延至颈、腹、四肢及掌跖,但面部少见。初为鲜红色斑丘疹,至第8天为暗红色或出血性斑丘疹,2周消退留色素沉着。神经系统症状较明显,有剧烈头痛、头晕、失眠,严重者烦躁,谵妄及脑膜刺激征。心血管受累时可有心率加快,血压下降,中毒症状严重者,可合并支气管肺炎,心力衰竭。多数有脾大。

（10）血吸虫病:早期,尾蚴侵入皮肤后数小时至3天局部出现红色点状丘疹,甚至水疱,有痒感,数小时或数日消退。表现为过敏性肺炎时患者常有咳嗽、胸痛、痰中带血,荨麻疹等。急性血吸虫病患者起病急,有发热,热型不定,可呈弛张热,间歇热或不规则发热,体温多达39℃以上,晨低,夜高,开始有寒冷感。平均热程1个月左右。多数病人有腹痛、腹泻、大便黏液带血。一般中毒症状不重。肝大以左叶为主,脾亦肿大,黄疸偶见。主要发生于夏、秋季节。

（11）播散性念珠菌病:一般由白色念珠菌引起。多见于儿童,常继发于鹅口疮或口角炎。经消化道或呼吸道直接蔓延,引起食管炎、肠炎、肺炎等内脏感染或经血播散而发生念珠菌性败血症。有时可见于长期多次静脉滴注高渗葡萄糖、高营养液、各种氨基酸溶液或输血后的患者。临床上出现长期发热者,可见于念珠菌肺炎和念珠菌败血症。与一般婴幼儿重症肺炎基本相似,但咳嗽剧烈,高热不退,痰呈脓稠的黏液样,偶可带血丝,X线所见病变为融合性大片状实质阴影。

4. 长期发热伴结缔组织疾病特征

（1）系统性红斑狼疮:为全身结缔组织炎症性疾病。表现为不规则发热,发热高低与起病急缓有关。发热同时或先后出现其他临床症状或体征。绝大多数可见皮肤症状。皮疹位于两颊和鼻梁,为鲜红色、边缘清晰的红斑,轻度水肿,可波及下眼睑。有时边缘不规则,其他皮肤表现有斑丘疹、红斑疹等。血中可检查到红斑狼疮细胞。

（2）幼年型类风湿病全身型:多见于2～4岁,男性多见。起病急,全身症状显著,以反复发热、皮疹、关节痛、淋巴结肿大、抗生素治疗无效、糖皮质激素应用有效为主要特征。

（3）结节性多动脉炎:临床表现多样化,随着被侵犯脏器的不同而表现各种不同的症状。可表现为发热、皮疹、皮下结节、关节痛和关节炎,累及消化道者可有腹痛、呕吐、腹泻,重者可有胃肠道出血、溃疡和肠梗阻。此外,多有肾损害表现为腰痛、血压增高、尿改变、严重的急性肾衰竭。此外还有肺炎、睾丸炎及副睾丸炎、充血性心力衰竭,可出现相应神经系统病变。

（4）皮肌炎:本病常侵犯多个系统,主要特征为横纹肌发生非化脓性炎症及退行性变形,同时合并皮肤病变。皮肤表现以红斑和水肿为主。最初通常为上、下眼睑,鼻梁及上颌部的紫红斑与水肿或硬结,有时可呈蝶形,逐渐蔓延到其他部位的皮肤。病变通常先侵犯四肢肌肉,大都两侧对称,病儿诉说肌痛及无力。肩部、髋部肌痛常较明显。病肌先有肿胀、压痛,逐渐僵硬而失去随意性活动。头部血管肌肉亦可受累,以致发生眼睑下垂、斜视、吞咽困难、声弱等。

（5）过敏性紫癜：可有不规则低热或高度发热。皮疹多见于下肢远端,踝关节周围密集。躯干部罕见。初起为小型荨麻疹或斑丘疹,压之褪色,继而色泽加深,形成斑,斑中心点状出血,颜色变为暗紫色,形成紫癜。紫癜可融合成片。患儿常有关节痛、位置不固定急性腹痛及尿液改变。

（6）渗出性多形性红斑：多发生于过敏体质患儿。临床特征为皮肤及黏膜同时受损；眼及口唇、生殖器和肛门最易受累；多种形态皮疹,以疱疹为主,重症可发生中毒性休克及内脏损害。皮疹可出现于全身任何部位,但以手足背、臀及下肢伸侧、颜面和颈部为多见,大都左右对称。病程一般2~4周。

5. 长期发热伴血液系统疾病特征

（1）急性白血病：小儿白血病绝大多数为急性,又以急性淋巴细胞白血病为多见。临床表现为发热、贫血、出血、肝脾大、淋巴结肿大,可有骨痛、关节痛,腮腺、皮肤黏膜浸润和睾丸肿大等。

（2）恶性淋巴瘤：淋巴结肿大为本病最常见症状。表浅淋巴好发于颈后三角区,其次为腋下和腹股沟。深部淋巴累常累及纵隔、腹膜后或腹腔内淋巴结而引起不同的压迫症状。

（3）朗格汉斯细胞组织细胞增生症：本症常分为三种类型,即骨嗜酸肉芽肿、韩薛柯综合征和勒雪综合征。骨嗜酸肉芽肿在成人多侵犯长骨,而在儿童则多见于颅骨、脊柱、肋骨和骨盆。韩薛柯综合征多见于幼儿和学龄前儿童,以膜性骨的溶骨性改变、突眼和尿崩症为常见症状。勒雪综合征多发生在婴幼儿时期,病情重,以内脏、皮肤、肺和骨骼等多脏器浸润为主。病人常有不明原因的长期发热或不规则发热；在病程早期出现皮疹,主要分布于躯干、头皮和耳后,也可见于会阴部。肝脾淋巴结增大,肺部浸润症状。常有耳溢。

（4）传染性单核细胞增多症：发病急,重症者通常有恶寒或寒战,高热,全身不适。咽部出现斑状或膜状黄灰色苔膜,少数有白喉样假膜形成；扁桃体可肿大,其上披盖的苔膜可保持较久,且有时可再发。颈部淋巴结肿大,有压痛。肝、脾也常肿大。有时出现斑疹或疱疹。

6. 周期性发热

（1）波状热（布氏杆菌病）：人畜共患传染病。患儿除典型的热型外,还有多汗、关节痛、肝脾淋巴结肿大。

（2）局灶性细菌感染：肾盂肾炎、支气管扩张合并感染、血栓性静脉炎、胆囊炎等局灶性细菌性感染,都可引起反复的发热或寒热发作,但间歇期并不规则。

（3）回归热：骤然起病,严重全身肌肉关节酸痛,腓肠肌剧痛拒按,剧烈头痛,鼻出血,肝脾大,皮疹或黄疸,发热呈回归热型,并发现带虱或曾与此病患者有密切接触史。

（4）间日疟：夏、秋季节发病,有周期性发冷、发热、多汗,隔日发作兼有脾大与贫血。如患儿在疟区居住或最近曾到过疟区,间日疟的临床诊断大致可以成立。有的病例出现口唇疱疹。

（5）黑热病：患儿常有被白蛉叮咬史,病程中复发与间歇交替出现,随病期进展出现长期不规则发热、乏力、消瘦、贫血、鼻出血或齿龈出血,脾进行性肿大和全血细胞减少症等。

（6）丝虫病：患儿曾在流行区旅居,有反复发作的淋巴结炎、逆行性淋巴管炎、乳糜尿、精索炎、象皮肿等临床表现。

（7）结节性脂膜炎：较少见的一种变态反应性疾病,任何年龄都可罹患。此病的临床与病理学特点是呈弛张型、间歇或不规则高热（40 ℃），非化脓性倾向的皮下结节形成，全身淋巴结压痛，口腔黏膜糜烂与出血等。

（8）周期热：原因不明，病人自幼儿即可发病，每隔数天、数周或数月发作一次，间歇期病人一切正常。发病时除发热外，伴有关节酸痛、皮疹、白细胞增多、血沉加快等表现，反复周期热，各项检查均无特殊发现，无特殊治疗，不予任何治疗发热亦可自行停止。本病极为罕见，诊断本病时宜慎重。

（9）湿热：最近有溶血性链球菌感染的证据。临床表现以心脏炎与关节炎为主，可伴有发热、皮疹、皮下小结、舞蹈症等。

（10）恶性淋巴瘤：恶性淋巴瘤经常有发热、多汗、疲乏、消瘦、软弱等症状，心率加快，病程中出现贫血，腹部阵痛。

7. 长期低热而无阳性体征

（1）暑热症：多见于 3 岁以下的小儿，临床以长期发热、口渴、多饮多尿、汗闭或汗少为特征。大多数病儿在盛夏时节渐起发热，体温在 38 ～ 40 ℃，热型不定，持续不退，天气越热，体温越高，而且大多不出汗。发热期可长达 1 ～ 3 个月，待气候凉爽时自然下降。病儿口渴多饮，尿液不含蛋白质，尿比重正常。病初起一般情况良好，无病容貌。高热时少有惊厥，嗜睡，少见神经系统症状。

（2）家族性无汗无痛症：常染色体隐性遗传症，首发症状为不明原因的反复发热，与无汗有关。从新生儿时期起对注射无痛感，出牙以后常咬破唇、舌、手指，引致局部感染，溃疡或残损。出于行动笨拙，容易发生四肢骨折。虽汗腺发育正常，但不能以刺痛、热感及其他方法刺激发汗。

（3）无汗性外胚叶发育不良：一种性联隐性遗传性综合征，男性患者较多。皮脂腺和汗腺、毛发（包括眉毛和睫毛）、牙齿及指甲都显示畸形或缺如，软骨、角膜也可表现营养障碍。患儿容易发热，尤其在夏季无故高热、无汗。头发稀软且干燥枯萎，眉毛稀少或无毛，常合并智力低下。

【处置原则】

生理性体温升高一般不会超过 37.4 ℃，且持续时间短，小儿精神好、进食好，无其他异常的症状和体征。对此可不予退热处理，解开衣被、降低室温、使其安静，体温很快就会降至正常。对病理性发热可采用以下处理方法。

1. 病因治疗

（1）抗生素治疗：上呼吸道感染一般用中成药治疗 3 ～ 5 天，不要滥用抗生素。敏感葡萄球菌选青霉素 G、加苯唑西林；耐药性金黄色葡萄球菌选用氯唑西林、第 1 代头孢霉素、万古霉素等；溶血性链球菌选用青霉素、阿奇霉素等；肺炎链球菌选用青霉素、阿奇霉素；大肠埃希菌、铜绿假单胞菌选用美洛西林、阿洛西林、第 3 代头孢霉素类；伤寒及副伤寒杆菌选用氯霉素、氨苄西林、磺胺；厌氧菌选用甲硝唑、替硝唑、奥硝唑，严重感染时可选用两种或两种以上抗生素联合应用，或亚胺培南西司他丁钠。

（2）抗结核治疗：首选异烟肼、乙胺丁醇、利福平、吡嗪酰胺。常多种抗结核药联合应用，必要时选用乙硫异烟胺、链霉素、对氨水杨酸钠。

（3）真菌病治疗：制霉菌素、两性霉素 B、氟康唑、伊曲康唑。

（4）寄生虫病治疗。①抗疟疾：氯喹用于控制症状，伯氨喹宁用于控制复发，乙胺嘧啶用于预防；②抗血吸虫病：选用吡喹酮；③抗黑热病：常用葡萄糖酸锑钠，无效时选用戊烷脒。

（5）抗病毒治疗：利巴韦林、更昔洛韦、阿昔洛韦、干扰素、转移因子。

2. 对症处理　主要针对高热的处理，并同时积极治疗原发病灶。

（1）物理降温：用冷水、冰水或冰块敷头部、颈、腹股沟、腋窝等大血管处，或用物理降温的疗法（例如贴凉）。

（2）药物降温：如对乙酰氨基酚，布洛芬、萘普生、双氯芬酸、尼美舒利、阿西美辛等。阿司匹林仅用于风湿热。

3. 肾上腺皮质激素　此类激素具有非特异性退热作用，并有抗炎、抗毒、抗过敏等作用，常应与抗生素联合使用控制严重感染。常用皮质激素类药物如泼尼松、地塞米松、氢化可的松、甲基泼尼松龙，可大剂量，短疗程。

4. 免疫抑制药　用于结缔组织疾病和肿瘤性疾病，如环磷酰胺。

5. 免疫调节药　用于免疫缺陷者及反复上呼吸道感染者。常用左旋咪唑、甘露聚糖肽、胸腺肽、干扰素、牛初乳、卡介苗多糖核酸。

【中医辨证施治】

1. 外感发热

（1）外感风寒：发热严寒，无汗，头痛身痛，鼻塞不通，喷嚏，鼻流清涕，咳嗽痰清，口不渴，二便自调，脉浮，指纹浮红。治则辛温解表，方药选用荆防败毒饮加减：荆芥 10 g，防风 10 g，羌活 10 g，薄荷 6 g，前胡 10 g，柴胡 10 g，桔梗 10 g，枳壳 10 g，甘草 3 g，生姜 5 g。咳嗽甚者，加杏仁 10 g；舌尖红有化热趋势者，加黄芩 10 g；食欲减退者，加炒谷麦芽 10 g，焦神曲 10 g，焦山楂 10 g。

（2）外感风热：发热有汗，鼻流浊涕，面红目赤，口干微渴，咳嗽或咽喉肿痛，唇红，舌红，苔薄黄，脉浮数，指纹青紫。治则辛凉解表，方药选用银翘散加减：金银花 10 g，连翘 10 g，淡竹叶 10 g，荆芥 10 g，牛蒡子 10 g，薄荷 6 g，淡豆豉 10 g，甘草 3 g。口渴甚者，加天花粉 10 g；胸膈胀满者，加郁金 10 g；鼻衄者，去荆芥、淡豆豉，加侧柏叶 10 g，白茅根 10 g，栀子 10 g；咽喉肿痛者，加马勃 6 g，玄参 10 g；咳甚者，加杏仁 10 g，或改用桑菊饮。

（3）外感暑热：壮热心烦，蒸蒸自汗，口渴引饮，头晕，躁扰不寐，或大便秘结，小便短少，面赤唇红，舌红少津，脉洪数，指纹青紫。治则清热解暑，方药选用清凉涤暑汤加减：连翘 10 g，青蒿 10 g，扁豆 10 g，茯苓 10 g，滑石 10 g，甘草 3 g，西瓜翠衣。加减热盛渴甚者，加生石膏 10 g，人参 6 g；呕吐者，加薏苡仁 10 g，佩兰 10 g；纳呆者，加炒谷芽 10 g，麦芽 10 g，焦神曲 10 g，焦山楂 10 g。

（4）外感湿热：身热不扬，日晡热甚，胸闷纳呆，口渴不欲饮，困倦思睡，大便黏稠，小便短赤，舌淡红，苔厚腻，脉濡数，指纹沉滞。治则清热祛湿，芳香化浊，方药选用甘露消毒丹加减：白豆蔻 10 g，藿香 10 g，茵陈 10 g，滑石 10 g，石菖蒲 10 g，连翘 10 g。热重湿轻者，去石菖蒲，加黄芩 10 g；湿重热轻者，用达原饮。

2. 温病发热

（1）邪在卫分：身热，微恶风寒，头痛无汗或少汗，口渴或兼咳嗽，舌边尖红，苔薄白，脉浮数。治则辛凉发表,方药选用银翘散加减:金银花10 g,连翘10 g,甘草3 g,淡竹叶10 g,荆芥10 g,牛蒡子10 g,薄荷6 g,淡豆豉10 g,鲜芦根10 g。

(2)邪在气分

①邪热犯肺:发热,咳嗽喘促,胸痛,舌红,苔薄黄,脉数。治则清热平喘,方药选用麻杏石甘汤加味:麻黄5 g,杏仁10 g,生石膏20 g,生甘草3 g,桑白皮10 g,鱼腥草10 g。

②邪热犯胃:壮热,汗多,口渴引饮,舌红,脉大而数。治则清胃解热,方药选用白虎汤加减:生石膏20 g,生甘草3 g,知母10 g,粳米10 g。

③热结胃肠:发热,烦躁,腹胀痛,便秘或热结旁流,口干,舌红或有芒刺,苔黄腻,脉数。治则通腑泻热,方药选用大承气汤加减:大黄5 g,枳实10 g,厚朴10 g,朴硝5 g。

(3)邪在营分:发热夜甚,口干唇燥,烦躁嗜睡,或神昏谵语,舌红绛而干,无苔,脉细数。治则清营透热,方药选用清营汤加减:水牛角15 g,生地黄10 g,玄参10 g,淡竹叶10 g,金银花10 g,连翘10 g,黄连3 g,丹参10 g,麦冬10 g。神昏谵语,热入心包者,用清宫汤;神昏惊厥,为肝风内动者,加服紫雪散;舌绛而苔黄者,用玉女煎加减;斑疹隐隐,用化斑汤加减。

(4)热入营血:高热不退,昼静夜躁,神昏谵语,斑疹透露,舌紫绛,甚则紫黯而干,或痉挛抽搐,吐血,衄血,便血。治则凉血止血,方药选用犀角地黄汤加减:水牛角15 g,生地黄10 g,玄参10 g,牡丹皮10 g,白芍10 g,大青叶10 g,紫草10 g,甘草3 g。加减斑疹透露者,合化斑汤;神昏谵语者,加至宝丹;痉挛抽搐者,加钩藤10 g,地龙10 g,羚羊角粉0.5 g(吞服)。

3. 内伤发热

(1)伤食发热:发热以夜暮为甚,腹壁、手心发热,两颧红赤,夜卧不安,纳呆,嗳腐吞酸,胸腹胀满,疼痛拒按,便秘或泻下酸臭,唇红,苔白腻或黄腻,脉沉滑,指纹紫滞。治则消食导滞,方药选用保和丸加减:山楂10 g,神曲10 g,法半夏10 g,茯苓10 g,陈皮10 g,连翘10 g,莱菔子10 g,青蒿10 g,胡黄连10 g。呕吐者,加藿香10 g;泄泻者,去莱菔子,加炮姜5 g,黄连5 g;胸腹胀满疼痛者,加厚朴6 g,木香6 g;大便秘结者,合用小承气汤。

(2)阴虚发热:午后发热,五心烦热,两颧潮红,盗汗,咽干,身体消瘦,口唇干燥,舌红,苔少或无苔,脉细数。治则养阴清热,方药选用秦艽鳖甲散加减:秦艽10 g,鳖甲10 g,当归10 g,银柴胡10 g,地骨皮10 g,乌梅10 g,知母10 g,青蒿10 g,白芍10 g,甘草3 g。咽喉干燥疼痛者,加玄参10 g,麦冬10 g,桔梗10 g;汗多者,加浮小麦15 g。

(3)瘀血发热:入暮潮热或自觉发热,头或胸肋刺痛,心胸满闷,夜寐不安,甚至皮肤甲错,面色晦暗,脱发,口干不多饮,舌紫黯边有瘀点,脉涩,指纹紫滞。治则活血祛瘀,方药选用血府逐瘀汤加减:当归10 g,赤芍10 g,王不留行10 g,桃仁10 g,红花10 g,柴胡10 g,枳壳10 g,甘草3 g。因寒而瘀血者,加桂枝10 g,羌活10 g;瘀血伴气虚者,加党参10 g,白术10 g。

(4)营卫不和:发热,乍寒,或热势时高时低,恶风自汗,汗出而热不解,身倦乏力,或有反复鼻塞流涕等表证,舌淡红,苔薄白,脉浮弱,指纹淡。治则调和营卫,方药选用柴胡桂枝汤加减:桂枝10 g,白芍10 g,法半夏10 g,柴胡10 g,太子参10 g,生姜5 g,甘草3 g,大枣10 g。汗多者,加黄芪10 g,煅牡蛎10 g,煅龙骨10 g,五味子5 g,浮小麦15 g;便干者,加当归10 g,肉苁蓉10 g。

第二节 呕吐

呕吐是由于食管、胃肠道呈逆蠕动,胃内容物经食管、口腔而排出体外。它是一种保护性反射,但严重呕吐可导致婴儿呼吸暂停、发绀,频繁呕吐常因大量胃液丢失导致水、电解质和酸碱平衡紊乱。新生儿和婴儿易因引入呕吐物而发生吸入性肺炎,长期呕吐可导致营养障碍。

【诊断要点】

1. 明确呕吐类型

（1）溢乳:常见于小婴儿,是此期小儿胃部肌肉发育不完善所致,一般不影响健康。

（2）普通呕吐:在呕吐前常有恶心,多见于饮食不当引起的消化不良,胃肠道感染或全身感染引起的症状性呕吐。

（3）反复呕吐:在小婴儿多见于胃食管反流症,学龄前或学龄儿童多见于再发性呕吐;喷射性呕吐表现为大量胃内容物突然经口腔或同时自鼻孔喷出。可见于小婴儿吞咽大量空气、胃扭转、幽门梗阻,更多见于颅内压增高等情况。

2. 询问病史 询问时要注意呕吐的时间,进食一刻钟内发生的呕吐,多为食管病变引起;进食半小时内出现的呕吐,病变多在胃及幽门部位;下胃肠道梗阻和肾衰竭则在较晚期出现呕吐。

3. 注意观察呕吐物性质 贲门以上病变引起的呕吐,多为未经消化的奶或食物;幽门及胃部病变呕吐为奶或食物,奶凝成块、食物带酸味;十二指肠以下病变则吐胆汁;下部肠道梗阻的后期呕吐物可有粪便;出血性疾病或鼻出血后,呕吐物可带血;反复剧烈呕吐物可带血或咖啡样物质。吐出胃内容物时多带酸味,胃内食物潴留时,呕吐物可有酸腐味,带粪便时可有粪味。

【检查项目】

1. 体格检查 包括视、触、叩、听四个方面。仔细观察患儿的精神、面色、神志,体重、身高、体温、脉搏和呼吸频率,以及头围和前囟。腹部检查注意腹部外观,有无肠型、胃型,腹部是否对称,有无局部隆起。必要时应做肛门指诊。注意检查时手要温暖,动作应轻柔、迅速,重点明确且顺序合理。不适的检查理应放在后面进行。

2. 实验室检查 应根据病史、症状和体检后的初步印象有选择地进行。首选血、尿和粪便常规检查。其他的则围绕炎症、外伤、肿瘤、畸形或内分泌代谢紊乱方面和各系统疾病的有关实验室项目来筛选。

3. 影像学检查 X 线检查最常用,包括不同部位和体位的透视和平片及各种方式的造影。B 超和彩超检查尤其适于小儿,已日益广泛应用于临床。近年来在大、中城市逐渐将 CT 和 MRI 检查作为儿科重要的检查手段。其他如放射性核素检查、内镜检查、聚合酶链反应（PCR）和某些基因诊断等需酌情在有必要、有条件时选用。

【临床思维】

1. 单纯呕吐 呕吐物不含胆汁,吐后食欲正常,腹部无阳性体征。

（1）喂养不当：新生儿呕吐最常见的原因。呕吐物为带有酸臭味的乳凝块，与进奶量及喂养后时间有关，奶量大且时间短可无乳凝块呕出。多见于喂乳次数过频、喂乳量过多、乳头孔过大或过小、母乳头凹陷、改变配方或浓度不合适、配方奶过热或过凉、喂乳后立即平卧或过早过多地翻动小儿及奶前剧哭吞咽过多空气，都可能导致呕吐。

（2）胃扭转：多见于新生儿，系新生儿特殊生理解剖因素所致。呕吐早晚及轻重不一，多与进奶时的体位有关，以乳凝块为主，不含胆汁，轻度上腹胀，一般无胃型及逆蠕动，呕吐前多无哭闹症状，吐后食欲强烈。

（3）幽门痉挛：新生儿幽门功能暂时性失调。生后数日开始呕吐，呈间歇性，吃奶后短时内吐出，呈喷射状，呕吐物为奶汁或奶凝块，无胆汁。婴儿营养状况及体重增长一般不受影响。

（4）神经官能性呕吐：见于学龄儿童。呕吐与情绪波动有密切关系。突然发生，食后立即吐，吐出量不多，吐后又可再食。长期反复发作，营养状况影响不大。

（5）晕动病：多发生于乘坐汽车、飞机、船时发病。呈恶心、呕吐，可伴有眩晕、面色苍白、出冷汗、全身乏力等症状。当停止运动刺激后症状可逐渐缓解消失。

（6）食物、药物等中毒：食入各种不洁食物或刺激性药物（如吐根碱、水杨酸类药物）及其他有毒物质均可导致反射性呕吐。

2. 呕吐伴腹胀或腹部肿块

（1）先天性食管闭锁和食管气管瘘：出生后口腔及咽部有大量黏稠泡沫，频吐。喂食后即吐，并同时出现发绀、呛咳、呼吸困难及肺部啰音；并发气管瘘时可误吸入气管造成吸入性肺炎或肺不张。插胃管受阻并见反折。

（2）食管裂孔疝：本病为先天性膈肌发育缺陷，呕吐多见于平卧位，立位或进食稠厚食物好转，呕吐物多为奶汁，可含棕色或咖啡色液体；部分重症患儿由于胃食管反流可有反复发作性肺炎、蛋白丢失性肠病。患儿体重常不增加。

（3）先天性肥厚性幽门狭窄：以进行性喷射性呕吐、胃型及蠕动波和右上腹包块为特征。出生后2~3周出现，逐渐加重。呕吐物为乳凝块或乳汁，呕出物量大，带酸臭味。呕吐加重时常可见到上腹饱满及明显的胃型及蠕动波，空腹时在幽门管相应部位（右上腹部肋下腹直肌外侧）可触及枣核或橄榄核大小的肿块，为肥厚的幽门，患儿可较早出现水、电解质紊乱和营养不良。

（4）先天性肠闭锁或肠狭窄：闭锁部位可发生于十二指肠、空肠、结肠段，其中空肠闭锁最常见。临床表现为完全性或不完全性梗阻。患儿常有持续性反复呕吐、便秘、腹胀、肠型、蠕动波、肠鸣音亢进、气过水声，部位愈高，呕吐愈早，同时有进行性腹胀，可见肠型、蠕动波。排便（胎便）延迟（＞36 h）量少，X线检查及钡餐或钡剂灌肠大多可确诊。

（5）先天性肠旋转不良：主要表现为十二指肠不全梗阻症状。症状呈间歇性，时轻时重。如发生肠扭转症状，以呕吐含胆汁的胃内容物为突出表现；呕吐呈间歇性反复发作。有正常胎粪排出。腹胀不明显或仅限于上腹部。钡剂灌肠显示大部分结肠位于左腹部，盲肠位于左上腹、中腹或右上腹，或显示结肠及升结肠游动，即可确诊。

（6）环状胰腺：本病为胰腺先天性发育性畸形，临床症状出现时间及轻重视环状胰腺压迫十二指肠程度而定。主要表现为呕吐，生后即出现频繁，含胆汁症状类似十二指肠狭窄。患儿上腹部饱满,有时可见胃型及蠕动波。全身消瘦,体重不增。钡剂可见十二指肠降部有外力压迫所致的狭窄带。

（7）先天性巨结肠:临床表现为功能性结肠梗阻的疾病。凡新生儿在出生后胎粪排出的时间较晚（24 h后）,量较少,或经指检、灌肠等才能排出粪便,并伴有腹胀和呕吐,均应怀疑为先天性巨结肠。

（8）肛门和直肠畸形:常表现为低位肠梗阻症状,呕吐、腹胀,X线检查有助于诊断。

（9）肠系膜上动脉综合征:本病发病率低,多见于儿童。主要表现为十二指肠梗阻征,患儿食后上腹部饱胀痛,顽固性餐后呕吐,呕吐物含胆汁,发病时采取俯卧位、左侧位或膝胸位可缓解症状;腹部可见蠕动波,有时扪及下垂的肾和肝;平卧位腹部听诊可闻及血管杂音,俯卧位时杂音消失;长期反复发作可并发消化不良、贫血、消瘦及电解质紊乱;X线钡剂检查可见十二指肠上段扩张,钡剂淤滞,胃、十二指肠排空延迟。十二指肠在脊柱偏右呈刀切样中断影,即所谓"切断"征。选择性腹腔动脉造影显示肠系膜上动脉与腹主动脉的角度缩小。

（10）胃黏膜脱垂症:大多病例无任何症状,仅在上消化道钡剂检查时偶然发现。有的患儿可有无周期性、无节律性的间歇性上腹部或脐周围不适、疼痛;有的则感上腹饱满,进食时加重,呕吐后减轻;还有的以恶心、呕吐为主要症状,并伴有嗳气、烧灼感、乏力、消瘦等。情绪紧张时往往加重。当其脱垂的黏膜阻塞幽门,发生嵌顿或绞窄引起糜烂或溃疡时,可产生幽门梗阻征象及上消化道出血,出血前常有恶心、呕吐。典型X线征象为十二指肠球部呈"蕈状"或"降落伞"状变形,球基底部呈残缺阴影,幽门管加宽,并可见胃黏膜向球部突出。

（11）胎粪性便秘:表现为胎粪排出延迟、腹胀、拒奶,继而呕吐,经肛门指检或灌肠后胎粪排出,症状缓解不复发。

（12）肠套叠:患儿常表现为阵发性哭闹（腹痛）、便血、呕吐、腹部腊肠样包块四大症状。

（13）麻痹性肠梗阻:本病多因重症腹腔内、外感染引起中毒性肠麻痹或神经性损伤,低钾血症或腹膜刺激等所致。多具原发病表现,同时出现腹胀伴肠鸣音消失。腹胀出现早,进展快并严重,可伴呕吐或无呕吐,进食可出现反流、呕吐加重。X线片可见不同程度、不同高度的肠梗阻现象,但具有液平面大小及数量与扩张肠管程度不相称的特点。

（14）嵌顿性腹股沟斜疝:有腹股沟斜疝史,腹股沟肿物不能还纳,有低位肠梗阻症状,如呕吐、腹胀等。

（15）蛔虫性肠梗阻:主要表现为呕吐,部分患儿可吐出蛔虫,伴阵发性肠绞痛。可扪及条索状肿块,按压可变形。粪便中可查蛔虫卵,X线检查和B超可协助诊断。

3. 呕吐伴腹痛、腹泻

（1）急性胃肠炎:本病起病急,多因暴饮暴食或进食刺激性、不洁食物引起,常于进食后数小时至24小时发病,伴恶心、呕吐,呕吐物为食物,吐后感上腹部轻松舒适。上腹或脐周疼痛,并伴压痛。常伴发肠炎,粪便呈水样,次数多,听诊肠鸣音亢进。可查粪常规协助确诊。

（2）急性感染性腹泻:本病儿科最为常见,其病因可以为细菌、病毒、原虫等引起。患儿常有不同程度发热、恶心、呕吐、腹痛、腹泻,以及水、电解质和酸碱平衡紊乱等症状。大便病原学检查可确诊。

（3）细菌性痢疾:患儿起病急骤,畏冷发热,体温常在38 ℃以上,腹痛,腹泻,粪便带黏液、脓血,里急后重明显。粪培养检出致病菌可明确诊断。

（4）病毒性肝炎:主要有消化道症状,如呕吐、纳差,其他症状如黄疸、嗜睡、肝大、肝功异常。诊断儿童肝炎病原主要依靠血清学抗体或抗原检查。

（5）胆道蛔虫:发生上腹部阵发性绞痛,常伴呕吐,有时可呕吐胆汁及虫体,而间歇期患儿安静。剑突下或稍偏右侧可有压痛。B超胆道示"双轨征"或虫体。

（6）阑尾炎:表现为转移性右下腹痛,右下腹固定压痛,伴腹壁紧张。恶心、呕吐常见,一般发生较早,随腹痛出现。而幼儿在腹痛之前常先出现恶心、呕吐等症状,但一般不严重。可做血常规协助诊断。

（7）膜淋巴结炎:本病多见于7岁以下的小儿。典型表现为腹痛、发热、呕吐,有时有便秘或腹泻;腹痛为右下腹或脐周持续性或间歇性钝痛;少数可扪及肿大淋巴结;多伴有急性上呼吸道感染或扁桃体炎。

（8）细菌性腹膜炎:主要症状是腹痛,小儿常表现哭闹不安、强迫体位等。腹部压痛、反跳痛,常遍及全腹,以原发病灶最显著,伴腹肌紧张。患儿可伴恶心呕吐,起初多为反射性,后为溢出性,提示出现肠梗阻,呕吐物可以为胃内容物或粪样物。有全身中毒症状,伴有高热、大汗、脉数、呼吸或（和）休克体征。腹部X线平片见肠胀气及液平等;诊断性腹穿刺并培养,有助于病原菌诊断。

（9）消化性溃疡:本病表现在患儿年龄越小,症状越不典型。新生儿和小婴儿溃疡起病多急骤,早期出现哭闹、拒食,很快发生呕吐、呕血及便血;幼儿表现为反复的脐周疼痛,上腹部不适、饱胀,时间不固定,不愿进食,进食后症状加重,或伴反复呕吐、纳差、消瘦、便血等;年龄越大,症状越接近成人,临床上逐渐出现上腹部不适、饱胀,或反复的脐周疼痛,伴反酸、恶心、呕吐、便血等症状。X线检查有助于诊断,胃镜检查可明确诊断。

（10）急性胰腺炎:患儿常诉上腹部疼痛,多呈持续性,伴有恶心、呕吐,呕吐物为食物,胃、十二指肠分泌液。严重者除急性病容外,还可有脱水及早期出现休克症状,并因肠麻痹而致腹胀。可查血清淀粉酶,早期血清淀粉酶增加,可高达500 Somogyi（苏氏）单位以上。

（11）胃食管反流:本病在1岁之内常见。多数患儿于出生后1周内出现不明原因的频繁呕吐,多发生在进食后不久,日久患儿消瘦和营养不良。呕吐为最常见症状,在婴儿期为溢奶、呕吐乳汁含奶块,严重者影响生长发育,常合并吸入性肺炎及反流性食管炎,较大儿童可诉述胸骨后烧灼感。食管炎可致溃烂、出血及失血性贫血,后期可使食管狭窄,引起咽下困难。多数患儿2岁后症状可自然减轻。口服钡剂X线透视、同位素食管内扫描、食管下段pH测定可明确诊断。

4. 呕吐伴代谢异常

（1）苯丙酮尿症:本病为先天性氨基酸代谢异常疾病,系由苯丙氨酸代谢障碍引起。患儿出生时正常,通常在3～6个月时出现症状,表现为喂养困难、呕吐等。智能发育落后、行为异常、癫痫发作等;患儿在出生数月后因黑色素合成不足,毛发、皮肤和虹膜色泽变浅,常有皮肤湿疹,尿和汗液有鼠尿臭味。血浆苯丙氨酸浓度高于正常。

（2）糖尿病酮症酸中毒:患儿可有胃肠道症状,如食少、恶心、呕吐、腹痛。脱水、酸中毒为突出表现,严重者可出现神志萎靡、昏迷。昏迷病人常面色潮红,皮肤干燥。尿糖、尿酮体强阳性,血糖显著升高。

5. 呕吐伴头痛

（1）中枢神经系统感染:各种病原体引起的急、慢性脑脊髓膜炎、脑炎、脑脓肿、脑寄生虫病,导致颅内压增高,呈弥漫性头痛,伴喷射性呕吐、发热、颈抵抗及神经系统阳性体征等。可行腰椎穿刺、脑脊液检查及头颅 CT、MRI、脑电图等帮助明确及定位诊断。

（2）颅内出血:临床以蛛网膜下腔出血较常见。急骤起病、剧烈头痛、呕吐,脑膜刺激征明显,可伴意识障碍、视网膜出血、偏瘫等神经定位体征;腰椎穿刺见血性脑脊液,CT 可明确出血部位。

（3）颅脑外伤:颅脑外伤后出现恶心、呕吐、头痛、意识障碍,呈持续性,脑脊液检查正常或呈血性,头颅 CT 或 MRI 检查有助于诊断。

（4）颅内肿瘤:头痛、呕吐、视盘水肿为三大特征性表现。呕吐最常见,在早期常为唯一症状,清晨较重,与饮食无关。头痛可为阵发性或持续性,有时在呕吐后减轻或消失,与体位有关。常伴有精神行为异常、意识的改变和神经受累等表现。行头颅 CT、MRI 影像学检查可明确诊断。

（5）中毒性脑病:多见于急性传染病（如百日咳、白喉、伤寒、细菌性痢疾、疟疾等）和急性感染性疾病（如肺炎、脓毒血症等）的极期和恢复早期。患儿突然出现高热、头痛、呕吐、烦躁,或嗜睡、惊厥、昏迷。脑脊液压力增高,常规和生化检查正常。

【处置原则】

1. 病因治疗 根据不同病因给予相应治疗,如喂养不当,指导合理喂养;吞入羊水则用 1% 碳酸氢钠或生理盐水洗胃;药物反应则及时停药;感染性疾病则控制感染;反流性食管炎可用西咪替丁每次 4 mg/kg, 12 h 1 次;幽门痉挛者于喂奶前给予阿托品滴入口服。颅内高压则给脱水药;先天畸形则及早手术;对胃扭转患者的治疗一般首先选用体位喂养法,喂奶前防止小儿哭闹吞入大量气体,喂奶时取头高右侧前倾位,加拍背,喂奶后保持原位,维持 30～60 min 方可平卧。体位疗法无效且症状严重者或急性胃扭转者,行胃固定术。

2. 对症治疗

（1）禁食:诊断未明确前,尤其考虑有外科性疾病,或有中度以上脱水时,应禁食,静脉补液并供给适当热卡。

（2）体位:采用上半身抬高向右侧卧位,防止呕吐物呛入气道引起窒息或吸入性肺炎。

（3）胃肠减压:呕吐频繁伴严重腹胀者,可持续进行。

（4）解痉止吐药:诊断未明确前禁用。幽门或贲门括约肌痉挛者可使用阿托品、苯巴比妥、吗丁啉、西沙必利等。

（5）纠正水、电解质紊乱。

【中医辨证施治】

1. 伤食吐 吐出物多呈酸臭乳块或不消化食物。不思乳食,口气臭秽,腹部作胀,大便秘结,或泻下酸臭,舌苔多厚腻,脉滑数有力,指纹紫滞。治则和胃导滞,方药选用消乳丸加减:香附 6 g,神曲 10 g,麦芽 10 g,陈皮 10 g,砂仁 6 g（后下）,炙甘草 3 g。伤食者用保和丸;呕吐较频者,可加少许生姜汁;大便秘结者,可酌加枳实 5 g,大黄 3 g（后下）。

2. **胃热吐**　食入即吐，呕吐酸臭，口渴喜饮，身热烦躁，唇干面赤，大便气秽或便结，小便黄短，舌红苔黄，脉象滑数。治则清热和胃，方药选用加味温胆汤加减：陈皮 10 g，姜半夏 10 g，茯苓 10 g，麦冬 10 g，枳实 10 g，竹茹 10 g，黄连 3 g，灯心草 2 g。加减久吐伤阴者，可用麦冬汤加石斛 10 g，天花粉 10 g，知母 10 g，竹茹 10 g。

3. **胃寒吐**　病起较缓，病程较长，食久方吐，或朝食暮吐，吐出物多为清稀痰水，或不消化残余乳食，不酸不臭，时作时止，面色㿠白，精神疲倦，四肢欠温，或腹痛绵绵，大便溏薄，小便清长，舌淡苔白，脉细少力。治则温中散寒，方药选用丁萸理中汤加减：丁香 6 g，吴茱萸 3 g，党参 10 g，白术 10 g，干姜 6 g，炙甘草 3 g。若呕吐清水，腹痛绵绵，四肢欠温者，加附子（久煎）3 g，肉桂 3 g。

4. **肝气犯胃**　呕吐酸水，或嗳气频频，胸胁胀痛，精神郁闷，易怒多啼，舌红，苔多薄腻，脉弦，指纹色青。治则疏肝理气，方药选用解肝煎加减：陈皮 10 g，法半夏 10 g，厚朴 10 g，茯苓 10 g，荷叶 10 g，白芍 10 g，砂仁 6 g（后下），生姜 6 g。烦躁，舌红苔黄者，加左金丸同服，以泄肝清火。

5. **惊恐吐**　多发生在暴受惊恐后，以呕吐清涎，面色忽青忽白，心神烦乱，睡卧不安，或惊惕哭闹为主要症状。舌脉无明显异常，指纹青。治则镇惊止呕，方药选用定吐丸加减：丁香 6 g，蝎尾 2 g，法半夏 10 g。头晕目眩，加菊花 10 g，天麻 3 g；惊惕不安，加用磁石 15 g，朱砂 0.3 g。

第三节　休克

休克是微循环和微循环功能急性紊乱的一组临床综合征。休克在儿科十分常见，早期诊断休克，并查清其原因，对挽救患儿生命至关重要。

【诊断要点】

主要是查明休克的原因和程度，即对基础疾病和休克性质的诊断，对休克程度及有无器官功能障碍或器官功能衰竭存在的诊断。由于休克严重威胁病人生命，故在检查时应不误时机地同时进行抢救。及早发现休克的早期或代偿期阶段，对治疗尤为重要。

1. **病因诊断**　患儿如有果酱样血便则提示出血坏死性小肠炎、肠套叠、肠扭转、肠系膜血栓形成或栓塞等。频繁呕吐和阵发性腹痛而无腹泻者，应考虑肠梗阻或幽门梗阻。急性频繁腹泻和伴有呕吐者以感染性腹泻最为可能，应仔细鉴别是否为细菌性痢疾、食物中毒；全腹痛，可能是腹膜炎；阵发性腹部绞痛则可能为肠梗阻、肠坏死等。以发热、发冷为主者应考虑为感染性休克。儿童在夏、秋季发病，同时有昏迷、抽搐、呼吸衰竭，则有中毒性痢疾的可能。儿童在冬、春季发病，有迅速出现的瘀点、瘀斑，则以暴发型流行性脑脊髓膜炎可能性大。有胸痛、气急、咳铁锈色痰者可能为肺炎球菌性肺炎。凡发热、休克者均应详细询问患儿有无尿频、尿急、尿痛，有否胆绞痛，皮肤脓疖史等。患儿如有失水、神志改变伴血糖糖增高者，应考虑有糖尿病酮症酸中毒的可能；原有脑垂体、肾上腺、甲状腺等内分泌疾病或长期应用肾上腺激素者，则考虑休克由内分泌疾病引起。夏季有超高热者提示休克为中暑引起。

2. 判断休克的性质　外伤大出血表现为外伤失血性休克;严重脱水表现为容量不足性休克;使用药物、生物制品表现为过敏性休克;严重心肌炎或心律失常发生心源性休克;发热、腹痛、腹泻,伴里急后重为感染中毒性休克。

【检查项目】

对休克患者的所有实验室检查和辅助检查必须结合患者的实际病情实施检查。各种相关检查一定要有针对性和目的性。

1. 体格检查

（1）注意患儿面色,肢端温度、湿度,甲床毛细血管再充盈时间。仔细检查皮肤有无皮疹、瘀点、瘀斑,有无外伤、出血表现。休克时全身皮肤湿冷,严重时呈大理石样斑纹,肢端及唇舌发绀,微循环充盈时间延长。

（2）注意有无感染毒血症状、意识反应状态、自动姿态、瞳孔大小及光反应情况。体温,脉搏,呼吸快慢、深浅程度。休克患儿一般有烦躁不安、神志迟钝,以后表现为昏睡、神志模糊。桡动脉搏动细弱,患儿表现为换气过度时常提示休克前兆,继而呼吸变深加快。

（3）测定血压时不仅要注意血压高低,更要注意血压有无波动和脉压差的大小。休克早期血压并不下降,有时可略有升高,脉压差大多降低至 4 kPa 以下。血压下降程度也反映休克程度。轻度休克收缩压为 8 ~ 12 kPa;中度休克在 8 kPa 以下;重度休克则血压常为零。

（4）全面、快速的体检过程中除注意各系统、各器官有无明确而重要的阳性体征外,还应注意各器官功能有无障碍或衰竭表现体征。注意心音是否低钝,有无心律不齐、奔马律。心界大小、有无心衰表现等;双肺叩诊、听诊是否有异常,有无啰音、有无实变体征;腹部检查注意有无胃形、肠形异常表现,腹部有无包块、压痛点,肝浊音界,肝脾大小,有无胆囊炎、胰腺炎表现体征,有无腹水等;肾区有无肿胀、叩痛,膀胱有否尿液潴留或膀胱空虚无尿;神经系统检查注意深浅反射是否异常,有无脑膜刺激征和锥体束征存在;眼底检查注意动静脉比例,有否血管痉挛、扩张,视盘水肿。

2. 血常规　红细胞、血红蛋白和血细胞比容常根据基础疾病的不同有所下降或升高;在休克早期和休克期可见到红细胞变形如盔甲状、帽冠状、扁平状。外周血白细胞根据休克基础疾病的不同可出现升高、降低或嗜酸性细胞明显增多等不同表现特点。

3. 尿常规　休克时尿量在 20 mL/h 以下,尿比重增加,尿渗透压在 500 mmol/L 以上,尿钠在 20 mmol/L 以下,尿肌酐 / 血肌酐之比 > 40。

4. 中心静脉压（CVP）测定　中心静脉压是反映血流动力学的最佳方法。正常中心静脉压为 0.6 ~ 1.2 kPa（60 ~ 120 mmH₂O）。中心静脉压有助于鉴别心功能不全或血容量不足所致的休克,为决定输液量、速度及是否需要强心药提供依据。如果中心静脉压和血压均降低说明机体有效血容量很不足,应快速输液输血。如果血压降低而中心静脉压升高,说明心输出功能差,表明休克并发心功能障碍,应使用降心药。单项的 CVP 测定不是血容量的可靠指标,应连续测量 CVP 及动态观察其变化。

5. 甲皱微循环和眼底检查　使用低倍显目镜观察甲皱微循环,休克时小动脉痉挛,小静脉淤滞,毛细血管襻挛缩,并可见到凝血现象。眼底检查休克患者可见小动脉痉挛、小静脉淤滞、视盘水肿表现。

6. 弥散性血管内凝血（DIC）相关实验室检查

（1）DIC 高凝状态阶段检测指标：血小板进行性降低，通常 $<8\times10^{12}$/L 甚至 $<5\times10^{12}$/L；凝血时间 >3 s；凝血酶原时间 >15 s 或比正常对照值大 3 s；纤维蛋白原减少；外周血涂片 RBC 形态呈三角形、芒刺状、盔甲状或呈碎片。

（2）DIC 纤溶阶段检测指标：凝血活酶时间 >25 s 或较正常对照值大 3 s；三 P 试验呈阳性；优球蛋白溶解时间缩短（<2 h 为阳性）全血块溶解时间缩短为 $0.5\sim1$ h。

7. 其他检查　为确定休克的原发基础疾病及休克时可能并发的相关器官功能衰竭，结合患者病情具体情况还可使用细菌学、病毒学、血清学、免疫学检测，以及 B 超、CT、胸片、心电图、血气分析、肝功能、肾功能、炎性介质等检测。

【临床思维】

1. 休克伴发热及全身中毒症状

（1）中毒型细菌性痢疾：本病多见于 2～7 岁体质较好的儿童，夏、秋季节，大多有不洁饮食史。突发高热，可高于 40 ℃，未腹泻前即出现严重的感染中毒症状、休克、中毒性脑病。患儿面色青灰、四肢厥冷、呼吸弱而不规则，昏迷、惊厥、脉搏细弱或扪不到，血压降低或测不出。一般在起病 24 h 后，大便呈痢疾样改变。本病需与高热惊厥，各种脑炎、脑膜炎及瑞氏综合征等鉴别。

（2）革兰阴性杆菌败血症：常见病菌为大肠埃希菌、克雷伯菌、产气荚膜梭菌、沙雷菌、变形杆菌、铜绿假单胞菌等。多经泌尿道、呼吸道、消化道、静脉导管处感染灶侵入。发病前有导尿、膀胱镜检查、手术等诱因，不少病人有基础疾病，如恶性肿瘤、重症肝炎、肝硬化等，或接受肾上腺皮质激素、免疫抑制药、细胞毒性药物或放射治疗。休克发生时，病人常有寒战、高热、全身肌肉疼痛、呕吐、腹泻、神经精神症状。本病要与革兰阳性细菌（以金黄色葡萄球菌为主）败血症休克相鉴别。诊断依靠血培养阳性。

（3）中毒型肺炎：常以周围循环衰竭为主要表现。冬、春季易发病。患儿发热、咳嗽、气促、胸痛，迅速出现休克，血压下降或测不出，四肢厥冷，口唇指甲发绀，烦躁、嗜睡、谵妄、昏迷。肺部少量湿啰音或有呼吸音减弱及肺实变体征。白细胞总数增高，中性粒细胞增多，核左移，出现中毒颗粒。X 线检查可见大叶性、大病灶性或支气管肺炎改变，痰培养可为肺炎链球菌、金黄色葡萄球菌或大肠埃希菌生长。常并发中毒性脑病、中毒性心肌炎、中毒性肝炎、氮质血症等，部分患儿突出表现为休克而呼吸道症状、体征不明显。

（4）急性坏死性肠炎：多见于 3～12 岁小儿，农村较多见。一般表现常以急性腹痛起病，部位多在脐周，按压稍缓解，或同时伴有血便，量多少不等，多于腹痛当天及第二天出现。重者绞痛拒按，检查时上腹中部明显压痛，亦有反跳痛，偶有肌紧张。半数以上患儿有不同程度的发热、呕吐及腹泻。重者迅速出现休克，四肢厥冷，血压下降。严重者还可出现麻痹性肠梗阻。化验多数患儿白细胞计数增高，中性粒细胞明显核左移，可有中毒颗粒。腹部 X 线平片见胃囊扩大，十二指肠扩大，空、回结肠充气，腹壁脂肪线消失，并可见大小不等的液平面。

（5）流行性出血热：7～14 岁可见，秋、冬季发病较多。以发热、出血、不同程度的低血压和肾损害为特点。中毒症状轻而消化道症状明显，潜伏期 7～14 天。临床分为 5 期。

①发热期：持续 3～7 天，有传染性，体温 38～40 ℃，呈弛张热，伴有"三痛"现象（头痛、

腰痛、眼眶痛),胃肠道症状及意识改变如嗜睡、烦躁、朦胧等。另有"三红现象"(颜面、眼结膜、颈、上胸部充血潮红,呈醉酒样外貌)。

②低血压休克期:病程第5～7天,持续数小时至6天,明显的全身衰竭,烦渴不安,谵妄常是低血压休克的先兆,此期常见顽固性呃逆、恶心呕吐和腹胀腹泻(三联症),出血加剧、尿量减少、水肿、血压下降、脉压减少、脉细弱或扪不到、血液浓缩(HGB 17 g/L),甚至昏迷。

③少尿期:病程第3～10天发生,持续3～7天,出现少尿、无尿、急性肾衰竭、电解质紊乱、代谢性酸中毒、高血容量综合征和高血压,同时消化道症状和出血加重,贫血及氮质血症。

④多尿期:病程第9～14天出现,持续7～14天,少数病人因严重感染、大出血、脱水及电解质紊乱而发生第二次肾衰竭,休克,甚至死亡。

⑤恢复期:于病程3～4周起进入恢复期。

(6)暴发型脑膜炎球菌败血症:本病于冬、春季多见于儿童,流行时亦可波及成人。起病时突发高热、头痛、呕吐,数小时后即见精神极度萎靡,面色苍白,口唇发绀,四肢发冷,皮肤出现花纹,皮肤及黏膜短期内迅速出现瘀点和瘀斑,且有融合扩大,有时有中心坏死。精神极度萎靡,轻度意识障碍。脑膜刺激征大多缺如,脑脊液亦大多澄清。严重休克是本病特征之一。血培养多为阳性,且有实验室弥散性血管内凝血的证据。外周血白细胞计数一般为20×10⁹/L或更高,中性粒细胞比例为80%～90%,且有血小板减少。确诊要做血和脑脊液培养,或用针尖刺破皮肤瘀点,挤出组织液做涂片检查。

(7)新生儿坏死性小肠结肠炎:多发生在出生后2周内。其发病常与窒息,呼吸窘迫综合征(RDS)、红细胞增多症、脐血管换血、肠道缺氧和缺血、高渗奶喂养及细菌感染等因素有密切关系。临床表现以腹胀、呕吐、血便为主。腹胀最常见,先有胃排空延迟,胃潴留,随之出现腹胀,进行性加重。呕吐物常含胆汁或为咖啡渣样。不吐者常可抽出含胆汁或咖啡渣样胃内容物。约25%患儿大便带血丝、鲜血、果酱样或黑粪。可有腹泻或便秘。病情大多发展快,感染中毒表现严重。常见精神萎靡、体温不升、苍白或发绀、黄疸、休克、酸中毒、DIC等表现。早产儿易有呼吸暂停,心动过缓。重症伴发腹膜炎,有腹水,腹胀严重,腹壁水肿、发硬或发红等均提示腹膜炎严重。粪便隐血试验常呈阳性。血培养大肠埃希菌最常见。血小板持续减少提示DIC,腹腔穿刺液应做涂片镜检及培养。腹部X线平片是诊断本病的重要手段。肠曲胀气出现最早,可早于临床症状,以小肠为主,立位平片多有液平,属动力性肠梗阻表现。可有肠壁积气,门静脉积气。腹膜炎仅见腹水,表现为腹部密度普遍增深,腰部膨出,肠曲聚集在腹中央,其间距增宽。发现膈下游离气体或局限性气腹者表明肠穿孔。

2.休克伴脱水与失血

(1)外伤所致失血:休克的程度和失血量成正比,且与失血速度有关。根据失血量的多少一般将休克分为三度。

①轻度休克:失血量为10%～25%血容量,临床表现为脉搏、血压略增加,周围血管略收缩,四肢稍冷而皮肤苍白、烦躁。

②中度休克:失血量为25%～35%,临床表现为脉搏、呼吸增快,收缩压下降,脉压差缩小,出汗多,皮肤苍白,四肢冷,少尿,毛细血管充盈时间延长。

③重度休克:失血量为35%以上,临床表现为除了以上症状外,还包括四肢厥冷、肢端发

绀、皮肤发花、尿量每小时＜1 mL/kg。

（2）腹泻、呕吐所致的重度脱水：重度脱水时，失水量达体重的 10% 以上，会使细胞外液急剧减少，有效循环血量减少，导致休克。患儿一般呈重病容，精神极度萎靡，表情淡漠，昏睡甚至昏迷。皮肤发灰或有花纹，干燥，弹性极差。眼窝和前囟深陷，眼闭不合，两眼凝视，哭时无泪，口唇黏膜极干燥。水、电解质及酸碱平衡紊乱，血容量明显减少，可出现休克症状，如心音低钝、脉细数、血压下降、四肢厥冷、尿极少或无尿。

（3）糖尿病

①糖尿病酮症酸中毒：表现出呼吸深快而有酮味、昏迷等。实验室检查显示血糖显著升高、酸中毒，血及尿中可检出酮体。

②糖尿病非酮症性高渗性昏迷：糖尿病未加控制，血糖增高，血浆渗透压明显升高，显著失水、休克和昏迷，血尿素氮明显升高，但无酮症及严重酸中毒。

（4）消化道出血：常有胃、十二指肠溃疡出血、美克尔憩室出血、肝硬化食管静脉曲张破裂、脾破裂、动脉瘤破裂出血及凝血机制障碍病史。一般有呕血、便血史。但有时可在呕血、拉黑粪或血便之前就有休克。内镜检查确诊率高，而且安全可靠，有条件的应首选。

（5）腹腔或腹膜后出血：脾破裂、肝破裂、肾破裂、腹主动脉瘤破裂均可引起腹腔内或腹膜后大出血而导致休克。以脾破裂最为常见。患儿常有腹部外伤史。疼痛由局部转为全腹痛，且伴有腹部压痛和移动性浊音。诊断性腹腔穿刺可以确诊。

（6）胸腔出血：胸腔出血可由外伤、肿瘤、夹层主动脉瘤等引起。先有一侧胸痛，随呼吸而加剧，叩诊变浊，呼吸音降低。出血量大时，胸部 X 线可发现胸腔积液。

（7）感染性腹膜炎：突然发生的剧烈而持续的腹痛，压痛明显，伴有肌紧张和反跳痛，肠鸣音因反射性肠麻痹而减弱和消失。X 线检查，可见腹腔内游离气体。常见病因为溃疡病、伤寒、阿米巴性结肠炎、胆囊炎、肝脓肿穿孔等致胃肠穿孔、腹膜炎。

（8）急性出血性胰腺炎：起病急，有剧烈上腹痛和压痛，但腹肌痉挛少见。体温轻至中度升高。有 10%～70% 可出现休克。24 h 内血浆和体液的渗出可达 1 500～2 000 mL 以上，血容量显著减少，引起休克。外周血白细胞数增多，（10～30）×10⁹/L。血清淀粉酶测定一般在 500 Somogyi（苏氏）单位以上。腹水的淀粉酶如在 300 U 以上，或高于血清淀粉酶的数值，也有诊断意义。血清脂肪酶升高亦可诊断。

3. 心源性休克　常发生在有原发病的基础上。中毒性心肌炎、病毒性心肌炎、克山病、急性心内膜弹力纤维增生症、急性心肌梗死、急性心力衰竭等；严重心律失常如快速性心动过速（室性心动过速、室性扑动和颤动）、严重心动过缓（病态窦房结综合征、完全性房室传导阻滞）等；心脏血液回流障碍如心脏压塞（化脓性心包炎、结核性心包炎、心包积血）、缩窄性心包炎、急性肺动脉梗死、张力性气胸、新生儿重度窒息等；心脏机械功能障碍如感染性心内膜炎致二尖瓣、主动脉瓣被破坏，乳头肌、腱索断裂；先天性心脏病、室间隔穿孔引起反流性障碍；严重的主动脉或二尖瓣狭窄，大块赘生物、血栓或黏液瘤堵塞瓣口，梗阻型心肌病的严重流出道狭窄等。患儿常有原发疾病的症状和休克的症状，如面色苍白、四肢冰冷、脉细数、尿少等。血压降低，收缩压降至基础血压的 70% 以下，中心静脉压＜6 mmHg，肺嵌压＞18 mmHg。皮肤灌注不足，肾血流量减少，中枢神经功能减退等，心电图可出现 ST-T 段改变、传导阻滞和心律失常；

X线检查可见心搏减弱、肺瘀血、肺水肿征等;超声心动图可有心功能减退,室壁及室间隔运动幅度降低等。

4.过敏性休克 常发生于对某些变应原已经致敏的患者,即机体对某些药物、血清制剂或食物过敏所致。药物以青霉素引起过敏性休克较多见;动物血清最常见是马血清;食物包括禽蛋、海味、水果(如苹果、桃等)、坚果(如腰果、核桃等)等;此外,黄蜂叮咬也可引起过敏性休克。多数患儿接触致敏物质后很快出现过敏,半数患儿在 5 min 内出现症状,也有连续用药数天后才出现过敏反应。青霉素过敏性休克的患儿可在进行青霉素皮试时即发生。常并发全身性荨麻疹、喉头填塞感、胸部重压感、呼吸困难、气喘、眩晕、心慌。继而迅速出现面色苍白,出冷汗,四肢厥冷,血压急剧下降,神志淡漠或烦躁不安,脉搏细弱甚至触不到等休克状态,严重者有意识障碍、昏迷、抽搐、心搏停止。可伴有恶心、呕吐、腹痛、腹泻等消化系统表现。

5.神经源性休克 常发生在脑损伤、脑缺血、深度麻醉、脊髓高位麻醉或脊髓损伤使交感神经传出通路被阻断患者。症状发生迅速,且有很快逆转的倾向。临床以脑供血不足,晕厥为主要表现。大多数情况不伴有严重的组织灌流不足,不危及生命。

6.休克伴内分泌激素的改变

(1)甲状腺功能亢进危象:有甲状腺功能亢进病史。患儿多常因急性感染、创伤、急诊手术等诱发。起病突然且进展迅猛。进行性高热、皮肤发红、出汗多、心动过速,并有恶心、呕吐、腹泻,迅速呈现衰竭、昏迷。可同时出现肝大、黄疸。查血 T_3、T_4、TSH,结合临床可确诊。

(2)先天性肾上腺皮质增生症(失盐型):患儿除男性化外,尚有低钠血症、高钾血症、血容量降低等症状。出生后不久即有呕吐、腹泻、喂养困难、哭声小、脱水、呼吸困难及发绀等,甚至因高血钾而引起心搏骤停,在出生两周内常因诊断困难,治疗不及时死亡。染色体检查及 24 h 尿 –17 酮类固醇、血清 17- 羟孕酮、睾酮和皮质醇等测定可确诊。

(3)尿崩症:抗利尿激素(ADH)分泌减少导致尿液排出增多、失水,严重者可出现休克。

(4)肾上腺皮质功能不全:由先天或后天原因引起的肾上腺皮质分泌皮质醇和(或)醛固酮不足而产生的一系列临床表现。在感染、疲劳、创伤时易诱发肾上腺危象。表现为原有症状加重,并出现发热、惊厥、昏迷,甚至休克。常有失盐表现(血钠及血氯低,血钾升高,肾素增高)。血和尿中的皮质类固醇降低。

【处置原则】

尽早去除引起休克的原因,尽快恢复循环血量,纠正微循环障碍,增进心功能和恢复正常代谢。抢救休克是非常复杂的治疗过程,家属应积极服从和配合医护人员的治疗和护理工作,以争取时间,使之转危为安。

1.急救措施 休克属重症,一旦发现应立即就地抢救,避免搬动,亦不能等待病因诊断而延误抢救时机,应一边分析,查找原因,一边进行争分夺秒的抢救。

(1)病儿平卧,或抬高头部和下肢各 30°,以利静脉回流和肺部呼吸。

(2)加强保温,保持安静环境,极度烦躁采用地西泮、苯巴比妥,剧烈疼痛采用吗啡,但注意不应过量。

(3)吸入氧气并保持呼吸道通畅,采用鼻导管或面罩给氧,必要时行气管切开,用人工呼吸器辅助呼吸。

2. **扩充血容量，纠正酸中毒**　立即静脉切开，并同时选用两条静脉输液。首先静脉推注等渗含钠液（2：1液即 2 份生理盐水和 1 份 1.25% 碳酸氢钠液）或葡萄糖生理盐水 20 mL/kg，必要时输入低分子右旋糖酐 10 ～ 20 mL/kg 或全血 10 mL/kg，重度酸中毒输入 5% 碳酸氢钠 5 mL/kg。以后快速静脉滴注等渗含钠液 20 mL/（kg·h），休克好转后改为慢速静脉滴注含钾维持液 60 mL/（kg·d），输液原则应贯彻先快后慢、先盐后糖、见尿补钾的原则。

治疗低血容量休克时，及时补充血容量更为重要，输液量可达 150 ～ 200 mL/（kg·d），但治疗流行性脑脊髓膜炎、肺炎、心功能不全等休克患儿输液应控制，一般不超过 60 mL/（kg·d）。

3. **调整血管舒缩功能**　休克患儿通过扩充血容量，纠正酸中毒后，如血压仍不稳定，则应用调整血管舒缩功能的药物，主要选用扩血管药。缩血管药只在休克早期来不及输液时，暂时使用，以保证重要器官供血，或在休克晚期扩血管药治疗无效时使用。

（1）异丙基肾上腺素：常用 0.1 ～ 0.2 mg 加入 100 mL 葡萄糖液中静脉滴注，滴注速度 2 ～ 4 μg/min。并根据血压和心率调整滴速。主张在首批扩容后使用，维持心率不超过 160 次 / 分为宜。

（2）多巴胺：静脉滴注 10 ～ 20 mg，滴注速度 1 ～ 2 mL/min。

（3）阿托品：静脉注射每次 0.03 ～ 0.05 mg/kg，10 ～ 20 min 1 次，至休克好转，面色红润，微循环改善，逐渐减量停药。如剂量增大至每次 1 ～ 2 mg/kg 仍无效时，可认为治疗无效，停药采取其他措施。

（4）山莨菪碱：静脉注射每次 0.3 ～ 0.5 mg/kg。

（5）酚妥拉明：对重症晚期休克的肺水肿和肾衰竭有效，前者每次 0.1 ～ 0.5 mg/kg 加入葡萄糖液 100 mL，静脉滴注。后者每次 0.5 ～ 1 mg/kg，加入葡萄糖液 300 mL，静脉滴注，疗效维持 48 h。

（6）氯丙嗪：每次 2 mg/kg，肌内注射或静脉滴注，每 4 ～ 6 h 1 次。

（7）间羟胺（缩血管药）：10 ～ 20 mg，静脉滴注。

4. **肾上腺皮质激素治疗**　地塞米松 2.5 ～ 5 mg/d 或琥珀酸氢化可的松 5 ～ 10 mg/（kg·d），分 2 ～ 3 次静脉滴注，共 2 ～ 3 天。对于过敏性休克，必须首先立即肌内注射 0.1% 肾上腺素 0.01 ～ 0.03 mg/kg，皮质激素不能代替肾上腺素。

5. **治疗原发病**　根据不同休克病因设法去除，如感染中毒性休克应联合使用有效抗生素（杀菌剂），首剂加倍，静脉注射。及时清除病灶，需要手术引流者，争取时间早期手术。失水性休克应及时补液，制止呕吐、腹泻。失血性休克及时输血或血浆，或代用品，做止血手术。心源性休克应控制心力衰竭、心律失常。心包穿刺解除心脏压塞。过敏性休克应立即注射肾上腺素，并使用抗组胺药物和皮质激素。

6. **防治并发症**

（1）心力衰竭：休克时由于心肌缺氧、细菌毒素、酸中毒和心肌抑制因子对心肌的不利影响、肺瘀血、快速大量补液加重心肌负担，易并发心功能不全，宜早期使用强心药防治心力衰竭，常用毛花苷丙或毒毛花苷 K 静脉注射。

（2）休克肺：休克时组织普遍缺氧，患儿即使无青紫，也应经鼻导管或面罩给氧，并保持呼吸道通畅，必要时做气管切开，用人工呼吸器辅助呼吸。如已发生肺水肿，则酌情选用强心药、利尿药、血管扩张药等,并暂停输液。

（3）肾衰竭:治疗休克避免使用肾血管收缩药如去甲肾上腺素,多使用肾血管扩张药如多巴胺、异丙基肾上腺素等。当休克好转,心搏出量和血压恢复,患儿仍持续少尿、无尿时,可快速静脉滴注甘露醇、利尿药或静脉注射呋塞米等。如仍无尿则按急性肾衰竭治疗。

（4）脑水肿:休克时脑缺氧,脑血管通透性增高,休克纠正后血浆向脑组织渗出,形成脑水肿。应将病儿头部放平,戴冰帽降低头部温度,使用脱水药如甘露醇,大剂量地塞米松,能量合剂,呼吸衰竭时使用呼吸兴奋药山莨菪碱等。

（5）弥散性血管内凝血（DIC）:一旦确诊应及时采用抗凝药治疗。肝素可抑制凝血活酶和凝血酶,减少微血栓形成,减少凝血因子和血小板消耗。每次 0.5～1 mg/kg,每 4～6 h 静脉注射或静脉滴注 1 次,根据试管法凝血时间调整剂量,使凝血时间维持在 20～30 min,疗程 2～3 天。双嘧达莫（潘生丁）50～100 g/d,阿司匹林 0.5～1 g/d,分 3 次口服,可和肝素联合使用。

【中医辨证论治】

1. 热厥　主症:高热烦躁,或精神萎靡,面色苍白,口唇红而微紫,手足发凉,皮肤可见花纹,口渴,胸腹皮肤灼热,腹胀便秘,小便短赤,舌红,苔黄厚而干,脉沉而细数,指纹紫滞隐露。治法:清热解毒,调畅气血。方药:黄连解毒汤、人参白虎汤、承气汤三方。加减:黄连、黄芩、黄柏、大黄、栀子、枳实、人参、知母、生石膏、厚朴、赤芍、甘草。

2. 闭厥　主症:壮热神昏,强直抽搐,手足厥冷,面色青紫或苍白,两眼斜视或上窜,喉中痰鸣,皮肤瘀斑,舌红绛,甚至起芒刺,苔黄或焦黑,脉弦滑而数,指纹紫滞。治法:清热解毒,开窍息风。方药选用清营汤合羚角钩藤汤:水牛角、生地黄、牡丹皮、黄连、连翘、栀子、丹参、羚羊角、钩藤、白僵蚕、石菖蒲、郁金、竹沥、石决明。并配用安宫牛黄丸、紫雪丹、至宝丹。

3. 阴脱厥证　主症:壮热,神萎或烦躁,或神志不清,面色苍白,呼吸促而弱,皮肤干燥并起花纹,尿少口干,四肢厥冷,躯干尚湿,血压下降,唇舌干绛,苔少而干,脉细数无力,指纹细隐。治法:益气生津,滋阴固脱。方药选用生脉散加味:人参、麦冬、五味子、山茱萸。

4. 阳脱厥证　主症:神志不清,面色青灰,皮肤紫花或大片瘀斑,皮肤湿冷,四肢冰凉而过肘膝,汗出如油,呼吸微弱,体温不升,唇指发青,苔白滑或灰滑,指纹淡隐不显。治法:回阳救逆固脱。方药选用参附汤或参附龙牡救逆汤:人参、附子、龙骨、牡蛎。

第四节　厌食

【诱因】

诱因较复杂,可归纳为以下几类。

1. 器质性疾病

（1）感染性疾病:如结核病,急、慢性肝炎,急、慢性胃肠炎,肠道寄生虫,幽门螺杆菌感染,神经系统感染,败血症等。

（2）消化道疾病:消化性溃疡、胃食管反流、肝衰竭、原发性肠吸收不良综合征、长期便秘等都可引起厌食。

（3）代谢与内分泌疾病：如甲状腺功能减退、肾上腺皮质功能减退、各种酸中毒、乳糖吸收不良和乳糖不耐受等。

（4）肾的疾病：急、慢性肾炎，肾病综合征，肾衰竭，尿毒症等，尤其是长期低盐饮食时，可导致食欲缺乏。

（5）食物过敏：部分对食物过敏的婴幼儿仅表现为厌食，可伴有腹泻。

（6）其他：如中枢神经系统疾病、心功能不全、贫血、长期口腔疾病等。

2. **营养性疾病**　微量元素缺乏或过量、多种维生素缺乏等是引起厌食的常见原因。

（1）微量元素缺乏

①锌：缺锌可导致多种酶的活性下降，引起口腔黏膜增生及角化不全，半衰期缩短，易于脱落，大量脱落的上皮细胞掩盖和阻塞舌乳头中的味蕾小孔，出现味觉迟钝，食欲减退，甚至厌食。

②硒：硒缺乏可引起味觉异常，导致厌食。

③铁：铁缺乏除会引起缺铁性贫血外，还导致含铁的细胞素酶和其他含铁酶的活性下降，从而引起代谢障碍，出现食欲缺乏、舌乳头萎缩、胃酸分泌减少及小肠黏膜功能紊乱。

④其他：缺铁、缺铜亦可导致厌食。

（2）微量元素过量：如高血铅使胃肠道功能紊乱而致食欲下降，且厌食程度的高低与血铅水平存在一定关系。

（3）B族维生素缺乏：B族维生素是食物释放能量的关键，参与体内糖、蛋白质和脂肪的代谢。B族维生素缺乏可导致肠蠕动减慢，食欲降低。

3. **神经性厌食**　患儿主动拒食，致体重明显减轻，常引起严重的营养不良、代谢和内分泌障碍，可伴有间歇性发作性多食。对"肥胖"的强烈恐惧和对体形、体重过度关注是此类患儿临床症状的核心。神经性厌食症主要发生于青少年女性，其病因较复杂，涉及下丘脑功能、遗传、社会与文化、家庭与心理等因素。

4. **药物影响**　明显抑制食物摄取的药物如：①治疗儿童多动症的苯丙胺、哌甲酯（利他林），可使儿童食欲缺乏，纳食呆滞。②亚硝脲类、氮芥类抗肿瘤药可引起患者严重恶心、呕吐、厌食。③一些抗生素如红霉素、氯霉素、林可霉素，及磺胺类药物容易引起恶心、呕吐，导致厌食。④某些中草药，如石膏、知母、大黄、黄柏、黄芩苦寒败胃，熟地黄滋腻碍胃，都可抑制食欲。广东地区长期给小儿服用"凉茶"可导致小儿胃肠功能减退，出现厌食。⑤服用过多的钙剂、维生素A或维生素D，也可出现食欲减退和厌食现象。

5. **喂养不当**　喂养不当是目前儿童厌食最突出、最常见的原因。

（1）泥糊状食物添加不合理：包括添加时机不合理，如添加过早或添加过晚、添加方法或方式不合理等均可导致后期的厌食并影响儿童生长发育。

（2）营养行为不当：包括暴饮暴食、饭前吃零食、饮食无规律、摄入大量高营养品（高蛋白和高糖）、喝过量冷饮或饮料、边吃边玩或边吃边看电视、强迫进食等。

（3）营养气氛不好：包括家庭就餐环境压抑、紧张、焦虑、吵闹，甚至有些家长经常在就餐时打骂、训斥孩子。

6. 气候因素　天气过热或湿度过大,可影响胃肠功能,减少消化液分泌,使消化酶活性降低、胃酸减少等,致消化功能下降引起厌食。

【病史】

需详细询问病史,特别强调喂养史、个人史及家族史,包括出生胎龄、出生体重和身长、母乳喂养情况、配方奶粉喂养情况、何时转换食物、出牙月龄、疾病及治疗情况、家族有无遗传性疾病等。

【临床表现】

1. 症状　有无发热、恶心、呕吐、腹痛、腹泻、便秘、盗汗、睡眠不安、夜惊、易醒、注意力不集中、烦躁、疲倦乏力等不适。

2. 主要体征　包括体重、身长(或身高)、皮褶厚度、生命体征、皮肤颜色、毛发、口腔、心肺腹、四肢及神经系统等检查。

3. 膳食调查　可通过询问法或食物频率法等对患儿进行膳食调查,了解每日所摄入营养素的质与量,并调查营养素的摄入方式与方法、喂养环境、营养行为等。

4. 营养评估　通过人体测量、人体成分测定、各种营养素的状况评价及临床检查等结果,综合判定营养状况,并明确是否存在营养不良,以及营养不良的类型及程度。

【辅助检查】

1. 血、尿、粪常规　明确是否存在血尿或蛋白尿、便血及贫血等。如胃肠道出血时胃管内抽出咖啡样物质及粪便隐血试验阳性,血红蛋白水平降低。

2. 血清电解质、血糖、血气分析、血浆渗透压　反映机体内环境是否平衡。

3. 肝肾功能、血清心肌酶谱　监测全身各脏器功能损伤程度。

4. 免疫球蛋白和补体检测　评价免疫功能。

5. 营养生化指标　如总蛋白、白蛋白、前白蛋白、视黄醇结合蛋白、微量元素(明确是否存在缺锌、缺铁、高铅等)、维生素 D、骨碱性磷酸酶等。

6. 内分泌检查　如甲状腺功能、血浆皮质醇、尿 17- 羟类固醇、生长激素、生长抑素、胰高血糖素、瘦素、神经肽 γ 等。

7. 营养代谢组学检测　通过代谢组学研究平台检测小分子的营养物质如氨基酸、类脂、维生素等,从整体的角度评估个体的饮食习惯、营养状况及不同的食物成分等与慢性疾病的发生之间的关系,研究探索体内代谢途径的改变。

8. 特殊检查　如骨龄检测、骨矿物化程度检测(包括超声骨密度、双能 X 线吸收测定、定量 CT 测定等)、纤维胃镜检查是早期确诊应激性溃疡的主要方法、腹胀伴或不伴腹痛者可行 X 线片(腹腔内有游离气体时提示溃疡穿孔)、超声图像等。

【诊断流程】

对于儿童厌食,必须分清是否由于器质性疾病引起,是否存在药物影响,是否存在微量元素不平衡或内分泌激素紊乱;同时,还要调查患儿喂养史、个人史、家庭和托儿所及学校环境,有无不良精神刺激与不良的饮食卫生习惯等;结合膳食调查与营养评估,以明确病因。

【鉴别诊断】

1. 慢性器质性疾病　包括慢性肠炎、慢性胃炎、消化性溃疡病、结核病、慢性肝炎等,通过询问病史、体格检查,以及相应的实验室检查,鉴别诊断不难。

2. 肠吸收不良综合征　包括原发病和吸收不良两方面的症状。临床表现有腹泻、消瘦、维生素和矿物质缺乏。实验室检查示贫血,总蛋白、白蛋白减低,血清铁、维生素 B_{12}、叶酸等减低,胃肠 X 线透视示小肠吸收不良表现,小肠吸收功能检查包括脂肪吸收试验、糖类吸收实验、蛋白质和维生素 B_{12} 吸收试验等呈阳性结果,D– 木糖试验检测黏膜的完整性及小肠黏膜活检提供病因学诊断。

3. 缺铁性贫血　任何年龄均可发病,以 6 个月至 2 岁最多见。发病缓慢,常见临床表现有皮肤、黏膜苍白,易疲乏或烦躁不安,年长儿可诉头晕,少数患儿有异食癖(如嗜食泥土、墙皮、煤渣等),肝、脾可轻度增大,明显贫血时心率增快等。根据病史特别是喂养史、临床表现和血象呈小细胞低色素性贫血的特点,一般可做出初步诊断。进一步做有关铁代谢的生化检查(血清铁蛋白、血清铁、总铁结合力)有确诊意义。必要时可做骨髓检查。用铁剂治疗有效。

4. 锌缺乏　主要表现为食欲缺乏、厌食、异食癖,生长发育迟缓、体格矮小、免疫功能降低、皮肤粗糙、皮炎、地图舌、反复口腔溃疡、伤口愈合延迟、视黄醛结合蛋白减少而出现夜盲、贫血等。实验室检查提示血清锌降低。

5. 高铅血症　铅中毒的症状在任何血铅水平都可以发生,其症状多为非特异性。高铅血症的临床表现有神经系统症状,如易激惹、多动、注意力缺陷、攻击行为、反应迟钝、嗜睡、运动失调,严重者有狂躁、谵妄、视觉障碍,甚至出现头痛、呕吐、惊厥、昏迷等铅性脑病的表现;免疫功能下降易致感染;消化系统症状如腹痛、便秘、腹泻、恶心、呕吐等;血液系统症状如小细胞低色素性贫血等。亚临床性铅中毒主要影响儿童的智能行为发育和体格生长。实验室检测提示高血铅。

6. 甲状腺功能减退症　甲状腺功能减退症的症状出现的早晚及轻重程度与残留甲状腺组织的多少及甲状腺功能减退的程度有关。先天性无甲状腺或酶缺陷患儿在婴儿早期即可出现症状,甲状腺发育不良者常在生后 3 ~ 6 个月时出现症状,亦偶有数年之后才出现症状。主要临床特征包括智能落后、生长发育迟缓和生理功能低下。甲状腺功能减退症包括先天性甲状腺功能减退症和地方性甲状腺功能减退症。根据典型的临床表现和甲状腺功能测定,诊断不困难。但在新生儿期不易确诊,应对新生儿进行群体筛查。

7. 肠道寄生虫病　肠道寄生虫病是儿童时期最常见的一类疾病,包括蛔虫病、蛲虫病、钩虫病和绦虫病等。常见临床表现有贫血、消化不良、营养不良、胃肠功能失调、生长发育障碍、异食癖等。根据病史、临床表现及实验室检查(如血常规示嗜酸性粒细胞增多、粪便中查到虫卵)便可确诊。

8. 喂养不当　包括泥糊状食物添加不合理,营养行为不当,营养气氛不好等。

【治疗】

小儿进食过程是一个复杂的行为,受到生理、心理、社会各种因素的影响,与家长素质、观点、行为有着密切关系。因此,对儿童厌食应采取预防为主、防治结合、中西医并举的综合治疗措施。

1. 明确病因、治疗原发病　包括是否存在慢性病,根据缺锌、缺铁或高铅给予补锌、补铁或驱铅治疗。

2. 膳食指导　①结合生理成熟度,及时、科学、合理地添加泥糊状食物;②坚持"八字"原则：自然食物＋均衡膳食（不偏食、不挑食，节制零食和甜食，不随意进补、少喝饮料等）；③创造良好的营养气氛：如轻松愉快的就餐环境，不要打骂、威胁、恐吓、强迫进食。

3. 行为矫正　包括饭前不要吃零食，不要边吃边玩、边吃边看电视，吃饭时间控制在 15 ～ 20 min，不要超过 30 min。

4. 中医治疗　中医学称厌食为纳呆，主因脾胃功能失调。

（1）辨证论治

①实证：因停食、停乳引起脾胃失调，食欲减退，恶心呕吐，手足心热，睡眠不安，腹胀或腹泻。舌苔黄白腻，脉滑数。治以消食化滞法，常用保和丸方加减。

②虚证：体质虚弱或久病元气耗伤，致使脾胃消化无力，食欲缺乏，面黄肌瘦，精神倦怠，乏力，或大便溏稀。唇舌较淡，舌无苔或少苔，脉细弱无力。治以健脾益胃法，常用理中汤加减。

（2）针灸疗法：可灸足三里、合谷、中脘、梁门穴。

（3）捏脊疗法：对治疗儿童厌食效果好，特别是对虚证。

（4）按摩疗法：①用拇指顺时针按摩患儿手掌 300 次。②用手掌轻轻顺时针按摩患儿腹部 100 次。③按摩足三里 300 次。每天 1 次，1 周为 1 个疗程。

5. 其他措施　适当运动（尤其是有氧运动，如游泳、跑步、骑自行车等），保证充足的睡眠（包括睡眠时间与睡眠质量）。

第五节　黄疸

【病因】

1. 溶血性黄疸　凡能引起溶血的疾病都可产生溶血性黄疸。具体分类如下。

（1）先天性溶血性贫血：如珠蛋白生成障碍性贫血（地中海贫血）、遗传性球形红细胞增多症。

（2）后天性获得性溶血性贫血：如自身免疫性溶血性贫血、新生儿溶血、不同血型输血后的溶血，以及蚕豆病、伯氨喹、蛇毒、毒蕈、阵发性睡眠性血红蛋白尿等引起的溶血。

2. 肝细胞性黄疸　各种使肝细胞严重损害的疾病均可导致黄疸发生，如病毒性肝炎、肝硬化、中毒性肝炎、钩端螺旋体病、败血症等。

3. 胆汁淤积性黄疸　胆汁淤积可分为肝内性胆汁淤积或肝外性胆汁淤积。肝内性胆汁淤积又可分为肝内阻塞性胆汁淤积和肝内胆汁淤积。前者见于肝内泥沙样结石、癌栓、寄生虫病（如华支睾吸虫病），后者见于病毒性肝炎、药物性胆汁淤积（如氯丙嗪、甲睾酮和口服避孕药等）、原发性胆汁性肝硬化、妊娠期复发性黄疸等。肝外性胆汁淤积可由胆总管结石、狭窄、炎性水肿、肿瘤及蛔虫等阻塞所引起。

4. 先天性非溶血性黄疸　系由肝细胞对胆红素的摄取、结合和排泄有缺陷所致的黄疸，本组疾病临床上少见。

（1）日尔贝（Gilbert）综合征：系由肝细胞摄取未结合胆红素功能障碍及微粒体内葡萄

糖醛酸转移酶不足,致血中未结合胆红素增高而出现的黄疸。这类病人除黄疸外症状不多,肝功能也正常。

（2）杜宾-约翰逊（Dubin-Johnson）综合征:系由肝细胞对结合胆红素及某些阴离子（如靛青绿、X线造影剂）向毛细胆管排泄发生障碍,致血清结合胆红素增加而发生的黄疸。

（3）克里格勒-纳贾尔（Crigle-ajjar）综合征:系由肝细胞缺乏葡萄糖醛酸转移酶,致未结合胆红素不能形成结合胆红素,导致血中未结合胆红素增多而出现的黄疸。本病由于血中未结合胆红素甚高,故可产生胆红素脑病,见于新生儿,预后极差。

（4）罗托（Rotor）综合征:系由肝细胞对摄取未结合胆红素和排泄结合胆红素存在先天性缺陷致血中胆红素增高而出现的黄疸。

【鉴别诊断】

1. 根据疾病特点及相关检查 溶血性黄疸一般黄疸程度较轻,慢性溶血者黄疸呈波动性,临床症状较轻,诊断无大困难。肝细胞性黄疸与胆汁淤积性黄疸鉴别常有一定困难,胆红素升高的类型与血清酶学改变的分析最为关键。应特别注意直接胆红素与总胆红素的比值,胆汁淤积性黄疸比值多在 60% 以上,甚至高达 80% 以上,肝细胞性黄疸直接胆红素与总胆红素的比值则偏低,但两者多有重叠。血清酶学检查项目繁多,前者反映肝细胞损害的严重程度（谷丙转氨酶、谷草转氨酶等）,而后者反映胆管阻塞（碱性磷酸酶、5′-核苷酸酶和 γ-谷氨酰转肽酶）,但两者亦有重叠或缺乏明确界线。因此,需要在此基础上选择适当的影像学检查、其他血清学试验,甚至活体组织学检查等检查措施。

2. 根据伴随症状 伴随症状对黄疸病人的鉴别诊断有重要意义。

（1）黄疸伴发热见于急性胆管炎、肝脓肿、钩端螺旋体病、败血症、大叶性肺炎。病毒性肝炎或急性溶血可先有发热,尔后出现黄疸。

（2）黄疸伴上腹剧烈疼痛者可见于胆道结石、肝脓肿或胆道蛔虫病;伴右上腹剧痛、寒战高热和黄疸为夏科（Charcot）三联征,提示急性化脓性胆管炎;伴持续性右上腹钝痛或胀痛可见于病毒性肝炎、肝脓肿或原发性肝癌。

（3）黄疸伴肝大,若轻度至中度肿大,质地软或中等硬度且表面光滑,见于病毒性肝炎、急性胆道感染或胆道阻塞;明显肿大,质地坚硬,表面凹凸不平有结节者见于原发性或继发性肝癌。肝大不明显,而质地较硬且边缘不整,表面有小结节者见于肝硬化。

（4）黄疸伴胆囊肿大者,提示胆总管有梗阻,常见于胰头癌、壶腹癌、胆总管癌、胆总管结石等。

（5）黄疸伴脾大者,见于病毒性肝炎、钩端螺旋体病、败血症、疟疾、肝硬化、各种原因引起的溶血性贫血及淋巴瘤等。

（6）黄疸伴腹水者见于重症肝炎、肝硬化失代偿期、肝癌等。

【治疗】

1. 针对病因,治疗原发病

2. 药物保肝退黄治疗 葡醛内酯（肝泰乐）、维生素、苯巴比妥、肾上腺皮质激素等。

3. 支持治疗 维持水、电解质及酸碱平衡,保持热量和营养。

第二章　儿童生长发育与保健

第一节　生长发育

生长发育是儿童青少年期独特的生命现象。从受精卵着床到青春期终止,都属于人的生长发育期,也是儿科监测、管理的年龄段。生长发育包括体格发育、有氧能力发育、心理-行为发育和潜能-能力发育。生长发育曲线既是评价儿童营养状况和健康状况的一个重要指标,也是临床查房时第一个要阅读和判断的基础医学资料,它显示患者的营养状况、疾病控制状况、疾病时生长发育受干扰的程度,有助于制订完整、科学的治疗方案。生长发育状况是判断营养结局的一项重要指标。

【临床表现】

由于营养摄入不足、喂养行为不正确、非均衡膳食、疾病、心理-精神压抑等多种生物-社会-心理-行为原因造成的生长发育与参照数值/曲线严重偏离,为生长发育偏差。可表现为体重/身高不增、增长不足（包括实际数值和增长速率）、超重/单纯肥胖。生长发育偏离可以伴有或不伴有其他疾病。

【诊断要点】

1. 衡量参数　身高、体重、身高别体重（或称按身高的体重）。

2. 参照人群数值　世界卫生组织（WHO）推荐的人体测量学参数。可以是数字值,也可以是百分位曲线图。百分位曲线图亦可使用中国"九市体格测量参照数值"。

3. 描述方法　可以是均值±标准差法,也可以是百分位曲线图法。

4. 生长迟缓　年龄别体重（或称按年龄的体重）低于参照值2个标准差。或位于生长曲线第3百分位及以下。

5. 消瘦　身高别体重（按身高的体重）低于参照值2个标准差。或位于生长曲线第3百分位及以下。

6. 身材矮小　年龄别身高（或称按年龄的身高）低于参照值2个标准差。或位于生长曲线第3百分位及以下。

7. 超重　身高别体重大于参照值15%～19%。或位于生长曲线第90～97百分位。

8. 肥胖　身高别体重大于参照值20%。或Kaup指数大于18,或大于生长曲线97百分位。

【生殖系统发育】

小儿的性发育受内分泌系统的下丘脑-垂体-性腺轴的调控:从出生到青春前期,小儿性腺轴功能处于甚低水平,生殖系统处于静止期,保持幼稚状态;待女孩至9岁左右、男孩至11岁左右时,下丘脑的促性腺激素释放激素(GnRH)分泌量逐渐增加,使垂体分泌的促卵泡激素(FSH)、促黄体生成激素(LH)的量增多,小儿即进入青春期,性腺和性征开始发育。青春期可分为3个阶段:①青春前期,约10~13岁,女孩较男孩平均早2年开始,体格生长开始加速,出现第二性征(Tanner 1~2);②青春中期,14~16岁,出现体格生长的第二高峰,第二性征完全出现(Tanner 3~4);③青春后期,17~20岁,生殖系统发育全部完成(Tanner 5),体格生长停止。

1. 女性生殖系统发育　出生时卵巢发育已较完善,但其卵泡处于原始状态;在儿童期卵巢发育非常缓慢;进入青春前期后,在增强的LH和FSH的刺激下,女孩卵巢内即见滤泡发育,乳房出现硬结(B_2,见表2-1),标志着青春期的开始;随着卵巢的迅速增长,雌激素水平不断上升,乳房、外生殖器、阴毛等依次发育,最后初潮和腋毛出现。通常在9~10岁时乳房初现(thelarche),骨盆开始增宽;10~11岁阴毛初现(pubarche);13岁左右,乳房达B_4(见表2-1)期时出现初潮(menarche)。整个过程约1.5~6年。

2. 男性生殖系统发育　男性生殖器官包括睾丸、附睾、阴茎。出生时睾丸大多已降至阴囊,约10%男婴的睾丸尚可位于下降途径中的某一部位,一般在1岁以内都会下降至阴囊,少数未降者即为隐睾症。在青春期以前,男孩外阴处于幼稚状态,睾丸容积约2.0 mL、长径<2 cm,阴茎长度<5 cm。待睾丸容积>3 mL时即标志青春期的开始;随即出现阴囊增长,皮肤变红、薄,阴茎增大、增粗;继而出现阴毛、腋毛、胡须和声音低沉等第二性征。一般在10~11岁时睾丸、阴茎开始增大;12~13岁时开始出现阴毛;14~15岁出现腋毛、声音变粗,16岁后长胡须,出现痤疮、喉结,肌肉进一步发育。全过程历时约5年或更久,个体差异亦较大。

Tanner将外生殖器和性征的发育分成5期,即临床用于评估青春期发育的"Tanner分期",亦称为性成熟分级(sexual maturity rating,SMR),见表2-1。

表2-1　性发育过程的分期

分期	乳房(B)	睾丸、阴茎(G)	阴毛(P)
1	婴儿型	婴儿型	无
2	出现硬结,乳头及乳晕稍增大	双睾和阴囊增大,阴囊皮肤变红、薄,起皱纹;阴茎稍增大	少数稀疏直毛,色浅
3	乳晕和乳头增大,侧面呈半圆状	阴囊、双睾更增大;阴茎增长	毛色变深、变粗、见于耻骨联合处
4	乳房和乳晕更增大,侧面观突起于乳房	长、增粗、龟头发育	如同成人,但分布面积较少
5	呈成人型乳房	成人型	成人型

第二节　体格检查

定期体格检查是根据儿童生长发育的规律,按期对儿童体格发育进行的例行检查。对足月新生儿生后一般检查 2 次,1 岁以内的婴儿每 3 个月一次,第一年共查 4 次,2～3 岁幼儿每半年共查 2 次,3 岁以后儿童每年一次。通过体格检查发现儿童在生长发育和营养等方面的问题,给予及时治疗指导并对家长进行健康教育,提供咨询。

【检查内容】

1. 问诊

（1）新生儿期

①母亲怀孕时的年龄,健康和营养状况,是否近亲婚配,患病史（如宫内感染）。

②新生儿出生时有无窒息、产伤或黄疸,出生时体重和喂养情况。

（2）婴儿期

①喂养情况:人乳或牛羊乳喂养,乳量是否充足,喂养习惯,断乳月龄,添加辅食品的月龄、种类、数量,有无添加鱼肝油或维生素 D。

②生长发育情况:何时能抬头、坐、爬、站、走、开始出牙,何时会笑、认人、讲词及短句,对周围人和物的反应,有无运动或感觉方面的障碍。

③预防接种的种类和次数。

④曾患过何种疾病或传染病。

（3）幼儿期

①饮食内容,饮食习惯,有无挑食、偏食等不良习惯。

②大运动、精细动作,语言等发育情况。

③生活习惯,如睡眠、户外活动、口腔卫生等。

④预防接种完成情况。

⑤曾患何种疾病或传染病。

（4）学龄前期:除与幼儿期大致相同外,主要询问卫生习惯,如早晚刷牙、饭后漱口、饭前便后洗手,以及与其他小朋友的交往情况等。

2. 体格测量　主要测量身长（高）、体重、头围、胸围、坐高。每次测量均应按固定时间进行,测量用具、方法要统一,测量要力求准确。按体检表逐项进行体检。

（1）体重:新生儿称体重要求用婴儿磅秤或杠秤,最大载重为 10 kg。一个月至 6 岁用的磅秤最大载重 50 kg。6 岁以上用的磅秤,最大载重 100 kg,测误差不超过 100 g。测量时应除去鞋帽和外衣,取得净重。如果不能脱去则应扣去衣服重量。测得结果与前次比较,悬殊太大的当即进行复查核实。体重计应为落地式或台式杠杆秤,灵敏度为 50 g,以 kg 为单位,测量结果取小数点后两位。

（2）身长或身高：3 岁以内小儿身长计应为卧式身长测量仪，3 岁以上小儿量身高时，取立正姿势,测量结果取小数点后一位。

（3）坐高:3岁以下量顶-臀长,即为坐高。3岁以上量坐高取坐位,注意坐凳高度是否合适。

（4）胸围:3岁以下取卧位,3岁以上取立位。测量者立于被测前方或右侧,左手将软尺零点固定于被测者胸前乳头下缘,右手将软尺经右侧绕背部以两肩胛骨下角下缘为准,经左侧面回至零点取平静呼吸气时的中间读数,误差不超过0.1 cm。

（5）头围:取坐位或立位。测量者位于被测前方或右方,用软尺从头部右侧眉弓上缘经枕骨粗隆,再从左侧眉弓上缘回至零点,读出头围数字,误差不超过0.1 cm。

3. 体格检查要点 目测小儿的发育、营养和精神状态,面部表情,对环境中人和物的反应;头发的光泽,有无脱发;面部皮肤是否苍白或发黄,口唇是否发绀;眼睑有无浮肿;有无畸形等。

（1）头部:头颅大小有无异常,6个月以内婴儿有无乒乓颅征,1岁半内小儿要检查前囟门的大小。

（2）眼:眼睑是否正常,巩膜有无黄染,有无分泌物或斜视,视力是否正常,眼距有无过宽。

（3）耳:外耳有无畸形,耳道有无分泌物,听觉是否正常。

（4）口腔:口唇颜色,口腔黏膜及咽部有无充血,有无唇、腭裂,乳牙数目,有无龋齿。

（5）胸部:胸廓有无鸡胸、漏斗胸、串珠肋、Harrison 沟,听诊肺部有无啰音,心脏有无Ⅱ级以上收缩期杂音。

（6）腹部:有无异常包块、膨隆,肝脾有无肿大。

（7）外生殖器:有无畸形,男婴（童）有无包茎、隐睾、鞘膜积液;女婴（童）尿道及阴道有无分泌物、外阴粘连,有无畸形。

（8）脊柱和四肢:有无畸形,有无先天性髋关节脱位的体征,四肢肌张力有无异常。

（9）全身浅淋巴结:有无异常肿大。

凡出生时有窒息或产伤史者,应检查运动功能发育、语言发育、对人和物的反应能力。

4. 实验室和其他检查 根据体格测量和全身体格检查结果,确定相应的实验检查项目。一般情况下要检查:

（1）生后6个月或9个月检查血红蛋白,1岁以后每年1次检查血红蛋白。

（2）1岁、2岁分别进行1次尿常规检查,2岁以后,每半年1次检查粪便,了解有无寄生虫。

（3）必要时,查血钙、磷、锌、铜、铁等微量元素,血铅检测,做肝功能、乙型肝炎表面抗原,X线摄片等检查。

【检查后应做事项】

每次体检后,应将个体儿童的体格测量和检查结果详细记录在每个儿童的保健卡（册）中,对所测量的身长（高）、体重等数值要进行统计分析和评价。应采用国际标准和离差法评估儿童的体格生长水平;还要以年龄别体重、年龄别身高和身高别体重3项指标评价个体儿童的营养状况,计算群体儿童体重低下（under weight）、发育迟缓（stunting）和消瘦（wasting）的百分率。

要对每名检查的儿童进行健康状况评估,包括体格生长、神经精神心理发育、营养状况等,有无营养缺乏性疾病（如营养不良、贫血、佝偻病）、遗传性疾病或先天性畸形,以及其他异常等。

对检查出来的体弱儿和患儿要分别进行登记,建立专案管理记录,积极治疗,并转体弱儿门诊随访观察,然后转入健康门诊管理。

第三节 神经心理发育检查

儿童神经心理发育的水平表现在感知、运动、语言及心理过程等各种能力及性格方面,对这些能力及性格特点的检查统称为心理测验,在婴幼儿期常称为发育测验或发育评价。因心理发育是先天、遗传因素和社会环境因素互相作用的结果,故将心理发育称为社会心理发育,心理测验又称社会心理测验。目前国内习用的量表,其操作执行的环境条件和中国标准化等方法学研究,虽尚未全部经全国专业学会正式颁布和统一,但其产生多是具备循证医学的科学性基础的。

【主要用途】

(1)评价小儿社会心理发育是否正常或智能迟缓的程度。

(2)对一些神经系统疾患(如脑性瘫痪及癫痫者)可用以评价是否还伴有社会心理发育异常。

(3)在治疗疾病或随访过程中用以进行前后的对比。

社会心理测验的类别较多,有综合性的测验,也有多种复合能力的测验,以及某一能力的测验。从测验的目的可分为筛查性及诊断性两大类。筛查性方法快速、简便,能在短时间内得出结果,可在基层单位进行。但筛查出来后要转至上级医疗或保健单位进行确诊。筛查出有问题者,可进行诊断性的测试,一般均可得出发育商或智商。开展诊断性测试的单位,应该具有对认知、智能迟缓进行病因诊断及治疗的条件。测试工作应由非常了解小儿生长发育情况,并经过专门培训,有实践经验的人员进行。测试结果应由专业人员进行判定。

【分类】

1.筛查性测验

(1)丹佛发育筛查试验(DDST)及其修订试验(DDST-R)

①能筛查出一些发育上可能有问题,但临床上尚无症状的小儿。

②认为有问题的小儿可用 DDST 检查予以证实或否定。

③对高危的婴儿可进行发育的监测。

DDST 适用于 6 岁以下小儿的筛查。

(2)入学合格测验:目前,国内应用的是由上海第二医科大学附属新华医院修订,原为美国儿科学会第Ⅸ区所制订的方案。其内容包括自我认识、非环境性定向、记忆、常识、运动、眼手协调、分析综合能力、社会心理、语言等,每答对一题给 1 分,总共 50 分,故又称 50 项测验。

测验项目简单明了,评分标准容易掌握。一般于 20～25 min 可以完成。结果以正常、异常、可疑而评定。

(3)绘人试验:本试验能反映被试者的视觉、听觉、动作协调、观察思维、理解记忆、空间能力、运筹认知发育等方面的情况。评定方法有各家的标准。国内已有采用改良的日本小林重雄评分法（50 分）的常模,适用于 5～9.5 岁的儿童,于 10～15 min 内可完成。

（4）图画词汇试验:对有语言及运动障碍者更为适合,方法简便可行,特别适用于胆小、注意力易分散的儿童。

皮博迪图画词汇试验（PPVT）有 150 张图片,每张图片上印有 4 张不同的黑白线条图,说出一个词汇后要求指出其中的一幅图。试题分 A、B 二式,由易到难先后安排,供 2.5～18 岁者使用,仅需 15～20 min。

根据我国的文化特点,上海市予以修改成 120 张图片,供 3.5～9 岁儿童使用。本试验亦可作为诊断之用。

（5）瑞文试验:一种非文字的智力测验,用于测验一个人的观察力及清晰思维的能力。矩阵的结构从简单至复杂,从一个层次到多个层次的演变。思维上要求从直接观察到间接抽象推理的渐进过程。国内采用华东师范大学修订的瑞文测验联合型。适用范围 5～75 岁;可以个别测试,也可集体测试;结果以 IQ（智商）表示。一次测试时间 30～40 min。指导语简单,对有语言障碍的受试者或语言交流不便的情况下,可以用手势、移动板或图片来表示。本试验还可用于跨文化的比较。

2. 诊断性测验

（1）贝莉（Bayley）婴儿发育量表:包括精神发育量表（163 项）、运动发育量表（81 项）和婴儿行为记录（24 项）三部分。精神发育量表测试婴儿感知、记忆、学习、概念、发音、语言等能力;运动发育量表测试小儿控制自己身体的程度,大肌肉协调和手指的精细动作;行为记录包括小儿情绪、社会性行为、注意力、坚持性、目的性等性格特点。其结果分别得出运动发育指数及精神发育指数。适用于 2～30 个月的婴儿。一次测验时间 45～60 min,国内已有标准化的量表。

（2）盖瑟尔（Gesell）发育量表:主要是以正常行为模式为标准来鉴定观察到的行为模式,以年龄来表示,然后与实际年龄相比,算出发育商数（DQ）,所以不是测量其智商。此量表的设计着眼于判断小儿神经系统的完善和功能的成熟,国内已有修订的常模可供应用。

（3）斯坦福-比奈（Standford-Binet）智能量表 L-M 式样:此量表用以评价儿童的学习能力或于临床上对智能迟缓做出诊断和程度分类。测验内容包括抽象知识及具体知识,适用于 2.5～18 岁;测试年幼者需 30～40 min,大年龄者因测试项目较多,约需 1.5 h。

（4）韦茨勒学前及初小儿童智能量表（WPPSI）:测试内容包括词语类及操作类两大部分。本量表用于 4～6.5 岁的小儿,测试时间需 40～50 min。国内已有标准化的量表可供应用。

（5）韦茨勒儿童智能量表（修订版）（WISC-R）:本量表适用于 6～16 岁,测试时间约 1～1.5 h,国内也有标准化的量表可供应用。

斯坦福-比奈,WPPSI 及 WISC-R 均以离差智商表示,但不同心理测验方法的标准差不相同,如斯坦福-比奈的智商标准差为 16,而 WPPSI 及 WISC-R 的智商标准差为 15,所以各量表对智能迟缓分度的智商值并不相同。

（6）其他:如儿童智能发育筛查测验量表（DST,上海）,既可作为筛查,又可评出发育商。在智能发育方面,还有上海-西南量表、儿心量表（北京）等。在行为方面,有儿童适应行为评定量表、上海市家庭环境调查表、A 型行为问卷。

关于特殊的测验如为聋哑人设计的 Hiskey–Nebraska test（1941），又称希–内学习能力测验。适用于 3 ～ 17 岁儿童，该测试用手势语或少量指导语，目前仍为聋哑儿智测的首推方法，亦可用于听力正常者。

3.Brazelton 新生儿行为估价评分（NBAS）

临床意义：

（1）早期发现脑损伤引起的新生儿神经行为异常，并充分利用早期神经系统的可塑性强的时机，改善环境，进行训练，促进代偿性的恢复。

（2）可对围生期有问题的高危儿进行监测。

（3）预测婴儿后期的性格和中枢神经系统的发育情况。

NBAS 包括 28 项行为项目和 18 项引出反应，是研究新生儿心理行为发育的良好方法。但方法复杂，在我国临床难以推广。

我国新生儿 20 项行为神经测定方法（NBNA）吸取了 Brazelton 新生儿行为估价评分和 Amiel–Tison 新生儿神经运动测定法的优点，在国内已开展并有明确的评分标准。我国新生儿 20 项行为神经测查分为 5 个部分：行为能力、被动肌张力、主动肌张力、原始反射、一般估价。每一项评分有 3 个分度，即 0 分、1 分和 2 分，满分为 40 分。平均分以行为最优表现评定。观察及评分过程中强调新生儿的状态，所以在每个项目中对状态提出不同的要求。检查应从睡眠开始，约在两次吃奶之间，一般在喂奶后 1 h 进行，最好在一间安静、半暗的房间内检查，室温在 22 ～ 28 ℃之间，整个检查约需半个小时。

【治疗方案及原则】

对常规检查出的所谓"异常儿童"不可轻易下结论，必须由专业的多学科专家会诊，经多方会诊后，再慎重地下结论。确诊后应对儿童本人及外人保守秘密，保护儿童隐私，并及时认真地进行病因诊断及加强有针对性的训练。注意改善不良环境因素。

第四节　计划免疫

计划免疫是指应用免疫学原理，根据儿童免疫特点和疫情检测资料，按照国家制定的免疫程序，有计划地使用生物制品进行预防接种，提高人群免疫水平，有效地控制以至消灭相应的传染病。

【计划免疫的实施】

1. 制订计划免疫的年度计划　各地制订计划免疫年度计划时，要参照原卫生部颁发的《1982 ～ 1990 年全国计划免疫工作规划》所规定的各项指标，包括接种率指标、发病率控制指标等，结合本地具体情况（包括本地总人口数、各年龄组人口数、出生率、以往疫苗初种接种率、复种与加强、各种传染病流行情况、基层卫生组织现状），制订本地区的疫苗计划。

（1）建立、使用和管理计划免疫卡片：建立计划免疫卡片，以保证接种对象明确，及时接种，完成全程，不重种，不漏种，减少异常反应的发生，节约疫苗。每次接种完毕，要在卡片上登记各种疫苗的接种日期、次数,是初次免疫或加强免疫。卡片1式2份,一份由基层卫生组织保管,另一份由儿童家长保存。

(2)疫苗的领取和保存:各级卫生单位领取疫苗时要备有冰壶或冰箱,以保证疫苗在运输、保存,直至使用现场的全过程确实合乎温度要求。领取疫苗时要检查疫苗的有效期,不应领过期疫苗。

各级儿童保健或防疫机构,要有专人保管疫苗。各种疫苗要分类存放,注意各种疫苗在保存和运输过程中的温度要求(表2-2),要使疫苗远离冰盒,以免冻结,在高寒地区,保存、运输液体麻疹减毒活疫苗、百白破混合剂及其他液体应采取措施防止疫苗冻结。

表2-2 不同疫苗在保存、运输中的温度要求

疫苗	保存温度		运输温度
乙型肝炎疫苗	2～8 ℃		2～8 ℃
冻干卡介苗	4～8 ℃		4～8 ℃
百白破混合制剂	4～8 ℃		4～8 ℃
脊髓灰质炎疫苗	保存期＜3个月	–20～8 ℃	–20～8 ℃
	保存期＞3个月	–20 ℃	
冻干麻疹减毒活疫苗	保存期＜3个月	–20～8 ℃	–20～8 ℃
	保存期＞3个月	–20 ℃	

应注意的是冻干麻疹减毒活疫苗和冻干卡介苗的稀释液应在0 ℃以上运输,如在8 ℃以上保存时,使用前应预冷至4～8 ℃。

在预防接种现场,冰壶或冷藏包内的疫苗和稀释液,只能在需要接种时才取出。每次只取出1支疫苗,用完再取第2支。

(3)免疫程序的实施:严格地按免疫程序实施接种,才能充分发挥疫苗的免疫效果,使接种疫苗的人群达到和维持高度免疫水平,有效地控制相应传染病的流行,减少预防接种不良反应的发生,目前我国按原卫生部规定的免疫程序开展预防接种。

(4)接种质量监测:包括疫苗效价监测、免疫成功率监测。

(5)疫情监测:包括疫情报告收集、调查和分析。调查包括病例调查、暴发调查和疾病漏报率调查等。

2.计划免疫中四种疫苗的接种方法和注意事项

(1)卡介苗:本疫苗系用减毒的结核杆菌制成的活疫苗,为冻干剂型。本品为白色疏松体或粉末,按规定量加入稀释液后,应于3 min内完全溶解成均匀悬液。

①接种对象:健康的足月新生儿及结核菌素试验呈阴性反应的儿童。新生儿出生后即可接种,其他年龄无论初种或复种,一般应做结核菌素试验,阴性反应者方可接种,阳性反应者无须接种。

②接种方法:于上臂三角肌处做皮注射,剂量为0.5 mg。

③接种后的反应：一般会引起发热反应。接种后 2～3 周局部出现小硬结，逐渐软化形成小脓疱，甚或形成脓肿，穿破皮肤形成浅溃疡（直径不超过 0.5 cm），然后结痂，痂皮脱落后可留下永久瘢痕。

④注意事项

a. 接种后 2～3 个月内仍宜严格避免与结核病患者接触，因新生儿初次接种卡介苗后，一般 8～14 周结核菌素试验呈现阳性反应，即机体产生有效的免疫力。

b. 有少数婴儿接种卡介苗后，引起同侧邻近腋下淋巴结肿大，直径不超过 1 cm 者，属正常反应，无须处理。如果淋巴结肿大超过 1 cm，且发生软化，又不能自行消退，那么可通过局部消毒，做局部抽脓。如果出现破溃流脓、局部溃疡可涂异烟肼粉，再用消毒纱布包扎，同时口服异烟肼，每日 8～10 mg/kg，连服 1～3 个月。切忌切开排脓，以防切口长期不愈合或引起继发感染。

c. 早产儿，难产儿，明显先天畸形、出生体重在 2500 g 以下的新生儿，正在发热腹泻、有严重皮肤病如湿疹的患儿暂时不能接种卡介苗。

d. 保存卡介苗时的温度高于或低于 4～8 ℃时，活菌数均会下降，必然会降低免疫效果。

e. 卡介苗注射器及针头为 1 mL 专用注射器，不得用于其他注射。

（2）脊髓灰质炎三型混合疫苗：我国现在普遍应用的是 Sabin Ⅰ、Ⅱ、Ⅲ型混合减毒活疫苗糖丸。

①接种对象：2 个月以上正常小儿。

②接种方法：口服，每次 1 丸。2 次服疫苗之间必须间隔 1 个月，因一次服疫苗至少排毒 30 日，在排毒期间会影响另一次服疫苗的免疫应答。

③接种后反应：本疫苗糖丸口服后一般无不良反应，极个别小儿可能出现皮疹、腹泻，无须治疗，1～2 日后即可自愈。

④注意事项

a. 需用冷开水喂服，切勿用热开水或人乳喂服，以免影响免疫效果。

b. 近 1 周内每天腹泻 4 次以上的小儿，暂缓口服。

c. 要低温保存，零下 20 ℃可保存 3 个月以上。

（3）百白破混合制剂：本制剂是用百日咳菌苗、白喉类毒素、破伤风类毒素适量配合，用等渗盐水稀释制成的混合制剂。免疫成功可预防百日咳、白喉及破伤风。

①接种对象：3 个月以上正常婴儿。

②接种方法：皮下注射，婴儿满 3 个月注射第 1 针（0.5 mL），4～6 周以后注射第 2 针（1 mL），再隔 4～6 周注射第 3 针（1 mL）。1.5～2 岁注射 1 mL，作为加强免疫。由于 4 岁以后小儿患百日咳机会减少，7 岁时加强免疫不再使用百白破混合制剂，改用白破二联类毒素强化注射。

③接种后反应：接种后 6～10 h 局部可有轻微红肿，疼痛发痒，少数小儿可有低热或全身不适，均为正常反应。如果体温在 38.5 ℃以上，局部红肿范围超过 5 cm，可口服退热药，一般于 2～3 天内消退。

④注意事项

a. 有惊厥史者或脑损伤史者禁用。

b.如果注射第 1 针后,因故未能按时注射第 2 针,可延长间隔时间,但最长间隔期勿超过 3 个月。

c.百白破混合制剂在保存和运输中的温度要求是 4 ～ 8 ℃。

d.百白破混合制剂为乳白色悬液,含有吸附剂氢氧化铝。放置后有沉淀产生,使用时要充分摇匀。

e.应备有 1∶1 000 肾上腺素,供偶有发生休克时急救用。

（4）麻疹减毒活疫苗:将减毒的麻疹病毒株接种于鸡胚细胞上,待病毒繁殖后收集制成。

①接种对象:8 个月以上未出过麻疹的易感儿童,18 ～ 24 月龄时复种 1 次。

②接种方法:接种剂量为 0.2 mL,于上臂三角肌处皮下注射。注射前皮肤应用 75% 乙醇消毒,接种后拔针时勿使疫苗沿针眼漏出,也不要用乙醇棉球压迫针眼。

③接种后反应:接种后约有 5% ～ 10% 的小儿于第 5 ～ 6 天开始有低热或一过性皮疹,一般不超过 2 天即恢复正常;个别小儿可能出现高热,可行对症处理。

④注意事项

a.本疫苗不耐热也不耐冻,室温下极易失效,保存与运输的适宜温度为 4 ～ 8 ℃。

b.正值发热或患结核病的小儿应暂缓接种。

（5）乙型肝炎疫苗:简称乙肝疫苗,目前我国生产和使用的乙肝病毒表面抗原氢氧化铝针剂疫苗分为重组酵母乙肝疫苗和重组中国仓鼠卵巢（CHO）细胞乙肝疫苗,均为单人份液体疫苗。抗原被吸附到白色氢氧化铝胶体颗粒上,为减少反应保证效果,使用前要充分摇匀。要求新生儿使用重组酵母乙肝疫苗,其他人群可自行选择疫苗接种。

①接种对象、接种程序和接种剂量

a.新生儿:对父亲与母亲为 HBsAg 阴性的新生儿,按 0、1、6 月龄采用 10-5-5 μg 乙肝疫苗免疫;对父亲与母亲为 HBsAg 阳性的新生儿,三针均按 10 μg 接种。

b.农村地区无条件筛查 HBsAg,应对全体新生儿按 10-10-10 μg 接种乙肝疫苗。

c.对婴幼儿和学龄前儿普遍接种乙肝疫苗。2 岁以下未接种乙肝疫苗者,可以免验接种。2 岁以上者均需筛查 HBsAg,抗 -HBs、抗 -HBc,如果 3 项均为阴性（包括仅有低滴度抗-HBs者）,应视为易感者,按 0、1、6 个月程序进行乙肝疫苗接种,接种重组酵母乙肝疫苗剂量为 10-5-5 μg;接种重组 CHO 细胞乙肝疫苗剂量为 20-10-10 μg。

乙肝疫苗免疫程序:全程接种 3 针,接种时间为 0、1、6 个月,新生儿即第 1 针在出生后 24 h 内尽早接种;第 2 针在第 1 针接种后 1 个月接种（1 ～ 2 月龄）;第 3 针在第 1 针接种后 6 个月（5 ～ 8 月龄）接种。如果出生后 24 h 内未能及时接种,仍应按照上述时间间隔要求尽早接种。如果第 2 针或第 3 针滞后于按程序的规定,应尽快补种。第 2 针和第 1 针间隔不得少于 1 个月。如第 2 针滞后时间较长,第 3 针与第 2 针间隔不得少于 2 个月,并且第 1 针和第 3 针的间隔要在 4 个月以上。

②接种方法:于上臂三角肌中部肌内注射。

③接种反应:偶见注射部位红肿或疼痛、发热和头痛。不需任何处理。

④注意事项:

a. 乙肝疫苗用前必须摇匀,如有摇不散的凝块则不能使用。

b. 乙肝疫苗的保存温度为 2 ～ 8 ℃,绝对不能冰冻。

c. 凡发热 37.5 ℃以上或为体质过敏者不予注射。

【预防接种的反应及其处理】

预防接种制剂即生物制品,对人体来说是一种外来刺激,活菌苗、活疫苗的接种实际上是一次轻度感染,死菌苗、死疫苗对人本是一种异物刺激。因此,有些制品在接种后一般都会引起不同程度的局部和(或)全身反应,接种后的反应可分为正常反应和异常反应两种。

1. 正常反应

(1)局部反应:一般在接种疫苗后 24 h 左右局部发生红、肿、热、痛等现象。红肿直径在 2.5 cm 以下者为弱反应, 2.6 ～ 5 cm 者为中等反应, 5 cm 以上者为强反应,强反应有时可引起局部淋巴结肿痛,应进行热敷;前二者无须处理。

(2)全身反应:表现为发热,体温在 37.5 ℃左右为弱反应,37.6 ～ 38.5 ℃为中等反应,38.6 ℃以上为强反应。除体温上升外,极个别的有头痛、呕吐、腹痛、腹泻等症状。一般无需任何处理,高热、头痛者可口服解热镇痛剂。在接种活菌苗、活疫苗时,局部和全身反应一般在接种后 5 ～ 6 日才出现。目前所使用的预防接种制剂绝大多数局部反应和全身反应都是轻微的,也是短暂的,不需要做任何处理,经过适当休息,第 2 天就可以恢复正常。中等度以上的反应是极少的。全身反应严重者,可以对症处理,高热、头痛者可以口服解热镇痛剂。一般体温恢复正常后,其他症状自然消失。

2. 异常反应 一般少见。主要是晕厥,多发生在空腹、精神紧张状态时行注射者,所以注射前要做好宣传教育工作,解除紧张心理。一旦发生晕厥,应让儿童立即平卧,保持安静,可以给热开水或热糖水喝,一般不需要使用药物,在短时间内即可恢复正常。数分钟后不恢复正常者,可针刺人中穴,也可以皮下注射 1∶1 000 肾上腺素,剂量是每次 0.01 ～ 0.03 mg/kg。仍不见效者应迅速转院。

第五节　听力保健

开展听力保健,首先进行听力筛查工作,尤其是对有听力高危因素的儿童。早期发现听力障碍儿童,早期诊断、早期治疗,对有言语障碍的儿童早期进行听觉言语训练,这非常重要。让听力障碍儿童经过治疗、听觉言语训练,能与听力正常儿童一起生活学习,健康成长。

【诊断要点】

1. 筛查工具与环境条件

(1)听力筛查仪:选用频率为 500 ～ 4 000 Hz。

(2)听力筛查环境需要安静,噪声低于 45 dB(A 声级),周围墙壁无镜子。

2. 筛查时间及筛查方法

(1)新生儿:新生儿听力筛查在满月访视时进行。对"北京市母子保健健康档案"中有听力筛查结果记录的新生儿可免筛。

采用行为测听方法,主要观察听性反射。小儿取平卧位,检查者在相对安静的房间内,在小儿浅睡眠或清醒状态下检查,避开小儿的视线,按听力筛查仪说明所要求的距离分别给予左右耳以声音刺激,观察小儿的听性反射。如果没有反应,间隔 1 min 重复 1 次。2 次中有 1 次有反应即为通过。给予频率为 1 000 ~ 2 000 Hz 的声音刺激,强度为 60 ~ 90 dB(spl)。

几种听性反射:

① Moro 反射:是一种明显的惊跳反射,表现为全身抖动、两手握拳、前臂急速屈曲。

②听睑反射:表现为睑肌收缩。

③觉醒(睁眼)反射:婴儿欲睡时,听到声音后会睁眼或将半闭的眼睛大。

④吸吮变化:听到声音小儿嘴呈吸吮状或在婴儿吸吮时给予声音,婴儿停止吸吮。

⑤活动停止:当小儿活动或哭闹时,听到声音后立即停止。

⑥皱眉动作:婴儿听到声音后皱眉或皱睑。

⑦呼吸变化:听到声音,呼吸加速或屏住呼吸。

(2)婴幼儿:婴儿在 8 个月时筛查听力一次,1 ~ 2 岁儿童在每年儿童大体检时筛查听力一次。采用行为测听方法,主要观察听觉反应。婴儿可由母亲抱在怀里或抱坐于膝上,检查者一手拿玩具吸引小儿,另一手避开小儿视线按听力筛查仪说明所要求的距离,分别给予左右耳以 50 ~ 60 dB(spl)声音刺激,观察小儿听觉反应。听见声音后小儿眼睛或头转向声源。两次中有一次有反应即为通过。

(3)3 岁以上儿童青少年:每年体检时筛查听力一次。

采用行为测听方法。检查者于筛查前向受检者说明测查方法,并示范,请受检者听见声音后举手示意或做听声移物游戏。在受检者身后一定距离(按所使用的听力筛查仪器说明),按 500 Hz、1 000Hz、2 000 Hz、3 000 Hz 或 4 000 Hz 分别给予左右耳以声音刺激。每个频率给声后如无反应,间隔 30 s 重复 1 次,每个频率测试 3 次,其中 2 次有反应即为通过。

【治疗方案及原则】

(1.)做听力筛查记录。

(2)听力筛查未通过者或疑有听力障碍者,由检查者填写转诊单转入相应的专科医院,经由持证专业医师治疗。

第六节　口腔保健

口腔保健旨在培养儿童良好的口腔卫生习惯,预防龋齿,降低龋齿发生率,提高儿童口腔健康水平。

【诊断要点】

(1)儿童定期健康体检时进行口腔检查,登记乳牙萌出情况和龋齿发生情况。

(2)龋齿检查结果在体检表中按牙式进行填写。

（3）发现龋齿，及时充填治疗。

【保健方案及原则】

（1）开展口腔卫生健康教育，培养儿童良好的口腔卫生习惯，预防龋齿。具体内容：

①提倡幼儿饭后漱口，不宜饮用茶水。

②培养2岁以上儿童早晚刷牙的习惯。

③指导家长教孩子有效的刷牙方法。

④限制儿童吃糖量和次数，食用后应当刷牙。

⑤纠正儿童吮指、吐舌、咬唇或咬物、口呼吸、偏侧咀嚼等不良口腔习惯，防止各种牙颌面畸形。

（2）建立定期口腔检查制度。

（3）在口腔检查中发现龋齿或同一位置的恒牙萌出、乳牙未脱落，以及牙外伤者，应及时转诊到有牙科的医疗保健机构，由有专业执照的医师进行充填及治疗。

第七节　眼保健

宣传眼保健重要性，普及眼保健知识，早期发现视力异常的儿童，及时矫正，减少儿童弱视发生率。早期发现弱视儿童，及时治疗，提高弱视治愈率。

【诊断要点】

1. 视力检查要求

（1）视力表：4岁以上儿童使用国际标准视力表（或标准对数视力表）。

（2）检查方法：采用人工照明的灯箱式视力表，距眼5 m，高度应为眼与视力表上1.0（对数视力表5.0）的视标行同一水平。遮盖一眼，但勿压迫眼球，分别检查两眼。检查时由最大视标开始每行选择最外边的一个视标依次向下。当儿童辨认发生困难时开始检查上一行全部视标。

（3）视力记录：儿童所测得的最佳视力，以能辨认出半数及半数以上视标的一行做记录。

2. 儿童视力异常筛查标准　4岁儿童单眼裸视小于或等于0.6；5岁以上儿童单眼裸视小于或等于0.8。

【保健方案及原则】

1. 开展视力保健健康教育

（1）宣传眼保健知识

①室内光线充足，不在光线过强或过暗的环境下看书、画画。一次连续看书或画画时间不超过半小时。

②培养儿童良好的看书、画画姿势。眼与书之间的距离保持30～35 cm，书与桌面应呈30～40°角。

③看电视时应距离屏幕大于其对角线5～7倍距离，连续看电视时间不超过半小时。

（2）预防眼病及眼外伤：指导家长对儿童的玩具和毛巾要经常清洗消毒，教育儿童不用脏手揉眼睛，发现眼病及时治疗，预防传染性眼病在家庭中蔓延。同时确保儿童安全的生活环境，防止眼外伤的发生。

2.建立定期视力检查制度　对4岁以上儿童每年至少进行一次视力检查。早期发现异常，及时确诊治疗。

3. 转诊　当儿童单眼视力低，或双眼裸视相差2行或2行以上时，转诊到相应医疗单位由专业执照医师进一步检查、确诊和治疗。

第三章　新生儿常见疾病与常用诊疗技术

第一节　总论

一、高危新生儿的评估

导致新生儿死亡病因的前六位死因依次为新生儿窒息及其并发症、呼吸系统疾病（主要为肺透明膜病、肺出血）、感染（主要为肺炎、败血症）、严重先天畸形、产伤、硬肿症（新生儿冷伤）。除部分感染性疾病和硬肿症为后天获得外，绝大部分系围生期并发症或胎儿疾病的继续，与产前、产时的高危因素密切相关。如能在产前识别和正确处理这些高危因素，就可能避免或减少许多不幸的后果。早期识别和正确处理高危妊娠，是降低围生儿死亡的卓有成效的途径。

（一）孕妇高危因素对胎儿、新生儿的危害

1. 非病理因素　低收入、营养不良、重体力劳动、精神紧张、私生子，常造成新生儿早产、产前出血、宫内生长迟缓；孕妇吸烟（＞20支／日）导致胎盘前置或早剥、宫内生长迟缓、肺发育不良；酗酒导致胎儿酒精中毒综合征；吸毒导致早产、窒息、宫内生长迟缓、撤药综合征。

2. 心血管疾病　妊娠高血压综合征、心脏病、心功能不全致窒息、早产、宫内生长迟缓。

3. 呼吸系统疾病　哮喘、肺部疾病导致窒息、早产、宫内生长迟缓。

4. 消化系统疾病　局限性回肠炎导致早产。

5. 泌尿系统疾病　慢性肾炎导致窒息、早产、宫内生长迟缓。

6. 血液系统疾病　血型不合（Rh、ABO、其他）导致胎儿水肿、贫血、高胆红素血症；严重贫血导致胎盘早剥、早产、宫内生长迟缓；白血病导致早产。

7. 代谢、内分泌系统疾病　糖尿病早期导致早产、巨大儿、肺透明膜病、低血糖；糖尿病晚期导致窒息、宫内生长迟缓、肾静脉栓塞；肾上腺皮质功能低下导致早产、宫内生长迟缓。

8. 神经系统疾病　癫痫导致窒息；精神紊乱导致早产。

9. 胶原性疾病　急性红斑狼疮导致系统性红斑狼疮；亚急性红斑狼疮导致心脏传导阻滞、弹力纤维增生症。

10. 生殖系统疾病　卵巢囊肿、子宫畸形、子宫肌瘤导致早产；宫颈无力导致流产、早产；骨盆狭窄导致难产、窒息、颅内出血。

11. 感染 病毒（巨细胞包涵体、风疹、麻疹、疱疹、水痘、腮腺炎、乙型肝炎、脊髓灰质炎、柯萨奇、埃可、艾滋病病毒等）常导致相应病毒感染、先天性心脏病；螺旋体（梅毒）感染导致先天性梅毒；原虫（疟疾、弓形体）导致相应原虫感染。

12. 孕期用药 手术分娩时麻醉剂过量导致中枢神经系统抑制、呼吸抑制；镇痛药（哌替啶、海洛因、美沙酮）导致呼吸抑制、撤药综合征；镇静安眠药（安定类、巴比妥类、利眠宁、眠尔通、苯乙哌啶酮）导致中枢神经系统抑制、撤药综合征、致畸；抗癫痫药（苯妥英钠、三甲双酮）致畸；抗组胺药（扑尔敏、苯海拉明、异丙嗪）导致中枢神经系统抑制、撤药综合征；受体子宫松弛药导致低血压、低血糖、低血钙、肠梗阻；硫酸镁导致高镁血症、呼吸抑制；柳酸盐导致新生儿出血；抗凝药（双香豆素、华法林、苯茚二酮）导致新生儿出血；抗疟药（奎宁、氯喹、阿的平）致畸、导致流产、诱发 G6PD 缺乏症；磺胺类诱发 G6PD 缺乏症、胆红素脑病；氯霉素导致灰婴综合征、诱发 G6PD 缺乏症；抗肿瘤药、抗白血病药致畸；性激素导致性征异常、致畸；催产素导致窒息；农业或工业化学毒品接触致畸。

13. 妊娠、分娩情况 年龄＞35 岁或＜16 岁导致流产、早产、畸形；初产妇＞30 岁导致滞产、产伤、窒息；体重＞90 kg 或＜45 kg 导致早产。早产导致窒息、低体重、早产儿易感性疾病；过期产导致窒息、胎粪吸入综合征（MAS）；先兆子痫、子痫导致早产、窒息；产时低血压导致窒息；双胎妊娠导致早产、低体重、窒息（后娩出者）、双胎输血；多胎妊娠导致流产、早产、低体重、窒息；胎儿过小（B 超测定）导致小于胎龄儿、窒息、低血糖、低血钙；胎儿过大（B 超测定）导致巨大儿、产伤、窒息；胎动减少、胎心频率或节律异常（胎心监护仪）、胎儿酸中毒（胎儿头皮血气监护）、尿雌三醇排出量低导致窒息、宫内生长迟缓；早孕绒毛膜细胞染色体异常导致染色体病；羊水卵磷脂/鞘磷脂（L/S）＜2：1 导致肺透明膜病；羊水过多导致早产、先露异常、脐带脱垂、胎儿水肿、食管闭锁、神经管缺陷；羊水过少导致过期产、肾发育不全、多囊肾、尿道梗阻、肺发育不良；羊水胎粪污染导致窒息、胎粪吸入综合征；胎膜早破导致脐带脱垂、窒息、感染；胎盘前置、早剥、帆状、轮状、多叶导致宫内失血、流产、早产、窒息；胎盘功能不全导致窒息、宫内生长迟缓；脐带问题（脱垂、扭结、绕颈、受压、过短）导致窒息；宫缩异常（无力）导致滞产、窒息；宫缩强直、破裂导致窒息；先露异常（臀位、横位、肩先露、额先露、面先露）导致窒息、产伤、颅内出血、内脏损伤；内倒转术导致窒息、脊髓损伤；器械分娩（产钳、吸引器）导致窒息、产伤、颅内出血；滞产导致窒息、感染率增加；急产导致窒息、颅内出血；剖宫产导致湿肺；不洁分娩导致破伤风、感染、败血症。

（二）出生后的初始评估

了解新生儿的高危因素，预见可能发生的问题，并做好有关处理，可减少新生儿的病死率，一旦婴儿出生，新生儿科医师应根据病史和初始检查的结果给予处理，评估其危险度，确定相应的诊疗护理。

1. 足月儿正常表现

正常新生儿出生后数秒钟内建立自主呼吸，随之卵圆孔和动脉导管相继关闭，血液循环由胎儿型转变为新生儿型。生命体征和表现可分为三个时相，即第一次反应期、相对无反应期或睡眠期、第二次反应期。三期表现为所有足月儿所共有，与分娩途径无关，但受早产、窒息、难产、滞产、母亲产程中用药等因素的影响而有差异。

（1）第一次反应期:指出生后 15 ～ 30 min。表现活跃,反应灵敏。

①心血管:交感神经兴奋,血压升高,心率增快,平均心率峰值可达 180 次 / 分,短时后心率在较高的基线水平上下波动,然后开始不规则地渐降至基线水平。

②肺:肺充分扩张和充气,肺内的残留液体被迅速吸收。初时呼吸快而不整,达 60 ～ 90 次 / 分。查体可有一过性湿啰音、呼气呻吟、鼻翼扇动、吸气凹陷、呼吸暂停等。生后 5 min,两肺除心前区外即听不到啰音,生后 20 min 全肺应听不到啰音。

③体温:较刚出生时下降。

④肌张力:增强,肢体活动增加,并出现特征性的反应和警觉的探索性的行为,包括与呼吸活动无关的鼻翼扇动和闻嗅动作、头两边转动、自发的惊跳和拥抱反射、皱眉、吸吮、咀嚼、吞咽、�’嘴唇、咂嘴、肢体和下腭的颤抖、眼睑的开合、眼球的快速转动和突起突止的哭声等。

⑤消化道:口腔唾液分泌增加,由于咽入空气和肠蠕动增加,可闻及肠鸣音。

⑥其他:新生儿能将头转向声音,追随人脸。

（2）相对无反应期或睡眠期

①心血管:心率和呼吸频率减慢,心率维持在正常基线水平,平均 120 ～ 140 次 / 分,变化很小。

②肺:呼吸虽较浅快,但无呼吸困难。可见桶状胸,当被翻动和啼哭使呼吸形式改变时,桶状胸即消失,但恢复浅快的呼吸时又会出现。

③肌张力:恢复正常,神经反射减弱,肤色良好。入睡初期虽常见自发的肌肉掣动和抽动,但很快自行平息。

④消化道:腹部呈圆形,可闻及肠鸣音,偶可见上腹部胃蠕动波。

⑤其他:唇边可见少量水状黏液。全身反应性下降,婴儿逐渐入睡。

（3）第二次反应期:睡眠期后,婴儿反应性恢复,甚至亢进,再次出现心率增快、阵阵短时的快速呼吸,以及肤色、肌张力和肠鸣音的突然改变,口腔黏液再次增多,有时可见呃逆和呕吐。有些婴儿因自主神经活动增强,表现心率波动幅度大,呼吸不规则和短暂的呼吸暂停,黏液的清除和排出胎便等。平静后,婴儿进入相对稳定的状态。

2. 产房的初始检查与评估

（1）检查:在产房或手术室应对刚出生的婴儿做一次快速、概略的初始检查。

①检查目的:了解宫内生长发育的情况和生后的适应能力;识别急症,及时处理;检查有无其他疾病征象,对新生儿进行一次初筛;评估其风险度,确定其所需的医护等级和去向。

②体检方法:婴儿娩出断脐、擦干后,置于保温台上检查处理。首先应进行 Apgar 评分,对有呼吸、循环抑制表现者,应立即进行复苏;如有羊水粪染,应在患儿开始呼吸之前吸净鼻、口、咽部,必要时进行气管内清吸,以减少胎粪吸入综合征的危险;如有产前失血史和休克表现,应采取紧急措施复苏循环。待婴儿稳定后再检查其他项目。

③检查内容：a. 检查婴儿的一般情况如外貌、性别、发育、营养、姿势、活动、肌张力、神志、反应等；b. 仔细观察有无持续或进行性的吸气凹陷、鼻翼扇动、呻吟、发绀等呼吸窘迫征象,或呼吸浅表不整、呼吸暂停；c. 注意检查心率和有无苍白、青灰、毛细血管再充盈减慢等周围灌注不良表现；d. 体表有无皮疹、瘀点、瘀斑、水肿,肝脾是否肿大；e. 有无产伤,如头颅变形、软

组织损伤、神经麻痹、骨折等；f.迅速视诊全身各部有无畸形，包括整体外观、面容、躯体各部比例、脐血管数目，并触诊腹腔有无包块；g.对持续张口呼吸者，应关闭其口腔听诊鼻孔呼吸音以排除鼻后孔闭锁；如有羊水过多史或明显腹胀，可插胃管检查有无食管闭锁或高位肠梗阻（抽出胃内容物量大于 20 mL）；h.测肛温时顺便检查肛门、直肠是否通畅；i.称体重，确定其与胎龄的关系。

④处理方法：如发现任何畸形，应及时向家长出示。如怀疑宫内感染或失血，应检查胎盘、脐带、羊膜。对呼吸循环功能不全者，应及时处理，待婴儿稳定后再转出产房。对有围生期高危因素或已发现疾病征象的新生儿，应留脐血标本进行必要的实验室检查。在转出前应做好体检结果和处理经过的记录，并由护士完成婴儿的识别标记。

（2）评估：主要依据围生期病史中有无高危因素、出生时的胎龄、体重和初始检查结果，按风险度的大小初步分为高危、中危和低危。对高危、中危儿在分别转入监护室和观察室（特护室）后，还应进一步做各种详细检查，明确诊断。

①高危儿：a.胎龄≤32周或出生体重＜1 500 g；b.Apgar 1 min 评分≤3分，5 min 评分＜7分；c.持续的或进行性的呼吸窘迫、发绀，或呼吸节律不整、反复呼吸暂停；d.心率异常，伴低血压、低灌流的表现；e.持续发绀，给氧不能缓解；f.苍白、广泛水肿；g.出血倾向；h.神志异常、反应差、肌张力改变，或出现惊厥；i.体温不稳定、面色发灰、萎靡、不吸吮，或皮疹、瘀点、肝脾肿大等感染迹象；j.截瘫（脊髓损伤），膈肌麻痹（膈神经损伤），肱骨或股骨骨折；k.需急症手术的严重畸形，如食管气管瘘、膈疝、腹裂、脑脊膜膨出等。

②中危儿：a.胎龄33～36周，出生体重1 500～2 499 g；b.Apgar 1 min 评分4～7分，但 5 min 评分正常；c.呼吸频率增快，但无呼吸窘迫或发绀；d.较轻的产伤，如头颅血肿、较大的软组织挤压伤、面神经或臂丛神经麻痹；e.行为异常，如倦睡、激惹、吸奶差；f.贫血（血细胞比容＜35%）或红细胞增多症（血细胞比容＞65%）；g.较大的先天畸形，但不需立即手术或紧急处理者；h.胎膜早破＞24 h；i.双胎儿、多胎儿；j.小于胎龄儿；k.大于胎龄儿；l.患感染性疾病、患糖尿病、有药瘾史的母亲分娩的新生儿。

③低危儿：足月出生、体重在正常范围、反应良好、无疾病征象，并且已不存在高危因素威胁的新生儿。

（三）过渡期的继续评估

新生儿出生后第一个24 h，特别是最初数小时，是开始宫外生活逐渐适应外界环境的过渡期，也是生命最脆弱的时期，必须密切观察、检查和评估。低危儿一般放在母婴合室，常规观察3天，产房初始评估中已识别的中危儿和高危儿应分别转入观察室（特护室）和监护室加强管理。过渡期的常规评估包括围生期病史、系统的体格检查和系列的观察。

1.**围生期病史**

包括以下内容：父母双方家族中有无遗传性疾病；母疾病史；母过去妊娠、分娩史；本次妊娠的末次月经期或预产期；母血型及 Rh 定型；梅毒、淋病和围生期弓形体、病毒的实验室筛查结果及日期；妊娠期、产前和产时用药；胎儿肺成熟度及 B 超检查的结果；胎膜早破、总产程及第二产程的时间长度；先露部位和分娩方法，包括手术或器械分娩的指征；分娩并发症；胎盘重量有无异常；羊水量及性状；Apgar 评分；从出生至入室时发现的异常和问题及其处理经过。

2. 入室后的首次体检

包括以下内容:出生的日期、时间;体检的日期、时间、时龄;性别;民族;胎龄;出生体重、身长、头围、胸围;体温、呼吸频率、心率、血压;发育、营养、躯体各部比例;皮肤有无发绀、苍白、发灰、深红、黄疸、胎粪污染、皮疹、瘀点、瘀斑、脱皮、水肿;头部大小、颅骨形状,有无先锋头、头颅血肿、颅缝、囟门,有无骨折,胎心监护或头皮采血的痕迹,下颌的位置;有无特殊面容;眼反射,眼大小、形状、位置,有无眼球固定、震颤、角膜浑浊、白内障、青光眼;鼻梁、鼻孔是否通畅,有无鼻后孔闭锁;口咽腔高度,有无腭裂、牙齿、短下颌;颈部长度、发线、有无包块、颈蹼;胸廓形状,两侧是否对称,有无吸气凹陷;呼吸形式,呼吸音的性质及分布,有无啰音;心脏最大搏动点位置,心音性质,心率及其变化性,心律,有无杂音,循环情况如外周脉搏、毛细血管再充盈等;腹部有无膨隆、舟状凹陷、蠕动波、异常包块,肝脾大小,肠鸣音;生殖器大小,色素沉着,尿道口,男婴阴囊及睾丸下降情况,女婴阴唇发育情况;肛门位置,是否通畅;脊柱四肢有无骨折(锁骨、肱骨、股骨)、髋关节脱位,指(趾)数目,脊柱弯曲度,有无脊柱裂或脊柱中线的皮窦;神经功能如姿势,肢体屈曲度,运动的类型、幅度、对称性,肌肉张力,意识水平,反应,反射(觅食反射、吸吮反射、抓握反射、拥抱反射、膝反射,以及后三种反射的对称性);身体各部有无畸形;成熟度及胎龄评估。

3. 常规观察项目

(1)呼吸:正常新生儿呼吸频率40～60次/分。密切注意有无进行性呼吸窘迫。新生儿出生后短时内可有轻微呼气呻吟,用听诊器才能听到,在30 min以内消失。如呼气呻吟超过30 min或伴其他呼吸窘迫表现(呼吸增快、鼻翼扇动、吸气凹陷、发绀),应视为异常。对早产儿应注意是否出现呼吸暂停。还应注意肤色是否红润。一旦发现任何呼吸异常,应用脉搏血氧饱和度测定仪进行动态观察,必要时做血气分析和拍摄胸片。

(2)循环:正常新生儿心率120～160次/分,出生后数小时内波动较大,常有一过性心动过速。注意观察心率、心律;注意观察血压、肤色和毛细血管充盈。正常新生儿出生后第一天心脏杂音较常见,为动脉导管未闭所致。但杂音持续存在,特别是伴有发绀或灌注差的表现时,提示先天性心脏病的可能,应进行B超、X线和心电图检查。

(3)活动、反应:正常新生儿活跃,反应好。注意观察神志和活动情况的变化,是否出现淡漠、拒奶、活动减少、肌张力差或激惹、颤抖,前者常与窒息、感染有联系,后者可能是低血糖或撤药综合征的早期表现。如出现惊厥,是一个危险的信号。

(4)体温:正常新生儿核心温度(肛温)为35.5～37.2 ℃。如发现原因不明的发热、体温不升或体温不稳,应警惕感染的可能。

(5)黄疸:半数新生儿在出生后第2～3天出现黄疸,第3～4天达高峰,以后逐渐消退,无其他症状,多属生理性。发现黄疸,可先做经皮胆红素测定,超过预警值时再做微量血胆红素测定。如在出生后24 h以内出现黄疸,或生后36 h血清胆红素>170 μmol/L,或出生36 h以后足月儿>220.6 μmol/L、早产儿>256.5 μmol/L,常为病理性黄疸,应进一步查明病因。

(6)皮肤、脐部:观察皮肤有无脓疱、皮疹、紫癜,脐部有无红肿、脓液、出血。如皮肤或脐部有感染灶,可取脓液做细菌培养;已用过维生素K的新生儿,如出现紫癜、脐部渗血或针眼处易于流血,可能是出血性疾病的证据,应做血小板计数和凝血因子检查。

（7）喂养：注意观察吸吮、喂哺耐受情况，有无呕吐、腹泻、腹胀发生。每日称体重 1 次，如下降超过出生体重的 10%，提示液量热卡摄入不足。

（8）大、小便：正常新生儿在出生后 24 h 内排出胎便，如至出生后 48 h 未见排便，应考虑下消化道梗阻。正常新生儿通常在出生后 12 h 内排尿，如至出生后 24 h 未见排尿，提示可能有泌尿道梗阻、畸形或失水。

4. 转监护室指征

低危儿或中危儿在过渡期动态观察和检查中，如发现下列高危征象，应转监护室加强诊疗、护理，如无条件，应转院：①进行性呼吸窘迫；②反复呼吸暂停；③心率异常，伴低血压、低灌流的表现；④严重心律失常；⑤中央性发绀；⑥惊厥；⑦萎靡、拒奶、活动减少、肌张力差；⑧不明原因的发热，或体温不升伴皮肤硬肿；⑨出生后 24 h 内出现黄疸，或出生后 36 h 血清胆红素 ＞170 μmol/L；⑩ 出血倾向；⑧出生后 24 h 无尿；⑪ 腹泻伴失水表现；⑫ 腹胀、呕吐、呕吐物中带有胆汁；⑬ 出生后 48 h 未排胎便。

二、新生儿重症监护

新生儿重症监护病室（neonatal intensive care unit，NICU）的收治对象：高危妊娠或分娩过程有并发症者所分娩的婴儿；出生时 Apgar 评分≤3 分，10 min Apgar 评分≤6 分，出生后 1 h 有病理症状者；需要进行呼吸管理的新生儿，因各种原因引起急、慢性呼吸衰竭，需行氧疗、气管插管及机械通气者；严重反复呼吸暂停发作者；反复惊厥发作者；各种原因所致休克；极低出生体重儿、小于或大于胎龄儿、过期产儿；有单个或多个脏器功能衰竭者；外科手术前、后，如食管气管瘘、先天性心脏病手术等；严重心律失常，严重水、电解质紊乱；确诊溶血病需换血者；糖尿病母亲婴儿或严重畸形儿。

（一）设备和仪器配备

NICU 中除具有训练有素的医护队伍外，尚需具有监护用电子设备系统及抢救治疗用的仪器设备。

1. 监护仪　包括心肺监护仪、呼吸暂停监护仪、血压监护仪、体温监测、氧浓度分析仪、经皮氧分压（$TcPO_2$）测定仪、经皮二氧化碳分压（$TcPCO_2$）测定仪、脉率及血氧饱和度仪、电子磅秤、颅内压监测仪、透光灯（纤维光源）。

2. 治疗设备　辐射加温床、保暖箱、静脉输液泵、光疗设备。

3. 供氧系统　包括氧源、空气源空氧混合器，鼻导管，可供不同吸入氧浓度的塑料面罩，塑料头罩（带有温湿化装置），鼻塞持续气道正压通气（nCPAP）吸氧装置，呼吸器（应具有持续气流、时间循环、压力限制、温湿化及报警装置）。

4. 抢救复苏设备　复苏皮囊（带面罩）气管内插管（带接头），新生儿用插管内径为 2.5 mm、3 mm、3.5 mm 及 4 mm；喉镜片（0 号）；除颤器。

5. 各种插管　周围动、静脉内插入管，脐动、静脉插管分 3.5 Fr、5 Fr、8 Fr，喂养管分 5 Fr、8 Fr，吸痰管分 6 Fr、8 Fr，胸腔内闭锁引流器及负压吸引装置。

6. 其他　转运床、加温毯等。

（二）人员配备和职责

1. 人员配备

（1）人员比例：NICU 中必须强调有一支业务水平高、全心全意为病儿服务的医护队伍。护士与病儿之比为 2.5：1～3：1，医生与病儿之比为 1：2～1：3，NICU 应配备固定的医师及护士，设病房主任一人，多由新生儿内科专家主任医师或副主任医师担任，应有固定的主治医师或高年资住院医师一人，低年资住院医师可采取 6 个月至 1 年的轮转。护士长 1 名应固定，下设副护士长 1 名。

（2）技术要求：除具备广泛扎实的儿科基础知识外，医师需对新生儿临床工作有经验，经过专业培训能独立处理各种重危急诊情况，如熟练掌握复苏技术，掌握气管插管指征及技术，熟练应用人工呼吸机，各类氧气治疗，能做胸腔闭式引流，能经皮放置周围动、静脉插管，进行脐动、静脉插管及换血术，能进行脑室、膀胱穿刺及电除颤术等，能使用各种监护仪，能正确分析血气、电解质、酸碱失衡性质及阅读分析心电图和 X 线片等。

2. 人员职责

（1）NICU 主任：负责查房，主持医疗工作，包括对所有重危儿主要的决策性治疗，解决病房中的建议、存在问题及负责行政工作。所有新病儿入院，重病儿病情恶化及死亡均应及时通知病房主任。此外，尚需负责对主治医师、高年资住院医师及低年资医师业务理论提高及轮训。定期组织专业知识讨论及学术讲座，进行科研，加强学科建设。有目的地对某些重危病儿进行出院后随访。

（2）NICU 主治医师或高年资住院医师：负责指导病房日常工作，指导查房，协助主任查房。每天上午与低年资医师一起检查病人，安排当日计划，修改医嘱，帮助低年资医师掌握对各类重危病人的处理。指导各类操作及各种监护仪器的应用，分配新病人，对入院病儿做出初步会诊分析。带领低年资医师做好交班工作，及时向病房主任联系汇报情况，并向病儿父母亲仔细解释病情、可能发生的情况及所采取的诊疗步骤，以得到家属理解及配合。并负责高危新生儿转运途中的抢救，参加院内外高危产妇分娩病例讨论及参与新生儿复苏抢救。

（3）低年资住院医师：直接经管病人，24 h 值班，负责病历书写，观察病情变化，所有病人每天至少亲自检查 1～2 次，记录病程日记，在床边开医嘱，负责计算病人 24 h 内出、入水量、热量，掌握病人体重变化，开出及收入化验单，在主治医师带领下进行各类操作。

（4）护士长：配合主任管理 NICU 工作，负责指导检查全病室的护理工作，组织护理人员培训。

（5）副护士长：协助护士长负责日常护理、仪器管理及行政工作，负责对床边护士进行技术指导和新老护士的业务教育。

（6）护士：NICU 护士应相对固定，必须具有高度责任感及具有对新生儿细致观察、耐心照顾的态度，需正规护校毕业后经过新生儿室及急诊室工作，再培训后方可入 NICU 工作。除要求熟悉一般护理技能外，对病儿应能做出系统观察及评估，能掌握急救复苏技术，呼吸道管理，正确使用各种监护仪，能分析心电监护仪上显示的各种干扰因素，能进行无创血压监测，能熟练进行穿刺，并记录抽取血量，能熟练应用各种输液泵，计算输入药物的浓度、速度，正确应用辐射床及保温箱。此外，必须随时观察病情变化，如皮肤颜色、行为变化、呼吸窘迫程度、喂养的耐受性等,有异常情况及时向医师汇报,记录好流程表,病儿出院时应向其父母亲交代出院后注意点,如何观察、喂养,教会其父母亲做简易复苏等。

（三）重危新生儿入院时的监护和处理

进入 NICU 的重危新生儿往往已处于重危状态或具有多种潜在危险因素,故必须进行临床细致观察、多种仪器监护、实验室监护及其他辅助的监护。监护包括生理学监护如心、肺、血压、体温、PaO_2 及 $PaCO_2$ 等辅助检查监护,如血细胞比容、血糖、血清电解质、血清胆红素、肝肾功能等,以及床边 X 线、超声、颅内压力等。其目的在于及时了解可能发生的病理情况及程度。在进行氧气治疗及呼吸机治疗过程中对血氧的动态监护,能及时发现治疗过程中的问题。通过监护能不失时机地掌握病情变化,中止或减轻病理状态的进一步发展,使机体损害减至最低程度。

床边监护尤为重要。应全面了解病情,通过全身系统的检查、评估及时记录病情变化,制订各种治疗计划。观察诸如患儿肤色的变化（黄疸、苍白、发绀等）,对喂奶的耐受情况,腹胀、大便性状、体重变化、尿量、水肿部位,呼吸音、心音的性质,行为的改变（如嗜睡、激惹、昏迷抽搐、姿势、肌张力的变化等）,以及液体出、入量等的差异。

1. 重危新生儿入院时处理

（1）入院前准备:护士应预热辐射加温床或暖箱,需用氧者准备相应的氧疗器械,连接好呼吸机管道,检查呼吸机功能及报警系统,准备好心电导联、吸引器及复苏皮囊等,床边责任护士最后检查并保证各抢救系统运转正常。

（2）入院时处理:置患儿于辐射加温床上,立刻贴好心电探头,接上心肺监护仪。需紧急处理的患儿,护士应密切配合医生进行心肺复苏、气道吸引,必要时气管插管,放置胸腔引流管,立即建立静脉通路,测血压,给液、给药等。入院时需立即抢救者,护士应按常规操作检查,如称体重、测身长、量头围和腹围、测血压及行试纸法血糖测定,安置好心肺监护仪,设好监护仪报警值,必要时插好胃管。再进行全身检查及评估,如需行氧疗者必须同时进行氧饱和度等监护。及时处理医嘱,并将血氧情况、入院时紧急处理及入院时情况记录于流程表上。待抢救略稳定后,医生再全面给患儿做体格检查,查阅转院或转科记录,追问病史,安排各项化验辅助检查,并向患儿父母做必要的病情讲解及解释,取得家属对治疗、检查的配合。

NICU 的化验及辅助检查:一般应包括血糖、血细胞比容、血气分析、血清电解质、血常规、尿常规检查,必要时做血清胆红素、血培养及各种分泌物培养。根据病情尚需做肝功能、肾功能,心电图,头颅、心脏、腹部超声,及胸、腹 X 线检查等。

2. 重危新生儿入院时监护

入监护室后经初步处理对病情有初步了解后,再按不同疾病及病情严重度进行各项监护及护理。

（1）呼吸及心血管系统监护

①放置好心肺监护仪,持续监护心率、心电波形、呼吸频率、节律及呼吸暂停情况。设定报警值,通常设心率于 100～180 次 / 分,设呼吸暂停报警为 15～20 s。

每次报警护士必须立即至床边观察,分析并进行处理。对非病情因素引起的报警如婴儿活动太多、电极松脱、连接不好或导电胶干燥等均应及时处理。应用监护仪时亦应每 2～4 h听心率数、呼吸数及听呼吸音并记录,当发现心电示波显示心律不齐时必须做心电图对照。

②血压监护:一般用无创法,每2～8 h测1次;休克、心功能不全或大手术后监护者应每1～2 h测1次;某些患儿需持续监测血压者应采用动脉插管持续监测。

③中心静脉压监护:不常用。为严重休克或心脏手术后指导液体疗法时监测,常自股或脐静脉插管至下腔静脉,接压力传感器持续监测,每2 h记录1次。

④血氧监护:凡进行氧疗者应持续监护SaO_2,或$TcPO_2$与$TcPCO_2$,每2 h记录1次。呼吸机治疗者至少每8 h测血气1次。设好报警值,报警时应根据病人情况加以分析处理,并以动脉血气对照。

⑤呼吸机治疗的监护及护理:设好呼吸机报警值,注意机器工作状态。当报警时必须检查患儿、呼吸机管道环路、气源等情况并做出相应处理。护士应每2 h记录呼吸机各项参数、湿化加热情况,注意患儿呼吸运动是否与机器一致,并听诊两肺呼吸音是否对称及注意气管插管位置等。每2～4 h行胸部物理治疗、吸痰及更换体位,并记录吸出物情况。上呼吸机后应立即摄胸部X线片,气胸行闭式引流后亦应立即摄片,注意插管位置及肺扩张度,以后1～2天重复摄片。

(2)泌尿系统及液体平衡监护

①每小时记录所有入、出量,每8 h总结。

②极低体重儿输液过程中应监测尿糖、血糖,必要时测尿比重,对有低钠血症者应测尿钠、尿比重、尿渗透压。脱水患儿进行液体疗法时,应定期测体重及评估脱水情况,并定期进行血电解质测定。

③窒息少尿者应测尿肌酐、尿素氮。

④液体治疗时必须以输液泵精确控制输液速度,根据病情随时调整,并准确记录尿量,可用蓄尿塑料袋或称干、湿尿布法得出排尿量。

(3)体温监护:分皮肤及直肠温度监测两种。置于伺服控制暖箱或辐射床时可采用皮肤持续测量,但必须有体温报警装置,报警时护士必须注意电热探头与皮肤接触情况,以免探头松离皮肤引起过热。体温<34 ℃、手术后或休克新生儿需用直肠测温法。暖箱应置于适中性环境温度中,<1 500 g者箱内最好有热罩以防热量的丢失。

(4)神经系统监护:注意意识、反应、肌张力、姿势、瞳孔、前囟紧张度等,每8 h记录1次,每2～3天测头围1次,行颅内压监测者每2 h记录1次,怀疑脑室内出血及缺氧、缺血性脑病者定期行头颅B超检查。

(5)消化系统监护:注意呕吐物性状及量、大便性状及量,及对喂养的耐受情况。胃管喂养者,喂养前必须检查胃内残留量,腹胀者每8 h测腹围、疑有坏死性小肠结肠炎者必须禁食、行胃肠减压,每8 h摄腹部X线片,以观察动态变化。

(6)生化及血液监护

①低或高血糖者定期监测血糖,一般每4 h测1次,至正常后改为每日1～2次,根据血糖调整输糖速度。

②高胆红素者每日测血清总胆红素,换血前、后应每4～8 h测血清总胆红素。

③血细胞比容:入院时及反复多次抽血后监测。

④根据需要进行血钙、镁、磷等测定。

（7）按系统评估

①一般评估：包括每天称体重一次、水肿位置、皮下脂肪情况、有无畸形等。呼吸：胸廓状态、吸气性凹陷症状、鼻翼扇动、呼吸速率、是否规则、呼吸音、啰音、呻吟声、供氧方式、有否呼吸机支持及插管等。

②心血管评估：心率、心律、心音、杂音、肤色（苍白、多血貌、发绀）、血压、脉搏强度、四肢灌注情况、监护情况。

③胃肠道评估：腹围、腹部皮肤水肿发红现象，喂奶后反流现象，呕吐物性状，引流物色量，大便颜色、是否带血、隐血试验、臭味等。

④泌尿生殖道评估：外生殖器有无畸形、尿量、尿 pH、尿比重等。

⑤肌肉、神经、运动情况评估：抖动、姿势、伸展、屈曲、瞳孔反应、头围、前囟（平、下凹、紧张度）、对刺激的反应、肌肉张力等。

⑥体温评估：体温与环境温度均需同时记录。

⑦皮肤评估：颜色、四肢肿胀、皮肤剥落、皮疹、出血点、压迫及注射区有无刺激症状等。

⑧脐带评估：渗液、周围红肿。

三、危重新生儿的转运

危重新生儿转运工作是新生儿医疗工作的重要环节，不同的医院由于医疗设备和技术力量不同，在处理新生儿疾病的医疗水平上有很大差别。危重新生儿的安全转运需具备以下条件：高效率的组织领导、足够的人员配备和医疗设备、有效的通信联络、NICU 和基层医院医护人员的密切配合，以及家属的合作。

（一）转运的指征

（1）窒息，需经气管插管才复苏的新生儿。

（2）呼吸窘迫，经处理未见好转，而又无机械通气条件。

（3）早产儿，出生体重＜1 500 g；胎龄＜32～33 周；宫内发育迟缓。

（4）休克或严重贫血。

（5）中枢神经系统疾病。

（6）母亲糖尿病、新生儿溶血症、出凝血疾病。

（7）严重酸中毒，低糖血症或高糖血症。

（8）各种严重先天性畸形（膈疝、脊髓脊膜膨出、胃肠道闭锁、食管气管瘘等）。

（9）产伤。

（10）疑有先天性心脏病。

（11）严重感染。

（12）情况不好，原因不明。

（二）转运设备及用品

1. 转运设备

包括暖箱，空氧混合器或有 Venturi 装置的头罩，简易呼吸机，温度检测仪和温度计，心率、呼吸、血压监护仪,听诊器,血氧饱和度监护仪,血压计和各种型号的袖带,输液泵（2个）,电筒,小型压缩氧及压缩空氧瓶,接线板,吸引器,冷光源透照器,测氧仪。

转运用暖箱可以移动,箱罩为有机玻璃制并有入口,便于在维持婴儿体温的同时进行观察,必要时可进行处理。转运时心率、呼吸监护仪很重要,呼吸机应有吸气峰压 + 呼气末正压（PIP+PEEP）和持续气道正压通气（CPAP）功能。有 Venturi 装置的头罩可使氧与箱内空气混合,FiO_2 调节范围为 22% ～ 50%。输液泵应能输入小量液体,最好和 NICU 内所用型号一致,可避免更换输液泵时输液中断。

2. 药品

转运时应准备的药品:肾上腺素、5% 碳酸氢钠、青霉素、异丙肾上腺素、葡萄糖酸钙、氨苄青霉素、多巴胺、硫酸镁、庆大霉素、多巴酚丁胺、纳洛酮、葡萄糖（5%、10%）、毛花苷丙、呋塞米（速尿）、NaCl（0.9%、10%）、利多卡因、地塞米松、注射用水、吗啡、白蛋白、前列腺素 E、泮库溴铵、肝素、妥拉苏林、阿托品、地西泮（安定）、苯巴比妥。

3. 复苏及呼吸治疗用品

喉镜及 0 号、1 号喉镜片,痰液培养管,电池 2 对,输氧管道,气管插管（2.5 mm、3.0 mm、3.5 mm 各 2 个）,复苏囊（带压力表）不同型号面罩,插管导心 1 个,测氧仪,口咽管不同型号,$TcPO_2$ 监护仪的膜片、校正液、粘贴环、接触液,经鼻气管插管镊小号、中号各 1 个,呼吸机管道,吸痰管各种型号各 1 个。

4. 其他用品

注射器 50 mL、20 mL、5 mL、2 mL、1 mL,消毒手套,各种型号针头,隔离衣,一次性输液器,胃管不同型号,静脉穿刺针,培养管（血、分泌物）,三通开关,尿袋,消毒用酒精,皮尺,碘酒,剪刀,消毒纱布,记录单,消毒棉签、棉球,无菌胸腔引流包,固定板,胸腔引流管,胶布,无菌脐血管插管包,绷带,脐血管导管 3.5 F、5 F。

（三）通信联络

要求三级医院有直线电话、24 h 专人接听,并能立即通知有关医生。转诊医院的医生通过电话提出转诊要求;接电话者立即通知值班的转运医生（或 NICU 医师）,使双方直接通话;转运医生了解患儿病情,与转诊医生共同讨论和提出如何稳定患儿病情的具体建议,并估计转运小组到达时间;转诊医院接受建议,处理病人,处理结果或出现新问题均应及时通过电话和上级医院联系。这对稳定患儿病情及缩短转运小组到达后停留时间均十分有利。

（四）人员配备

转运小组至少需要 2 人,一般由医生和护士各一名组成,他们必须明确所担负的责任,具有独立工作及和其他人员协同工作的能力。

1. 转运医生　多由具有 NICU 工作经验的新生儿专业医生担任。需掌握的技术:①气管插管,气囊加压通气,CPAP 及机械通气技术。②建立周围静脉通路,如穿刺和置入短塑料导管,脐血管插管。③胸腔穿刺排气和引流。④输液及纠正代谢异常,如防止低血糖、酸中毒。⑤特殊治疗如窒息复苏,以及败血症休克,抽搐等外科有关问题的处理。⑥熟悉急诊用药的剂量和方法。⑦掌握转运所需监护、治疗仪器设备的应用和数据评估。

2. 护士　亦需具有 ICU 工作经验,能配合医生做好护理及有关的技术操作。转运人员应实行 24 h 值班制。

（五）转运方式

最安全和便宜的转运是母亲宫内转运（或称胎儿转运）即在适当的时候将高危妊娠的孕妇连同胎儿转至围产中心。陆路转运较空中转运更为方便和安全，路程较近时采用陆地转运。一般采用救护车。较远距离的转运可用直升机，更远的距离可用民航飞机。

（六）转运的具体方法

1. 一般措施

①患儿置暖箱，取仰卧颈伸位。②维持腹部皮肤温度在 36～36.5 ℃。③必要时吸引呼吸道分泌物。④若无特殊用药，用输液泵输注 5%～10% 的葡萄糖液。⑤记录途中的用药及操作。

转运途中患儿情况突然恶化，可能是以下原因：①分泌物阻塞呼吸道。②气胸或气腹。③气管插管被分泌物阻塞或插管进入右侧支气管使左侧支气管阻塞。④气管插管脱出。⑤氧气供应或机械通气故障。

2. 准备阶段

（1）转运医生与转诊医院医生交代的内容：要求报告并填写转诊记录单，包括患儿姓名、胎龄、出生体重、出生日期和时间，要求转运的日期和时间，转诊原因，转诊医院名称和地址，要求转诊医生的姓名和电话号码，转诊是否被接受，若否，为什么，并记录当时的时间和转运小组返回时间；了解并且稳定病情，是否已停止口服喂养，患儿体温是否正常，有否适当的保暖，患儿吸氧浓度是否适当，目前是否行机械通气，有否气胸、酸中毒或低血糖，是否需要血浆扩容，有否抽搐，是否有败血症，是否需用抗生素；要求转诊医生准备转诊单，详细的病史，包括母亲妊娠史、分娩史、血培养和分泌物标本，患儿化验报告、X 线片，必要时准备胎盘供检查。要使转运医生到达后，不要因为准备这些材料而耽搁时间。

（2）转诊小组的准备：准备工作应在 20～30 min 完成并出发。检查所有转运器械和物品是否齐全，功能是否完备（每次转运结束后，需有专人清点补充各种用品）；联系转运工具，出发之前告知对方到达医院估计所需的时间。

3. 稳定病情阶段

转运小组到达后，首先根据病史、体检和已有的化验资料和当地医生简短讨论，对患儿做出初步诊断，并着手进行稳定病情的处理。在稳定病情处理过程中，应将监护仪与患儿联接。对需转运患儿的处理基本上与 ICU 治疗相同，但有其特殊之处，表现在以下各个方面。

（1）氧合和通气：患儿若有呼吸困难和青紫，应吸清呼吸道分泌物并用鼻导管或面罩，或头罩供氧。若症状改善不明显，应做胸部 X 线检查和血气测定。有青紫缺氧者应供氧直至氧分压（或青紫）改善。若头罩供氧下，呼吸困难不能改善或 $PaO_2 < 6.67$ kPa，或有呼吸暂停，或胸片示 RDS 者，可试用 CPAP 治疗。指征：用 CPAP 治疗失败，青紫不能改善，氧分压不能维持正常；有反复发作呼吸暂停；$PaCO_2 > 8$ kPa；需要高浓度氧（$FiO_2 \geqslant 0.8$）方能维持正常血气者，需插管做机械通气治疗。

（2）建立输液通路：需转运的患儿病情往往危重，要用静脉给药或输液，由于路途颠簸，需建立牢靠的输液通道，一般采用周围静脉穿刺，以短塑料导管埋管较好。特殊情况下可用中心静脉埋管或脐血管插管。

（3）维持体温：在检查和治疗过程中,应置患儿于暖箱或辐射保温床,监测环境温度和患儿体温。维持患儿于适中环境温度。若患儿体温低（低于 36 ℃）必须纠正,应在 1 h 内逐步提高环境温度。若气候寒冷,患儿体温不易维持正常,可用棉被或保暖材料包裹患儿。或加用热水袋于暖箱内,但要防止烫伤。在复温过程中要监护血压,避免复温过快,引起低血压。

（4）纠正代谢紊乱：低血糖可用快速血糖分析仪采微量血测血糖,若血糖低于 2.2 mmol/L（40 mg/dL）者,可用 10% 葡萄糖 2 mL/kg,在 1 min 内静脉推注,然后用静脉点滴维持葡萄糖输入速度约每分钟 8 mg/kg,早产儿适当减慢。代谢性酸中毒用碳酸氢钠治疗,呼吸性酸中毒需用人工通气治疗。

（5）维持血流动力学稳定：首先要保持正常体温和心肺功能稳定;扩容用血浆、5% 白蛋白,若血细胞比容低于 40% 者,可用全血;必要时可用多巴胺。

（6）抗生素治疗：任何有感染可能的新生儿或不能确定为非感染疾病的新生儿需用抗生素治疗,有严重感染或败血症可能的新生儿应先进行血培养,必要时做腰穿或膀胱穿刺培养后,用广谱抗生素治疗。

（7）排空胃部：转运前应置胃管排空胃内容物以防止呕吐和吸入;如有胃肠道梗阻或需空中转运者需置胃肠减压管。

（8）气胸：若患儿全身情况突然恶化,出现青紫、呼吸窘迫、血压下降、胸廓前后径增大、一侧或双侧呼吸音消失,心尖搏动移位或遥远,应警惕气胸的可能。确诊需 X 线检查,有条件可用纤维光学透照器（冷光源）透照检查。临床症状轻者吸氧、保持安静、严密监护,严重窘迫者需做紧急处理。患儿突然出现严重呼吸循环窘迫,病情危急,临床拟诊气胸,经或未经透照检查和（或）X 线证实者,均需立即胸腔穿刺排气。

（9）纠正贫血：若有引起贫血的原因存在,在转运小组出发去转诊医院前后,当地医院应完成配血工作。严重贫血者需要输血。母子血型不合溶血病用 O 型血细胞加 AB 型血浆。

（10）胎儿水肿：除了评估和治疗相关的贫血,还应同时治疗胸腔渗液引起的呼吸窘迫,或腹水及心包积液。

（11）上呼吸道畸形：如后鼻孔狭窄、闭锁,应用口咽管或气管插管维持呼吸道通畅。

（12）食管闭锁和食管气管瘘置患儿于右侧卧位,头部抬高 45°,插入胃管至食管盲端,反复吸引以避免吸入。尽可能不做正压通气,以免胃肠道过度扩张。

（13）先天性膈疝：疑有膈疝的患儿立即置口胃管引流,反复吸引。若患儿通气障碍,必须做气管插管进行人工通气。应尽可能不做正压通气,但应保持足够的氧合,并避免酸中毒以防并发新生儿持续肺高压症。

（14）脐膨出或腹裂：立即置胃管引流,膨出的内脏用无菌温湿生理盐水纱布覆盖,外用消毒塑料袋包裹腹部,可防止失热和不显性失水,需特别注意保暖和建立静脉通道补液,并要注意外露的肠段受压或扭转。同时应检查是否有其他系统畸形同时存在。

（15）肠梗阻：置胃管,接引流管,反复吸引胃肠内容物。

（16）脊髓膜膨出：用无菌温湿生理盐水纱布和消毒塑料袋覆盖,避免与尿液、粪便接触;取分泌物做细菌培养并开始用抗生素治疗。

（17）青紫型先天性心脏病：依赖动脉导管开放而存活的青紫型先天性心脏病患儿，需用前列腺素 E_1（PGE_1）维持动脉导管开放，在转运前往往需做预防性气管插管。

第二节　围生期窒息

围生期窒息是指因多种原因导致胎儿气体交换异常，继发胎儿出现低氧血症及高二氧化碳血症。围生期窒息大多在第 1～2 产程出现，以胎儿脐血酸中毒为主要临床表现。胎儿脐动脉血 pH 可提示存在足以导致脑损伤的窒息，目前虽广泛接受 pH ＜ 7.0 为危险因素，但在这些患儿中发生脑损伤的可能性并不是特别高。多采用以下术语评估足月儿围生期脑损伤。

1. **新生儿抑制**　新生儿抑制是指新生儿由宫内转换到宫外过程缓慢。一般在 1 min、5 min Apgar 评分低。

2. **新生儿脑病**　新生儿脑病是一个临床专业术语，多用于描述异常神经系统表现，包括意识障碍、肌张力降低或升高等。特点是症状多在第一天出现，可伴随抽搐、通气不足或呼吸暂停、原始反射和脑干反射表现受抑制等症状。目前尚未发现特殊病因，也无不可逆神经损伤。

3. **缺氧缺血性脑病**　指异常神经行为状态，其显著病理变化是脑血流异常。

4. **缺氧缺血性脑损伤**　指缺氧和（或）缺血引起神经系统病变，血生化（如 CK-BB）、脑电图、神经系统影像［头颅超声（HUS）、MRI、CT］或尸检异常中可发现异常结果。

西方国家围生期窒息的发生率为 1%～1.5%，与胎龄及体重呈负相关。胎龄＞36 周的活产儿发生率为 0.5%，占围生期死亡的 20%（如果包括死产占 50%）。在糖尿病母亲、妊娠高血压综合征母亲及宫内发育迟缓、臀位、过期产儿较为多见。

【病因】

在足月儿中，约有 90% 窒息发生在产前或产时，因胎盘气体交换异常，使氧气供应及 CO_2、H^+ 的清除不足。约 10% 发生在产后，一般由肺、心血管或神经系统疾病引起。

1. **增加围生期窒息的危险因素**

（1）母体氧合异常。

（2）母体到胎盘血流下降。

（3）胎盘到胎儿血流下降。

（4）胎盘或胎儿组织气体交换异常。

（5）胎儿需氧量增加。

2. **围生期缺血缺氧病因**

（1）母亲因素：妊娠期高血压（急或慢性）、病毒或细菌感染、糖尿病、低血压、血管病、药物，及心、肺、神经系统疾病致缺氧。

（2）胎盘坏死、纤维化、胎盘早剥或水肿。

（3）子宫破裂。

（4）脐带脱垂、缠绕、真结、受压。

（5）脐血管异常。

（6）胎儿贫血、感染、心肌病、水肿、严重心脏或循环功能不足。

（7）新生儿疾病：严重病因有发绀性先天性心脏病、持续肺动脉高压、心肌病、其他心源性和（或）感染性休克等。

【病理生理变化】

1. 正常产程变化可使大多数婴儿的氧储备消耗

（ ）子宫收缩时脐带受压迫、母体脱水、母体过度通气继发碱中毒均可导致胎盘血流量减少。

（2）胎盘血流下降使得胎儿的氧供减少。

（3）母婴耗氧增加。

2. 产程中缺氧缺血状态

（1）短时缺氧：心率短暂先上升后下降，血压、中心静脉压轻度上升，心输出量无变化。伴有全身血液的重新分布：脑、心脏和肾上腺血流增加（潜水反射），皮肤、胃肠道黏膜血流量减少。

（2）长时间窒息：体循环血压（丧失脑血管自我调节能力）可以影响脑血流的稳定。心输出量减少致血压下降、脑血流异常，最终因脑消耗糖增加、糖原及磷酸肌酸和ATP减少使得脑内代谢衰竭。

（3）低氧血症：继发血管扩张，可以使脑组织的葡萄糖供应短时间增加，但是由于低氧血症，无氧代谢使得乳酸产生增加。

3. 异常的氧化磷酸化可导致ATP生成减少　在原发窒息及初步损伤后 $6 \sim 24\ h$ 可出现氧化磷酸化异常，继发能量衰竭。进而影响离子泵功能，使细胞内 Na^+、Cl^-、H_2O 和 Ca^{2+} 积聚；细胞外K+增加；兴奋性氨基酸神经递质（如谷氨酸）增加。可立即或延迟发生细胞死亡、凋亡或坏死。

（1）即时神经死亡：细胞内 Na^+、Ca^{2+} 浓度过高，可见过量兴奋性氨基酸作用于氨基酸受体如 N– 甲基门冬氨酸盐受体。

（2）延迟神经坏死：继发于细胞第二信使酶激活（如 Ca^{2+} 依赖脂酶、蛋白酶和半胱氨酸蛋白酶），线粒体呼吸链紊乱，产生氧自由基、白三烯、一氧化氮合酶，产生一氧化氮，能量储备丧失。

（3）兴奋性氨基酸可激活 α–3 羟基 –5– 甲基 – 异噁唑受体通道，进而引起少突胶质细胞前体死亡。

（4）缺血组织再灌注可促进过量反应性氧化产物（如过氧化物、过氧化氢）生成，如果超过内源性消除能力，最终可以导致细胞脂蛋白、核酸及血脑屏障等损伤。另外，还可以引起中性粒细胞内流，同时伴有小神经胶质细胞激活，释放损伤性细胞因子（如 IL-1β，TNFα）。

【诊断】

1. 围生期危险因素　围生期的高危因素包括母亲妊娠期并发症、胎盘胎儿变化，监测内容包括超声影像改变、生物物理指标、神经元特异性烯醇化酶（NSE）和尿雌三醇检测结果等。

2. 临床表现　无特异性临床症状。常见过期产儿窒息、胎粪吸入、肺高压、气胸、产伤等。

3. 低 Apgar 评分　Apgar 评分偏低及产房复苏多见,但非特异性表现。许多 Apgar 指标与心血管完整性有关,与神经系统关系不大。

足月儿出生后 5 min Apgar＜3,除了围生期窒息,其他可能疾病有麻醉、创伤、感染损伤,神经肌肉疾病,中枢神经系统及心肺畸形。如果 5 min Apgar＞6,围生窒息的可能性较小。

4. 首次脐血血气分析　目前,可明确诊断围生窒息的异常血气值标准尚未确定。在对 17 000 例足月儿队列研究中,脐动脉 pH 平均在 7.24 ± 0.07, BE 在 -5.6 ± 0.03 mmol/L。仅有 0.4% 的患儿 pH＜7.0, 31% 的患儿 5 min Apgar＜7, 8.5% 的患儿 5 min Apgar＜3。单纯代谢性或混合性酸中毒多提示预后不良。

【临床表现】

1. 缺氧缺血性脑病

围生期缺氧缺血性脑病（HIE）诊断须有出生第一天神经检查异常表现。重要的是没有证据表明新生儿期暂时窒息及严重多器官功能障碍会导致今后儿童期明显神经系统异常（如脑瘫）。

（1）HIE 的分级:临床分级有轻、中、重三度。如果缺氧缺血损伤超过 72 h,婴儿可向中和（或）重度脑病进展。

（2）HIE 的诊断:在病因上除了围生期缺血缺氧外还有许多其他原因。如果足月新生儿出现抑制、昏迷、神经系统异常并出现以下情况,那么在鉴别诊断上要考虑窒息和 HIE。

①5 min 以后 Apgar＜3。

②胎心率（FHR）＜60 次/分。

③酸中毒持续时间长（＞1 h）。

④出生后 24～48 h 内出现惊厥（50% 病因并非窒息）。

⑤EEG 有暴发抑制表现。

⑥须正压通气＞1 min,或第一声哭延迟超过 5 min。

2. 其他神经系统表现

（1）颅内压升高或脑水肿:颅内压升高或脑水肿是脑损伤的结果而非病因。损伤后 36～72 h 脑水肿程度最重;常反映脑细胞坏死严重程度而非完整细胞肿胀,故此发现提示预后不良。降低颅内压及减轻脑水肿（大剂量苯巴比妥、激素、甘露醇及其他高渗液体）不影响预后。

（2）有 20%～50% 的 HIE 病例可出现惊厥症状:一般在损伤后 6～24 h 出现。最常见于 HIE Sarnat 2 期, 3 期罕见,在 1 期几乎从未发现。

①HIE 惊厥多表现为细微、高肌张力性或多灶惊厥。因新生儿脑髓鞘及突触形成发育不成熟,全身大发作性惊厥少见。在 1、2 期很难区别多灶惊厥及阵挛（节律性肌阵挛）。可通过握住受累肢体或轻轻牵拉、弯曲关节改变肌力受体张力来区别。这会使肌阵挛停止,但其他惊厥痉挛不能缓解。

②惊厥可伴脑代谢率升高,进一步加重脑损伤。

③惊厥可引起血氧饱和度下降,在无机械通气患儿中尤其明显。在机械通气患儿使用肌松剂时惊厥可表现为血压、心率及氧合突然变化。

④ HIE 惊厥常很难控制。不伴有代谢、心肺异常的单独惊厥是否可致脑损伤目前结论尚不明确。

3. 多器官功能不良

除了脑以外,其他器官一般表现为缺氧性脏器损伤。某些病例可仅有脑损伤表现。在一项对 57 例患儿研究中有 14 例（24.5%）有 HIE 而无其他系统损伤。围生窒息损伤可累及各器官,其部分依赖于所用的窒息及器官功能不良的定义。对 130 例窒息儿回顾性研究中,器官功能不良发生比例为肾 70%,心血管 62%,肺 86%,肝 85%。婴儿诊断窒息且出生时须机械通气,表现脑病,有以下一种或多种表现:① 5 min Apgar ＜5;②出生后 1 h 内 BE ≥16 mmol/L;③≥5 min 才建立呼吸。另一项对 152 例足月窒息儿的前瞻性研究中,神经系统及全身并发症分别为 43% 和 57%。器官功能不良包括呼吸异常 39%,感染 17%,胃肠不耐受 15%. 有胎儿窘迫、产时抑制、表现代谢性酸中毒时应考虑婴儿有窒息。

多器官功能不良理论上认为继发于"潜水反射"。

（1）泌尿系统:肾脏是最常见的受累器官。肾脏血流灌注减少对近端肾小管影响最为明显,严重时可以引起急性肾小管坏死。

（2）循环系统:暂时性心肌缺血可致心功能不良。心电图可见心前区中部导联 ST 低下,左心前区 T 波倒置。超声心动图见左心室收缩力下降,后壁较为明显;心脏舒张末压上升;由于二尖瓣功能不良、肺动脉高压致心室功能进一步变差。在严重窒息儿,右心室功能不良最为常见。心率固定时须高度怀疑脑死亡。

（3）消化系统:包括肠道缺血、坏死性小肠结肠炎危险升高。

（4）血液系统:包括血管内皮损伤致弥散性血管内凝血,肝功能不良致凝血因子产生不足,骨髓产血小板能力下降。

（5）肝脏:表现为肝细胞酶升高,更严重损伤可引起弥散性血管内凝血,糖原储备不足致低血糖,对药物解毒或清除能力改变。

（6）呼吸系统:包括肺血管阻力升高继发持续肺动脉高压、肺出血,心功能不良致肺水肿,肺表面活性物质产生不足继发呼吸窘迫综合征及胎粪吸入等。

【实验室及其他检查】

1. 实验室评估窒息影响

（1）心脏评估

①心肌钙蛋白 I（cTnI）及 T（cTnT）,心脏调节蛋白控制钙介导肌动、肌球蛋白相互作用,如升高可提示存在心肌损伤。新生儿 cTnI 正常值在 0～0.28±0.4 μg/L, cTnT 在 0～0.097 μg/L。在有临床实验室窒息证据的患儿中这些蛋白升高。

②血清 CK-BB 上升超过 5%～100% 提示心肌损伤。

2. 脑损伤

①血清 CK-BB 在损伤后 12 h 内可上升,但与长期神经系统结局无明显相关。CK-BB 也可见于胎盘、肺、胃肠道和肾。

②有一项报道测定蛋白 S-100（＞8.5 μg/L）加 CK-BB 升高，或 CK-BB 升高及脐动脉血 pH 降低，敏感度 71%，特异度 95%，中重度脑病预测值 91%。

（3）肾脏

①血尿素氮及血肌酐在围生窒息儿可升高。典型升高发生在损伤后 2～4 天。

②排钠分数或肾衰竭指标有助于确诊肾脏损伤。

③尿 β_2 微球蛋白是近端肾小管功能不良指标，不常规使用。低分子量的蛋白可从肾小球自由滤过，在近端肾小管几乎全部重吸收。尿 β_2 微球蛋白升高提示肾小管损害。

④肾脏超声异常与少尿发生相关。

2. 头部影像学检查

（1）头颅超声可以动态观察颅内变化，对颅内出血较为敏感，但是在检查脑水肿、轻微中线偏移、皮质表层或后颅窝出血及脑室受压时头颅超声不如其他方法。

（2）CT 有助于明确脑水肿程度，尤其在损伤后 2～4 天，但是存在辐射。

（3）T1 及 T2 加权 MRI 是检查新生儿脑损伤的最佳影像方法；但标准 MRI 在损伤后前几天可能不能发现缺氧缺血变化。T2 加权高信号代表血管源性水肿。

①弥散加权 MRI-DWI：可在损伤后数小时内发现有预后价值的异常信息。DWI 通过区别水质子弥散率发现水弥散受限，反映细胞毒性水肿，这在常规 MRI 不明显。但 DWI 不能区别细胞毒性水肿与细胞坏死，尤其在缺氧缺血损伤后 1 h 内的脑弥漫性损伤。

②局部磁共振波谱分析（MRS）：也称质子 MRS 或 ^{1}H-MRS，测各组织间不同的相对代谢浓度。乳酸升高、胆碱 / 肌酐比值及 NAA/ 肌酐比值异常见于新生儿缺氧缺血脑损伤，这可能有助于判断预后。

3. 脑电图

用于评估惊厥活动及明确异常背景活动，如暴发抑制、持续低电压或等电位。对新生儿来说，常规脑电图解释不稳定，可用振幅整合脑电图（aEEG）来评估惊厥及明确异常背景方式。此方法包括双颅顶电极单导脑电图，选择性过滤特殊导联（＜2 Hz 及＞15 Hz），后整合信号强度及半对数记录已处理的信号。

【脑损伤病理发现】

1. 中重度窒息后　中重度窒息后可见特殊神经病理变化。

（1）影响所有细胞因素的局灶或多灶皮质坏死可因丧失一个或多个血管床灌注致脑囊性软化灶形成和（或）瘢痕脑回、脑沟变浅。

（2）分水岭梗死见于脑动脉间分界带，尤其在严重低血压后。反映为脑半球脑室周围易损区灌注差，产生明显白质损伤。足月儿典型部位为双侧矢状窦旁及皮质下白质损伤或顶枕部皮质损伤。

（3）选择性神经元坏死是最常见类型。这是因为细胞易损类型不同，如神经元更易损伤，而非神经胶质。危险性升高区域有足月儿海马 CA、小脑蒲肯野细胞和脑干神经核。丘脑及基底节神经核坏死（大理石样）是选择性神经元坏死亚型。

2. 神经病理　神经病理可反映窒息类型，但是准确度不高。

（1）慢性不完全窒息可引起弥漫性大脑（尤其皮质）坏死。临床症状常表现惊厥和轻瘫。

（2）急性完全窒息主要影响脑干、丘脑和基底节，一般皮质不受影响。临床症状一般包括意识、呼吸、心率、血压和体温调节异常，肌张力、反射异常，脑神经轻瘫。

（3）大多数病例是急性完全窒息后部分延长窒息。

【治疗】

1. 高危妊娠围生处理

胎儿心率及节律异常提示窒息，尤其是伴有黏稠胎粪时，但不能确定窒息时间及严重程度。胎儿头皮血 pH 测量较 PO_2 测定氧合更佳。周期性缺氧缺血时 PO_2 可暂时上升，但 pH 进行性下降。有学者认为胎儿头皮血乳酸的测量比 pH 测量更容易且更可靠，但这未被广泛接受。密切监测产程进展，了解有无其他宫内窘迫表现。有典型明确的异常表现提示须立即干预，有改变分娩计划可能。对可疑胎儿窘迫者制订干预措施，应选择有复苏条件的医院分娩。

2. 产房处理　对缺氧缺血患儿在产房即应开始处理。

3. 对窒息导致神经损害的产后处理

（1）通气：CO_2 应维持在正常水平。高 CO_2 可致大脑酸中毒及血管扩张，形成压力被动性血流。增加未损伤区的血流量，使损伤区处于相对缺血状态（"偷窃现象"）。CO_2 过低可使脑血流下降。

（2）氧合：应维持 PO_2 正常，但是周围灌注不良可以影响无创监测的准确性。可吸氧和（或）机械通气治疗低氧。缺氧可引起脑血流下降和加重自由基损伤。

（3）体温：维持体温稳定，避免体温过高或过低。

（4）灌注：心血管稳定及充分体循环平均压可以使脑灌注压维持正常水平。

（5）维持生理代谢：

①新生儿窒息后常见低钙：血清钙偏低可以影响心脏收缩，严重者可引起惊厥，须维持血钙在正常水平。

②窒息儿常见低血糖：足月儿应维持血糖稳定于正常水平。血糖过高会使脑内乳酸量增加而破坏细胞完整性，使脑水肿加重或血管自我调节异常。低血糖加重兴奋性氨基酸作用。

（6）液体疗法：避免液体过量。有两种机制易使窒息患儿液体过量。①抗利尿激素分泌异常，常见于缺氧缺血后 3～4 天。表现低钠、低渗及尿异常浓缩（尿比重、渗透压、钠升高）。②急性肾小管坏死，可以是"潜水反射"结果。

液量限制有助于使脑水肿减轻，不过其对没有肾衰竭患儿的远期预后不明确。

（7）治疗惊厥：窒息继发惊厥一般在前几天是自限性的。控制惊厥发作难度很大，完全消除症状常难以做到。一旦常规抗惊厥药剂量达到最大，不可能消除每一次"抽搐"或脑电图惊厥，除非有惊厥使心肺抑制。在机械通气并使用肌松剂的患儿中惊厥可表现为血压、心率和氧合突然发生变化。是否每次惊厥均可引起脑损伤目前尚无定论。对无临床及脑电图惊厥者连续用抗惊厥药没有充分的证据。在开始抗惊厥治疗前应除外代谢紊乱，如低血糖、低钙、低钠。

①紧急抗惊厥治疗：

a. 首选药物为苯巴比妥：负荷量 20 mg/kg 静脉注射，如果惊厥持续，加量 10～20 mg/kg 静脉注射。负荷量后 12～24 h 维持量 3～5 mg/（kg·d），口服或静脉注射，每天 2 次。避免肌内注射,苯巴比妥在肌肉中很难被吸收。开始治疗时应密切监测有无呼吸抑制,该药有抑制呼吸中枢等副作用。因肾脏受抑使得半衰期延长,可致药物蓄积,须密切监测血药水平并相应调整维持量。

b. 苯妥英钠:一般在苯巴比妥无效时加用。负荷量 15 ~ 20 mg/kg,以后维持量 4 ~ 8 mg/(kg·d)。许多医院用磷苯妥英钠代替肠外用药(苯妥英钠),因低血压危险少,外渗无不良影响。计算剂量,写明苯妥英钠代替物以避免用错药。治疗水平在 200 mg/L。

c. 苯二氮䓬为三线药,包括劳拉西泮 0.05 ~ 0.1 mg/kg 静脉注射。

②长期抗惊厥治疗在临床无惊厥症状及脑电图无异常表现时可停药。如果使用一种以上的抗惊厥药,按照加药相反顺序停药,最后停用苯巴比妥。如果脑电图有惊厥活动表现,须连续用苯巴比妥 3 ~ 6 个月。25% 须持续抗惊厥治疗。有持续神经缺陷儿(50%)及惊厥间期脑电图异常儿(40%)在婴儿、儿童期惊厥复发率高。

(8)对其他靶器官损伤处理

①心功能不良处理包括纠正低氧、酸中毒、低血糖,限制液体入量。如果伴有肾功能不良时,使用呋塞米效果较差。须持续监测平均动脉压、中心静脉压(如果可能)及尿量。心脏抑制者可能须使用正性肌力药如多巴胺及周围 β 受体拮抗剂(如异丙肾上腺素)或磷酸二酯酶抑制剂(如米力农)降低后负荷以维持血压及灌注。

a. 维持正常动脉血压,支持充分的脑灌注。

b. 测中心静脉压有助于评估前负荷(即婴儿无血管扩张或第三腔隙致低血压);足月儿中心静脉压应在 0.7 ~ 1.1 kPa(5 ~ 8 mmHg)。

②肾功能不良应监测尿量、尿常规、尿比重、血和尿渗透压及血清电解质。

a. 有少尿或无尿者避免液体过量,依据尿量及不显性失水补液[约 60 mL/(kg·d)],使用小剂量多巴胺[< 5 μg/(kg·min)]可改善肾脏血流灌注。

b. 在限制入液量前评估血容量,如无尿或少尿,补液 10 ~ 20 mL/kg,随后用襻利尿剂如呋塞米可能有帮助。

c. 为避免液体过量及低血糖,可能须用中心静脉输入高浓度含糖液体。应密切监测血糖波动情况,可维持血糖在正常水平高限,避免冲击量输糖,逐渐停输含糖液以避免反应性低血糖。

③胃肠道:延迟喂养至闻及正常肠鸣音,无腹胀,大便潜血实验阴性和(或)还原物质阴性。

④血液:监测凝血指标如 PT、TT、纤维蛋白原及血小板。如果异常可能需用新鲜冰冻血浆、冷沉淀物和(或)血小板治疗。

⑤监测肝功能:转氨酶(ALT、AST)、凝血分析(PT、TT、纤维蛋白原)、白蛋白、胆红素和氨。监测经肝代谢或清除药物的水平。

⑥肺处理:窒息对肺影响依赖于特殊情况。

4. 神经保护药物

动物试验有效的药物在人类新生儿几乎没有相应资料,包括兴奋毒性神经递质受体拮抗剂,自由基清除剂如别嘌呤、维生素 E,钙离子通道拮抗剂如硫酸镁、尼莫地平、尼卡地平,环氧合酶抑制剂如吲哚美辛,苯二氮䓬受体激动剂如咪达唑仑,蛋白质合成强化剂如地塞米松等,尚需系统的实验研究。

有研究提示在严格试验条件下轻度低体温,根据短期预后(18个月时)认为可能有助于治疗急性围生期窒息。

【结局】

总死亡率在10%～30%,存活者中有15%～45%有后遗症。围生窒息存活儿发生脑瘫率为5%～10%,一般新生儿为0.2%。大多数脑瘫与围生窒息无关,大多数围生窒息没有脑瘫。仅3%～13%脑瘫者有产时窒息证据。特殊结局依赖于脑病严重性、有无惊厥、脑电图结果和神经系统影像学发现。

(1)脑病严重性可用Sarnat分期确定。

① HIE 1期:98%～100%神经预后正常,死亡率<1%。

② HIE 2期:20%～37%死亡或有神经异常。2期超过7天预后更差。一项对42例2期脑病存活患儿的研究发现半数患儿在1岁时神经发育正常;约10%神经检查正常但有轻度发育延迟,约33.3%诊断脑瘫。

③ HIE 3期:50%～89%死亡,所有存活者有严重神经异常。

④预后:认为2期<5天、未进展到3期者预后好。

⑤某些神经正常儿有学习问题:一项研究发现所有1期及65%～82% 2期患儿在8岁时可达到预期学习水平。另一研究发现新生儿脑病及Apgar<4者在8～13岁时发生以下问题危险性升高:数学(3.3倍)、阅读(4.6倍)、轻瘫(7倍)、细微运动(13倍)、注意力缺陷及高反应性(14倍)。

(2)有惊厥表现者脑瘫危险性高达50～70倍。出生后12 h内出现惊厥者死亡危险最高(53%)。一项研究发现惊厥持续1天者随访时脑瘫发生率7%,轻瘫11%。如果惊厥超过3天,脑瘫发生率46%,癫痫40%。

(3)与发现惊厥相比,脑电图有低电压、脑电不活动或暴发抑制为预后不良的更适合指标,尤其93%有极度暴发抑制者预后更差。持续暴发抑制者86%～100%死亡或有严重神经后遗症。

(4)在2～18天MRI-DWI正常者在12～18个月时神经正常。早期发现灰质深部异常者运动认知能力更差。在一项研究中,缺氧缺血损伤在10天内DWI基底节异常者在9个月到5岁时神经异常危险性为93%。

【预防】

加强围生期及分娩管理,早期预防窒息高危因素,减少早产及损伤性分娩。产程中加强胎儿监护:有宫内窘迫时须及时采取措施,如给产妇吸氧,静脉注射葡萄糖液或酌情终止妊娠。组织好复苏队伍,加强产科、儿科协作。

第三节　新生儿复苏

一、一般原则

每次分娩时应有一名熟悉新生儿复苏技术的人员在场。所有高危婴儿分娩时应有熟练的专职新生儿科医师在场。

对复苏者有如下高标准要求:①掌握围生期生理知识及复苏原则;②掌握所需技术;③明确了解团队其他成员的职责,以便精确预测每人在特定情况下做出的反应。美国儿科学会、美国心脏协会的新生儿复苏项目对每位实施复苏的医护人员进行培训,以确保每个人能够正确熟练地进行复苏操作。新生儿复苏项目提供了达到极高复苏成功率的途径,并且能够帮助临床医师更快地辨别那些需要特殊处理的特殊病例。

(一)围生生理学

出生时复苏目的是帮助新生儿出生后立即完成呼吸的循环转换:肺扩张,肺液清除,建立有效的气体交换,终止右向左分流。这些生理变化的关键时期是最初的几次呼吸,能够使肺扩张,提高肺泡及动脉中的氧分压,使氧分压从胎儿时期的约 3.3 kPa(25 mmHg)提高到 6.7～9.3 kPa(50～70 mmHg),并伴有:①降低肺血管阻力;②降低通过动脉导管的右向左分流;③增加肺静脉血向左心房回流;④提高左心房压力;⑤阻断通过卵圆孔的右向左分流。最终结果是从胎儿循环模式转换为新生儿循环模式。

分娩时一些情况可能影响胎儿进行这种必要转换的能力。组织灌注和氧合状态不良最终导致心功能不全,但是胎儿对低氧的最初反应是呼吸暂停。即使是相对较短时间的缺氧即可导致原发性呼吸暂停,适当的刺激和吸氧通常可使胎儿快速从这种状态中恢复。如果持续缺氧,胎儿会出现不规则喘息并进入继发性呼吸暂停。这一状态可出现在分娩前较长时期或分娩前后,此时出生的婴儿需要辅助通气及吸氧。

(二)复苏目标

(1)减少即时热量丢失,通过擦干、保暖,降低新生儿氧耗。

(2)建立正常呼吸及肺扩张,清理上呼吸道,必要时进行正压通气。

(3)提高动脉氧分压,通过充分肺泡通气。不提倡常规吸氧,但吸氧在某些情况下是必需的。

(4)维持足够的心输出量。

二、复苏准备

预测一个新生儿出生时可能需要复苏而做好充分准备是复苏成功的关键。据估计10%

的新生儿出生时需要一些辅助才能建立正常的呼吸。

（一）高危分娩的围生情况

理想的做法是，产科医师应在分娩前通知儿科医师。儿科医师再回顾产科病史及导致高危分娩的因素，并为预测到的可能出现的特殊情况做好准备。如果时间允许，应与其父母讨论这一可能出现的情况。出现以下产前和产时情况分娩时应有复苏团队在场。

1. 胎儿窘迫证据

（1）严重胎心率异常，如持续心动过缓。

（2）头皮血 pH≤7.20。

（3）异常胎心率模式。

2. 胎儿疾病或潜在严重情况的证据

（1）羊水胎粪污染及其他可能的胎儿异常证据。

（2）早产（＜36周）、过期产（＞42周）、预测低体重（＜2.0 kg）、巨大儿（＞4.5 kg）。

（3）产前诊断严重的先天畸形。

（4）胎儿水肿。

（5）多胎妊娠。

（6）脐带脱垂。

（7）胎盘早剥。

3. 产程和分娩情况

（1）明显阴道出血。

（2）异常胎先露。

（3）产程延长、异常产程或难产。

（4）可疑艰难产子。

（二）情况评估

以下情况无须专门儿科医师复苏小组在场，但应有具备评估和初步治疗能力的人员在现场进行评估分类。

1. 新生儿情况

（1）未预测到的先天畸形。

（2）呼吸窘迫。

（3）未能预测到的新生儿窒息，如 5 min Apgar 评分＜6分。

2. 母体情况

（1）母体感染症状：①母体发热。②破膜超过 24 h。③羊水异味。④性传播疾病病史。

（2）母体疾病或其他情况：①糖尿病。②无胎儿水肿证据的 Rh 血型不合或其他同种免疫问题。③慢性高血压或妊娠高血压疾病。④肾脏、内分泌、肺或心脏疾病。⑤滥用乙醇或其他物质。

（三）必需设备

必须具备并能正常应用。每一间产房都应具备以下设备。

（1）配有热辐射器的操作床或操作台。必须在分娩前打开热射床并检查其状态是否正常。还应有对极低体重儿额外加热的加热灯。

（2）氧源（100%，纯氧），有可调节的气流表及足够长的氧气管，可加湿、加温最好。早产儿（＜32 周）应有脉搏血氧饱和度测定仪及能够提供可调节的空气–氧气混合气体的系统。

（3）复苏气囊采用可调节阀门的麻醉气囊或连接储气罐的自动充气气囊。气囊大小应适合新生儿（通常是 750 mL），并可输送纯氧。

（4）面罩大小适合即将出生的新生儿。

（5）吸痰器。

（6）带有新生儿或早产儿听诊器头的听诊器。

（7）急救箱。

①配有 0 号、1 号喉镜片的喉镜。

②备用电池。

③直径一致的气管插管（内径 2.5 mm、3.0 mm、3.5 mm）各 2 套。

④药物包括肾上腺素（1∶10 000）、碳酸氢钠、纳洛酮、生理盐水。

⑤脐插管盘，有 3.5 号、5 号插管。

⑥注射器（1.0 mL、3.0 mL、5.0 mL、10.0 mL、20.0 mL）、针头（18～25 号）、T 形接头、三通接头。

⑦如果产房距新生儿监护室距离较远，应有电池电源的转运暖箱及便携氧气。

⑧在产房使用持续心肺功能监测设备有困难，因很难有效安置监测导线。脉搏测氧仪能够提供氧饱和度及心率状态，并且容易使用，早产儿可应用。

⑨呼气末 CO_2 监测仪/指示仪可证实插管后气管插管的位置是否正确。

（四）设备准备

到产房后，检查转运暖箱是否插上电源、加热，是否有充足的氧气。专家应向产科医师、麻醉师、母亲（如果她清醒）、父亲（如果在场）做自我介绍。在了解病史或当时情况后，应采取以下措施。

（1）确认辐射热床开启，有干燥温暖的毯子。

（2）打开氧气或空气–氧气混合气体，调节气流在 5～8 L/min。

（3）检查复苏气囊阀门控制情况及是否有充分气流。确定有合适的面罩。

（4）确定喉镜光源明亮，有合适的喉镜片（足月儿使用 1 号片，早产儿使用 0 号片，极低体重儿使用 00 号片）。

（5）拿出适当的气管插管（足月儿 3.5 mm，体重＞1 250 g 早产儿 3.0 mm，更小的婴儿 2.5 mm）。新生儿复苏教程（NRP）推荐较大婴儿使用 4.0 mm，但很少用到。插管应有 13 cm 长。可使用气管插管导丝，应使尖端距气管插管远端至少 0.5 cm。

（6）如果临床情况提示要更进一步复苏，可能需要以下措施。

①使用脐插管进行静脉穿刺。

②准备 1∶10 000 肾上腺素、碳酸氢钠、生理盐水冲管并用于扩容。

③检查是否备有其他可能用到的药物，并准备使用。

（五）隔离防护

在产房接触血液或其他胎儿体液是不可避免的。必须戴帽子口罩、护目镜或眼镜、手套、不透水的手术衣,直至剪断脐带,将婴儿擦干并包裹好。

三、新生儿复苏

复苏团队应知道麻醉类型及持续时间,母体失血量,新发现的问题如脐绕颈或羊水粪染。

(一)复苏方案和复苏过程中的评估

分娩后即时处理,开始评估、决定、行动(复苏)复苏方案包括 A、B、C、D、E 5 个步骤。A(airway),尽量吸净呼吸道黏液,建立通畅的呼吸道;B(breathing),建立呼吸,增加通气,保证供氧;C(circulation),建立正常循环,保证足够心脏搏出量;D(drug),药物治疗;E(evaluation 及 environment),评估、监护、保暖、减少氧耗。该法强调 A、B、C、D、E 这 5 个步骤严格的顺序性,不能颠倒,前 3 项最为重要,其中 A 是根本。大多数窒息新生儿只用 A 清理呼吸道和触觉刺激,即可啼哭和正常呼吸;如果经过 A 处理后无呼吸或呼吸不充分,心率< 100 次 / 分,那么再用 B 正压通气给氧;若少数患儿心率仍< 60 次 / 分,则还需要 C 胸外心脏按压,可达到满意复苏;仅少数患儿需要 D 用药;E 评估则贯穿于 A、B、C、D 每个步骤执行的前后,根据评估结果做出下一步所要执行的操作。

1. **快速评估** 出生后立即用几秒钟的时间快速评估 4 项指标:①足月吗? ②羊水清吗? ③有哭声或呼吸吗? ④肌张力好吗? 以上 4 项有 1 项为"否",则进行初步复苏。

2. **初步复苏**

(1)保暖:这是复苏最重要的措施之一,保持新生儿适应的体温,对新生儿的存活与健康成长至关重要。保暖措施:擦干与包裹,保持室温,治疗、护理时必须保暖。将新生儿放在辐射保暖台上或因地制宜采取保暖措施,如擦干后的湿毛巾应及时去除,用预热的毯子裹住新生儿以减少热量散失等。对于体重< 1 500 g 的极低体重儿,有条件的医疗单位可将其头部以下躯体和四肢放在清洁的塑料袋内,或盖上塑料薄膜置于辐射保暖台上,摆好体位后继续初级复苏的其他步骤。因会引发呼吸抑制,也要避免高温。

(2)体位:置新生儿头轻度仰伸位(鼻吸气位)。

(3)清理气道:肩娩出前助产者用手挤出新生儿口、咽、鼻中的分泌物。娩出后,用吸球或吸管(12 F 或 14 F)清理分泌物,先口咽后鼻腔。应限制吸管的深度和吸引时间(10 s),吸引器负压不宜超过 13.3 kPa(100 mmHg)。对有胎粪污染羊水的患儿娩出后,应迅速吸净口咽喉内羊水并立即给予气管插管,进行气管内吸引,力争在呼吸建立之前 1 min 内把气管下部残余的胎粪污染羊水全部吸除。

(4)触觉刺激:出生后的各种刺激,均可反射性地引起呼吸。娩出后的擦干和对口、鼻腔的吸引对许多正常婴儿或轻度窒息儿已能恢复或建立呼吸,但窒息较重患儿经过上述处理可能仍不能立即出现呼吸,则应给予附加的触觉刺激,拍打足底或摩擦背部。注意触觉刺激不能超过 2 次,如果经过 2 次触觉刺激或 30 s 后患儿仍不能出现有效的自主呼吸,可能为继发性呼吸暂停,应立即给予面罩或气囊正压通气。其他的触觉刺激如摩擦头部、躯干、四肢等不同的刺激作用,可以增加呼吸频率和加深呼吸深度,对呼吸浅弱的患儿可增进呼吸功能,但不能达到激起窒息患儿呼吸的作用。注意在刺激新生儿时,要避免太用力的方法,因为这样不能帮助引起呼吸,还可能伤害新生儿。不能使用的刺激方法包括用力拍背、用力将大腿扳向腹部,应热敷或冷敷、向新生儿面部或身体吹冷的氧气、挤压肋骨、摇动新生儿、给新生儿洗冷水浴或热水浴等。

3. 建立呼吸,增加通气,保证供氧 新生儿经过清理呼吸道及触觉刺激等初始复苏后仍无自主呼吸,或虽有自主呼吸,但不充分,心率仍低于 100 次 / 分者,均应立即应用复苏气囊和面罩或气管插管正压通气给氧,以建立和改善呼吸。正压通气的指征:呼吸暂停或喘息样呼吸,心率 < 100 次 / 分。

经 30 s 充分正压通气后,如有自主呼吸,且心率 > 100 次 / 分,可逐步减少并停止正压通气。如自主呼吸不充分,或心率 < 100 次 / 分,须继续用气囊面罩或气管插管施行正压通气,并检查及矫正通气步骤。如心率 < 60 次 / 分,气管插管正压通气并开始胸外按压。

气囊面罩正压通气:通气压力需要 2.0 ~ 2.5 kPa(20 ~ 25 cmH$_2$O),少数病情严重的患儿可用 2 ~ 3 次 3.0 ~ 4.0 kPa(30 ~ 40 cmH$_2$O)。频率 40 ~ 60 次(按压 30 次 / 分)。有效的正压通气应显示心率迅速增加,由心率、胸廓起伏、呼吸音和血氧饱和度评价。如正压通气达不到有效通气,须检查面罩和面部之间的密闭性,是否有气道阻塞(可调整头位,清除分泌物,使新生儿口张开)或气囊是否漏气。面罩型号正好封住口鼻,但不能盖住眼睛或超过下颌。通气效果的评估及措施,如果面罩封闭良好,气道通畅,送气压力和胸动适当,那么持续正压通气给氧 15 ~ 30 s 后观察反应。有效指标:①心率稳定在 100 次 / 分以上,接近正常或正常;②出现自主呼吸,呼吸频率和深度达到正常;③肤色好转至粉红色。在有效通气下,心率最先恢复,心输出量及含氧量随之增加,肤色好转,随后出现自主呼吸。如果心率在 60 ~ 100 次 / 分,那么应检查肺充气和复苏方法是否适当,并进行必要的调整。若心率 < 60 次 / 分,则应立即进行心脏按压,按压频率 120 次 / 分,每进行正压通气 1 次,按压 3 次,若心率 < 60 次 / 分,则继续复苏气囊通气和心脏按压,加用药物治疗,并进行监护。

给氧原则:产后新生儿呼吸已稳定,SaO$_2$ > 85% 不应给氧。若心率 > 100 次 / 分,但表现为持续中枢性发绀,且明显加重,持续 SaO$_2$ < 85% 则应给氧,维持 SaO$_2$ 在 88% ~ 93%。给氧的一般方法采用面罩法和头罩法较好。面罩法给氧受面罩边缘与面部之间空隙的影响,空隙小时,吸入浓度可达 60% ~ 80%,空隙大时仅 40% 左右。给氧时尽量给予低流量(5 L/min 及以上)的氧,使 FiO$_2$ 在 0.4 ~ 0.5 以下,为防止体热散失和呼吸道黏膜干燥,应加湿及适当加温(31 ~ 33 ℃),同时也要避免高流量 10 L/min,因为空气对流可引起新生儿丢失大量的热量。同时监测血气值,调整吸入氧浓度或决定是否继续给氧,目前提倡对轻度窒息儿只给室内空气。复苏用氧推荐:建议县级以上医疗单位创造条件在产房添置空气–氧气混合仪及脉搏血氧饱和仪。无论足月儿或早产儿均在血氧饱和仪的监测指导下进行。足月儿可以用空气进行复苏,早产儿用 30% ~ 40% 的氧,用空气–氧气混合仪根据氧饱和度调整氧浓度,使氧饱和度达到目标值,如暂时无空气–氧气混合仪可用接上氧源的自动充气式气囊去除储氧袋(氧浓度 40%)进行正压通气。如果有效通气 90 s 心率不增加或氧饱和度增加不满意,应当考虑把氧浓度提高到 100%。

气管插管指征:①需要延长正压通气时间,气囊和面罩通气效果不佳,②应用气囊和面罩正压通气,胸部不抬起,或正压通气 15 ~ 30 s,心率仍低于 80 ~ 100 次 / 分,或 1 min 内仍无自主呼吸。③胸外按压时或需要气管内注药时。④需要气管内吸引，羊水胎粪污染，或有胎粪自声门涌出，或吸入血液等，应立即气管插管，清除呼吸道内分泌物，进行正压通气。⑤疑诊膈疝，先天性膈疝由于腹部器官移入胸腔压迫心肺，应用气管插管正压通气，可防止气体进入胃肠，影响肺扩张。

4. **建立正常循环，保证足够的心搏出量**　新生儿窒息引起的低氧血症早期对心脏的影响是功能性的，可以通过增快心率以增加心输出量以提高对组织供氧，当窒息缺氧继续，心率下降，心肌收缩力低下，心脏泵血功能低下，不能维持生命所需的最低循环血量时，应立即进行胸外按压，以增加对重要生命器官的血液供应量。胸外按压维持正常心搏量的 30%～40%，与此同时必须应用正压通气给氧，保证循环血量进行氧合及排除 CO_2，改善通换气功能。

指征：窒息患儿应用纯氧正压通气 15～30 s，心率仍低于 60 次 / 分或在 60～80 次 / 分之间不再增加。

方法：有双指按压法和拇指按压法。按压部位都在胸骨的下 1/3 处。按压频率 120 次 / 分（每按压 3 次，间断给予加压给氧 1 次，每 2 s 完成一个循环，按压者应大声喊出"1、2、3，吸——"，按压深度约为 1.5 cm，然后放松，使心脏充分充盈，如果按压有效可摸到股动脉搏动。注意在按压之前应建立有效的通气。拇指法（推荐使用）2 个拇指并排放在乳头连线下方的胸骨上。当新生儿过小或复苏者的手过大时，2 个拇指可以重叠放置，其余 4 指托患儿背后。双手环绕患儿胸部。双指法：将一只手的中指和环指放在乳头连线下方的胸骨上，另一只手托住患儿的背部。当心率达到 60 次 / 分以上时停止胸外按压；如果心率仍低于 60 次 / 分，继续胸外按压，可经静脉、骨髓腔、脐或气管途径给予肾上腺素。

5. **药物治疗**　如果对有症状的新生儿不断进行评估并做出迅速反应，复苏过程中很少给药。心动过缓通常继发于肺膨胀不全和低氧血症。因此充分的通气对于纠正缓慢的心率是最重要的。在 100% 纯氧进行充分的通气和胸外按压 30 s 以上心率仍低于 60 次 / 分或无反应或心脏停搏，应给予药物。给药途径：脐静脉、外周静脉和气管内注射 3 种。

（1）肾上腺素：具有 α- 肾上腺能受体和 β- 肾上腺能受体激动作用。对于心搏骤停和 α- 受体激动作用，引起血管收缩作用更重要。血管收缩可以增加胸外按压时的灌注压，将氧气运送到心脏和脑。肾上腺素还可以增强心肌收缩力，刺激自主收缩，增加心率。应用 1∶10 000 肾上腺素 0.1～0.3 mL/kg（0.01～0.03 mg/kg），快速静脉注射或气管内滴注。如果心率仍小于 100 次 / 分，可能存在容量不足或代谢性酸中毒，根据病情可每 5 min 重复给药；如果给药后 30 s 内，心率≥100 次 / 分，提示有效。因为气管内给药途径效果有限，肾上腺素仍为首选静脉给药。

（2）扩容剂：有急性失血病史和伴有血容量低下患儿，窒息复苏后应给予扩容剂治疗；常用制剂有全血、血浆、5% 白蛋白溶液或其他血浆代用品、生理盐水溶液等；扩容剂的剂量为每次 10 mL/kg，5～10 min 内重复给药；如果血容量低下的表现持续存在，如血压持续低下应加用多巴胺等改善循环治疗。

（3）纳洛酮：在过去 4 h 内母亲有麻醉剂应用史的患儿，应用纳洛酮可与之前的麻醉镇痛药竞争阿片类受体。出生时有呼吸抑制表现，应快速给予纳洛酮 0.1 mg/kg，静脉注射或气管内注射，观察心率和呼吸，如再次出现呼吸抑制表现，可重复用药。

6. 复苏注意事项

（1）快速评估复苏指标。

（2）快速按步骤复苏和熟练掌握复苏技术。

（3）把握好复苏药物的应用：忌用中枢呼吸兴奋剂；不用高渗葡萄糖；建议静脉应用纳洛酮；不适合应用肾上腺皮质激素；慎用 $NaHCO_3$。

（4）防治并发症。

7. 复苏后监护 每一个还未达到稳定或复苏后的新生儿都需要持续监测、护理和恰当的诊断性评估。复苏后半部的监测包括以下几点：监测心率、呼吸频率、血压、体温、吸氧浓度和动脉血氧饱和度，做血气分析；判定血糖水平和对低血糖进行治疗；动态监测血糖和血钙水平；拍胸片 X 射线片来评估肺的扩张情况、气管插管和脐静脉导管的位置，明确心搏骤停的潜在病因，或检查是否存在并发症，如气胸；通过扩容或应用血管加压剂治疗低血压；治疗可能存在的感染或惊厥；建立静脉通道，给予合理的液体治疗；记录观察的情况和相应的处理；将新生儿转运到更有条件的地方（如新生儿监护病房）进一步护理。转运过程需要接受过新生儿复苏培训的一组人员来完成。

四、特殊情况

（一）胎粪吸入

产科医师应在生产过程中快速对任何羊水胎粪污染的婴儿进行评估。不推荐对所有胎粪污染的婴儿常规吸痰，但当有大量羊水或分泌物时，在胎头娩出后、开始呼吸前应使用球形吸痰器清理口咽。应立即评估新生儿是否有活力，如有力的呼吸、良好的肌张力及心率＞100 次 / 分。尽管存在羊水粪染，对有活力婴儿的处理应同正常婴儿一样。如果在场的产科医师和儿科医师均认为婴儿有活力，就不必在出生后将婴儿从其母亲身边带走。如果婴儿无活力（无呼吸或哭声，且肌张力低下，且心率＜100 次 / 分），应立即气管插管吸出胎粪，最好在第一次呼吸前进行。在许多情况下即使婴儿已经有了喘息，直接气管插管吸痰仍能吸出一些胎粪。吸痰可通过连接气管插管和吸痰器的连接管进行。复苏人员应避免使用可能被血或阴道分泌物污染的吸痰方法。

对最初呼吸抑制的婴儿，应在产房及新生儿重症监护病房全程监护，并充分吸氧，防止出现低氧血症。

（二）休克

某些婴儿在产房表现出苍白、休克。休克可源于大量产时失血，由于胎盘分离、胎-母输血、胎盘处脐带撕裂、前置胎盘或血管、剖宫产时切开前壁胎盘、难产时腹腔内脏破裂（如肝、脾）所致。也可由败血症或低氧血症酸中毒所致的血管舒张、血管张力降低引起。这些新生儿表现为苍白，心动过速（＞180 次 / 分），呼吸急促，低血压伴毛细血管灌注不良，脉搏微弱。

如为不明原因的急性失血，在开始呼吸支持后可能需立即输入 O 型浓缩红细胞、0.5% 白蛋白。可通过脐插管给予 20 mL/kg。如临床症状无改善，应进一步查找失血原因，并继续使用更有力的血液或胶体扩容剂。应记住,产时急性失血分娩后即时血细胞比容可能正常。

除急性大量失血外,无须急用血液替代品,使用晶体溶液即可达到稳定状态。盐溶液是首选。如果之后需要血液替代品,晶体液为从血库获得更适合的产品赢得了时间。

除非极其危急情况且无其他治疗方法可用,否则不推荐从胎盘自体输血。

（三）气漏

如果在经过充分有效通气、胸外按压、使用药物后,婴儿情况仍未改善,应考虑气漏综合征的可能。气胸（单侧或双侧）、心包积气可通过透视或诊断性胸穿来除外。

（四）早产

早产儿在产房需要更多的特别护理,包括空气–氧气混合气体及氧饱和度监测,防止因较薄的皮肤和较大的体表面积或较高的体重比例所致的热量丢失。呼吸功能不充分所致的呼吸暂停更易发生于低胎龄的婴儿,并应提供支持治疗。对肺表面活性物质缺乏致肺脏顺应性差的新生儿,第一次及之后呼吸时须提高通气压力。在早产的原因中,围生期感染更能够增加早产儿窒息风险。

五、Apgar 评分

对复苏的效果和复苏方法的评价应根据新生儿的呼吸、心率和肤色来做出。产后应常规行 Apgar 评分并记录于新生儿表格上。Apgar 评分包括新生儿 5 项客观体征评分的总和,项分 0、1、2 分。一般记录出生后 1 min、5 min 的评分。如果 Apgar 评分≤6 分,应每隔 5 min 评估一次直至评分>6 分。Apgar 评 10 分提示婴儿情况良好。这种情况很少见,因为大多数婴儿会存在不同程度的手足发绀。评分如果准确,可以获得以下信息。

1. 1 min Apgar 评分

这一评分通常与脐血 pH 有关,为产时窒息的指标。与预后无关。0～4 分新生儿与 7 分以上新生儿相比,存在明显的低 pH,高 $PaCO_2$,低缓冲碱。极低出生体重儿 Apgar 评分低不一定代表严重窒息。50% 胎龄 25～26 周并且 Apgar 评分 0～3 分的新生儿脐血 pH >7.25,因此,极低出生体重儿 Apgar 评分低不能认为其有严重窒息。但是,对于这些新生儿要给予积极的复苏,相对于那些评分低又伴有酸中毒的新生儿,他们对复苏的反应快且较少使用有创手段。

2. 1 min 以上 Apgar 评分

反映新生儿变化情况及复苏效果。持续低 Apgar 评分提示需要进一步抢救及对新生儿产生较严重的损伤。评估复苏是否有效,最常见的是看肺膨胀情况及是否通气不良。复苏过程中持续低 Apgar 评分时,要检查面罩是否扣紧、插管位置是否正确,以及是否有足够的吸气压力。

长时间的严重缺氧（如 Apgar 评分为 3 分）可能对神经系统产生影响。许多新生儿长时间缺氧（>15 min）通常会出现神经系统并发症。但是许多新生儿长期随访出现神经系统异常的,如脑瘫患儿,在出生时无缺氧及低 Apgar 评分史。

六、进展

新生儿复苏设备研究人员不断研究新的设备以期达到最好的复苏效果。

1. 喉罩

合适的喉罩可对新生儿产生有效通气。在许多医院中,可以在气管口放置一个喉罩,以保证稳定的气流,而不需要插管。此装置可广泛用于足月儿,但也有报道可用于小早产儿。但是,喉罩对小早产儿及胎粪吸入综合征患儿的有效性还没有定论。

2.T-组合复苏器

T-组合复苏器是人工操作、压力限定、气体驱动的复苏装置。这个装置可以通过设定气流量(峰压和末压)很好地进行人工通气,并且很简单地控制呼吸频率。这种装置最重要的用途是在需要呼吸支持而没有呼吸机时的早产儿转运。

3. 空气复苏

NRP 目前仍推荐在新生儿复苏时使用氧气,但是证据显示空气复苏也同样有效而且更安全。动物研究没有显示纯氧及混合氧对新生兔复苏更有效,并且高氧可致死亡率提高及神经系统损伤。对足月儿研究显示,空气复苏和氧气复苏在生后恢复到正常心率的时间相同,且 1 min 和 5 min Apgar 评分相似。除了在氧气复苏组有高二氧化碳潴留外,两组中血气分析正常的比例相同。在氧气复苏组新生儿第一声啼哭时间延长,但死亡率相同。随着更好地了解生后氧饱和度变化、更多地积累空气复苏资料,很可能产房中由 100% 纯氧复苏会被空气复苏及混合氧复苏代替。

4. 保守或停止复苏

复苏意味着婴儿可获得更好的生存率,减少严重疾病发生率,包括胎龄 25 周或胎龄更大些的新生儿。对那些不可能存活或并发症概率非常高的新生儿来讲,父母的意愿可指导复苏力度。

如果连续 10 min 以上的侵入性复苏后仍没有生命体征出现,可考虑停止复苏。

第四节　新生儿循环系统危重症

一、新生儿心力衰竭

新生儿心力衰竭是指由于心肌收缩力减弱,不能正常排出由静脉回流的血液,以致动脉系统血液供应不足,静脉系统发生内脏瘀血所出现的一系列临床症状。新生儿心力衰竭是新生儿常见的危重急症之一,病情发展迅速,临床表现不典型,与年长儿的表现也有很大不同,易与其他疾病相混淆,较难及时诊断而贻误病情,因此,必须提高对此病的认识和警惕,早期诊断和积极治疗。

【病因】

1. 新生儿易患因素

（1）新生儿心肌结构未发育成熟,心肌肌节数少,肌细胞较细,收缩力弱,心室顺应性差,代偿能力差。

（2）新生儿心肌中交感神经未发育成熟,心肌中交感神经纤维少,儿茶酚胺含量低,去甲肾上腺素在心肌内储存少,因此,周围小动脉收缩不明显,易发生低血压。

（3）出生后心排血量增加,初生儿为 300 mL/kg（青少年为 100 mL/kg）,左室压力和容量负荷均增加,但新生儿心肌储备力低,代偿能力不足,易致心力衰竭。

（4）新生儿早期常因窒息、感染、肺表面活性物质减少而肺萎陷,致肺气体交换障碍,处于低氧状态下,使动脉导管可重新开放,血液左向右分流,肺血增多,导致心力衰竭。

（5）新生儿易发生低血糖、低血钙、代谢性酸中毒,这些也是引起心力衰竭的重要因素。

2. 循环系统因素 心脏血管疾病。

（1）前负荷增加:前负荷即心脏在收缩之前所面临的负荷,又称容量负荷。前负荷增加可见于左向右分流性先天性心脏病如房间隔缺损、室间隔缺损、动脉导管未闭等,二尖瓣、三尖瓣反流,以及医源性输血、输液过多等也可使前负荷增加。

（2）后负荷增加:后负荷即心室肌开始收缩后才遇到的负荷,又称压力负荷。使后负荷增加的疾病包括主动脉瓣狭窄、主动脉缩窄、肺动脉狭窄、肺动脉高压等。

（3）心肌收缩力减弱:心肌收缩力是指与心室负荷无关的心肌本身的收缩力,影响心肌收缩力的疾病有心肌病、心肌炎、心内膜弹力纤维增生症等。

（4）严重心律失常:心率过快、过慢都可影响心室充盈,影响心排血量。严重心律失常如阵发性室上性及室性心动过速、心房扑动、心房颤动及二度以上房室传导阻滞等。

（5）心室收缩、舒张运动协调性失调:心肌炎症、缺血性心脏病引起的室壁运动失调,以及心房颤动、心室颤动引起的心肌收缩紊乱均可影响心脏功能。

3. 呼吸系统因素

新生儿窒息等引起的心肌缺血缺氧导致心内膜下心肌坏死是新生儿心力衰竭的重要原因。新生儿肺透明膜病、肺不张、肺出血等可引起新生儿心力衰竭。

4. 感染性疾病

如败血症、肺炎等可影响心肌收缩力而引起新生儿心力衰竭。

5. 严重贫血

如 Rh 血型不合引起的溶血,大量的胎盘输血或双胎间输血等导致的严重贫血,输血、输液过量或速度过快,皆可引起新生儿心力衰竭。

6. 中枢神经系统因素

颅内出血、缺氧缺血性脑病、肺水肿等。

【临床表现】

根据原发病的不同,新生儿可首先出现左心衰竭或右心衰竭的表现。但是新生儿左、右心力衰竭的区别不像成人那样明显,常常迅速发展为全心衰竭。

1. 心功能减退的表现

（1）心动过速或过缓：心率加快是一种代偿的表现，安静时心率持续大于 160 次 / 分，为心力衰竭早期表现之一。严重心力衰竭或心力衰竭晚期也可表现为心动过缓，心率＜100 次 / 分。

（2）心脏扩大：也是心脏泵血功能的代偿机制，心脏可表现扩大或肥厚。新生儿胸廓狭小，心界不易叩出，主要靠胸片、心电图及超声心动图来确定心脏大小。

（3）奔马律：心功能受损易出现舒张期奔马律。心力衰竭控制，奔马律即消失。

（4）喂养困难及大量出汗：心力衰竭患儿易疲劳，多有吸吮无力、拒乳、呛奶等喂养困难的症状。同时，由于肾上腺素能物质分泌的增加，出汗较多，尤其是喝奶后睡眠时明显。

2. 肺循环瘀血的表现

（1）呼吸急促：为心力衰竭的早期表现，安睡时呼吸频率持续超过 50～60 次 / 分而无呼吸系统疾病时，应警惕早期左心衰竭，晚期可有呼吸困难、发绀、呻吟、鼻翼扇动、三凹征。

（2）水泡音：左心衰竭常表现为喘憋，早期肺部多闻及干鸣音，晚期可闻及水泡音。血性泡沫痰不多见。

（3）发绀：当经皮氧饱和度＜85%，或氧分压＜5.3 kPa 时即可出现发绀。

3. 体循环瘀血的表现

（1）肝脏肿大：在短期内进行性肿大，常在肋下 3 cm 以上，压痛不明显。为右心衰竭的主要表现。

（2）水肿：新生儿心力衰竭时水肿常不明显，但可表现为短期内体重骤增，有时可见手背、足背、眼睑轻度水肿，食欲不振，尿少等。

（3）头皮静脉扩张：新生儿颈静脉怒张不明显，但在竖抱时可见头皮静脉明显扩张。

【诊断标准】

1.1993 年全国新生儿学术会议制定的新生儿心力衰竭诊断标准

（1）存在可能引起心力衰竭的病因。

（2）提示心力衰竭：①心动过速＞160 次 / 分；②呼吸急促＞60 次 / 分；③心脏扩大（X 线和超声心动图）；④湿肺（肺部有湿啰音，轻度肺水肿）。

（3）确诊心力衰竭：①肝脏肿大≥3 cm，短期内进行性肿大，治疗后肝脏缩小，为右心衰竭的主要特征；②奔马律；③明显肺水肿，为急性左心衰竭的表现。

具备以下条件者诊断心力衰竭：（1）项 +（2）项中 4 条，多为左心衰竭的早期表现；（2）项中 4 条 +（3）项中任何一条；（2）项中 2 条 +（3）项中 2 条；（1）项 +（2）项 3 条 +（3）项中 1 条。

2.Ross 心力衰竭评分标准　Ross 提出小于 6 个月大、非母乳喂养婴儿的心力衰竭分度标准，可供新生儿心力衰竭诊断参考。

【治疗】

1. 病因治疗

病因治疗是解除心力衰竭的重要措施，复杂心脏畸形、先天性心脏病应尽早手术。如有低血钙、低血糖及贫血应及时纠正。心律失常应尽快用抗心律失常药物控制。肺炎、败血症引起的心力衰竭应选择适当的抗生素控制感染。

2. 一般治疗

（1）体位：肺水肿时取半卧位，以减少回心血量。

（2）供氧：心力衰竭均需供氧，呼吸障碍明显者做三管插管机械通气。对于依赖动脉导管开放而生存的先天性心脏病患儿供氧应慎重，因血氧增高可使动脉导管关闭。检测血气，纠正酸碱紊乱，必要时应用人工辅助呼吸。

（3）补液：控制输液量及滴速。输液量限制在 60～80 mL/（kg·d）。补液量一般为 80～100 mL/（kg·d），有水肿时减为 40～80 mL/（kg·d），钠 1～4 mmol/（kg·d），钾 1～3 mmol/（kg·d）。最好根据测得的电解质浓度决定补给量。

（4）纠正代谢紊乱：如低血糖、低血钙、低或高钾血症。

3. **洋地黄类正性肌力药物**

（1）用药剂量：过去应用剂量偏大，后来发现新生儿红细胞内有较多地高辛受体，新生儿尤其早产儿的药物半衰期较成人长（早产儿为 57～72 h，足月儿为 35～70 h），加上新生儿肾功能不成熟，肾脏廓清率低，故现已改为偏小剂量。对重症心力衰竭，地高辛 24 h 静脉注射全效量（饱和量）为早产儿 0.02 mg/kg、足月儿 0.03 mg/kg，首剂用全效量的 1/2，余量分 2 次，每 6～8 h 给予 1 次。如需用维持量，则在用全效量后 12 h 开始给予，剂量为全效量的 1/4，分 2 次，每 12 h 给予 1 次。地高辛口服制剂除片剂外，尚有酊剂（50 mg/L）。口服全效量较静脉注射全效量增加 20%。对轻症心力衰竭或大的左向右分流、肺动脉高压而有慢性心力衰竭者，可每日用全效量的 1/4 口服，口服后 1 h 即可达血药浓度高峰，半衰期为 32.5 h，经 5～7 天即可达全效量及稳定的血药浓度。如疗效不佳，可适当增量。地高辛用药维持时间视病情而定，一般可于心力衰竭纠正、病情稳定 24～48 h 后停药。治疗过程中不宜静注钙剂，尤其当 K^+＜3 mmol/L 时。如血钾、血钙均低，应先纠正低血钾，再在心电图监测下用 10% 葡萄糖酸钙 0.5～1 mL/kg 静脉缓注。洋地黄类药物可加强心肌收缩力，减慢心率，使心搏量增加，心室舒张末期压力下降，尿量增加，改善心排血量及静脉瘀血；对轻、中度心力衰竭疗效较好，对重度心力衰竭疗效差。应用地高辛以口服和静脉为宜，不宜肌注，因吸收不稳定，注射部位可坏死。

（2）地高辛血药浓度的监护：地高辛血药浓度对指导临床应用剂量是否恰当有重要的参考价值。地高辛口服 5～6 h 后心肌组织和血清地高辛浓度呈恒定关系，可以用血清地高辛水平作为反映心肌药物浓度的指标。新生儿体内有内源性的洋地黄类药物，故应用地高辛前应测地高辛基础值。地高辛有效浓度为 0.8～2 ng/mL，新生儿超过 4 ng/mL 时，则可出现毒性反应，在 3.5 ng/mL 以下时，很少发生洋地黄中毒。但注意有时中毒量和有效量可交叉。

（3）洋地黄中毒的表现及处理

①临床表现：新生儿洋地黄中毒症状不典型。主要表现为嗜睡、拒奶、心律异常，用药过程中如出现心率＜100 次/分，或出现早搏则为常见的中毒表现。早产、低氧血症、低钾血症、高钙血症、心肌炎及严重的肝肾疾病均易引起洋地黄中毒。

②洋地黄中毒处理：立即停药，监测心电图。血清钾低或正常，肾功能正常者，用 0.15%～0.3% 氯化钾点滴，总量不超过 2 mmol/kg，有二度以上房室传导阻滞者禁用。窦性心动过缓、窦房阻滞者可用阿托品 0.01～0.03 mg/kg 静脉或皮下注射，二度或三度房室传导阻滞者可静脉注射异丙肾上腺素 0.15～0.2 μg/（kg·min），必要时用临时心内起搏，有异位节律

者选苯妥英钠 2～3 mg/kg，3～5 min 静脉缓慢注射。利多卡因用于室性心律失常，缓慢静脉注射每次 1～2 mg/kg，必要时 5～10 min 重复 1 次，总量不超过 5 mg/kg。也可用地高辛抗体，1 mg 地高辛需要 1 000 mg 地高辛抗体。

4. β 受体激动药

此类药有增强心肌收缩力、增加心输出量的作用。新生儿多用多巴胺和多巴酚丁胺。

（1）多巴胺：选择性地作用于多巴胺受体，使肾、肠系膜、脑及冠状动脉等血管扩张，尤其是肾血管。使心排血指数增加，周围血管阻力降低，肾小球滤过率（GFR）、肾血流量增加而利尿。不同剂量作用不同，小剂量 2～5 μg/（kg·min）具有正性肌力和扩张血管作用。大剂量 > 10 μg/（kg·min）时，血管收缩，心率加快，心排血量反而降低。

（2）多巴酚丁胺：有较强的正性肌力作用，对周围血管作用弱，无选择性血管扩张作用。剂量 5～20 μg/（kg·min）。

5. 磷酸二酯酶抑制剂

此类药物增加心肌和血管平滑肌细胞内环磷酸腺苷（cAMP）浓度，使细胞内钙离子浓度增加，心肌收缩力增强。亦可扩张周围血管，减轻心脏前后负荷。

用法：氨吡酮静脉注射，开始用 0.25～0.75 mg/kg，2 min 内显效，10 min 达高峰值效应，可持续 1～1.5 h，以后用 5～10 μg/（kg·min）。

6. 血管扩张药

血管扩张药减轻心泵负荷，从而增加心排血量，并可使心室壁张力下降，致心肌耗氧量有所减少，心肌代谢有所改善。血管扩张药按其作用于周围血管的部位可分为三类：第 1 类药物扩张静脉血管，有硝酸甘油、硝酸异山梨醇等。第 2 类药物主要作用于小动脉，松弛动脉血管床，减少心脏排血阻抗，增加心排血量，有酚妥拉明、酚苄明、硝苯吡啶等。第 3 类药物动、静脉皆扩张，有硝普钠、哌唑嗪等。

7. 血管紧张素转化酶抑制药

此药可与地高辛合用，适用于轻度至重度心力衰竭及左向右分流型先天性心脏病所致的心力衰竭。

（1）卡托普利：可抑制血管紧张素转化酶活性，使血管紧张素 Ⅱ 生成减少，小动脉扩张，后负荷减低。还可使醛固酮分泌减少，水钠潴留减少，降低前负荷。新生儿口服剂量为每次 0.1 mg/kg，每日 2～3 次，然后逐渐增加至 1 mg/（kg·d）。本药对严重心力衰竭疗效明显，副作用有血钾升高、粒细胞减少和蛋白尿等。

（2）依那普利：作用与卡托普利相似，但其分子结构不含巯氢基结构，无卡托普利的副作用，用药后起作用慢，但持续时间长，一天服 1～2 次即可。用药后血压下降较明显，用药要从小剂量开始。开始剂量 0.1 mg/（kg·d），逐渐增加，最大量不超过 0.5 mg/（kg·d），分 2 次服。

8. 利尿药

利尿药作用于肾小管的不同部位，可减轻肺水肿，降低血容量、回心血量及心室充盈压，达到减低前负荷的作用。需长期应用利尿药者宜选择氯噻嗪或双氢氯噻嗪，加服螺内酯（安体舒通），前者利尿的同时失钾较多，后者有保钾作用，故二者合用较为合理。

（1）呋塞米：作用于肾脏 Henle 襻，可抑制钠、氯重吸收。静脉注射后 1 h 发生作用，持续 6 h，剂量为 1 mg/kg，每 8～12 h 1 次；口服剂量为 2～3 mg/（kg·d），分 2 次给予。副作用为低血钾、低血钠、低氯性酸中毒及高尿酸血症。

（2）氢氯噻嗪：作用于肾脏远曲小管皮质稀释段，口服剂量为 0.5～1.5 mg/kg，每日 2 次。

（3）螺内酯：作用于肾脏远曲小管远端，为保钾利尿药，尚有抗醛固酮作用。剂量为 1 mg/kg，每 8～12 h 1 次，静脉注射；口服剂量为 1～3 mg/（kg·d），分 2～3 次给予。副作用为高血钾、低血钠，故与呋塞米（可排钾）合用更为合理。

（4）布美他尼：作用于肾脏 Henle 襻，可抑制氯重吸收。作用迅速，疗效优于呋塞米，已广泛用于临床。可用 0.015～0.1 mg/kg 静注，5～10 min 起效；或 0.01～0.025 mg/（kg·h）静滴。副作用为低血压、呕吐、低血糖等。

在小儿心力衰竭治疗方面，近年来出现了不少新疗法，包括采用介入疗法治疗左向右分流的先天性心脏病所致心力衰竭，血管紧张素受体拮抗药（ARBs）、β 受体阻滞药、醛固酮拮抗药、钙增敏药、内皮素 –1 受体拮抗药、基质金属蛋白酶抑制药、生长激素药物等，均已试用于临床并取得较好疗效，但离实际应用，尤其在新生儿应用方面尚有一段距离。

9. 其他辅助治疗措施

（1）心肌能量代谢赋活剂：如 1，6– 二磷酸果糖（FDP），剂量为 100～250 mg/（kg·d），静脉滴注，每日 1 次，5～7 天为 1 个疗程。

（2）其他：动脉导管依赖性发绀型先天性心脏病如主动脉缩窄或闭锁、主动脉弓断离、大动脉移位、左心发育不良综合征、三尖瓣狭窄等，可用前列腺素 E_1（PGE_1）0.02～0.05 μg/（kg·min）静脉滴注，本药可使动脉导管开放而使缺氧症状得以改善，从而争取了手术时机。副作用为呼吸暂停、心动过缓、低钙抽搐等。

早产儿动脉导管开放，可用吲哚美辛促使其关闭，以改善肺动脉高压。剂量为 0.2 mg/kg，静脉注射或口服，大多一次即能奏效，必要时每 8 h 再给予一次，总量不超过 3 次。副作用为肾衰竭、骨髓抑制、胆红素代谢受干扰，对有胃肠道出血或血胆红素 > 171 mmol/L 者勿用。

有心律失常者用抗心律失常药；国外对难治性心力衰竭用体外膜肺氧合（ECMO）。

亦有对心力衰竭伴甲状腺激素分泌失衡者（T_3 下降、T_4 下降或正常、rT_3 上升而 TSH 正常）采用甲状腺素钠片剂口服治疗。

【治疗心得】

新生儿心律失常多为功能性及暂时性，但也有少数严重心律失常。阵发性室上性心动过速多发生在无器质性心脏病的婴儿，但发作时心率达 230～250 次 / 分，可引起急性充血性心力衰竭，如不及时救治，可致死亡。因此，被称为"需要急救处理的良性心律失常"。阵发性室性心动过速、心室扑动及颤动、窦性停搏、窦房阻滞及严重房室传导阻滞等可见于严重器质性心脏病或严重全身性疾病的终末期，也可见于严重缺氧、酸中毒、电解质紊乱或药物（如洋地黄）中毒。有人报道，新生儿猝死综合征中 10% 为心律失常引起。因此，对新生儿心律失常不可掉以轻心，应密切观察，积极治疗。

二、新生儿心律失常

新生儿出生时心脏的传导系统尚未发育成熟,生后继续发育并逐步完善其生理功能。在新生儿期及以后的婴儿期,此传导功能的变化及其成熟过程,是导致新生儿心律失常发生的解剖生理学基础。新生儿心律失常是指心肌自律性、兴奋性和传导性发生变化引起的心率过快、过慢或节律失常。其发病特点有三:一是传导系统紊乱发生率高;二是功能性、暂时性居多;三是常可自行消失。

【病因】

新生儿出生后,处于发育过程中的心脏传导系统和心肌容易受到各种因素的影响,引起心律失常。

1. 心脏本身因素

（1）先天性心脏病:多见于右向左分流型先天性心脏病。

（2）心肌病:肥厚型及扩张型心肌病,心律失常发生率高达 30%。可见于柯萨奇病毒感染引起的病毒性心肌炎。

（3）传导障碍:窦房结功能不良、预激综合征等。

（4）原发性心脏肿瘤:常伴心律失常的新生儿心脏肿瘤有横纹肌瘤、纤维瘤等。

2. 心脏外部因素

（1）缺氧:引起新生儿心律失常的最常见因素。①围产因素:脐带绕颈、头盆不称、窒息缺氧,以及从胎儿循环过渡到新生儿循环的血流动力学改变。其中以窒息缺氧最常见（43.75%）。②孕母因素:孕母患糖尿病、妊娠期高血压疾病、红斑狼疮等,可引起心脏自主神经及其传导系统受损而致心律失常。

（2）感染:宫内和生后感染,包括病毒感染（多为宫内感染）引起的心肌炎、心内膜炎、心包炎及重症肺炎、败血症等细菌感染（多为出生后感染）引起的中毒性心肌炎,也是引起心律失常的主要原因。

（3）水、电解质及代谢紊乱:低血钙、低血钠、高血钾、脱水、低血糖及酸碱紊乱,可引起心脏电生理变化而导致心律失常。

（4）全身性疾病:硬肿症、颅内出血、各种中枢神经系统疾病。

（5）药物:母亲孕期由于本身疾病而使用的一些药物,包括麻醉药、引产药、抗心律失常药。新生儿用的一些药物包括洋地黄、氨茶碱,甚或抗惊厥时用的利多卡因、治疗胃食管反流用的西沙必利等。

（6）新生儿心脏手术或心导管检查。

3. 其他　部分原因不明,可能与其传导系统发育不成熟有关。

【临床表现】

正常新生儿心率波动较大,心率随日龄的增加而增加。一般足月新生儿心率,生后 24 h 为 135 ～ 140 次 / 分, 7 天内为 110 ～ 175 次 / 分, 7 天以上为 115 ～ 190 次 / 分,早产儿心率波动范围更大。临床表现与病因、失常类型及程度有关,既可毫无症状,亦可表现为哭声弱、烦躁、拒乳、呕吐、出汗、体温不升、面色苍白、发绀、气促,听诊心率快、慢或节律失常,心音低钝或强弱不一。三度房室传导阻滞及室性心动过速尚可导致心源性脑缺血综合征,而致抽搐与昏迷。

【辅助检查】

1. 物理诊断　物理检查所见:①心率快而整:室上性心动过速(SVT)、室性心动过速(VT)、心房扑动(AF)伴规则房室传导;②心率快而不整:心房颤动(Af)、心房扑动伴不规则房室传导;③心率慢而整:窦性心动过缓、有规律的二度房室传导阻滞、三度房室传导阻滞(CAVB);④心率慢而不整:窦性心动过缓、过早搏动、二度房室传导阻滞;⑤心率正常而不整:窦性心率不整、过早搏动、二度房室传导阻滞。

2. 心电图检查　新生儿心律失常以室上性心动过速及传导阻滞最常见。常规 12 导联体表心电图检查是诊断心律失常的基本方法,绝大多数心律失常可以此做出正确诊断。但它只能记录短时间内的变化,不能观察到多种生理或病理状态下的心电图改变, 24 h 动态心电图监测可弥补其不足。体表信号平均心电图(SA-ECG)可检测新生儿心室晚电位,而食管心电图可探查 SVT 的发病机制,两者合用效果更好。

3. 心脏电生理检查　创伤性的心内心电检查,可准确地判断各类心律失常的发病机制,评价抗心律失常药物的疗效。非创伤性的经食管心房调搏的心电检查,可做窦房结功能测定及各种快速心律失常诊断。

4. 其他　超声心动图亦能及早发现心律失常,并能对心脏结构异常及血流动力学变化做出诊断;程控刺激(PES)可用于鉴别 SVT 类型;希氏束电图亦可用作心律失常的诊断。

【治疗】

新生儿心律失常大多无临床症状,尤为一过性者,如房室结紊乱、异位搏动、一度房室传导阻滞等。若非器质性病变所致,常于出生后 1 周至 3 个月自然消失,不必治疗。另一些暂时性心律失常,如电解质紊乱所致者,亦可通过病因治疗而消除。如确需用抗心律失常药,必须辨明心律失常的严重程度,严重程度由重至轻为 VT > CAVB > AF 或 Af > SVT > 频发性期前收缩。性质越严重,处理越要积极、及时。此外,尚需全面了解各种治疗方法的作用、副作用,以权衡利弊、选择应用。

1. 手法治疗

潜水反射法可作为 SVT 首选的初期治疗。即用 5 ~ 15 ℃冰袋或浸过 0 ~ 4 ℃冰水的湿毛巾放在患儿的面部或口周 5 ~ 10 s,给予突然的寒冷刺激,以提高迷走神经张力,可迅速纠正心率。一次无效,可每隔 3 ~ 5 min 重复 1 ~ 2 次。也可用压舌板压新生儿舌根部以引发恶心反射而终止发作。新生儿禁用压迫眼球法或压迫颈动脉窦法。

2. 病因治疗

病因治疗十分重要,大多数情况下仅作病因治疗,心律失常即可控制。同时,须针对诱发因素进行处理,如对中毒性心肌炎,可用大剂量维生素 C、1, 6- 二磷酸果糖、肾上腺皮质激素等。

3. 药物治疗

抗心律失常药物选择应首选高效、速效、低毒、安全的药物,一般不联合使用两种或两种以上抗心律失常药。

（1）用于快速异位心律失常（各类期前收缩、SVT、VT、AF）药物：目前抗心律失常药仍按 Vaughan Williams 分类方法，根据其电生理作用不同，分为Ⅰ类钠通道阻滞药、Ⅱ类β受体阻滞药、Ⅲ类钾通道阻滞药及Ⅳ类钙通道阻滞药四大类。以下仅介绍目前多在新生儿中应用、有代表性的药物。

①Ⅰ类：钠通道阻滞药（为膜抑制剂）。又可按其动作电位时间、QRS 时限、有效不应期长短，分成 3 组。

a. Ⅰa 组：有奎尼丁、普鲁卡因胺等，因副作用较大，疗效不理想，新生儿已不用。

b. Ⅰb 组：常用有利多卡因、莫雷西嗪，用以纠正 VT。利多卡因能降低心肌应激性，延长有效不应期，抑制浦氏纤维自律性。用法：1.0～2.0 mg/kg+10% 葡萄糖 10～20 mL 静脉慢注，每 10～15 min 1 次，有效后用 20～50 μg/（kg·min）静脉滴注维持，总量≤ 5 mg/（kg·d）。莫雷西嗪 4～5 mg/kg，每日 3 次口服。

c. Ⅰ组：常用有普罗帕酮、氟卡尼，用以纠正 SVT 及 VT。能降低浦氏纤维、心室肌与房室旁路传导，但有负性肌力作用，禁用于有心力衰竭、心源性休克、传导阻滞者。副作用为心动过缓、传导阻滞及消化道症状。

普罗帕酮：广谱高效抗心律失常药，作用好、副作用少、复发率低，可长期服用。用法：1～1.5 mg/kg+10% 葡萄糖 10～20 mL，5 min 以上静脉缓注，如无效，20～30 min 可重复一次，连续用药应少于 3 次，无效则应换药。复律后以 5～10 μg/（kg·min）维持，或于复律 8 h 后改 3～5 mg/kg 口服，每日 3～4 次。由于用药剂量有个体差异，即使同一患儿，在不同时期心功能状态也可不同，有效剂量也会有所不同，因此稳定后应逐渐减至最低有效量，维持 3～4 个月，并应定期动态观察心电图。也可一开始即用 5～7 mg/kg 口服，每日 3～4 次，稳定后减量维持。

氟卡尼：常于使用腺苷有效后改用氟卡尼，该药亦为高效、强效、广谱抗心律失常药，剂量为 2 mg/kg，10 min 以上静脉注射，接着 6 mg/（kg·d）口服；或 1.0～2.5 mg/kg 口服，每日 3 次，从小剂量开始。为预防新生儿 SVT 复发，常用药 6～12 个月。

②Ⅱ类：受体阻滞药。常用有普萘洛尔，为非选择性β肾上腺素受体阻滞药，能降低心肌自律性、延缓房室传导、延长房室结不应期，用于交感神经兴奋引起的期前收缩（尤为房性期前收缩）及其他药物治疗无效的 SVT，禁用于哮喘、心力衰竭、传导阻滞及使用洋地黄期间。用法为 0.05～0.15 mg/kg+10% 葡萄糖 10～20 mL，5～10 min 静脉缓注，必要时 6～8 h 重复一次；或 1～5 mg/（kg·d）分 3 次口服。为预防预激综合征所致 SVT，亦可用 1～2 mg/（kg·d）分次口服。

③Ⅲ类：钾通道阻滞药物。常用有胺碘酮及索他洛尔。

a. 胺碘酮：最强的抗心律失常药，能阻滞钠、钙及钾通道，有非竞争性α及β受体抑制作用，能延长房室结、心房和心室肌纤维的动作电位时程和有效不应期，减慢传导，因无负性肌力作用，即使用于患有危及生命的持续性心动过速患儿，仍安全而有效，故适用于器质性心脏病及心功能不全患儿，是良好的广谱、高效、速效抗心律失常药。用法：1～3 mg/kg，10 min 以上静脉缓注，有效后 10 mg/（kg·d）静脉维持；或 10 mg/（kg·d）分 3 次口服，连用 10 天后，改为 3 ~ 5 mg/（kg·d）维持，服 5 天、停 2 天。副作用为恶心、呕吐、便秘、肝功能损害、甲状腺功能紊乱、高血钾等，不作为一线药物，仅用于普罗帕酮无效者，且剂量要小、疗程要短。对新生儿 SVT 者，可用负荷量 5 ~ 10 mg/kg 静脉滴注 1 h（常于 30 min 后复律），也可先使用腺苷，有效后直接改用本药，维持量为 3 mg/（kg·d）口服，为预防复发，需要用药 6 ~ 12 个月。本药禁用于病态窦房结综合征、高度传导阻滞与肝功能不良。长时间应用最好监测其血药浓度，以调整用药剂量。

b. 索他洛尔：新型抗心律失常药，兼有第 Ⅱ 类及第 Ⅲ 类抗心律失常药物特性，是非心脏选择性、拟交感活性类 β 受体阻滞药，有 β_1 及 β_2 受体阻滞作用。用法：0.5 ~ 1.5 mg/kg，5 ~ 10 min 静脉缓注或 2 ~ 3 mg/（kg·d）分次口服。

④Ⅳ类：钙通道阻滞药，小儿常用有维拉帕米。因本药可致低血钾、心源性休克、传导阻滞，新生儿禁用。

⑤其他药物

a. 地高辛：该药能增强迷走神经张力、延长房室结不应期、减慢传导时间、终止顺向性房室旁路折返，用于 SVT、AF、Af 等，但如用药过程中出现新的心律失常，应立即停药。禁用于有预激综合征及 QRS 波增宽者，用法见新生儿心力衰竭的治疗。

b. 三磷酸腺苷（ATP）及腺苷：可强烈兴奋迷走神经、减慢房室传导、终止房室折返，用于 VST，以大剂量腺苷更优。用法：三磷酸腺苷 0.4 ~ 0.5 mg/kg，腺苷 0.1 mg/kg，均于 2 ~ 5 s 快速静注，如无效，3 ~ 5 min 后加倍剂量重复 1 ~ 2 次。房室结功能不全、传导阻滞者慎用。注意事项：应在上肢血管输注，小剂量开始，弹丸式快推，心电监护下进行，准备好抢救拮抗药物。

（2）用于慢速心律失常

①异丙肾上腺素：能增加窦房结及房室结自律性、改善心脏传导功能、提高心率。用法为 0.05 ~ 0.2 μg/（kg·min）静脉滴注。

②阿托品：能解除迷走神经对心脏的抑制，加速心率。以 0.01 ~ 0.03 mg/kg 口服或皮下、静脉注射，每 4 h 1 次。

4. 起搏与电复律术

如药物无效，可采用以下方法。

（1）经食管心房调搏：用于 SVT。给予超过 SVT 速率的超速起搏，此起搏抑制了引起 SVT 的异位节律点，然后停止起搏，窦房结恢复激动并下传，窦性心律恢复。

（2）同步直流电击复律：乃利用高能脉冲直接或经胸壁作用于心脏，使心脏各部位心肌在瞬间同时除极，从而中断折返，由窦房结重新控制心律，使异位心律立即中断并转为窦性心律的方法。新生儿一般用电能量为每次 5 ~ 10 J，从每次 1 J 开始，一次电击无效，可略加大电能量再次电击，一般不超过 3 次。术前应停用洋地黄类药物 1 ~ 2 天。

（3）右心房起搏：用于 SVT 或 VT、AF、CABV。方法为电极导管经贵要静脉或大隐静脉进入右心房，给予脉冲刺激，刺激电流 1 ~ 3mA。

5. 心脏手术

经心房标测探明旁道部位后，手术治疗心动过速。亦可为 CABV 的新生儿安放心室抑制型起搏器。

【分类】

新生儿时期比较常见的心律失常有窦性心动过速、窦性心律不齐（以上两种心律失常临床病理意义不大，故多不统计在内）、窦性心动过缓、房性及结区性早搏、阵发性室上性心动过速、室性早搏、房室传导阻滞等。

1. 窦性心律失常

（1）窦性心动过速：新生儿窦房结发放激动过速，频率超过正常范围上限称为窦性心动过速。一般认为足月儿窦性心率上限为 179 ~ 190 次 / 分，早产儿上限为 195 次 / 分。新生儿窦性心动过速时心率可达 200 ~ 220 次 / 分。新生儿窦性心动过速多为交感神经兴奋性增高，体内肾上腺素活性增强的结果，常见于：健康新生儿哭叫、活动、喂奶后；新生儿发热、贫血、各种感染、休克、心力衰竭，及某些药物如阿托品、肾上腺素等应用后；某些器质性心脏病如病毒性心肌炎、先天性心脏病等。

①心电图：a.P 波按规律发生，为窦性 P 波，即在 Ⅰ、Ⅱ、aVF 导联直立，aVR 导联倒置。同一导联 P 波形状相同。b.P-R 间期不短于 0.08 s（新生儿正常 P-R 间期最低限）。c. 同一导联各 P-P 间隔之间的差异不应超过 0.12 s。

②治疗：新生儿窦性心动过速多见于健康儿，一般不需治疗，如为某些疾病引起者应治疗原发病。

（2）窦性心动过缓：新生儿窦房结发放激动过缓，频率低于正常范围下限称为窦性心动过缓。一般认为足月儿窦性心率下限为 90 次 / 分，如低于此值或足月儿心率 70 ~ 90 次 / 分，早产儿心率 50 ~ 90 次 / 分为窦性心动过缓。

①病因：新生儿窦性心动过缓多为副交感神经兴奋性增高所致，也可由窦房结异常引起，如正常新生儿的某些生理活动如打嗝、呵欠、排便等可引起窦性心动过缓，小的早产儿甚至鼻饲时也可有明显的窦性心动过缓。刺激副交感神经如压迫前囟、眼球，刺激鼻咽部、颈动脉窦及夹住脐带等都可引起窦性心动过缓，心率可慢至 80 次 / 分左右，但对这些新生儿应进行监护或 24 h 动态心电图记录，以排除其他严重心律失常。新生儿呼吸暂停发生时或发生后、胎儿宫内窘迫、新生儿窒息、低体温、严重高胆红素血症、颅内压升高（见于颅内出血、颅内感染等），以及某些药物如洋地黄类、利多卡因、奎尼丁等皆可引起窦性心动过缓。某些器质性心脏病如病毒性心肌炎、先天性心脏病等病变影响窦房结，或新生儿窒息缺氧影响窦房结，心内直视手术损伤窦房结时都可引起窦性心动过缓。窦性心动过缓是窦房结功能不良的临床表现之一。

②治疗：新生儿窦性心动过缓的治疗主要应针对原发病。严重者（心率＜70 次 / 分），可给阿托品、异丙肾上腺素等提高心率，用法见房室传导阻滞。

（3）窦性心律不齐：新生儿窦房结发放激动不匀齐称为窦性心律不齐。分为四种类型：呼吸性、室相性、窦房结内游走性及早搏后性。

①病因：新生儿窦性心律不齐多发生于心率缓慢时，随心率增快而减少。窦性心律不齐的发生多与呼吸有关，吸气末心率加速，呼气末减慢，但也有与呼吸无关者。窦性心律不齐主要由副交感神经张力增高所致。

②心电图：心电图应具备窦性心律的特点，同一导联 P-P 间期不等，各 P-P 间隔之间的差

异大于 0.12 s。

③治疗:窦性心律不齐不需要治疗,或仅作病因治疗。

（4）窦性停搏和窦房阻滞

①窦性停搏:窦房结在较长的时间内不产生激动称为窦性停搏,其心电图表现为在窦性心律的心电图中出现一个较长时间的间歇,其间无心电图波形。如果患儿房室交界区功能正常,多出现逸搏及逸搏心律,否则将出现心源性脑缺血,甚至死亡。窦性停搏应与二度Ⅱ型窦房阻滞鉴别。

②窦房阻滞:窦房结产生的激动在向心房传导的过程中发生阻滞称为窦房阻滞。由于窦性激动本身在体表心电图上无波形可见,只有当窦性冲动传至心房,产生 P 波,才能在心电图上表现出来,因此在体表心电图上窦房阻滞是通过推理的方法认识的。窦房阻滞分为三度:一度为传导延迟,心电图上表现不出来;二度为部分不能下传,类似房室传导阻滞,又分Ⅰ型和Ⅱ型,其中Ⅱ型应与窦性停搏鉴别,两者在心电图上皆表现一个长间歇（无波形）,但窦房阻滞者长 P-P 间期与短 P-P 间期有倍数关系,而窦性停搏没有此关系;三度窦房阻滞为窦房结的激动完全不能下传,心搏停止。如患儿房室交界区有逸搏代偿功能,则以逸搏心律代偿,否则患儿因心搏停止而死。

窦性停搏和窦房阻滞皆为新生儿严重心律失常,常为新生儿窦房结功能不良的表现之一,也可见于药物如洋地黄类、奎尼丁等中毒及电解质紊乱如高血钾等。窦性停搏和窦房阻滞如无交界区逸搏代偿可致心源性脑缺血综合征,甚至死亡,应予重视。

（5）新生儿窦房结功能不良:窦房结功能不良（sinus node dysfunction,SND）是指窦房结因某些病理的原因或由于自主神经功能紊乱不能正常发出冲动或冲动传出受阻而发生的一系列临床表现如窦性心动过缓、窦性停搏、窦房阻滞、心动过缓-过速综合征、昏厥、呼吸暂停、心跳骤停等。

①病因:新生儿窦房结功能不良分为两类,一类为症状性 SND,另一类为非症状性 SND。症状性者是由于新生儿,尤其是早产儿、低体重儿窦房结暂时发育不完善,某些疾病和新生儿窒息、缺氧、呼吸暂停、肺透明膜病、肺炎、血液黏滞易使其缺血、缺氧而出现一系列症状。非症状性者是指由于窦房结先天性发育异常（如窦房结先天缺如）、器质性心脏病如先天性心脏畸形致窦房结结构异常、病毒性心肌炎等心肌炎症而致窦房结变性、坏死,以及心外科手术损伤窦房结等引起的一系列临床表现。

②临床表现:新生儿 SND 主要的症状为发绀、呼吸急促、心律改变,以心率缓慢为主。可有漏搏,也可有慢快心率交替,严重者有惊厥、昏迷、心跳骤停等。

③心电图:主要表现为反复出现窦性心动过缓、P 波形态异常、窦性停搏、窦房阻滞、慢-快综合征（即在过缓心律的基础上间断出现室上性的快速异位心律,如室上性心动过速,心房扑动、颤动等）等。

④新生儿窦房结功能检测:主要为阿托品试验和经食管心房调搏测窦房结功能。

a. 阿托品试验:试验前描记仰卧位心电图,然后静脉注射阿托品 0.02 mg/kg,注射后即刻及 1、3、5、7、10、15、30 min 各记录Ⅱ导联心电图,若注射后心率不增加或增加不超过原有心率的 25%,或出现新的心律失常如原为窦性心动过缓,试验后出现窦房阻滞、窦性停搏、结区逸搏等,则可支持本病的诊断。

b. 食管心房调搏测窦房结功能:检查在喂奶前进行,先给 10% 水合氯醛 0.5 mL/kg 灌肠使新生儿安静,经鼻腔插入 5F 双极电极导管,定位于食管心电图最大正副双相 P 波处,导管插入深度为 15~20 cm,平均为 16.5 cm,调搏前描记 12 导联心电图。如患儿测值超过正常高限(均值加两个标准差)即应考虑有窦房结功能不良的可能。

④治疗:积极治疗原发病,同时给予氧疗、心肌营养药物如维生素 C、1,6- 二磷酸果糖、辅酶 Q$_{10}$、三磷酸腺苷等。对过缓的心率、窦房阻滞、窦性停搏等可给阿托品、异丙肾上腺素等提高心率。严重者应给予起搏器治疗。

2. 过早搏动

过早搏动简称早搏,是新生儿心律失常中最常见的一种。在健康足月新生儿中也有发生。在新生儿各种心律失常中,早搏占的比例最大。在早搏中,房性最多见,其次为交界性及室性。

(1)病因:新生儿早搏可发生于健康儿,早产儿更多见。健康新生儿发生早搏多在 1 个月内消失。器质性心脏病患儿早搏可发生如病毒性心肌炎、先天性心脏病和各种非心脏疾病如窒息缺氧、上呼吸道感染、肺炎、败血症等。新生儿电解质平衡紊乱、药物(如洋地黄类)中毒,孕妇产前用药都可引起早搏。早搏还可由心导管检查和心外科手术引起。部分早搏可发生在宫内,其原因为宫内窘迫、宫内感染等。

(2)临床表现:一般无症状,亦可有烦躁、拒奶,甚至血压下降与惊厥。听诊可闻及在原有心脏节律基础上出现一突然提前的心脏收缩,继之有较长的代偿间隙,提前的收缩常有第一心音增强,第二心音减弱。期前收缩既可偶发、散发,也可频发;既可不规则,也可规则呈二联律、三联律。

(3)心电图:新生儿早搏根据其起源于心房、房室交界区和心室而分为房性、交界性及室性,其心电图特点如下。

①房性早搏:a.P′ 波提前,形态与窦性 P 波不同。b.P-R 间期 > 0.10 s。c. 期前出现的 P′ 波后可继以正常的 QRS 波或不继以 QRS 波(未下传),或继以轻度畸形的 QRS 波(室内差异传导)。d. 不完全性代偿间歇。

②交界性早搏:a.QRS 提前出现,形态与正常相同。b.QRS 前后无 P′ 波或有逆传 P 波(P′-R 间期 < 0.10 s,R-P′ 间期 < 0.20 s)。c. 完全性代偿间歇。

③室性早搏:a. 提前出现的 QRS 波,其前无 P 波。b.QRS 波宽大畸形,时限 > 0.10 s,T波与主波方向相反。c. 完全性代偿间歇。

(4)治疗:早搏有原发病者,应治疗原发病。早搏本身多无症状,一般不需要治疗。但如早搏频发,有发展为心动过速倾向者,应给抗心律失常药物治疗,常用药物普罗帕酮,用法为每次 5 mg/kg,每日 3~4 次,口服。

3. 阵发性室上性心动过速

阵发性室上性心动过速是新生儿常见的心律失常,是新生儿期的临床急症之一。

(1)病因:多见于无器质性心脏病的新生儿,半数以上合并预激综合征。也可见于器质性心脏病如病毒性心肌炎,合并心房肥大的先天性心脏病如三尖瓣闭锁、下移畸形、房间隔缺损等。感染性疾病如上呼吸道感染、肺炎、腹泻等多为发病的诱因,合并感染性疾病者约占

30%。此外,药物中毒(如洋地黄类)、心导管检查及心外科手术也可引起阵发性室上性心动过速。

(2)临床表现:阵发性室上性心动过速可发生在宫内或出生后。宫内发生的阵发性室上性心动过速,因其过速的心率常被误诊为宫内窘迫。出生后发生的阵发性室上性心动过速多突然起病,患儿表现呼吸急促、口周发绀、面色苍白、烦躁不安、拒奶、肝大等,心率快而匀齐,一般 230 ~ 320 次 / 分。发作时间超过 24 h 易发生心力衰竭。

(3)心电图:3 个或 3 个以上连续而快速的室上性(房性或交界性)早搏,R-R 间期规则,房性者可有 P′ 波,结性者无 P′ 波或有逆传的 P′ 波、但因心率过速,P′ 波常不易辨认,故统称为阵发性室上性心动过速。QRS 形态多数正常,但可因室内差异传导而变形。发作时心跳过速可造成心肌供血不足,致 ST 段降低,T 波低平或倒置。

(4)治疗:阵发性室上性心动过速亦称为"需紧急治疗的良性心律失常",故仍须积极治疗。治疗方法如下。

①刺激迷走神经:对于新生儿常用潜水反射法,即用冰水浸湿的毛巾或冰水袋(用薄的橡皮囊做成)敷盖于患儿整个面部 10 ~ 15 s,给以突然的寒冷刺激,通过迷走神经反射而终止发作,一次无效间隔 3 ~ 5 min 可再试一次。

②药物治疗

a. 地高辛:常用的药物,对合并心力衰竭者也有效。用快速饱和法,足月儿饱和剂量 0.03 mg/kg,早产儿 0.02 mg/kg,静脉给药。首次剂量为 1/2 饱和量,余量分 2 次,8 h 内进入。

b. 普罗帕酮:广谱高效抗心律失常药,可静脉给药用于治疗室上性阵发性心动过速,用量每次 1 mg/kg,加于 5% ~ 10% 葡萄糖 20 mL 中缓慢静脉注射,如无效,20 min 后可再重复 1 次。

c. 普萘洛尔:β 肾上腺素受体阻断药,更适用于室上性心动过速伴有预激综合征或 QRS 波增宽者。用量每次 0.1 mg/kg 加于 10% 葡萄糖 20 mL 中,缓慢静脉注射。

d. 三磷酸腺苷(ATP):快速静脉注射有兴奋迷走神经作用,可停止心动过速发作,每次 3 ~ 5 μg/kg 静脉注射,于 5 s 内快速推入。

以上药物静脉注射时必须同时做心脏监护,如无监护条件也应一边推注一边做心脏听诊,一旦心率突然下降转为窦性心律,则应即刻停止推药,以防发生心跳骤停。刺激迷走神经可以与药物,尤其是洋地黄类药物配合进行,有时刺激迷走神经无效,给予注射洋地黄类药物后,再进行刺激则能转律成功。对有严重传导阻滞的患儿,以上药物要慎用。

③超速抑制:药物治疗无效者,可给患儿放置食管电极进行食管心房调搏。给予超过室上性心动过速速率的超速起搏,此起搏抑制了引起室上性心动过速的异位节律点,然后停止起搏,窦房结恢复激动并下传,窦性心律恢复。

④电击复律:药物治疗无效者也可采取电击复律,即用体外同步直流电击术,剂量为 5 ~ 15 焦 / 次,在心电监护下进行,术前应停用洋地黄类药物 1 ~ 2 天。转律后,为防复发,可用地高辛维持治疗 6 个月至 1 年。

4. 心房扑动和颤动

心房扑动和心房颤动在新生儿期少见,但是比较严重的心律失常。

（1）病因：心房扑动和颤动少数为生理性，器质性心脏病见于病毒性心肌炎，伴有心房扩大的先天性心脏病如三尖瓣下移、肺动脉闭锁、室间隔缺损等，及心脏术后，乃传导组织未成熟的暂时性缺陷，钠通道依赖折返所致。

（2）临床表现：心房扑动心房率可达 300 次 / 分以上，因常合并 2∶1 ～ 4∶1 下传阻滞，心室率约 200 次 / 分。多为阵发性，也可为持续性，一般无症状，严重者可有心力衰竭，听诊心律不齐，心音强弱不一。

（3）心电图

①心房扑动时 P 波消失，代之以锯齿状扑动波，频率 300 次 / 分，其间无等电位线，房室传导比例为 2∶1 ～ 8∶1，以 2∶1 者多见，QRS 波形多与窦性心律相同。

②心房颤动时 P 波消失，代之以大小不等、形态不同、间隔不均匀的颤动波，频率 400 ～ 700 次 / 分。心室节律绝对不匀齐，R–R 间期不等，QRS 形态多正常。

（4）治疗：药物转律以地高辛快速饱和法为主，用法见室上性心动过速。如无效则可选用食管心房调搏超速抑制复律（仅用于心房扑动）或直流电转复治疗，电转复剂量 5 ～ 10 焦 / 次。

5. 阵发性室性心动过速

阵发性室性心动过速新生儿少见，但属于严重的心律失常。

（1）病因：①多见于严重的器质性心脏病如病毒性心肌炎、先天性心脏病、心肌病等；②某些严重全身性疾病的终末期，或某些药物（如洋地黄类等）中毒、严重电解质紊乱；③心导管检查、心外科手术等。

（2）临床表现：病情多较严重，有原发病的临床表现。可有发绀、烦躁、拒奶、呕吐、气促等。患儿面色苍白、心音低钝、血压下降、末梢循环不良。也可出现心源性脑缺血，致惊厥、昏迷等。心室率一般在 200 次 / 分以下。

（3）心电图：3 个以上连续的室性早搏，QRS 波宽大畸形，T 波与主波方向相反。可见与 QRS 波无关的窦性 P 波，心室率 150 ～ 200 次 / 分。

（4）治疗：首先为病因治疗。抗心律失常药物可用利多卡因，每次 1 mg/kg，加入 5% ～ 10% 葡萄糖 20 mL 中静脉缓慢推注，必要时 5 ～ 10 min 可再重复 1 次。转律后静脉点滴维持，按每分钟 0.02 ～ 0.05 mg/kg。也可用苯妥英钠，尤其对洋地黄中毒引起者，每次 2 ～ 4 mg/kg，溶于生理盐水 20 mL 中缓慢推注，如无效，5 ～ 10 min 后可重复 1 次。还可用普罗帕酮或普萘洛尔静脉注射（用法见室上性心动过速）。如药物治疗无效，也可用直流电转复。

6. 房室传导阻滞

房室传导阻滞也是新生儿期较常见的心律失常，根据传导阻滞的严重程度分为一度、二度、三度房室传导阻滞。

（1）病因：新生儿房室传导阻滞可分为先天性和后天性者。先天性者多为三度房室传导阻滞（完全性房室传导阻滞），系由于胚胎发育异常及孕妇患自身免疫性疾病，免疫抗体损伤胎儿传导系统所致。后天性者多由器质性心脏病如病毒性心肌炎、心肌病，及感染、缺氧、电解质紊乱、药物（如洋地黄类）中毒等所致。一度及二度 I 型房室传导阻滞还可由迷走神经张力增高所致，亦见于正常新生儿。

（2）临床表现

①一度房室传导阻滞及二度房室传导阻滞的漏搏不多者，临床多无症状。听诊可有心尖部第一心音低钝，可闻及漏搏。

②二度房室传导阻滞的漏搏多者及三度房室传导阻滞的心室率缓慢者导致心排血量减少，患儿可有呼吸困难、气急、面色苍白、四肢凉、血压下降、脉弱，可因心源性脑缺血致惊厥、昏迷。

③先天性三度房室传导阻滞可在宫内发病，一般在妊娠后期或分娩时发现胎儿心动过缓，常常误诊为宫内窘迫而行紧急剖宫产。出生后心率如在 56～80 次 / 分可无症状，如心率慢至 30～45 次 / 分则出现症状。三度房室传导阻滞患儿心脏听诊时第一心音强弱不等，系因完全性房室分离、房室收缩不协调致每搏心输出量不等所致。听诊于胸骨左缘可闻及Ⅱ～Ⅲ级收缩期喷射性杂音及心尖区舒张期第三心音，系由心脏每搏输出量较高引起。先天性三度房室传导阻滞约 40% 伴有先天性心脏病，此时可听到先天性心脏畸形所引起的杂音。

（3）心电图

①一度房室传导阻滞：表现 P-R 间期延长，正常新生儿 P-R 间期最高值为 0.12 s，超过此值可考虑为一度房室传导阻滞。

②二度房室传导阻滞：分为Ⅰ型及Ⅱ型。Ⅰ型：P-R 间期逐渐延长，最后窦性激动完全受阻，QRS 脱落，以后又再下传，周而复始。Ⅱ型：P-R 间期恒定，QRS 成比例脱落，呈 3：1、2：1、4：3 等。

③三度房室传导阻滞：P 波与 QRS 波互不相关，心室率慢而规则，40～60 次 / 分。QRS 波形状取决于次级节律点的位置，次级节律点位置越低，QRS 越宽大畸形，预后越差。

（4）治疗

①针对原发病进行病因治疗。

②如心率过慢或有自觉症状者，加用改善房室传导、增快心率的药物。

a. 异丙肾上腺素：0.1 mg 加入 5%～10% 葡萄糖 50～100 mL 中静脉点滴，0.15～0.2 μg/（kg·min），或根据心率调整滴数。

b. 阿托品：每次 0.01～0.03 mg/kg，肌内或静脉注射。

③后天性三度房室传导阻滞：若由心肌炎引起可加用激素治疗。若异丙肾上腺素、阿托品等提高心率无效，可考虑经导管临时心脏起搏，待炎症消退，阻滞减轻或消失后停用。先天性三度房室传导阻滞如无症状不需治疗，但如出现下列情况即应安装永久性人工心脏起搏器：a. 新生儿心室率过慢 < 50 次 / 分，尤其是出现心源性脑缺血综合征者。b. 三度房室传导阻滞 QRS 时限延长并出现心力衰竭者。三度房室传导阻滞由心肌炎症引起者，经抗炎、对症治疗后多能恢复。

三、新生儿持续肺动脉高压

新生儿持续肺动脉压力是指由于出生后肺血管阻力的持续增加，阻止由胎儿循环过渡至正常新生儿循环，当肺血管压力高至超过体循环压力时，使大量血液经卵圆孔和（或）动脉导管水平的右向左分流,称为持续肺动脉高压(persistent pulmonary hypertension of newborn, PPHN)。

【病因】

1.**肺血管发育不全** 为气道肺泡及肺小动脉数量减少,肺血管横截面积减少,使肺血管阻力增加。常见病因为肺发育不全及先天性膈疝等。

2.**肺血管发育不良** 肺内平滑肌自肺泡前生长至正常无平滑肌的肺泡内动脉,肌型动脉比例增多,但肺小动脉数量正常。因血管内平滑肌肥厚,管腔弯窄,使血管阻力上升。宫内慢性缺氧可使肺血管重构,中层肌肉肥厚。此外,若母亲曾应用过阿司匹林及吲哚美辛等药,可使胎儿动脉导管早闭和继发肺血管增生,导致肺动脉高压。

3.**肺血管适应不良** 指肺血管阻力在出生后不能迅速降低。常见于围生期窒息、低氧、酸中毒等因素,占 PPHN 发生原因的大部分,如围生期胎粪吸入综合征导致的 PPHN。在上述病因中,第一类、第二类治疗效果差,第三类治疗效果较好。

4.**其他因素** 某些先天性心脏病如左及右侧梗阻性心脏病,心肌功能不良,肺炎、败血症(可能由于氧化氮的产生抑制,内毒素抑制心肌功能,同时血栓素、白三烯等释放,导致肺血管收缩),某些代谢问题如低血糖、低血钙,红细胞增多症,血液高黏滞状态淤滞,均可导致 PPHN。

【临床表现】

多见于足月儿、过期产儿,早产儿常见于肺透明膜病合并 PPHN。

足月儿或过期产儿有围生期窒息、胎粪吸入史者于出生后 24 h 内出现全身性、持续性发绀,发绀与呼吸困难不平行。吸高浓度氧多数不能好转。虽发绀重,但没有明显的呼吸困难。临床上与紫绀型先天性心脏病不易区别。肺部无明显体征。心脏听诊无特异性,部分患儿心前区搏动明显,肺动脉第二音亢进分裂。围产窒息者胸骨下缘有时可闻及粗糙的收缩期杂音。心功能不全者可有心音低钝、循环不良和低血压。

【辅助检查】

当新生儿于初生 24 h 内发生持续而明显的发绀,其发绀又与呼吸困难程度不相称时应高度怀疑本病,需做如下检查。

1.**针对低氧**

(1)高氧试验:吸 100% 氧 10 min 后患儿发绀不缓解,此时取左桡动脉或脐动脉血(动脉导管后血)做血气分析,如 $PaO_2 < 6.65$ kPa(50 mmHg),则表示有右向左分流,可排除由于呼吸道疾病引起的发绀。

(2)动脉导管前、后 PaO_2 差异试验:同时取右、左桡动脉(或右桡动脉、脐动脉)血,前者为导管前血,后者为导管后血,如两份血 PaO_2 差异≥1.99 kPa(15 mmHg),且导管前高于导管后者,说明在动脉导管水平有右向左分流,但仅有卵圆孔分流者差异不明显。

(3)高氧通气试验:用呼吸器吸 100% 氧,以 100～150 次/分的呼吸频率,吸气峰压为 30～40 cmH_2O,使 $PaCO_2$ 下降至 2.66～3.32 kPa(20～50 mmHg),pH 上升至 7.5 左右时,则肺血管扩张,阻力降低,右向左分流逆转,PaO_2 明显上升。此方法可用于鉴别 PPHN 和先天性心脏病,后者 PaO_2 不上升。

2. 排除先天性心脏病

（1）胸部 X 线片：有助于鉴别肺部疾病。PPHN 患儿心影多正常或稍大，肺血减少。

（2）心电图：表现为与新生儿时期一致的右心室占优势的心电图，如有心肌缺血可有 ST-T 改变。

（3）超声心动图：主要用于鉴别有无先天性心脏畸形。PPHN 患儿在 M 型超声心动图上可表现为左、右心室收缩时间间期延长，如右室射血前期与右室射血期比值 > 0.5，左室射血前期与左室射血期比值 > 0.38，可参考诊断本病。用二维超声心动图可检查心房水平的右向左分流，方法是用生理盐水或 5% 葡萄糖做对比造影。彩色多普勒检查也可确定动脉导管及卵圆孔的右向左分流，并可测定动脉导管的直径。多普勒超声心动图还可以估测肺动脉压力和肺血管阻力，根据三尖瓣反流压差推测肺动脉收缩压，根据肺动脉瓣反流压差估计肺动脉舒张压及平均压。

（4）心导管检查：可以证实肺动脉压力情况，但它是侵入性检查方法，有一定危险性，一般不做。

【治疗】

1. 治疗原则

（1）纠正引起血管阻力增加的任何生理异常使用镇静药和（或）肌肉松弛药，以利于机械通气的患儿一般情况的稳定。

（2）使用高通气和血管扩张药降低肺动脉压。

（3）使用扩容药和（或）加强心肌收缩力的药物，维持体循环血压或纠正体循环低血压，逆转右向左分流。

2. 治疗方法

（1）治疗原发病：积极治疗引起 PPHN 的各种原发病，解除引起肺动脉高压的各种原因，如纠正缺氧酸中毒，治疗 RDS、MAS、肺炎、红细胞增多症、低体温等。

（2）插管及机械通气：降低肺动脉压力的主要手段之一。传统的治疗方法是采用高氧、高频、高通气，提高 PaO_2 至 80 mmHg，降低 $PaCO_2$ 至 20 ~ 25 mmHg，pH 上升至 7.5 左右，造成一个呼吸性碱中毒的条件，使血管扩张，肺动脉压下降，右向左分流停止。目前推荐用高通气维持适当的氧合，维持 SpO_2 大于 95%，使 PaO_2 升至 80 mmHg，$PaCO_2$ 维持在 35 ~ 40 mmHg，使 pH 保持在 7.45 ~ 7.5。

①无肺实质疾病可用低压、短吸气时间的通气方式，呼吸频率 60 ~ 120 次 / 分，PIP 20 ~ 25 cmH_2O，PEEP 2 ~ 4 cmH_2O，吸气时间 0.2 ~ 0.4 s，气流量 20 ~ 30 L/min。重症 PPHN 常伴发表面活性物质缺乏和肺水肿，若呼吸机治疗的通气效果不佳，在密切监护血气和临床表现的情况下，适当调高 PIP，可能有助于改善通气。

②有肺实质疾病合并 PPHN 的机械通气，应根据肺部的本身疾病做相应的调整，可用稍低频率、较高 PIP 及较长吸气时间通气。此外，高频振荡通气（HFOV）又可为吸入一氧化氮（NO）提供有效的递送手段。待氧合稳定 12 h 后逐渐降低呼吸机参数，每降一次参数，需观察半小时。

（3）一氧化氮吸入（iNO）疗法：吸入 NO 经弥散入肺泡后，能选择性地降低肺动脉压力，能松弛肺血管平滑肌,使生物性失活,而对体循环压力无影响,缺氧引起的肺动脉高压吸入 NO 尤为有效。

治疗 PPHN 的 NO 吸入剂量开始用 20 ppm,可在 4 h 后降为 5~6 ppm 维持;一般持续 24 h,也可以用数天或更长时间。

因 NO 与氧结合产生的 NO_2 与水结合形成的化合物对肺泡上皮细胞有损伤作用,且其本身也对肺有损伤,可致肺功能减退,故应用时要持续监测吸入气 NO 和 NO_2 的浓度。长期应用有可能导致高铁血红蛋白血症及其潜在的毒性反应,故在用 NO 治疗时,需要监测高铁血红蛋白。吸入 NO 可影响血小板功能,致出血时间延长,对有出血倾向者,尤其是早产儿,应密切观察。吸入 NO 后,氧合好转,NO 的吸入剂量不能下降太快,否则会导致低氧反跳,必须逐渐下降,当 iNO 下降至 1 mg/L 时,才能撤除吸入。

(4)体外膜肺氧合(ECMO)治疗:用于最大限度呼吸机支持加药物治疗无效者,可提高存活率至 83%。膜肺治疗指征:①肺部疾病应是可逆性的。②无颅内出血及出血性疾病。③体重>2 kg。④机械通气时间应<7~10 天。在进行体外膜肺前,应先行高频通气加 NO 吸入治疗,观察是否有效。

(5)镇静治疗:患儿在机械通气时应给吗啡镇静,静脉注射 0.1 mg/(kg·h),2 h 后持续静滴 25 mg/(kg·h)。如果患儿的自主呼吸对气体交换不利,给予神经肌肉松弛药泮库溴铵 0.1 mg/kg,每 3~4 h 1 次。

(6)维持轻度代谢性碱血症状态:纠正酸中毒为治疗 PPHN 患儿仅次于提高氧合的重要手段。轻度碱血症可使肺血管阻力下降,可用温和的高通气方法,或谨慎地应用碳酸氢钠,使 pH 维持在 7.35~7.45。

(7)提高体循环血压,逆转右向左分流:保证血容量,有容量不足时应给等张晶体液、胶体液(5% 白蛋白、新鲜血浆或全血)等,以增加心搏出量。正性肌力药物常用的有多巴胺和多巴酚丁胺,剂量为 3~5 μg/(kg·min),以增加心脏搏出量及支持血压;剂量不宜太大,如超过 10 μg/(kg·min),不利于降低肺动脉压力。

(8)药物扩张肺血管

①硫酸镁:一种血管扩张药、肌肉松弛药和镇静药。负荷量 200 mg/kg,以 10% 的浓度静脉点滴,速度不应过快,一般要半小时以上滴完,以后维持点滴速度为 20~50 mg/(kg·h),血镁浓度保持在 3.5~5.5 mmol/L。副作用是低血压、腹胀、一过性心率减慢等。但只要血镁浓度控制在 5~6 mmol/L 以下,应用是安全的。

②前列环素:开始剂量为 0.02 μg/(kg·min),于 4~12 h 逐渐增加到平均剂量 0.06 μg/(kg·min),可用 3~4 天。

(9)纠正代谢异常:如同时存在低血糖、低血钙必须纠正。PPHN 同时伴有多血症时,必须用部分换血治疗,使血细胞比容维持在 50%~55%。

【治疗心得】

(1)PPHN 的治疗关键是明确呼吸衰竭的病因,即有无肺实质疾病,以决定治疗策略。高频通气和 iNO 是治疗 PPHN 的有效手段,并可减少 ECMO 的应用,严重、持续低氧血症会导致多器官损伤,影响预后。

（2）当足月新生儿出现与呼吸困难程度不一致的青紫时,应首先考虑 PPHN,尽早行胸 X 线及心脏超声检查,明确诊断。

（3）肺循环对氧分压变化非常敏感,应尽量维持血氧分压正常,避免严重并发症的发生。

（4）PPHN 病死率高,随着 iNO 及 ECMO 等的应用,其预后已明显改善。

第五节　新生儿急性肾衰竭

新生儿急性肾衰竭（acute renal failure，ARF）是指肾功能突然受到严重损害,出现少尿或无尿,体液紊乱,酸碱失调,以及血浆中需经肾排出的代谢产物（尿素、肌酐等）蓄积而浓度升高,是新生儿危重的临床综合征之一。

【病因】

新生儿出生前、出生时及出生后的各种致病因素,均可引起 ARF。按肾损伤性质及部位的不同,可将病因分成肾前性、肾性和肾后性三大类。

1. 肾前性

（1）低血容量:围生期出血、脱水、腹泻,手术并发症。

（2）心力衰竭。

（3）低血压,如败血症、凝血缺陷、出血、体温过低引起。

（4）低氧血症,如窒息、呼吸窘迫综合征、肺炎所致。

上述原因均可使肾血循环障碍,以致肾血流量减少,肾小球有效滤过压降低,肾小球滤过率减少,从而导致急性肾衰竭。

2. 肾性

（1）先天性:肾畸形、肾发育不全、肾病综合征、肾炎。

（2）获得性:肾静脉或肾动脉血栓形成、肾皮质坏死、肾毒素、DIC、创伤、未经治疗的肾前性原因。

3. 肾后性　主要为尿路梗阻引起的 ARF,见于各种先天泌尿道畸形,如后尿道瓣膜、尿道憩室、包皮闭锁、尿道狭窄、输尿管疝等。也可见于肾外肿瘤压迫尿道或医源性手术插管损伤致尿道狭窄。

【临床表现】

新生儿 ARF 常缺乏典型临床表现,常有拒食、呕吐、苍白、脉搏细弱。主要症状为少尿或无尿,补液过多时可导致高血压、心力衰竭、肺水肿、脑水肿和惊厥。根据病理生理改变和病情经过将临床表现分三期:少尿或无尿期、多尿期和恢复期。

1. 少尿或无尿期

（1）少尿或无尿:新生儿尿量＜ 25 mL/d 或 1 mL/（kg · h）者为少尿,尿量＜ 15 mL/d 或 0.5 mL/（kg · h）为无尿。正常新生儿 93% 于出生后 24 h 内, 99.4% 于出生后 48 h 内排尿。出生后 48 h 不排尿者应考虑有 ARF。新生儿 ARF 多数有少尿或无尿症状。新生儿 ARF 少尿期持续时间长短不一,持续 3 天以上者病情危重。近年来陆续有非少尿型新生儿 ARF 的报道,其病情及预后好于少尿或无尿者。

（2）电解质紊乱:

①高钾血症:血钾＞7 mmol/L。由于少尿时钾排出减少,酸中毒使细胞内的钾向细胞外转移。可伴有心电图异常,如 T 波高耸、QRS 增宽和心律失常。

②低钠血症:血钠＜130 mmol/L。主要为血稀释或钠再吸收低下所致。

③高磷、低钙血症等。

（3）代谢性酸中毒:由于肾小球滤过功能降低,氢离子交换及酸性代谢产物排泄障碍等引起。

（4）氮质血症:ARF 时蛋白分解旺盛,体内蛋白代谢产物从肾脏排泄障碍,血中非蛋白氮含量增加,出现氮质血症。

2. 多尿期

随着肾小球和一部分肾小管功能恢复,尿量增多,一般情况逐渐改善。如尿量迅速增多,有的可出现脱水、低钠或低钾血症等。此期应严密观察病情和监护血液生化学改变。

3. 恢复期

患儿一般情况好转,尿量逐渐恢复正常,尿毒症表现和血生化改变逐渐消失。肾小球功能恢复较快,但肾小管功能改变可持续较长时间。

【辅助检查】

1. 实验室检查

（1）急性肾衰竭时尿量少而比重低,尿中可有较多的蛋白质和管型。Scr ≥ 88 ～ 142 μmol/L, BUN ≥ 7.5 ～ 11 mmol/L,或 Scr 每日增加 ≥ 44 μmol/L, BUN 增加 ≥ 3.57 mmol/L。

（2）血清钾、肌酐、尿素氮增高,血清钠、氯及 CO_2 降低,血清钙也降低。

2. 影像学检查

（1）肾脏超声检查:为非侵袭性检查方法,能精确描述肾脏大小、形状、积水、钙化及膀胱改变。对疑有肾静脉血栓形成或无原因的进行性氮质血症者,应做此项检查。

（2）放射性核素肾扫描:了解肾血流灌注、肾畸形,并对肾小球滤过率能做系列对比性判断。

（3）CT 及磁共振:有助于判断肾后性梗阻。

【治疗】

治疗重点包括去除病因,保持水及电解质平衡,供应充足热量,减少肾脏负担。

1. 去除病因和对症治疗,防止 ARF 继续进展　如纠正低氧血症、休克、低体温及防治感染等。

（1）肾前性 ARF:应补足入血容量及改善肾灌流。此时如无充血性心力衰竭存在,可给等渗盐水 20 mL/kg, 2 h 静脉内输入,如无尿可静脉内给呋塞米 2 mL/kg,常可取得较好的利尿效果。有资料报道,同时应用呋塞米与多巴胺以增加 GFR,促进肾小管中钠的再吸收,比单用一种药疗效更佳。甘露醇可增加肾髓质血流,对减轻水肿有一定疗效。

（2）肾后性 ARF:以解除梗阻为主,但肾前及肾后性 ARF 如不及时处理,可致肾实质性损害。

2. 少尿期或无尿期治疗

（1）控制液量,每日计算出入水量:严格控制液体入量 = 不显性失水 + 前日尿量 + 胃肠道失水量 + 引流量。足月儿不显性失水为 30 mL/（kg·d）,每日称量体重,以体重不增或减少 1%～2% 为宜。此期若水负荷多可引起心力衰竭、肺水肿、肺出血等危重并发症。

（2）纠正电解质紊乱

①高钾血症:应停用一切来源的钾摄入。无心电图改变时,轻度血钾升高（6～7 mmol/L）可用聚苯乙烯磺酸钠 1 g/kg,加 20% 山梨醇 10 mL,保留灌肠（30～60 min）。每 4～6 h 1 次。每克可结合钾 0.5～1 mmol,释放钠 1～2 mmol/L 被吸收。需注意钠贮留,应计算到钠平衡量内,尤其是肾衰竭少尿或心力衰竭患儿。有心电图改变者,血钾 > 7 mmol/L,应给葡萄糖酸钙以拮抗钾对心肌的毒性,并同时应用碳酸氢钠。但若并发高钠血症和心力衰竭,应禁用碳酸氢钠。此外,可给葡萄糖和胰岛素。以上治疗无效时考虑做透析治疗。

②低钠血症:多为稀释性,轻度低钠血症（血钠 120～125 mmol/L）,可通过限制液量,使细胞外液逐渐恢复正常。血钠 < 120 mmol/L,有症状时补充 3% 氯化钠。

③高磷、低钙血症:降低磷的摄入,补充钙剂。血钙 < 8 mmol/L,可给 10% 葡萄糖酸钙 1 mL/（kg·d）,静脉滴入。可同时给适量的维生素 D_2 或维生素 D_3,促进钙在肠道吸收。

（3）纠正代谢性酸中毒:pH < 7.25 或血清碳酸氢盐 < 15 mmol/L 应给碳酸氢钠 1～3 mmol/（L·kg）,或按实际碱缺失 × 0.3× 体重（kg）计算,在 3～12 h 输入。

（4）供给营养:充足的营养可减少组织蛋白的分解和酮体的形成,而合适的热量摄入及外源性必需氨基酸的供给可促进蛋白质合成和新细胞成长,并从细胞外液摄取钾、磷。ARF 时应提供 167 kJ（40 kcal）/（kg·d）以上热量,主要以糖和脂肪形式给予。当输入液量限制于 40 mL/（kg·d）时,应由中心静脉输注 25% 葡萄糖。脂肪乳剂可加至 2 g/（kg·d）。氨基酸量一般为 1～1.5 g/（kg·d）。少尿期一般不给钾、钠、氯。应注意维生素 D、维生素 B 复合物、维生素 C 及叶酸的供给。

（5）肾替代疗法:新生儿常用的肾替代疗法包括腹膜透析和血液滤过疗法。新生儿 ARF 应用以上措施治疗,如无效,且伴有下列情况,可给予肾替代疗法:①严重的液体负荷,出现心力衰竭、肺水肿;②严重代谢性酸中毒（pH < 7.1）;③严重高血钾症;④持续加重的氮质血症,已有中枢抑制表现,或 BUN > 35.7 mmol/L（100 mg/dL）者。

①腹膜透析:腹膜透析是新生儿危重临床急救中最常应用的肾替代疗法,其特点是设备与操作简单,不需要采用血管穿刺与体外循环,治疗过程仅为高渗性透析盐溶液沿管道反复进入与流出腹腔,完成超滤与透析的两种作用。透析液循环经路的长度、液体的容量及渗透压浓度的大小可根据治疗目的而不同。与腹膜透析相关的并发症包括腹部外科合并症、坏死性肠炎、胸腹腔气漏及腹膜疝等。

②连续性动静脉血液滤过:危重的新生儿急性肾衰竭经上述治疗无效时,已较多推荐应用,并取得很好的疗效。

第六节　生发基质－脑室内出血

【病因】

1. 解剖学和病理学

早产儿脑室内出血的起源部位特征性地位于脑室周围室管膜下生发基质,生发基质是一个在妊娠24～34周时最明显而足月时几乎完全退化的结构。生发基质组织在尾状核头端较为丰富,也可在脑室周围区发现。最近,MRI证实了这种组织在早产儿中很广泛。生发基质在孕10～20周时,包含神经母细胞和胶质母细胞,这些细胞在迁徙到大脑其他部分之前先进行有丝分裂,分化成神经细胞。至孕20～32周时,主要分化成神经胶质细胞;32周后开始退化消失。生发基质富含血管,而这些血管在解剖学上是一种不成熟的毛细血管网,仅由一层内皮细胞组成,缺乏肌层和结缔组织支持,因此,当缺氧致脑血流自我调节功能受损时,易因血压波动而出血。生发基质接受来自大脑前动脉的一根分支即所知 Heubner 动脉的血供,其余血供来源于前脉络膜动脉和外侧条纹动脉的终末分支。深部白质静脉引流是通过一个短髓质静脉和常髓质静脉的扇形血管束进行的,血流从中进入生发基质,且随后汇入生发基质下方的终末静脉。Monro 孔水平室管膜下区域深部静脉循环构成"U"回路。生发基质－脑室内出血（germinal matrix hemorrhage-intraventricular hemorrhage,GMH-IVH）并发脑实质病变的解剖分布提示静脉梗死是因为这一静脉梗阻。血液可以充满部分或整个脑室系统,通过 Monro 孔、第三脑室、中脑导水管、第四脑室,以及 Luschka 和 Magendie 孔,最终在颅后窝的脑干周围汇集。

2. 血流和血管因素

早产和出现呼吸窘迫综合征是 GMH-IVH 的主要风险因素。最佳的一致性假设是脆弱的未成熟解剖、血流动力学不稳定和出血倾向等新生儿固有的综合因素引起的 GMH-IVH。新生儿血小板有储存池缺陷,而新生儿内皮组织释放物质倾向于血管扩张性物质。大多数病例中,新生儿脑血流量降低,诸如缺氧、酸中毒等损害易干扰其自身的调节功能,如果有呼吸性疾病,更容易发生这种情况。受损的自身调节功能使脑循环成为"压力－被动"性,失去对血压剧烈波动或变化的保护。当全身血压升高时,脑血流增加,生发基质血管易破裂导致脑室内出血;当全身血压降低时,脑血流减少,导致脑室周围动脉边缘带和大脑白质末梢带的缺血及脑室周围白质软化（PVL）的发生。二氧化碳潴留、人工通气、缺氧、低血糖、贫血及癫痫发作也会改变脑血流。这些都涉及 GMH-IVH 的发生。

【临床特点】

脑室内出血:早产儿发生脑室内出血的危险期为出生后前3～4天, 25%～40%发生在生后6 h内,50%发生在生后24 h内,4～5天后发生的脑室内出血不到5%。脑室内出血可有3种基本类型:急剧恶化型、断续进展型和临床寂静型。其中寂静型最为常见,占脑室内出血病例的50%;断续进展型其次,症状在数小时至数天内断续进展,出现自发性全身运动变化,可能有微小型癫痫发作和眼偏斜或咋舌发出声响;急剧恶化型可在数分钟至数小时内迅速恶化,此型最为少见,但临床症状也最严重,新生儿临床状况突然发生恶化,包括对氧或通气需求量增加、血压下降和(或)外周的花斑、苍白、喂养不耐受和酸中毒。这种病情变化不是特异性的,但是如果伴有血细胞比容的下降、临床发生癫痫且囟门饱满则强烈提示 GMH-IVH。

脑室内出血的并发症包括进行性出血后脑室扩张(PHVD)和脑室周围出血性梗死(PHI)。PHVD 可缓慢进展也可迅速进展。65% 的缓慢进展 PHVD 可以自发停止,30% ~ 35% 的 PHVD 可在几天到几周内迅速进展。PHI 发生在 15% 左右的脑室内出血病例中,这种脑室周围白质的大面积出血性坏死现在被认为不是脑室内出血的进展而是髓静脉和终末静脉的梗死,通常位于侧脑室外角背外侧,多为单侧性。损害广泛者可涉及整个脑室周围的白质从额叶直到顶–枕区;也可呈局灶性。

【诊断】

早产儿发生任何异常的中枢神经系统症状或突然发生无法解释的全身病情恶化都是进行头颅影像学检查的适应证。

1. 头颅超声　是一种能诊断 GMH-IVH 并研究其随时间进展的可靠、便携且廉价的无创检查技术,50% 的脑室内出血病例发生在生后 6 ~ 12 h,对存在脑室内出血高危因素的婴儿应在生后第 1 天进行超声检查。检查的最佳时机是第 1 周末(生后 4 ~ 7 天),出血患儿的检出率可达 90% ~ 100%,但是需要进行反复的影像学检查来可靠地发现所有病变。可通过尾状核和脑室之间的高回声区识别生发基质出血,其经过 2 ~ 4 周后转变为一个囊性病变,并最终消失。可通过正常透声的脑室中存在一高回声结构来识别脑室内出血。当侧脑室内的出血量不多时,通常难以区分 GMH-IVH 还是 GMH 合并小型脑室内出血,大型脑室内出血易于识别,且在几周内脑室扩张。

2. 实验室检查　腰椎穿刺检查发现 20% 以上脑室内出血患儿的脑脊液正常。脑脊液初期改变为红细胞和白细胞计数升高,蛋白浓度增加。脑脊液蛋白升高的程度几乎与出血的严重程度相关。脑室内出血和外伤性脑出血难以鉴别。出血后数天内脑脊液呈黄色,葡萄糖浓度降低。通常脑脊液中白细胞和蛋白浓度持续增高、葡萄糖浓度持续降低,与脑膜炎的脑脊液变化相似,此时可进行细菌培养以鉴别。

出生 1 天后有核红细胞绝对计数增高可作为即将发生或已存在严重 GMH-IVH 的依据。

【处理】

1. 产前预防

(1)避免早产。

(2)产前转运。

(3)资料显示产程活跃可能是早发脑室内出血的危险因素,而剖宫产手术具有保护作用。产程活跃期前行剖宫产手术虽对脑室内出血发生率无影响,但可降低重度脑室内出血的发生率及发展为重度脑室内出血的概率。

(4)吲哚美辛可增加坏死性小肠结肠炎、脑室内出血、呼吸窘迫综合征和支气管肺发育不良的发生率,因此应尽可能避免在分娩镇痛时使用该药。

（5）出生前药物干预：

①产前应用皮质激素：几个大型多中心研究已经证实，产前应用皮质激素确实可降低GMH–IVH的发生率。其预防GMH–IVH的机制可能是皮质激素增加血管完整性、减少肺透明膜病及改变细胞因子产物等诸多作用的联合效应。尽管产前母亲单个疗程糖皮质激素能降低早产儿脑室内出血的发生率，但多个疗程的糖皮质激素应用对脑的生长和发育的不利影响已经引起了人们的忧虑。

②苯巴比妥：多中心研究未能证实母亲产前应用苯巴比妥（分娩前24 h）可降低早产儿脑室内出血的发生率，因此目前并不推荐。

2. 产后预防

（1）避免出生时窒息。

（2）避免血压波动过大。

（3）避免快速、过度扩容和高张液体输注。

（4）及时、谨慎应用心血管药物预防低血压。

（5）纠正酸碱失衡。

（6）纠正凝血异常。

（7）避免不同步的机械通气。

（8）脐动脉导管采血使脑血流波动，可导致GMH–IVH。

（9）现有资料提示，表面活性物质治疗可引起脑血流速度和脑血流量一过性增加、脑电波抑制，但作用一般不明显。目前大多数研究发现，表面活性物质对预防GMH–IVH有积极作用。产前皮质激素和产后表面活性物质的联合应用可能有协同作用。

（10）产后药物干预。下列方案尚未证实是否安全、有效。

①吲哚美辛：1994年Ment等报道小剂量吲哚美辛能显著降低GMH–IVH的发生率和严重程度，但对预防早发性GMH–IVH及其扩张无效。随后的综述和报道对吲哚美辛预防GMH–IVH的作用进行了大量讨论。有报道指出，吲哚美辛可降低脑血流量，但同时也发现治疗组和非治疗组患儿在神经系统远期预后方面并无差别。

②维生素E：应用的时机、剂量和用法尚有争议。

3. 急性出血期的治疗

（1）一般支持疗法可保证正常血容量和酸碱平衡稳定。

（2）避免动静脉血压波动过大。

（3）连续影像学随访（超声或CT扫描）动态监测脑积水进展。

4. 预防出血后脑积水（PHH）

（1）连续腰穿：几个随机对照试验发现，支持疗法联合连续腰穿与单独给予支持疗法治疗GMH–IVH之间并无差异。

（2）脑室内纤溶治疗（组织型纤溶酶原激活物、尿激酶及链激酶）：初步研究结果令人鼓舞，但仍须进一步研究。GMH–IVH新生儿脑脊液纤溶酶原含量较未出血者低下，因而脑室内纤溶治疗的前景可能受到低纤溶酶原浓度的限制。

【预后和结局】

1. 短期效果　与 GMH-IVH 的严重程度有关,轻至中度患儿死亡率及 PHH 发生率分别为 5%～10% 和 5%～20%,重度患儿（血液充盈脑室）分别为 20% 和 55%,重度患儿伴脑实质受累者分别约为 50% 和 80%。

2. 主要远期神经系统后遗症　主要取决于脑实质受累范围,出血程度较小患儿后遗症的发生率为 5%～10%（较未出血者轻度增高）,而严重出血患儿为 30%～40%,脑实质受累者高达 100%。

（1）预后不良的标志包括重度 GMH-IVH、持续或一过性脑室扩大、持续或一过性脑实质内回声密度增强、囊性脑室周围白质软化,颅中线偏移。脑室内出血的三联损害、持续或一过性脑室扩大、持续或一过性脑实质内回声密度增强,有相似的伤残 OR 值 65,而单独生发基质出血或 GMH-IVH 时为 4.6。

（2）重要运动和认知功能缺陷的发生率在广泛脑实质内回声密度增强者较之局限者显著增加。由于整合相关通路、精细运动协调和加工能力受到损伤,认知功能可能受到损害。

（3）运动缺陷与脑实质内回声密度增强部位有关,通常表现为痉挛性轻偏瘫,或者不对称的四肢轻瘫。纵向研究证实,生后最初 2 年内运动缺陷可有明显恢复,特别是轻度脑室内出血患儿。

（4）脑室扩大或脑室周围白质损失扩大并累及纹状体和纹状体旁皮质者可有视觉受损。

（5）听放射损伤可导致听力受损。

（6）一些研究已经证实,GMH-IVH 高危儿即使无出血或出血轻微,到 5～8 岁时仍会面临伤残增加的危险,故应进行周期性的随访评估直至学龄期。

（7）预后一般或良好的标志如下。

①低 IVH 分级。

②新生儿从重症监护病房出院时超声检查正常。

③无脑室扩张。

④无脑室周围白质损伤。

⑤新生儿住院期短。

⑥社会和环境状况好。

第七节　缺氧缺血性脑病

围生期窒息所致缺氧缺血性脑病（hypoxic ischemic encephalopathy, HIE）为新生儿期危害最大的常见病之一,常引起新生儿的死亡和其后神经系统的发育障碍。估计有 0.2%～0.4% 的足月儿和 60% 的早产儿或小于胎龄儿遭遇围生期窒息,其中 10%～60% 可在新生儿期死亡,25% 的成活儿可呈现永久性脑损害如癫痫、脑瘫、智力低下、学习困难及视听障碍等临床后遗症。我国每年出生的新生儿中,则有 7%～10%（140 万～200 万）的新生儿发生窒息,其中约 33% 的窒息儿死亡，30 万左右的窒息儿出现不同程度的残疾，后果十分严重。

【病理生理】

主动分娩宫缩期，子宫内压超过 4.0 kPa（30 mmHg），子宫绒毛间隙灌注受到影响，一过性地阻断胎盘气体交换。健康胎儿胎盘单位可以适应这一变化，产生短于 60 s 的收缩期，且相互之间有足够的延缓期（2～3 min）。

可能会发生严重的宫内窘迫，一些表现为急性缺氧缺血性损伤，其他表现为慢性损伤和慢性损伤的急性发作。

（1）脐带循环中断（例如，脐带受压或脐带脱垂）。

（2）胎盘血气交换改变（例如，胎盘剥离、胎盘功能不足）。

（3）母体胎盘灌注减少（例如，母亲低血压或者高血压）。

（4）母体氧合受损。

（5）出生后无法建立足够的心肺循环。

上述原因均可以造成新生儿缺氧缺血，然而脑缺氧缺血损伤的机制十分复杂，很多机制尚未能明了。脑缺血缺氧损伤一般经历原发损伤和再灌注损伤（继发损伤）两个阶段，其间隔时间 30 min 至 72 h 不等。间隔时间的长短和损伤严重性及细胞死亡数量有关。

【病因】

研究证实，再灌注损伤是引起新生儿神经系统并发症的最主要原因之一。

1. 原发性神经元损伤　缺氧缺血性损伤过程中，细胞内能量减少，对细胞膜功能造成重大影响。神经受体门控失效造成离子流紊乱，过量的钠、钙和水进入细胞内，导致细胞毒性神经元损伤和原发性神经元死亡。

2. 再灌注损伤（继发性损伤）　当脑循环恢复正常灌注后，随着氧供的恢复，临床上常出现症状恶化或不典型的惊厥发生，MRS 显示 PCr/Pi 比例再次显著降低。其机制尚不完全清楚，目前认为是脑内出现继发能量衰竭、继发钙内流增加、自由基进一步形成等多因素造成的。

【类型】

缺氧缺血后，当血液输送的底物无法满足代谢需求时，细胞将发生死亡。损伤的模式取决于窒息性损伤的严重程度（完全性或部分性）、时机和病程（急性或慢性）、脑发育成熟度和易损性局部变化（根据局部血管因素等）。

1. 脑水肿　24～48 h 内，脑组织可发生肉眼可见的水肿，影像学或死后检查可见脑回显著扁平增宽和脑沟消失。

2. 选择性神经元坏死　这是足月儿缺氧缺血后观察到的最常见病变，通过散发模式影响神经元，通常在灰质中广泛分布。第Ⅲ和第Ⅳ层大脑皮质和海马区特别易受损。这可能反映了不同皮质结构不同的代谢率。

3. 基底节和脑干损伤　这种损伤模式常见于急性完全性窒息，而不是慢性部分性窒息。认为基底节损伤引起了缺氧缺血后存活者中所见的运动障碍性脑瘫。

4. 旁矢状区损伤　这是一种以大脑前、中和后动脉为分水岭的累及大脑皮质和皮质下白质的缺血性损伤，引起旁矢状区分布，通常为对称性。

5. 白质损伤　缺血引起早产儿的脑室周围白质软化，当足月儿发生缺血性白质损伤时，通常引起皮质下白质软化。

6. 局部脑梗死 大脑主动脉梗死,最常见为左侧大脑中动脉,多见于没有产时窒息证据的婴儿。

【临床表现】

临床可以通过观察患儿的意识状态、反应性、脑神经功能、原始反射、动作和肌张力及有无惊厥等来判断 HIE 的轻重程度。

1. 意识状态

(1)正常:易被唤醒且能保持较长时间的清醒称为意识状态正常。

(2)轻度意识障碍:新生儿容易唤醒,但仅能保持短暂的清醒时称为嗜睡。新生儿可以唤醒,但醒来迟迟且不能保持清醒状态时称为意识迟钝。

(3)严重意识障碍:患儿昏睡,仅疼痛刺激可引起缩腿反应时称为浅昏迷;疼痛刺激亦不能引起任何反应时称为昏迷。

2. 反应性

(1)兴奋:轻度 HIE 患儿常呈过度兴奋状态,表现为易激惹,对刺激的反应过强,肢体颤动,以及自发性拥抱反射增多等。

(2)抑制:中度以上脑缺氧缺血性损伤患儿常呈抑制状态,表现为表情淡漠,肢体无自发活动,对刺激的反应低下,以及各种原始反射如吸吮、拥抱反射不易引出或引出不完全。

3. 脑神经 32 周以上的早产儿有稳定的瞳孔对光反射。轻度 HIE 常出现瞳孔放大,中度以上 HIE 表现为瞳孔缩小,对光反射迟钝或消失,反映了交感和副交感神经功能不良。出现瞳孔改变,眼动、吸吮力及咳嗽等反射的消失常提示有脑干损伤,常伴呼吸节律不整、呼吸暂停,甚至呼吸衰竭。

4. 动作和肌张力 观察患儿的自发动作或轻轻抚摸以刺激患儿,可观察患儿四肢活动的情况及活动是否对称。检查肢体对于被动伸直的抵抗,可了解患儿的位相性肌张力。轻度 HIE 患儿的肌张力可正常,且无其他明显的临床症状。部分轻度 HIE 患儿,其肌张力可增高,提示有肌肉的早期痉挛。中度以上 HIE 患儿,其肌张力则多减低或呈严重低下,提示大脑皮质呈抑制状态。从动作和肌张力状态,可间接推测患儿可能属于何种脑缺氧缺血的病理改变类型。

(1)矢状旁区损伤患儿可呈肢体无力,其无力程度近端较远端、上肢较下肢更明显。

(2)一侧大脑中动脉梗死可引起损伤对侧的肢体偏瘫和局灶性惊厥。

(3)严重双侧脑动脉梗死可出现四肢麻木。

(4)脑室周围白质软化的早产儿可呈现下肢活动减少和软弱无力。

(5)选择性神经元坏死的患儿可出现严重的肌张力降低、迟钝和昏迷。

(6)大脑皮质功能不全表现为颈肢反射持续存在。

5. 惊厥 HIE 常是新生儿惊厥最常见的原因,一般在生后 12～24 h 发生,应用抗痉挛药物常难以控制。

【诊断】

识别新生儿缺氧缺血性脑病需要详细的病史和全面的体检及正确的辅助检查。神经系统的影像学检查及诊断有助于判断损伤的程度及预后情况。

1. **病史** 有明确的围生期缺血史。

（1）有明确的可导致胎儿宫内窘迫的异常产科史，以及严重的胎儿宫内窘迫，表现胎心 ＜100 次/分，持续 5 min 以上，和（或）羊水Ⅲ度污染，或者在分娩过程中有明显窒息史。

（2）出生时有重度窒息，指 1 min Apgar 评分＜3 分，并延续至 5 min 时仍＜5 分，和（或）出生时脐动脉血气 pH＜7。

（3）出生后不久出现神经系统症状，并持续至 24 h 以上，如意识改变（过度兴奋、嗜睡、昏迷）、肌张力改变（增高或减弱）、原始反射异常（吸吮、拥抱反射减弱或消失）、惊厥、脑干征（呼吸节律改变、瞳孔改变、对光反射迟钝或消失）和前囟张力增高。

2. **体格检查**

（1）意识状态：呈嗜睡、迟钝或昏迷。

（2）反应性：呈过度兴奋或抑制。

（3）脑神经：瞳孔增大或者缩小，对光反射迟钝或消失，吸吮反射减弱或消失，呼吸节律改变，甚至呼吸衰竭等脑干损伤症状。

（4）动作：自发动作增多或减少，或表现肢体无力或不对称。

（5）肌张力：肌张力增强、减弱或放松。

（6）原始反射：原始反射引出不全或未能引出。

（7）惊厥：成轻微型、局灶型、多灶型或肌阵挛型等惊厥类型；严重者呈惊厥持续状态。

3. **脑电图（EEG）** 脑电图变化的发展可以为缺氧缺血脑损伤严重程度提供信息，任何一种脑电图的异常都意味着特定的病理改变。产后第 1 h 识别脑电图的异常有利于脑保护剂的选择使用。

4. **计算机断层扫描（CT）** 在头 2 周内进行大脑 CT 扫描，表现分为正常或密度降低（进一步分为局灶性、弥散性和广泛性）。弥散性和广泛性密度降低表明预后不良。其他研究相关性低，除非在头一周后再进行扫描。

5. **超声** 已证实超声对于发现早产儿生发基质－脑室内出血（GMH-IVH）和缺血性病灶是最有用的，也可用于窒息的足月儿。起初，可通过超声回声密度的广泛性升高、解剖标志消失、脑沟变模糊和脑室受压来识别脑水肿。足月儿在 24 h 内可看到正常"缝隙样"的脑室，只要持续 36 h 以上，则视为异常。出现水肿不是一个有用的预后性体征，但是后来的超声表现与神经发育学预后不良有关，包括双侧回声一致的丘脑，这表明基底节存在严重的缺氧缺血性损伤，弥散性实质回声高密度（认为反映神经元坏死）；多灶型囊肿性变，脑室周围高回声及脑室扩大伴皮质萎缩。但超声检测窒息的重大局限性是对皮层和脑干选择性神经元坏死无法评估。

6. **磁共振成像** 是对足月或早产儿缺氧缺血性脑病评估最有价值的检查，其优点如下。

（1）对新生儿无辐射作用。

（2）对脑皮质深层组织（如基底节和丘脑）和皮质脊髓束的解剖学显像优于 CT。

（3）可清楚显现窒息后脑损伤神经髓鞘化延迟的情况。MRI 可以为窒息损伤的时间和过程提供信息。神经髓鞘化延迟不能预见神经发育的长期结果。

（4）可能是诊断轻到中度缺氧脑损伤的最佳手段，它还可以看出小脑和脑干的隐匿性损伤。

（5）可以为嗜睡或昏迷的新生儿发现其他疾病提供线索（如代谢性或神经变性疾病）。

（6）有经验的技术人员可以在损伤后的 24 h 内就发现缺血病灶。

（7）MRI 可以鉴别部分窒息或是缺氧。

部分窒息：损伤是由原发的轻到中度的低氧或低血压引起。脑灌注最少的部分易受累，易患性与脑成熟度有关（如在早产儿是脑室前白质部位，而在足月儿是"分水岭"处）。

缺氧：损伤是心肺停止或严重低血压的结果。脑损伤的体积与损伤持续的时间有关；长时间的心脏停搏（≥25 min）会累及整个大脑；没有达到 25 min 的损伤类型则与胎龄有关：胎龄 26～32 周丘脑外侧受累；34～36 周豆状核和海马及运动皮质周边受累；40 周时从内囊到运动皮质的脑脊束受累；更重或长时间的损伤会累及视神经束。

（8）可以证实窒息损伤后遗症的解剖结构，所以有预测价值。在出生后 3 个月复查 MRI 可以全面显示脑损伤。

7. 诱发电位（听觉、视觉和躯体感觉）　在出生后的第 1 h 检查可以帮助选出需要使用神经保护药物的患儿，诱发电位有预诊中枢神经损伤部位的作用。

【治疗】

1. 最好的处理办法就是预防　首先要判断在产程或分娩时是否存在低氧缺血的损伤。

2. 快速复苏　任何在出生时呼吸停止的患儿必须立即复苏，因为难以判断是原发呼吸暂停还是继发呼吸暂停。

（1）维持足够的通气：用辅助通气频率来维持二氧化碳的生理水平。高碳酸血症可以进一步加重脑细胞内的酸中毒并使脑血流的自主调节功能丧失，而低碳酸血症在早产儿往往与脑室周围白质软化、在足月儿与晚发的感觉性听力丧失有关。

（2）维持足够的氧合：避免低氧所引起的脑血流下降和血管闭塞改变而导致的进一步脑损伤。

（3）维持足够的灌注：维持相应妊娠时间和体重的正常血压，往往使用扩容剂和增加心肌收缩力的药物。随着脑血管自主调节能力的丧失，避免血压过高或过低是非常重要的。

（4）纠正代谢性酸中毒，慎用扩容剂。首先要维持组织的灌注。当心肺复苏时间较长而效果不佳时可以使用碳酸氢钠，但它可以引起高碳酸血症、细胞内酸中毒和乳酸增加。

（5）维持正常的血糖水平（4～6 mmol/L）可以为脑代谢提供足够的能量。为了不引起高渗和脑内乳酸水平的增高要避免高血糖。

（6）控制惊厥发作：①药物治疗可选苯巴比妥通常用到脑电图正常或惊厥不发作≥2 个月方能停用。预防性使用仍有争议。②如果治疗剂量的苯巴比妥、地西泮和劳拉西泮使用后惊厥持续，可以使用苯妥英钠。

（7）防止脑水肿：避免严重脑水肿的关键是控制液体量。少到中量的限制补液（60 mL/kg）即可。如果脑水肿严重，可进一步限制补液到 60 mL/kg。注意观察有无抗利尿激素分泌失调。糖皮质激素和高渗剂不建议使用。

3. 新的有潜力的治疗方法应着眼于预防窒息后引起的迟发型神经元死亡　在急性窒息后 6～12 h 的"时间窗"，使用脑保护剂治疗可以减少或预防脑损伤。脑保护的程度是由胎儿脑的基本状况决定的。

（1）镁对 N- 甲基 –D- 天冬氨酸型的谷氨酸受体有抑制作用并通过竞争钙离子通道阻断低氧时的钙离子内流。但可诱发呼吸暂停，大剂量可增加低血压的风险。所以使用硫酸镁也是有争议的。

（2）预防自由基的形成：Van Bel 的研究（1998 年）发现别嘌呤醇可减少重度窒息新生儿自由基的形成并增强脑电活动。另外，别嘌呤醇还减少了非蛋白铁（氧化剂）。

实验中发现用空气来心肺复苏的婴儿恢复快（以哭第一声的时间、5 min 评分和呼吸的类型为指标）。用 100% 氧来复苏的新生儿的生化改变提示氧化应激延长至生后第 4 周时。

（3）抑制一氧化氮的生成：血浆中一氧化氮水平的增加是脑损伤严重程度和神经系统预后的指标。

（4）选择性脑部低温：减少高能磷酸盐的降解可对脑起保护作用。脑内乳酸水平下降时磷酸肌苷和三磷腺苷水平不变。选择性的脑降温和轻度全身降温合用在窒息患儿中是安全的。

（5）对一个有可能出现缺氧缺血性脑病后遗症的患儿，为了预防或减少脑损伤必须在出生后立即治疗。

【预后】

大多数围生窒息存活儿不会有后遗症。调查发现所有缺氧缺血性脑病的儿童死亡率为12.5%，神经系统障碍 14.3%，两者相加大于 25%。胎心率抑制、羊水胎粪污染、Apgar 评分持续低值、低头皮或脐血 pH 以及出生后立即出现的神经系统抑制表现都意味着新生儿有临床情况。然而它们作为判断神经系统预后的指标并不令人满意，尤其单独评价时。另外，环境、心理、行为及发育会显著影响远期的预后。

1. 与神经系统后遗症增加相关的特征

（1）出生后 20 min Apgar 评分 0 ～ 3 分。

（2）存在多脏器功能衰竭，尤其在出生 24 h 后仍持续少尿。

（3）存在严重的新生儿神经系统综合征重度缺氧缺血性脑病（Sarnat 分级 Ⅲ 级）的死亡率达 80% 以上。即使存活，也存在多发功能障碍，包括痉挛性脑瘫、严重的智力发育迟缓、失明、癫痫发作。中度受累的患者（Ⅱ级）预后随其临床持续的时间和神经情况而定，时间大于5 天分级仍为 Ⅱ 级，表明预后不良。

（4）新生儿神经系统异常在 1 周消失并恢复正常的乳头喂养是预后良好的标志。

（5）新生儿惊厥的存在，尤其在出生后 1 h 内发作并难以控制者。

（6）MRI 异常在出生后 24 ～ 72 h 就可以发现异常的表明预后差，与分娩方式无关。相反，即使是严重窒息的患儿若 24 ～ 72 h MRI 正常，也表明预后良好。在 36 名 Sarnat 分级 Ⅱ 级的缺氧缺血性脑病患儿中，33 名内囊后肢有异常信号，提示预后不良。数月后重复该检查，若发现迟发型髓质形成和结构损害，则有更高的预测不良结果的价值。

（7）EEG 异常程度与持续时间：出生后数天脑电图正常或轻微异常与预后正常显著相关，脑电图中重度异常则与预后不良显著相关。任何一天的暴发抑制波或等电位波的出现或出生后 12 天仍持续脑电图抑制也与不良预后相关。出生后第 7 天脑电图恢复正常则与预后正常相关。早期（出生后 1 天内）脑电图检查正常或几乎正常则是提示神经系统发育良好的强有力指标,即使是一个"昏迷"的新生儿也如此。

（8）脑干功能持续异常的患儿通常无法长期存活。

（9）躯体感觉诱发电位正常提示预后良好的可能性更大。出生后1周内视觉诱发电位异常或任何时间视觉诱发电位缺失均提示足月儿窒息后预后不良。

（10）多数产前或产后窒息的儿童听力是正常的。那些有神经发育不良后遗症的儿童较易出现外周性听力缺失和中心性听觉诱发电位异常,提示喙状脑干部位功能障碍。

（1）小头畸形：3月龄患儿出现小头畸形是神经系统发育不良的表现。而生后4个月内头围比（HC ratio,指实际HC/该年龄的HC×100%）减少>3.1%则提示该患儿18个月前出现小头畸形的可能性很大。头围增长速度正常与否和MRI显示脑白质改变正常与否可能是评估神经系统发育不良与否的更好的指标。

2. 其他　比起轻度的缺氧缺血性脑病存活儿和正常儿,中度的缺氧缺血性脑病无肢体残疾存活儿在阅读、拼写和计算能力更差,更难注意力集中和短时间记忆。

第八节　新生儿惊厥

惊厥是新生儿期的常见症状,是神经功能不良最典型的表现。临床上将惊厥定义为神经功能（即行为、运动和自主功能）的发作性改变。国外报道新生儿惊厥发病率为活产婴儿的0.15%～1.4%。国内报道住院新生儿惊厥的发生率为4.5%～14.5%,早产儿远高于足月儿。

【病理生理】

中枢神经系统神经元钠离子内流时发生去极化,复极时钾离子外流。过度去极化时,因过度同步化放电即产生惊厥。2001年Volpe提出了过度去极化的4个可能原因：①因能量代谢障碍导致钠钾泵衰竭;②兴奋性神经递质相对于抑制性递质过剩;③抑制性神经递质相对于兴奋性递质缺乏;④神经元细胞膜通透性改变导致钠转运障碍。然而,新生儿惊厥的基本原理尚未明确。

【病因】

新生儿惊厥有许多原因,但对大多数患儿来说病因相对集中。所以,这里只讨论惊厥的常见原因。

1. 围生期窒息与缺氧缺血性脑病　是新生儿惊厥最常见的原因。多数病例发生在生后24 h内,在12 h内≥50%,并可能进展为明显的癫痫。早产儿惊厥表现为全身性强直发作,而足月儿惊厥表现为多灶阵挛性发作。两种形式都常伴有轻微发作型。

2. 颅内出血　占新生儿惊厥的10%。蛛网膜下腔、脑室周围或脑室内出血均可能为缺氧后脑损伤的表现并可导致新生儿惊厥。出血部位、惊厥表现与胎龄相关。在足月儿出血后惊厥常与原发性蛛网膜下腔出血相关,硬膜下出血少见。硬膜下出血一般与外伤、难产或分娩损伤有关。早产儿出血常表现为脑室内出血或脑室周围出血梗死。

（1）蛛网膜下腔出血:原发性蛛网膜下腔出血患儿,惊厥常发生于生后第2天,发作间期表现良好。

（2）脑室周围或脑室内出血：根据出血的严重程度，室管膜下生发基质出血所致的脑室周围或脑室内出血可伴有轻微发作型惊厥、去大脑体位或全身强直发作。

（3）大脑表面的硬膜下出血导致惊厥部分性发作或局部大脑受损征象。

3. 新生儿脑卒中　系脑局部缺血损伤，惊厥是脑卒中的最常见表现，发生率约 1/4 000 活产儿。大多原因不明。

4. 代谢异常

（1）低血糖症：常见于宫内发育迟缓、糖尿病母亲婴儿（IDMs）、围生窒息。低血糖可作为某些先天性代谢异常或高胰岛素血症的显著特征，但很少见。低血糖持续时间和初始治疗时间可影响惊厥的发生。IDMs 惊厥相对少见，可能是因为低血糖持续时间较短。

（2）低钙血症：见于低出生体重儿、IDMs、窒息新生儿、DiGeorge 综合征患儿和甲状旁腺功能亢进母亲的婴儿，常合并低镁血症。

（3）低钠血症：发生于不适当的液体疗法或抗利尿激素不适当综合征。

（4）高钠血症：见于母乳喂养婴儿摄入不足、碳酸氢钠用量过大或浓缩奶方稀释不当所致的脱水。

（5）其他代谢性疾病：

①维生素 B_6 依赖性惊厥：对抗惊厥药物有抵抗性，患儿在宫内即可有惊厥，出生时常伴有胎粪污染，临床表现类似于新生儿窒息。

②氨基酸疾病：氨基酸代谢障碍的惊厥患儿常有其他神经系统异常表现。高氨血症和酸中毒是氨基酸代谢障碍的共同临床表现。

5. 感染　继发于细菌或非细菌病原的新生儿颅内感染可发生于宫内、围生期或产程中的即刻感染。

（1）细菌感染：B 群链球菌、大肠埃希菌、李斯特菌感染所致的脑膜炎在出生后第 1 周常伴有惊厥。近年来，由机械通气、动静脉置管等所导致的医院性感染增多，临床可出现反应差、肌张力异常、惊厥，须引起重视。

（2）非细菌感染：非细菌性病原如弓形体病、单纯疱疹病毒、巨细胞病毒、风疹和柯萨奇 B 病毒感染均可导致颅内感染和惊厥，一般出现在出生后前 3 天。

6. 撤药综合征　母亲的 3 种用药史可导致婴儿被动成瘾和撤药综合征（有时伴有惊厥）。这 3 种药物是止痛剂如海洛因、美沙酮、右丙氧芬（盐酸丙氧酚），镇静催眠药如司可巴比妥以及乙醇。

7. 胆红素脑病　临床表现为重度黄疸、反应差、拒食、惊厥、角弓反张等，常有溶血、早产、低蛋白血症、缺氧、感染、酸中毒等高危因素。

【临床表现】

新生儿大脑神经胶质增生、神经元迁移、轴突和树突连接建立、髓鞘磷脂形成不完善。由于新生儿神经解剖和神经生理发育的差异，新生儿惊厥的表现不同于年长儿。根据临床表现，惊厥分为 4 种类型：轻微发作、阵挛、强直和肌阵挛发作。

1. 轻微发作　这种惊厥不呈明显的阵挛、强直或肌阵挛发作，在早产儿比足月儿中更常见。通过脑电图识别的轻微发作型惊厥则更普遍。惊厥动作包括伴或不伴惊跳的眼球强直性斜视、眼睑眨动或凝视,吸吮、咂嘴或流涎,游泳、划船或蹬踏样动作和呼吸暂停。伴脑电图改变的呼吸暂停称为惊厥性呼吸暂停,它不同于非惊厥性呼吸暂停(败血症、肺部疾病或代谢异常所致),后者缺乏脑电图改变。惊厥发作的呼吸暂停常伴有或先于其他轻微发作形式。呼吸暂停似乎较少作为早产儿惊厥的一种表现形式。

2.**阵挛发作** 在足月儿中较早产儿常见,一般有脑电图改变。阵挛发作有两种形式。

(1)局灶性发作:明显局灶性、节律性、缓慢、抽动样动作,累及一侧身体的面部、上肢、下肢或颈部、躯干。发作时或发作后患儿常并未丧失意识。

(2)多灶性发作:身体几个部位相继按照非杰克逊形式发作惊厥(例如左臂惊跳,继而右腿惊跳)。

3.**强直发作** 主要发生于早产儿。强直发作有2种形式。

(1)局灶性发作:一侧肢体持续保持一种姿势,躯干、颈部或两者同时保持不对称体位。一般伴有脑电图改变。

(2)全身性发作:更为常见。表现为上肢和下肢强直性伸直(同去大脑姿势),但也可表现为上肢屈曲强直、下肢伸直(同去皮质姿势)。脑电图改变不常见。

4.**肌阵挛发作** 见于足月儿和早产儿,特征表现为单次或多次惊跳样动作。肌阵挛发作有3种形式。

(1)局灶性发作:典型者累及上肢屈肌,与脑电图发作性活动一般不相关。

(2)多灶性发作:表现为身体几个部位的非同步颤搐,与脑电图发作性活动一般不相关。

(3)全身性发作:表现为上肢、有时伴有下肢双侧屈肌的惊跳样动作,大多与脑电图发作性活动相关。

注意:区别抖动和惊厥很重要。抖动不伴有异常眼球运动,被动屈曲可终止发作。抖动对刺激敏感,且为非惊跳样运动。

【诊断】

1.**病史** 患儿从其他医院转运至三级保健机构时常难以获得完整的病史,因而医师必须努力设法获得相关的病史资料。

(1)家族史:代谢缺陷和良性家族性新生儿惊厥者常有新生儿惊厥家族史。

(2)母亲的用药史:对患儿麻醉药物撤药综合征的诊断很重要。

(3)分娩史:包括母亲分娩镇痛、分娩方式和过程,胎儿产时状况、窒息复苏措施的详细资料。母亲孕期感染史可作为惊厥患儿宫内感染的参考。

2.**体格检查**

(1)神经系统体检之前应先进行全身体格检查。下列检查项目应作为重点:①孕龄;②血压;③皮肤损伤;④肝脾肿大。

(2)神经系统评估项目应包括警觉性、脑神经、运动功能、新生儿原始反射和感觉功能。特别要注意前囟大小和质感、视网膜出血、脉络膜视网膜炎、瞳孔大小和对光反应、眼外肌运动、肌张力变化及原始反射情况。

(3)对惊厥的描述:惊厥发生时,应予详细描述,包括起始部位、播散、性质、持续时间和意识状况。要特别注意轻微发作性惊厥。

3. 实验室检查　在实验室检查项目的选择和排列中，必须参考病史、体格检查，并注意查找常见和可治疗的病因。

（1）血清生化检查：必须检查血糖、血钙、血钠、血尿素氮、血镁和血气分析。它们可提示惊厥的病因。

（2）脑脊液检查：细菌性脑膜炎若治疗延迟或不治疗则后果严重，故必须进行 CSF 检查。

（3）代谢性疾病：有新生儿惊厥家族史、患儿有特殊气味、牛奶不耐受、酸中毒、碱中毒，或惊厥发作时对抗惊厥药物无反应，此时应检查有无代谢异常。

①应检查血氨水平。

②应检查尿和血中氨基酸，尿还原物。

4. 放射学检查

（1）头颅超声检查排除脑室内出血或脑室周围出血。

（2）头颅 CT 扫描提供颅内病变的详细资料。CT 扫描帮助诊断脑梗死、出血、钙化和脑畸形。经验提示，足月惊厥患儿尤其是不对称惊厥者行 CT 扫描可获得有价值的资料。

5. 其他检查　惊厥发作期 EEG 可异常，发作间期 EEG 可能正常。然而不能为了获得发作期 EEG 而延迟其他诊断方法和治疗操作。最初几天的 EEG 对诊断具有较大的意义，此后将失去预后作用。即使惊厥表现轻微或使用神经肌肉松弛剂，EEG 亦能证实惊厥的存在。EEG 对已知惊厥形式的足月儿具有判断预后的价值。了解患儿的临床状况（包括睡眠状态）和用药情况对合理解释 EEG 较为重要。

【治疗】

由于反复惊厥可能导致脑损伤，故要求紧急处理。治疗方案依病因而定。

1. 低血糖者　应给予 10% 葡萄糖 2 ～ 4 mL/kg 静脉推注，继以 6 ～ 8 mg/（kg·min）持续静脉输注。

2. 低血钙者　给予葡萄糖酸钙缓慢静脉输注。如果血镁含量低于 0.75 mmol/L，应补镁。

3. 未发现潜在代谢原因者　习惯上，未发现潜在代谢原因时即可给予抗惊厥治疗。70%的新生儿惊厥可用负荷剂量的苯巴比妥控制。

（1）通常首次给予苯巴比妥。胎龄和出生体重均不影响苯巴比妥的负荷量和维持量。当单用苯巴比妥不能控制惊厥时，可加用其他药物。1989 年 Gilman 等发现，苯巴比妥连续给药可控制 77% 的早产和足月儿惊厥。Gilman 等建议若血清苯巴比妥浓度在 40 mg/mL 时仍不能控制惊厥，则需加用二线药物。

（2）许多临床医师第二步给予苯妥英钠治疗。

（3）EEG 监测时推荐使用维生素 B_6 试验性治疗。

（4）地西泮未广泛用于控制新生儿惊厥。作为第一线供选择的药物，它对新生儿惊厥并无协同控制作用。但是，8 例新生儿按 0.3 mg/（kg·h）持续静脉输注地西泮后，惊厥得到有效控制，所有患儿嗜睡但无须人工通气治疗。

（5）劳拉西泮静脉给药已被证实相当有效和安全，甚至可 24 h 内重复给药 4 ～ 6 次。

（6）静脉用咪达唑仑和口服卡马西平也被证实是有效的。

（7）副醛直肠给药是一种有效的抗惊厥方法。

4. 抗惊厥药物治疗的时间　抗惊厥治疗的理想期限尚未确定。虽然一些临床医师推荐长时间持续苯巴比妥用药,但也有人建议惊厥消失 2 周后即可停用。

【预后】

随着产科技术和现代新生儿重症监护的发展,新生儿惊厥的预后已得到改善。虽然死亡率从 40% 下降到 20%,但仍有 25% ～ 35% 的病例留有神经系统后遗症。预后随病因而异。低血钙抽搐患儿预后良好而继发于先天畸形的惊厥患儿预后差。症状性低血糖者死亡或出现并发症的危险性为 50%,而中枢神经系统感染者则为 70%。窒息的惊厥患儿预后不良发生率为 50%。17% 的惊厥新生儿以后有复发性惊厥。

第九节　新生儿高胆红素血症

【病因】

（1）胆红素产生增加。

（2）葡萄糖醛酸转移酶活性不足。

（3）胆红素“肠-肝循环”增加。

【临床表现】

1. 症状　全身皮肤、巩膜黄染,粪便色黄,尿色正常。

2. 体征　有原发病症状,如溶血可有贫血症状、肝脾大;严重者可并发胆红素脑病而致神经系统损害。

【辅助检查】

（1）血常规（含血型、网织红细胞、有核红细胞）、尿常规、粪常规、血气分析＋电解质。贫血、网状细胞升高可见于溶血性疾病及出血。

（2）血型血清学分析。

（3）红细胞直接/间接抗人球蛋白试验（Coombs 试验）和抗体释放试验。

（4）输血前四项。TORCH 筛查（酌情）。

（5）重症或有低氧血症者查心、肝、肾功能,凝血四项;至少每天查 1 次血气分析＋电解质,2～3 天查 1 次血常规。

（6）影像学检查:胸腹 X 线片,肝、胆、脾 B 超。

（7）重度黄疸者行脑干听觉诱发电位、脑电图检查。

（8）葡萄糖 -6- 磷酸脱氢酶（G-6-PD）活性测定、红细胞渗透脆性试验（酌情）、血红蛋白电泳（酌情）。

（9）怀疑细菌性感染者应做血、尿培养,宫内感染者做血清抗体检测。

【诊断】

根据临床表现和辅助检查即可确诊。

【鉴别诊断】

1. 新生儿肝炎　多发生在产前和产时感染,以病毒感染为主(巨细胞病毒、乙型肝炎病毒)。1 周后出现黄疸、大便色浅、小便色深、肝大、肝功损害。黄疸开始时间为生后数日至数周,持续 4 周或更长,以结合胆红素增高为主,为阻塞性黄疸及肝细胞性黄疸,黄疸和大便颜色有动态变化,转氨酶升高,应用激素可退黄。

2. 新生儿败血症　产前或产时存在感染高危因素、皮肤感染、脓疱疮、脐部感染等。多伴有体温或高或低,少吃、少哭、少动,黄疸开始时间为生后 3~4 天或更晚,持续 1~2 周或更长。早期以非结合胆红素增高为主,晚期以结合胆红素增高为主,为溶血性黄疸,晚期并肝细胞性黄疸,有感染中毒症状。

3. 先天性胆道闭锁　为肝后性黄疸,以结合胆红素升高为主,表现为初生时多未表现异常,常在 3~4 周被发现皮肤偏黄,日渐加深至黄绿色,巩膜黄、泪液黄,皮肤瘙痒,烦躁,大便淡、渐白色,晚期又略带黄色,外黄内白。由于肠壁胆红素浸入之故,肝脾大、硬,尽早手术治疗,凡胆淤汁超过 12 周,胆汁肝硬化时手术效果差。

【治疗】

1. 一般治疗

(1)护理:连续监测胆红素水平、中枢神经系统表现及各项生命体征,保持呼吸道通畅,维持内环境稳定。光疗中密切监测,注意不良反应的发生,如皮疹、发热、脱水、腹泻等。

(2)由护士对患儿的疼痛进行初始评估,存在风险时,应及时报告医师,进行相应处理和申请会诊。

(3)心理治疗:针对监护人的焦虑和(或)抑郁情绪做好安抚工作,取得监护人的信任和配合甚为重要。

2. 对症治疗　降低血清胆红素,减少胆红素生成。

(1)光疗:①光疗是降低血清未结合胆红素的有效方法,以波长 425~475nm 的蓝光疗效最好。双面光疗更有效,可依据病情选择连续或间断光疗。②注意事项:血清胆红素 >34.2 μmol/L 者不宜光疗,否则易出现青铜症;光疗会增加不显性失水量,需适当增加补液量;光疗会引起发热、腹泻、皮疹、维生素缺乏、血小板下降等不良反应。

(2)交换输血术。

(3)药物治疗:①苯巴比妥 5 mg/(kg·d),分 2~3 次口服。②大剂量丙种球蛋白,一般用于重症溶血病的早期,用量为 1 g/kg,4~6 h 静脉滴注。③白蛋白,一般用于生后 1 周内的重症高胆红素血症,用量为 1 g/kg。④中药治疗,可在排除葡萄糖 -6- 磷酸脱氢酶缺乏症后,使用茵栀黄中药。⑤维生素 B_2,光疗 2~3 天,可口服补充维生素 B_2。

3. 对因治疗　感染所致黄疸,酌情使用抗生素;母乳性黄疸可试停母乳 4~5 天。

【并发症及处理】

一旦并发胆红素脑病可遗留神经系统后遗症。对于病程血清总胆红素 >340 μmol/L 或出现疑似有神经系统症状者,应行脑干诱发电位及头颅 MRI 等相关脑功能评估。

【入院标准】

(1)血清胆红素值达到光疗及换血标准。

（2）疑并发胆红素脑病者。

【特殊危重症指征】

（1）严重黄疸,胆红素值达到换血标准者。

（2）有严重并发症,生命体征不稳定者。

（3）可疑胆红素脑病者。

【会诊标准】

（1）疑有其他基础病,如遗传代谢病、内分泌病等,请相应专科医师会诊。

（2）胆红素脑病,请神经康复科医师会诊。

（3）听力严重受损,请耳鼻咽喉科医师会诊。

【谈话要点】

（1）新生儿高未结合胆红素血症为新生儿期常见症状性疾病,多种因素均可致病。治疗的主要目的是维持胆红素在安全范围内,尽量避免胆红素脑病的发生。一旦出现胆红素脑病,尽管进行了治疗,仍可能留有永久性神经系统损害。

（2）光疗及换血治疗为降低胆红素的有效手段,但存在不同程度的不良反应。

（3）新生儿高胆红素血症病程一般为 5～7 天,复查血清胆红素稳定下降,暂停光疗 24～48 h 无明显反跳、血红蛋白稳定,则达出院标准。血清总胆红素 ＞340 μmol/L,属胆红素脑病的临界值,病程可延长,导致住院周期长、费用高。

（4）因诊断和治疗的需要,可能要对患儿做如下辅助检查:血常规＋网织红细胞测定、血型、多次肝功能、溶血病检查、G-6-PD 活性、输血前四项、血气分析、电解质、肝胆 B 超、头颅MRI、脑干诱发电位。

（5）住院期间,因治疗需要可能应用氧疗、光疗、换血治疗、输血及血制品（包括白蛋白、丙种球蛋白、血浆等）。

（6）根据病情告知可能的费用。

（7）住院天数:一般 7～14 天（重度或存在严重并发症者住院时间延长）。

【出院标准】

血清胆红素稳定下降,结束光疗 24～48 h,胆红素仍低于需要临床干预的黄疸标准。

【随访指导】

（1）出院后 2～3 天,携带门诊病历、出院小结等临床资料至新生儿专科门诊或高危儿门诊复查。主诊医师将全面评估患儿的情况,重点复查皮肤黄疸程度（经皮胆红素,TCB）,随诊至黄疸基本消退。

（2）复诊科室:新生儿科,如有神经系统损害者,定期在专科随访。

（3）紧急就诊指征:如出现抽搐、皮肤黄染短期内明显加深、反应差等情况应紧急就诊。

（4）健康宣教

①鼓励母乳喂养,按需哺乳。

②室内空气要新鲜,适当通风换气,保持适当室温、湿度。

③新生儿日常护理指导。

④确诊为 G-6-PD 者,进行用药和食品健康指导。

第十节　败血症

新生儿败血症系指出生后1个月内发生的伴有菌血症的全身感染。其发病率及病死率较高,尤其是早产儿及长期住院者。按照发病时间,出生72 h内的细菌性败血症为早发败血症,是导致早产儿发病及死亡的主要原因。

【病因】

病原菌随不同地区而异,我国一直以葡萄球菌最常见,其次是大肠埃希菌。近年来因极低出生体重儿的存活率提高和气管插管等的普遍使用,表皮葡萄球菌等条件致病菌(克雷伯菌、沙雷菌、枸橼酸杆菌、微球菌、D群链球菌等)败血症增多。感染途径如下:

1. 产前感染　母孕期血内有细菌时可经胎盘感染胎儿,以李斯特菌、胎儿弯曲菌较多。因母发热时大多及时就医,且胎盘有一定屏障作用,故产前感染所致败血症较少。羊水穿刺或宫内输血消毒不严时可致医源性败血症。

2. 产时感染　胎膜早破、产程延长时,细菌上行污染羊水,或胎儿通过产道时吸入、吞入该处细菌使胎儿感染,再发展为败血。细菌亦可由胎儿头皮取血处、放置电极处或产钳损伤处侵入血液。

3. 产后感染　最常见,尤其是金黄色葡萄球菌。细菌常从脐部、皮肤黏膜损伤处侵入,也可由呼吸道、消化道等侵入血液。近年来医源性感染增多:与雾化器、吸痰器和暖箱内水箱的水易被铜绿假单胞菌等污染有关;或因各种导管、插管破坏皮肤黏膜屏障后使表皮葡萄球菌等易于侵入血循环所致。

【临床表现】

1. 一般表现　早期出现精神食欲欠佳、哭声减弱、体温不稳定等。发展较快,可迅速进入不吃、不哭、不动、面色不好、精神萎靡、嗜睡的状态。体壮儿常有发热,体弱儿、早产儿常体温不升。

2. 黄疸　生理性黄疸消退延迟或退而复现、黄疸迅速加重与无法解释的黄疸均应怀疑本症。

3. 出血倾向　可有瘀点、瘀斑,甚至弥散性血管内凝血(DIC),抽血针孔处渗血,呕血,便血,出血。

4. 休克表现　面色苍白,皮肤出现大理石样花纹,脉细数,尿少、尿闭,肌张力低下。血压降低[<2 000 g者<4 kPa(30 mmHg),>3 000 g者<6 kPa(45 mmHg)]。指压皮肤发白后恢复原有肤色需时越长,表明周围循环越差。

5. 其他　可出现中毒性肠麻痹(腹胀、肠鸣音消失)。可并发深部脓肿、骨髓炎、化脓性关节炎,尤其是金黄色葡萄球菌败血症。较易并发脑膜炎,尤其是大肠埃希菌K_1及B群链球菌(GBS)Ⅲ型。此外,可有呼吸暂停、增快、青紫(产时感染由于吸入,常肺部受累),也可有呕吐、腹泻、便秘、腹胀、水肿、硬肿、心律异常等表现。晚期出血、肝脾肿大。

【实验室检查】

1. 血培养　血培养是诊断新生儿败血症的"金标准"。应在用抗生素前取血。用 2% 碘酒在穿刺处从中心一点开始，以同心圆方式逐渐扩大向外消毒。待干后取血 0.5 ～ 1 mL 立即注入去掉外盖后显露无菌的橡皮内盖的盛有 10 mL 培养液的瓶内。取血后再用 75% 酒精将碘酒清除。也可采用刺破足跟取几滴血或毛细玻管法做血培养。最好不从股静脉取血，因易被会阴部肠道菌污染，也有穿过髋关节囊的危险。

2. 血常规　中性粒细胞减少是新生儿败血症有意义的诊断指标。由于中性粒细胞与胎龄有关，学者报道白细胞总数＜ 5.0×10^9/L 或中性粒细胞计数＜ 1.75×10^9/L 有临床意义，约 25% 的败血症新生儿血小板减少，主要在感染晚期。

3. 尿培养　早发型败血症尿培养阳性率低于晚发型败血症，该检查主要用于晚发型败血症。

4. C 反应蛋白　是细菌感染的诊断指标，正常上限为 10 mg/dL。在感染 6 ～ 8 h 即上升，24 h 达高峰，可于第 1 次测定后 6 ～ 12 h 连续测定。

5. 脑脊液（CSF）检查　疑似败血症、诊断败血症或血培养阳性但抗生素治疗无效者，可行腰椎穿刺检查。CSF 白细胞正常值＜ 10×10^6/L，革兰阴性细菌感染者白细胞高于革兰阳性细菌感染者；正常足月新生儿 CSF 蛋白＜ 0.11 g/dL，早产儿蛋白浓度与胎龄成反比；正常新生儿 CSF 葡萄糖浓度为血糖的 70% ～ 80%，葡萄糖浓度降低是细菌性脑膜炎的特异性诊断指标。

6. 皮肤、脐部分泌物、胃液、气管分泌物等细菌培养　阳性仅证实有细菌定植但不能确定败血症诊断。

7. 血气分析和血浆电解质测定　有助于判定器官损伤程度。

【诊断】

早发型指出生后 1 周尤其 3 天内发病系产前或产时感染所致，常有胎膜早破、产程延长或孕母发热、难产、产时消毒不严、羊水浑浊等史。GBS 早发型败血症的临床表现有如肺透明膜病，60% 患儿的胸片也与后者无法区别，因 GBS 毒素引起富有蛋白的渗出物也可形成肺透明膜。对所有患儿应仔细检查全身，尤其是非暴露部位如上臂预防接种处有无局部感染表现，有无红臀、脐炎，有无皮肤或黏膜损伤史。有上述病史的新生儿，尤其是早产儿，一旦出现精神欠佳、食欲减退、哭声减弱或体温异常而无法解释时，均应怀疑本病，立即做血培养检查。如出现黄疸瘀点或黄疸迅速加深、肝脾肿大，则败血症的可能更大。

【治疗】

1. 支持疗法　及时纠正酸中毒及电解质紊乱（出生后最初几天常有低血钙），休克患者可用血浆或白蛋白（1 g/kg）扩容。纠酸扩容后无改善可静滴多巴胺或多巴酚丁胺，均每分钟 5 ～ 20 μg/kg，从小剂量开始，按心率、血压增减剂量。如药液漏出血管外使血管收缩引起缺血，可局部注射酚妥拉明。

2. 其他治疗

（1）注意保暖，纠正缺氧。黄疸较重者应及时光疗防止胆红素脑病。

（2）输中性粒细胞：适用于中性粒细胞减少尤其骨髓中性粒细胞贮存衰竭患儿，每次给粒细胞 1×10^9/kg，应经 3 000 拉德照射灭活有免疫力的淋巴细胞，以免发生移植物抗宿主病（GVHD）。

（3）交换输血：用新鲜肝素化全血（150～180 mL/kg）可供给上述量的粒细胞，还可供给特异性抗体、补体、调理素等；可去除感染的细菌、毒素和异常血凝物质，纠正异常凝血过程，消除 DIC 潜在危险。

（4）静注免疫球蛋白（Ig）：可提高免疫球蛋白水平，尤适用于早产儿。300～1 000 mg/kg，必要时可再用。

（5）纤维连接蛋白：已用于治疗败血症，血浆冷沉淀物中主要是血浆纤维连接蛋白。

3. 真菌性败血症的治疗　根据血培养结果选用相应的抗真菌药物。发现病原体后应立即拔出中心静脉导管，如无弥漫性真菌感染，治疗时间为血培养阴性后 10～14 天。

4. 防治胆红素脑病　黄疸较重者应及时光疗，防止胆红素脑病。

第十一节　破伤风

新生儿破伤风系破伤风梭菌由脐部侵入引起的一种急性严重感染，常在出生后 7 天左右发病，临床上以全身骨骼肌强直性痉挛、牙关紧闭为特征，故有"脐风""七日风""锁口风"之称。

【病因】

用未消毒的剪刀、线绳来断脐或结扎脐带，接生者的手或包盖脐残端的棉花纱布未严格消毒时，破伤风梭菌即可由此侵入。新生儿破伤风偶可发生于预防接种消毒不严之后。

【临床表现】

（1）潜伏期大多 4～8 天（2～21 天）。此期越短和出现症状到首次抽搐的时间越短，预后越差。

（2）一般以哭吵不安起病，患儿想吃，但口张不大、吸吮困难，随后牙关紧闭、眉举额皱、口角上牵，出现"苦笑"面容，双拳紧握、上肢过度屈曲、下肢伸直，呈角弓反张状。强直性痉挛阵阵发作，间歇期肌肉收缩仍继续存在，轻微刺激（声、光、轻触、饮水、轻刺等）常诱发痉挛发作。呼吸肌与喉肌痉挛引起呼吸困难、青紫、窒息；咽肌痉挛使唾液充满口腔；膀胱及直肠括约肌痉挛可导致尿潴留和便秘。

（3）患儿神志清醒，早期多不发热，以后体温升高，可因全身肌肉反复强直痉挛引起，亦可因肺炎等继发感染所致。经及时处理能渡过痉挛期者，其发作逐渐减少、减轻，数周后痊愈。如不治疗，由于支气管肺炎或吸入性肺炎所致的病死率可达 90%。

【诊断】

根据消毒不严接生史，出生后 4～8 天发病，牙关紧闭，"苦笑"面容，刺激患儿即诱发痉挛发作，一般容易诊断。早期尚无典型表现时，可用压舌板检查患儿咽部，若越用力下压，压舌板反被咬得越紧，也可确诊。

【治疗】

1. 一般处理

（1）控制痉挛，预防感染，保证营养。

（2）保持室内安静,禁止一切不必要的刺激,必需的操作如测体温、换尿布、翻身等尽量集中同时进行。及时清除痰液,保持呼吸道通畅及口腔、皮肤清洁。病初应暂时禁食,从静脉供给营养及药物（包括葡萄糖酸钙）,痉挛减轻后再胃管喂养。

（3）每次喂奶要先抽尽残余奶,残余奶过多可暂停一次,以免发生呕吐窒息。

2. 控制痉挛

控制痉挛是治疗本病的成败关键。

（1）安定:首选,不适于做维持治疗。每次可按 1.5 ～ 6 mg/kg 缓慢静注, 5 min 内即可达有效浓度。痉挛好转后再由胃管给药,可每次 2.5 ～ 10 mg/kg。

（2）苯巴比妥:治疗新生儿其他惊厥的首选药,负荷量 15 ～ 20 mg/kg,而维持量不应大于 5 mg/（kg·d）,以免蓄积中毒。

（3）水合氯醛:止惊作用快,不易引起蓄积中毒,比较安全,价廉易得。常用 10% 溶液每次 0.5 mL/kg,临时灌肠或由胃管注入。

（4）副醛:有肺炎时不宜采用。多为临时使用一次,每次可 0.1 ～ 0.2 mL/kg（稀释成 5% 溶液）静注,或以 0.2 ～ 0.3 mL/kg 肌注或灌肠。

（5）硫喷妥钠:以上药物用后仍痉挛不止时可选用。每次 10 ～ 20 mg/kg（配成 2.5% 溶液）肌注或缓慢静注,边推注边观察,惊止即停止再推。静注时不要搬动患儿头部,以免引起喉痉挛。一旦发生,立即静注或肌注阿托品 0.1 mg。

（6）泮库溴铵:神经肌肉阻滞药。对重症患儿仅在使用人工呼吸机的情况下可以采用。可静注 0.08 ～ 0.1 mg/kg,必要时每 30 ～ 60 min 以 0.01 ～ 0.15 mg/kg 维持。

3. 抗毒素

中和尚未与神经组织结合的毒素。

（1）马血清破伤风抗毒素（TAT）：10 000 ～ 20 000 U 肌注,现精制 TAT 可静脉注射。

（2）人体破伤风免疫球蛋白:不会产生血清病等过敏反应,其血浓度较高,半衰期长达 24 天,故更理想。

4. 抗菌药

（1）青霉素:能杀灭破伤风梭菌,可 10 万～ 20 万 U/kg,每天 2 次,共用 10 天。

（2）甲硝唑:有报道其疗效略优于青霉素。

5. 其他治疗

（1）用氧化消毒剂（3% 过氧化氢或 1∶4 000 高锰酸钾溶液）清洗脐部,再涂以碘酒以消灭残余破伤风梭菌。

（2）有缺氧及青紫时给氧。

（3）新生儿气管切开一般不如采用气管插管和呼吸机安全。使用呼吸机的指征:使用止惊药效果不佳或严重呼吸抑制。有脑水肿时应用甘露醇等脱水药。

【治疗心得】

控制痉挛最常用地西泮（安定）。副醛、水合氯醛则常为临时加用 1 次,痉挛无法控制时,再用硫喷妥钠。剂量必须个别化,根据疗效反应随时调整用药剂量及间隔时间,避免蓄积中毒。

第十二节 化脓性脑膜炎

新生儿化脓性脑膜炎系指出生后4周内化脓菌引起的脑膜炎症。可能与小的早产儿、极低出生体重儿存活率增高,细菌耐药性增加等多种因素有关。幸存者可留下失聪、失明、癫痫、脑积水、智力和（或）运动障碍等后遗症。

【病因】

产前其母患有严重的细菌感染,出生时分娩时间长,羊膜早破或助产过程中消毒不严格。出生后细菌通过脐部、皮肤、黏膜、呼吸道及消化道侵入人体而发病。少数病例细菌从中耳炎、颅骨裂、脊柱裂、脑脊膜膨出、皮肤黏膜窦道直接进入脑膜引起炎症。其感染途径如下。

1. 产前感染　罕见,该菌可通过胎盘导致流产、死胎、早产,化脓性脑膜炎偶可成为胎儿全身性感染的一部分。

2. 产时感染　患儿常有胎膜早破、产程延长、难产等生产史。大肠埃希菌、GBS可由母亲的直肠或阴道上行污染羊水,或胎儿通过产道时吸入或吞入。多在出生后3天内以暴发型败血症、肺炎发病。

3. 产后感染　病原菌可由脐部、受损皮肤与黏膜、结合膜、呼吸道、消化道等侵入血循环再到达脑膜。晚发型GBS败血症90%为Ⅲ型所致, 75%～85%并发脑膜炎。临床经过常进展较慢,病死率10%～20%。金黄色葡萄球菌脑膜炎很常见,尤其是医院出生者,因金黄色葡萄球菌在新生儿鼻腔、脐部定植率极高。有中耳炎、感染性头颅血肿、颅骨裂、脊柱裂、脑脊膜膨出、皮肤窦道（少数与蛛网膜下腔接通）的新生儿,病原菌可由此直接侵入脑膜引起脑膜炎。

【临床表现】

1. 一般表现　精神食欲欠佳、哭声减弱、面色不好、体温异常等表现与败血症相似,但常常更重,发展更快。

2. 特殊表现　因前囟、后囟及骨缝未闭,新生儿颅骨缝较其他年龄患儿更易分离,故呕吐、前囟隆起或饱满（20%～30%）等颅内压增高表现出现较晚或不明显;新生儿颈肌发育很差,故颈强直更少见（10%～20%）。

（1）神志异常:精神萎靡、嗜睡（50%～90%）、易激惹、惊跳、可突然尖叫、感觉过敏。

（2）眼部异常:两眼无神,可双目发呆凝视远方,眼球可上翻或向下呈落日状,眼球震颤或斜视,瞳孔对光反应迟钝或大小不等。

（3）颅内压增高征:前囟紧张、饱满、隆起已是晚期表现。失水时前囟平也提示颅内压增高。骨缝可进行性逐渐增宽。

（4）惊厥（30%～50%）:可仅眼睑抽动或面肌小抽如吸吮状,亦可阵发性面色改变、呼吸暂停。惊厥亦可因低血糖（未进食）、低血钙（出生后头几天血钙降低）、低血钠（颅内疾病抗利尿激素分泌增多,尿少可致稀释性低钠）引起。

3. 其他表现 败血症的较特殊表现如黄疸、肝脾大、瘀点、腹胀、休克等均可出现。李斯特菌脑膜炎患儿皮肤可出现典型的红色粟粒样小丘疹,主要分布在躯干,皮疹内可发现李斯特菌（G^- 杆菌,菌体短小长 $0.5 \sim 2\ \mu m$,宽 $0.4 \sim 0.5\ \mu m$,直或稍弯,常呈 V 字形成对排列,有时呈丝状）。

【诊断】

对早产儿、胎膜早破、产程延长、脑脊膜膨出、颅骨裂、脊柱裂、皮肤窦道（多位于腰骶中部,该处皮肤微凹,常有一撮毛或一小血管瘤）的新生儿,要特别警惕脑膜炎的发生。一旦出现难以解释的体温不稳定、精神、吮乳、哭声、面色不好时,应仔细检查有无嗜睡、激惹、惊跳、尖叫、凝视或前囟紧张、饱满、骨缝增宽等提示颅内感染的表现。颈强直、前囟隆起不一定出现,诊断败血症者出现惊厥一定要做腰穿。

【辅助检查】

1. 脑脊液检查

脑脊液检查是新生儿化脓性脑膜炎诊断的"金标准"。对任何稍有脑膜炎可疑患儿,均应立即做腰椎穿刺,决不可等待较典型表现出现时再做。可用斜面较短而锐利的皮下注射针头做腰穿针,但针管内应有针芯,宜从第 4、5 腰椎间隙逐渐进针,突然进针易致损伤。针柄可连接一透明无色塑料管,一见管中有脑脊液时即停止进针。将塑料管弯曲与针垂直,患儿安静时其液面高度即脑脊液压力。不应以滴数多少来判定压力高低,因管径不同差别较大。

（1）常规:新生儿脑脊液的正常值头几天差别较大,足月儿蛋白质平均 0.9 g/L（0.1 ～ 1.7 g/L）,早产儿 1.15 g/L（0.65 ～ 1.5 g/L）,白细胞可高至 $32 \times 10^9/L$,多核细胞可达 57% ～ 61%,日龄越大,越接近乳儿的正常值。患儿所有常规数值均正常者＜1%,一般总有几项异常。

①压力＞2.94 ～ 7.89 kPa（30 ～ 80 mmHg）;

②外观不清或浑浊,早期偶可清晰透明,但培养或涂片可发现细菌;

③白细胞常＞$20 \times 10^9/L$,多核白细胞＞60%;

④潘迪试验常（＋＋）～（＋＋＋）;

⑤蛋白质常＞1.5 g/L,若＞6.0 g/L 则预后较差,脑积水发生率高;葡萄糖常＞1.1 ～ 2.2 mmol/L（20 ～ 40 mg/dL）或低于当时血糖的 50%;乳酸脱氢酶常＞1 000 U/L,其同工酶第 4 及第 5 均升高（新生儿正常值分别为 500 U/L、3%、1%）,乳酸增高,但当脑缺血、缺氧,糖无氧酵解后均可增高乳酸含量。

（2）新生儿腰穿:较易损伤,血性脑脊液也应做细胞计数,如白细胞与红细胞之比明显高于当日患儿周围血白细胞与红细胞之比,可认为脑脊液中白细胞增高。

（3）涂片及培养:用过抗生素患儿培养可阴性,但有时涂片可发现已死的细菌。鉴别细菌应以形态为主,革兰染色必须注意操作,以免阴性阳性倒置。肺炎球菌呈矛头状,钝端相对,尖端相背,数目多,一般在细胞外,而脑膜炎球菌形似肾脏或咖啡豆状,数目少,常在细胞内。很少做革兰染色者,不如做美蓝染色,以上形态很容易鉴别。大肠埃希菌、GBS 数一般 $10^4 \sim 10^8/mL$,镜检易找到细菌,GBS 涂片阳性可达 85%,G^- 杆菌可达 78%,但李斯特菌数常仅 $10^3/mL$,故镜检常阴性。损伤血性脑脊液的涂片及培养有时亦可阳性。两者均阴性时,以下检查仍可阳性。

（4）用已知抗体检测脑脊液中相应抗原

①乳胶凝集（LA）试验：将特异性抗体吸附在乳胶颗粒上加入脑脊液，如其中有相应的细菌抗原则发生凝集，为阳性。

②对流免疫电泳（CIE）：用已知的特异免疫抗血清（含特异抗体）在电泳池内与脑脊液中相应的细菌抗原相遇作用出现沉淀线来确定病原菌。本法不如 LA 试验容易及敏感。

③免疫荧光技术：用已知特异免疫荧光抗体测脑脊液，如其中有相应的细菌抗原则抗体抗原结合发出荧光而确诊。如用此法可检测出大肠埃希菌 K_1 抗原。

（5）鲎溶解物试验（LLT）：鲎溶解物系从鲎血中的变形细胞溶解后提出，它与极微量的内毒素相遇即可凝固为阳性，可确诊为 G^- 细菌脑膜炎，而 G^+ 菌（包括结核杆菌）、真菌、病毒均为阴性。

2. 血培养

阳性率可达 45%～85%，尤其是早发型败血症及患病早期未用过抗生素者，其阳性率很高。亦可做尿培养，有时可以为阳性。

3. 颅骨透照试验

在暗室用手电筒做光源，罩上中央有圆孔的海绵，紧按头皮上，有硬脑膜下积液时手电外圈光圈较对侧扩大，积脓时较对侧缩小。硬脑膜下穿刺必须做涂片及培养，其阳性率颇高。

4. 其他检查

B 超及 CT 对确定有无脑室膜炎、硬脑膜积液、脑脓肿、脑囊肿、脑积水等均有帮助。B 超不能肯定时再做 CT 检查。放射性核素脑扫描对复发性脑脓肿很有价值。磁共振（MRI）对多房性及多发性小脓肿价值较大。

【治疗】

1. 一般治疗　维持能量、水、电解质和酸碱平衡。保持皮肤、黏膜清洁，呼吸道通畅，定时更换体位，及时退热、止惊、降低颅内压等。

2. 抗生素疗法　选择敏感、能透过血脑屏障、在脑脊液中达到并保持有效浓度的抗生素，以杀菌药为优选。应及早、足量、足疗程，静脉分次给药，必要时可两种抗生素联合应用。密切观察 3～5 天，决定治疗方案取舍。一般体温正常，临床症状、体征消失，脑脊液检查正常 1～2 周或以后停药，总疗程 3～4 周。革兰杆菌及铜绿假单胞菌脑膜炎时一般疗程为 4～6 周。

病原菌未明者：首选头孢曲松钠 100 mg/（kg·d）、头孢噻肟 200 mg/（kg·d）。疗效不显著者尽早联合用药，如万古霉素、头孢吡肟，病情严重者可联合应用美洛培南、利奈唑胺等。2000 年国家药品监督管理局宣布临床谨慎使用氯霉素。化脓性脑膜炎顽固者、经济条件差者可在完全知情同意基础上选用氯霉素 100 mg/（kg·d）或加青霉素 40 万～80 万 U/（kg·d）或氨苄西林 300 mg/（kg·d）静脉分次滴注，氯霉素易通过血脑屏障，对脑膜炎双球菌、肺炎球菌、流感杆菌、葡萄球菌、大肠埃希菌均有效，但易发生骨髓抑制及婴儿灰色综合征。青霉素不易透过血脑屏障，氨苄西林易出现皮疹等，用前应向家属交代清楚。应当指出，近年来，头孢曲松钠、头孢噻肟出现耐药菌株，如疗效不好时应及时更换或联合其他药物，或根据院外用药情况选择适当药物。

3. **激素疗法** 既往多用于顽固性高热、颅内压增高、中毒状重或中毒性休克及肺炎链球菌脑膜炎以防止蛛网膜粘连。现在认为在治疗化脓性脑膜炎使用抗生素足量的同时应给予激素。地塞米松 1 次 0.2 ～ 0.4 mg/kg,每日 2 ～ 3 次;或氢化可的松 5 ～ 8 mg/（kg·d）;或甲泼尼龙 1 ～ 5 mg/（kg·d）。一般疗程 3 ～ 5 天即可,过长使用有害无益。

4. **硬膜下穿刺** 对于硬膜下积液患儿既是诊断措施又是治疗措施,当液体较多,有临床症状、体征时可做穿刺放液。一侧穿刺时总放液量不超过 30 mL,双侧时不超过 50 mL,可每日、隔日或间断放液数次。一般 2 ～ 3 周液体量明显减少,若 3 ～ 4 周无好转,则考虑神经外科手术治疗,如持续硬膜下引流、硬膜下冲洗、硬膜下钻孔抽脓等。

5. **鞘内注射** 用于诊断延误未及时治疗的晚期病例,或起病凶险,脑脊液中细胞数不甚高而细菌很多的危重病例,以及患有脑室管膜炎者。每次选用青霉素 5 000 ～ 10 000 U,氨苄西林 30 ～ 50 mg,庆大霉素 2 000 ～ 5 000 U。耐药病例可选用万古霉素、头孢曲松钠、头孢吡肟、美洛培南等,但临床经验有限,应根据病人年龄、体重、药敏情况谨慎用药。鞘注同时加用地塞米松 1 mg,每日 1 次, 5 ～ 7 天为 1 个疗程,必要时可重复 2 ～ 3 个疗程。

6. **对症治疗**

（1）发热:给予适当药物降温,高热不退者应迅速物理降温,如冰帽、冰枕、中枢降温仪及温水浴等。

（2）颅内压增高:首选 20% 甘露醇,每次 0.5 ～ 1.0 g/kg。根据病情需要选用每 6 h 1 次、8 h 1 次、12 h 1 次或每日 1 次给药。还应适时使用地塞米松、利尿药。

（3）惊厥:除去颅内压增高引起的惊厥外,可给予5%水合氯醛、地西泮止惊,必要时可 5% 水合氯醛、地西泮与苯巴比妥交替使用,重者可短期使用抗癫痫药物。

【治疗心得】

（1）对任何诊断为败血症的新生儿均应常规做脑脊液检查,新生儿败血症和脑膜炎常是一起论述。凡是败血症患儿有以下任何表现:意识障碍、眼部异常、惊厥或可疑颅内压增高者,均应立即做脑脊液检查。

（2）由于新生儿化脓性脑膜炎的临床症状往往不典型,早期诊断和及时救治存在困难,因此,并发症及后遗症相对较多。

（3）新生儿,尤其是早产儿,如果出现面色苍白、反应欠佳、少哭少动、拒乳、呕吐、发热或体温不升、黄疸、肝大等表现时,均应考虑到本病的可能。

（4）新生儿化脓性脑膜炎并发症的出现往往提示患儿可能留有神经系统后遗症,因此,早期发现、及时治疗化脓性脑膜炎并发症是降低神经系统后遗症的有效途径。头颅 MRI 能在不同时期发现化脓性脑膜炎的不同影像学改变,对于确诊新生儿化脓性脑膜炎的患儿应尽早行头颅 MRI 检查。

（5）鉴于新生儿化脓性脑膜炎病死率及后遗症率较高,应重视预防新生儿,尤其是早产儿的围生期感染,积极防治新生儿败血症。

第十三节　新生儿病毒性脑炎

病毒性脑炎是由病毒引起的中枢神经系统感染性疾病,主要累及脑实质,也可同时存在脑膜(脑膜脑炎)或脊髓(脑脊髓炎)炎症。新生儿病毒性脑炎并不多见。病情轻重不等,轻者可自行缓解,危重者呈急进性过程,可导致死亡及后遗症。

【病因】

引起新生儿脑炎的病毒主要有单纯疱疹病毒(HSV,多为 2 型 HSV-2)、巨细胞病毒(CMV,HCMV)、风疹病毒、肠道病毒(埃可病毒、柯萨奇病毒等)、人类免疫缺陷病毒(HIV)、腺病毒、呼吸道合胞病毒、水痘-带状疱疹病毒(VZV,较少见)、EB 病毒(EBV,少见)流感病毒、副流感病毒(少见)等。感染途径有三种。

1. 宫内感染　通过胎盘或宫颈逆行感染。

2. 产时感染　胎儿通过阴道分娩时接触、吸入或吞入母亲带有病毒的产道分泌物或血液而被感染。

3. 出生后感染　新生儿出生后与母亲及护理人员的含有病毒的皮肤、分泌物、衣物、用具接触,食用含有病毒的乳汁,与病毒感染的病儿接触,输入含病毒的血液、使用被病毒污染的医疗器械等均可使新生儿出生后发生病毒感染。

HSV 主要系产时感染,部分于产前数天感染;CMV 主要由宫内传播,经产道和经母乳传播(但引起脑炎者基本都为宫内感染,尚无产时或出生后感染引起神经系统病变的报道)风疹病毒系宫内感染(孕早期)肠道病毒主要为出生后感染,也可由胎盘、羊水及产道感染;呼吸道合胞病毒、腺病毒主要系出生后医院获得感染。

【临床表现】

各种病毒引起的病毒性脑炎的临床表现差异较大,决定于神经系统受累的部位、病毒致病的强度、病毒感染的获得途径(宫内感染,产时或出生后感染)等。因此,即使是同一种病毒引起的感染,临床表现亦可不一。且病毒性脑炎大多同时累及脑膜,如脑膜炎的表现较为明显则称为脑膜脑炎。

1. 前驱期症状　产时或出生后感染者可有前驱期症状,表现为上呼吸道或消化道的症状,如发热、呕吐、腹泻、拒乳或食奶量减少等。

2. 神经系统表现

(1)意识障碍:轻者反应差或烦躁、易激惹、嗜睡,重者出现昏睡、昏迷。

(2)颅内压增高;常表现前囟饱满,肌张力增高。

(3)抽搐:可表现为局限性或全身强直性痉挛、角弓反张、去大脑强直状态等,也有表现为惊跳、震颤。

(4)运动功能障碍:根据受损的部位可以表现为中枢性或周围性的一侧或单肢的瘫痪,肌张力障碍(增高或降低)亦可因脑神经受损而出现斜视、神经性听力损害、吞咽障碍等。

（5）头小畸形:宫内孕早期感染可导致头小畸形,多见于CMV脑炎、风疹病毒脑炎及HSV脑炎等。

3.**伴随症状**　病毒感染为全身性疾病,多伴随有黄疸、肝脾肿大。但各种病毒感染也有其独特的临床表现。

（1）风疹病毒感染:常见于足月低体重儿,有特征性眼部改变如青光眼或白内障、视网膜黑色素斑、小眼球,皮肤可有类似"乌饭树紫黑浆果松饼"样皮损（系皮内髓外造血组织）,以及先天性心脏病、贫血、血小板减少性紫癜等。

（2）HSV感染时可伴随（亦可无）皮肤、眼、口的损害,如口腔黏膜疱疹溃疡、皮肤疱疹、出血、紫癜、角膜炎、结膜炎、视网膜炎、白内障等,视性眼阵挛可能是新生儿疱疹病毒性脑炎的一个早期征象。

（3）CMV感染:可有间质性肺炎、肝炎、心肌炎、关节炎及血液系统损害,瘀点、瘀斑等;肠道病毒感染时常出现细小的麻疹样皮疹或同时有心肌炎、肝炎或败血症样表现,肠道病毒引起中枢神经系统病变最常见的是轻度至中度的脑膜炎,也可导致严重的脑膜脑炎。

【实验室检查】

1.**脑脊液检查**

当有上述临床表现而怀疑急性病毒性脑炎时应做腰椎穿刺,送查脑脊液,呈典型的病毒性脑炎改变:脑脊液压力可增高,外观清亮,细胞数增多,以单核细胞为主,蛋白含量增高。少数肠道病毒脑炎患儿脑脊液改变类似化脓性脑膜炎改变。

2.**病原学检查**

（1）病毒分离

①HSV感染者:可从脑脊液中分离出病毒,水疱、关节液、鼻咽分泌物、尿液、唾液的培养中亦可发现HSV反应为阳性。

②EBV感染者:可从唾液、血及淋巴组织中分离出EBV;肠道病毒感染者可从其鼻咽分泌物、尿、粪、血液及脑脊液等中分离出肠道病毒。

③风疹病毒感染者:可从咽拭子、脑脊液、尿或其他病理组织中分离出病毒。

④CMV感染者:可从尿、唾液、脑脊液及活检组织中分离。

（2）电镜检查病毒颗粒:将风疹病毒感染的细胞制成超薄片,电镜下观察细胞胞浆内特征性空泡区域和直径$50 \sim 70$ nm含双层外膜的风疹病毒颗粒。

（3）病毒抗原检测:用预先制备的病毒特异性抗体经过免疫标记技术检测脑脊液内特异性病毒抗原,此方法简单,可进行早期、快速诊断。

（4）病毒核酸检测:检测的方法主要为核酸探针杂交法和聚合酶链反应（PCR）技术,前者特异性强,后者敏感性高,可检出单个受感染细胞内的病毒核酸,甚至单个分子的DNA。采用PCR技术检测CSF中病毒DNA已成为实验室诊断HSV中枢神经系统感染的"金标准"。目前PCR在病毒性脑炎的诊断中,有肯定作用的主要是对HSV、肠道病毒和EBV的检测,而且侵犯神经系统的水痘–带状疱疹病毒和HSV–2在没有出现皮损等特异性症状以前就可用PCR方法检测出来。

（5）病毒特异性抗体检测（血清学检查）：应用预先制备的病毒抗原通过免疫学方法如酶联免疫（ELISA）、血凝抑制试验、补体结合试验或中和试验等检测该病毒相应的特异性抗体。IgG 抗体诊断价值有限。特异性 IgM 抗体升高提示近期感染。无论是检测病毒性脑炎的脑脊液抗原滴度还是抗体滴度，若滴度进行性上升，都可诊断为病毒急性期感染。若恢复期抗体滴度达到急性期滴度的 4 倍或更高，或急性期抗体阴性而恢复期阳性则可做出回顾性诊断。

3. 影像学检查

对脑炎诊断最敏感的影像学检查是 MRI。

（1）MRI：对病毒性脑炎的病理改变具有较高的分辨力，可显示脑水肿及脑皮质、灰白质联结部位或基底节的炎症改变。

（2）CT 检查：对急性脑炎的价值有限。HSV 脑炎的 CT 表现可有以下特点：①局灶性低密度区位于颞叶前内侧和岛叶，向外至豆状核外侧密度突然正常，此为特征性表现；②线条状强化，以外侧裂和岛叶最明显；③肿块反应。CMV 脑炎头颅 CT 检查可发现脑室周围钙化或脑发育不全的改变。

4. 脑电图

在病程早期脑电图即可有明显的节律异常或出现高幅慢波等，为非特异性改变，但结合临床对诊断及预后的估计仍有一定的价值。

【诊断】

诊断主要根据临床表现、脑脊液和病毒学检查。尚应详细了解其母亲妊娠期间健康情况，注意一些特异的伴随症状和体征。始于不明原因的惊厥，并出现急性神经系统损伤表现，除外颅内出血及代谢性脑病者，应注意有无病毒性脑炎的可能。本病需与化脓性脑膜炎（包括未彻底治疗者）、结核性脑膜炎、真菌性脑膜炎及脑脓肿等鉴别。

【治疗】

治疗主要是依靠支持治疗和经验治疗，应强调早期及时治疗，以降低病死率和减少后遗症的发生。

1. 抗病毒治疗

（1）阿昔洛韦（ACV）

①药理作用：主要对被 HSV-1、HSV-2 感染的细胞发挥作用，阻止胞内 HSV-DNA 的合成，受感染的细胞可选择性摄取 ACV，同时对正常细胞几乎无影响，是治疗 HSV 脑炎的首选药物。

②用法：美国儿科学会感染性疾病委员会推荐用大剂量 ACV 即每日 60 mg/kg 分 3 次静脉用药，疗程 21 天，治疗新生儿 HSV 脑炎和播散性感染，对脑炎者应达到脑脊液中 HSV-DNA 转阴性。大剂量阿昔洛韦治疗较标准剂量 [30 mg/（kg·d）] 病死率及后遗症发生率均降低。在新生儿 HSV 感染急性期过后，口服 ACV 是预防复发的一种选择性治疗，特别对于播散性感染的新生儿，可防止发生神经系统后遗症。对 EBV 脑炎或 VZV 所致的严重脑炎，亦可选用 ACV 治疗，可提高生存率，减少后遗症的发生率，剂量为每日 30 mg/kg，分 2～3 次静脉输注，连用 5～10 天。

③禁忌证和不良反应:有肾衰竭或同时使用其他肾毒性药物时应小心,应用中应注意肝肾功能及骨髓抑制情况的监测。

（2）更昔洛韦（GCV）

①药理作用：GCV 是 ACV 的衍生物,能对抗所有的疱疹病毒,对 CMV 有强抑制作用。GCV 具有 ACV 所没有的 5′- 羟基,能竞争性抑制三磷酸鸟苷掺入宿主和病毒的 DNA 中,从而抑制 CMV-DNA 的合成。体外及动物实验中的 GCV 抑制病毒作用较 ACV 强 25 ～ 100 倍。

②用法:对 CMV 脑炎可首选 GCV 治疗,诱导治疗剂量为每次 5 ～ 6 mg/kg,每 12 h 1 次,静脉输注,每次输注时间在 1 h 以上,连用 2 ～ 3 周;维持治疗剂量 5 mg/kg,每天 1 次,连用 5 ～ 7 天,若维持阶段疾病进展,可考虑再次诱导治疗。

③不良反应:该药可引起粒细胞减少或血小板减少,在用药期间需注意观察,当血小板 ≤ 25×10^9/L 和（或）粒细胞 ≤ 0.5×10^9/L,或减少至用药前水平的 50% 时则应停药,肾损害者应减量。另有报道,联合应用 GCV 和静脉丙球（IVIG）或高效价 HCMV 免疫球蛋白（HCMV-IG）治疗免疫抑制患儿的危重 CMV 感染,可取得良好疗效。

（3）利巴韦林

①药理作用:该药为一种强的单磷酸次黄嘌呤核苷（IMP）脱氢酶抑制剂,抑制 IMP,从而阻断病毒核酸的合成。对呼吸道合胞病毒、单纯疱疹病毒、腺病毒等有一定的抑制作用,但疗效不肯定。

②用法:剂量为每日 10 ～ 15 mg/kg,分 2 次静脉输注。

3. 对症治疗

（1）吸氧　根据不同病情予鼻前庭给氧、头罩或面罩给氧或 nCPAP,若出现呼吸衰竭则应用机械通气。

（2）高热　新生儿以物理降温为主,可予头部枕冷水袋、温水擦浴或温水浴,退热药物对乙酰氨基酚、布洛芬等在新生儿期应慎用。

（3）惊厥　可给予止惊药苯巴比妥钠、地西泮等。如无效,可在机械通气下给予肌松药。

（4）脑水肿,降低颅内压　20% 甘露醇 0.25 ～ 1.0 g/kg,静注或快速滴注,每 4 ～ 8 h 1 次,连用 3 ～ 7 天,可同时或交替使用呋塞米,每次 1 mg/kg。另可使用纳洛酮,也有减轻脑水肿的作用。新生儿期宜慎用地塞米松等。

（5）康复治疗　对于恢复期或留有后遗症的患儿,可给予高压氧、抚触等治疗,以促进神经功能恢复。

（6）其他　针对多脏器功能损害的对症治疗。改善脑功能,促进脑细胞恢复;可使用脑蛋白水解物、胞二磷胆碱、1, 6- 二磷酸果糖、神经节苷脂、醒脑静、纳洛酮等。

第十四节　肝炎综合征

新生儿肝炎综合征为新生儿期的一组临床征候群,主要表现为黄疸、肝脏肿大及肝功能损害。多数为宫内、产程中或产后感染所致,少数与先天性代谢缺陷有关。

【病因】

多为感染所致,主要为病毒感染,包括肝炎病毒、巨细胞病毒、单纯疱疹病毒、柯萨奇病毒和风疹病毒等所引起的肝炎,亦可由 ECHO 病毒、EB 病毒等所致。此外,梅毒螺旋体、B 群链球菌、金黄色葡萄球菌、大肠埃希菌、李斯特菌等也可造成肝脏改变。少数病例与先天性代谢缺陷有关,如肝糖原累积症、半乳糖血症、α_1 抗胰蛋白酶缺乏症等。此外,各种原因所致肝内外胆管完全性或不完全性梗阻,也可造成肝功能损害。

【临床表现】

1. 症状　起病常缓慢且隐匿,主要表现为黄疸。往往因生理性黄疸持续不退或退而复现前来就诊。可伴有低热、恶心、呕吐、腹胀、体重不增等。尿色较深,大便由黄色转淡黄色,亦可能发白,但有时深时浅的变化。

2. 体征　查体有肝脏轻度至中度肿大,质地稍硬,少数脾亦肿大。

3. 并发症　多数在 3～4 个月黄疸缓慢消退,也可并发干眼病、低钙性抽搐、出血及腹泻。少数重症者病程较长可致肝硬化、肝衰竭。风疹病毒、巨细胞病毒引起的肝炎常伴有先天畸形或宫内发育障碍表现。

【辅助检查】

1. 病原的分离和培养是诊断的确切标准。聚合酶链反应（PCR）可快速、敏感地检测病原 DNA。临床上常用酶联免疫法,可检测病原的特异性抗原或抗体,做出诊断。

2. 总胆红素水平升高,结合胆红素与未结合胆红素均增高,以前者为主。谷丙转氨酶升高,程度不一,病情好转后可明显下降。新生儿满月后甲胎蛋白应该转阴而患儿可持续增高,这提示肝细胞有破坏、再生增加。甲胎蛋白通常在转氨酶高峰后 1 周左右达到高峰,血清碱性磷酸酶正常。尿胆原阴性,尿胆红素根据胆管阻塞的程度可呈阳性或阴性反应。

3. B 超、十二指肠引流和核素检查用于鉴别新生儿肝炎和胆道闭锁。

【治疗】

1. 病因治疗　针对疱疹病毒可应用阿昔洛韦或更昔洛韦。如为细菌感染可根据药敏应用抗生素。

2. 保肝治疗　每天供应一定的糖类和蛋白,减少脂肪的摄入;肝功能严重障碍时,应给予支链氨基酸。适当应用一些保肝药物。

3. 肾上腺皮质激素　若黄疸严重可应用泼尼松［2 mg/（kg·d）］,可减轻肝细胞肿胀,降低黄疸,通常用药 4～8 周,用药期间注意预防其他感染。

第十五节　巨细胞包涵体病

新生儿巨细胞包涵体病是由于巨细胞病毒（CMV）感染而引起的胎儿及新生儿全身性多器官功能损害,是宫内病毒感染导致胎儿畸形的重要原因之一。因为感染后的宿主细胞体积增大,胞质和胞核内可见特殊的包涵体,因而得名。CMV 感染是我国目前最常见的宫内感染病原。婴儿 CMV 感染从获得感染时间上分为:先天性感染(即出生后 14 天内证实有 CMV 感染者)、围生期感染(即出生后 3～12 周证实有 CMV 感染者)及出生后获得性感染(即出生 12 周以后证实有 CMV 感染者)。母婴垂直性传播是先天性感染和围生期感染的主要方式,传播途径有三种:宫内经胎盘感染、经产道感染和经母乳传播。孕母为原发感染者及感染发生在孕母妊娠早期者,胎儿受 CMV 感染的概率较大,且为症状性感染者较多;大龄孕妇、怀孕次数较多及既往有病理产的孕母,其新生儿宫内感染 CMV 的相对危险度增高。

【临床表现】

新生儿期死亡者多数为早产儿或小于胎龄儿,提示宫内有发育迟缓。全身各脏器均可受累,引起细胞炎症反应,以肾、肝、肺最多,胰腺、甲状腺、脑均有巨细胞包涵体改变,肠、卵巢、垂体、甲状旁腺、胸腺偶见,可引起慢性间质性肾炎、肺炎、灶性肝坏死、脑坏死性肉芽肿、溃疡性肠炎等,肝、脾、肾有灶状髓外造血。临床大约 90% 为亚临床无症状性感染,5%～10% 可出现明显的临床表现。表现为多脏器受累,尤其是网状内皮系统和中枢神经系统,伴或不伴有视力、听力损害,出血点、肝脾大和黄疸是最常见的临床表现。此外,还有相当数量的围生期损害表现,如伴或不伴有脑钙化的小头畸形、宫内发育迟缓和发育不成熟。还包括脑积水、溶血性贫血和肺炎等表现。

1. 出血点和紫癜　局部或散在出血性皮疹。有些患儿皮疹为紫癜性,更常见的是针尖状出血点,出生时少见,多在出生后几小时内出现,为暂时性的,在出生后 48 h 消失。亦可持续数周。

2. 肝脾大　是症状性先天性巨细胞病毒感染出生后最常见的临床表现,肝脏边缘软,质地中等,无压痛,通常右肋下 4～7 cm,肝功能多异常但不明显。一些患儿 2 个月时肿大的肝脏可以消失,另一些患儿明显的肝脏肿大可在 1 岁以内持续存在。先天性感染患者都有不同程度的脾大,尤其在先天性巨细胞病毒感染者更常见,在出生时很可能是唯一的临床表现。通常脾大可至肋下 10～15 cm。脾大持续时间通常要比肝大持续时间长。

3. 黄疸　黄疸是先天性巨细胞包涵体病常见表现,高胆红素血症有多种形式,有的为出生后第 1 天即升高,有的为出生后第 1 天无表现而后逐渐升高,黄疸水平在出生后前几周波动较大。有些患儿黄疸出现是暂时的,通常在第 1 天出现,在第 1 周末消失,更多的患儿是黄疸持续存在超过生理性黄疸期。暂时性黄疸可于婴儿早期随着胆红素水平的进行性增加在出生后第 3 个月再次出现。直接胆红素和间接胆红素均升高,特征性表现为直接胆红素在出生后第 1 周后升高可达总胆红素水平的 50%。

4. 耳聋　感音神经性聋是先天 CMV 感染最常见的后遗症。目前,CMV 被认为是儿童期耳聋的一个最重要原因。1/3 以上患儿听力损害为双侧性,很大程度上导致语言交流和学习障碍。在出生 1 年后进展或恶化,尤其在 2～3 岁时。

5. 眼缺陷　与巨细胞病毒感染有关的最主要的眼部异常是脉络膜视网膜炎,伴有斜视和视萎缩(少见)。小眼,白内障,视网膜坏死、钙化,失明,角膜退化均被认为与先天性巨细胞包涵体病有关。脉络膜视网膜炎约占症状性先天性感染的 14%。巨细胞病毒可引起中枢性视损害,如果损害包括黄斑或发生视萎缩,很可能导致视力减退,甚至失明。

6. **先天畸形** CMV 感染与先天畸形涉及多个器官,如男性腹股沟疝、第一腮弓畸形和牙釉质缺陷。解剖上的缺陷和畸形如小头畸形、痉挛性四肢瘫、全身性肌张力低下、小眼畸形等,与 CMV 感染有关。

7. **牙齿缺陷** 目前牙釉质缺陷明显与先天性 CMV 感染有关,其主要影响原牙的发生。临床上这种缺陷可存在于几乎所有牙齿,以普遍的牙齿变黄为特征性表现。釉质无光泽、软,易碎。受影响的牙齿很快磨损,并且是发生严重龋齿的基础。

远期影响包括中度到重度的残障。双侧进展感觉神经性听力丧失、脉络膜视网膜炎和视萎缩,此外还有语言表达的延迟、学习困难等。死亡多发生于新生儿期,多由于肝衰竭、出血、弥散性血管内凝血和继发细菌感染引起的多脏器功能损害所致。1 岁以内死亡者多由于进行性肝脏疾病导致肝衰竭所致,岁以后死亡者仅限于严重中枢神经系统功能障碍者,多死于营养不良、吸入性肺炎和严重感染。

【辅助检查】

1. **病毒学检查**

(1)病毒分离:CMV 可从尿液、唾液、脑脊液、乳汁及肝脏、肺等活检组织中获得。婴儿尿液为主要检测标本。病毒分离是 CMV 感染最敏感和特异的诊断方法。

(2)单克隆抗体检测:可检测组织培养物中的特异性 CMV 早期抗原,方法相对简单迅速。

(3)电镜检查:方法快捷,几小时内即可完成,对尿液标本的敏感性为 90%,特异性为 100%。由于电镜下无法区分 CMV 和疱疹病毒,故电镜检查结果必须经病毒分离证实。

(4)CMV-DNA 检测:PCR 技术可检测病毒核酸,所需样本量小,快速,重复性好,敏感性和特异性高,为本病提供分子生物学诊断方法。

2. **免疫反应检测**

(1)IgM 抗体:CMV-IgM 抗体不能通过胎盘,且产生后在体内存在时间较短,6~8 周,故血清中检出 CMV-IgM 和 IgA 抗体可确定为 CMV 近期活动性感染。脐血中检测这两种抗体对先天性 CMV 诊断有价值,目前这两种抗体检测多采用 ELISA 法,故应除外类风湿因子和高浓度 IgG 的影响。

(2)IgG 抗体:母体 CMV-IgG 抗体一经产生,可在血清中长期存在,且可通过胎盘传递给胎儿。母亲血清阳性的肺感染患儿,IgG 抗体以半衰期 1 个月的速度迅速下降,4~9 个月时消失;而感染患儿 IgG 抗体持续时间长,抗体水平甚至高于母体。此种抗体检测多用于流行病学调查。

【治疗】

至今尚无 CMV 感染的特异性治疗药物,以对症治疗和加强护理为主,可使用下列药物。

1. **干扰素** 100 万 U/d,肌注,每日 1 次,10 天为 1 个疗程。部分患儿可间隔 7~10 天进行 1~2 个疗程治疗,有助于黄疸消退、肝脾缩小和肝功能改善。

2. **更昔洛韦** 10 mg/(kg·d)分 2 次,静注 1~2 周。常见的副作用为中性粒细胞减少、血小板减少、肝功能障碍、精子形成减少及胃肠道和肾脏异常等。

第十六节　新生儿柯萨奇病毒B组感染

柯萨奇病毒B组（Coxsackie virus B，CVB）感染，除引起新生儿散发感染外，陆续在世界的某些地区发生了多次流行，主要侵犯免疫力低下的新生儿和卫生条件差的地区居民。病死率高达26%～69.4%，对新生儿危害较大。

【临床表现】

一般在出生后7～14天，经宫内垂直感染者多在出生后5天内发病。出生后感染者多在5天后发病。轻型新生儿柯萨奇病毒B组感染可无明显临床表现，而严重者可侵犯多脏器系统，甚而致死。CVB的不同血清型感染可有相似的临床表现，而同一血清型的不同个体感染，其临床表现又有很大差异。

（1）发热及败血症样表现

①多数患儿起病急剧，出现发热。体温多在38 ℃以上，热型不规律，持续数日甚而10余日后逐渐恢复。发热期间可伴有激惹、吃奶少、呕吐、腹泻等神经、消化系统症状，随着体温恢复而好转，多数自愈。

②中、重度病例急性期伴有败血症样全身表现，发病1～2天后可出现休克、黄疸、肝脾大、呼吸困难、抽搐，甚而有DIC、肺出血、心力衰竭、呼吸衰竭，急剧死亡。

（2）心血管系统表现：主要表现为严重的心肌损害。多在出生后5～9天发病，可先有发热、精神萎靡、腹泻、拒乳，数日后出现心肌炎体征，出现心动过速、心脏扩大、奔马律、面色苍白、呼吸困难、血压下降等心力衰竭或心源性休克表现。如病情进展迅速，可危及生命。部分病例有惊厥、昏迷和肝损害者又称为脑-肝-心肌炎，此型病情危重。

（3）多脏器系统功能损害：中、重型病例常伴有心、脑、肺、肝、肾、血液各系统多脏器损害，甚而出现多脏器功能衰竭（MOF）。

①中枢神经系统损害：除昏迷、抽搐外，可有前囟张力增高、肌张力改变、反射异常等。脑脊液蛋白增加，糖、氯化物正常，细胞数一般在500/mm³以下。

②消化系统损害：以胃肠道症状和肝损害为特征，可有腹胀、恶心、呕吐、肝脾肿大（15.8%）、肝功能障碍、转氨酶增高（SGPT 60～517 U，平均223.2 U）、黄疸（血清胆红素180～288 μmol/L）。肾损害表现尿少、无尿、水肿、血尿、蛋白尿、氮质血症（BUN 8.9～21.9 mmol/L）等急性肾衰竭表现。

③肺损害：主要为肺炎和肺出血。临床可有呼吸困难、发绀、肺内啰音，胸片显示肺纹理增强、斑片状阴影。

【辅助检查】

（1）实验室检查是本病早期和确定诊断的主要依据，主要包括病毒分离、血清学特异性抗体的检测等。

①病毒分离：应早期进行CVB分离培养，以提高病原的阳性检出率。标本可选择患儿的

分泌物（咽拭子、直肠拭子、便等）、血液、脑脊液及组织细胞等,通过 HeLa 细胞和人胚肺纤维母细胞传代培养,直至细胞出现（＋＋）～（＋＋＋）的病变为阳性。

②血清学检测:CVB 血清学检查主要应用的方法有中和试验和间接免疫荧光技术。中和试验是病毒在活体或细胞培养中被特异抗体中和失去感染性的一种检测方法,用来检查患儿血清中抗体增长情况或检查人群中隐性感染后抗体水平。中和抗体特异性较高,维持时间较长,适宜流行病学调查。临床较常应用间接免疫荧光试验。免疫荧光技术既可以直接检测病毒抗原,又可利用其间接免疫荧光试验测定 CVB 抗体,即特异性 IgM,后者是目前本病临床上有效而快速的血清学诊断手段。

③PCR 检测及斑点杂交:此方法敏感性强、特异性高且具有快速的特点,适于临床应用。

④血液系统损害:包括出血倾向、皮肤出血点、瘀斑及血小板计数下降和 DIC 改变。

⑤骨髓检查:显示粒、红系增生活跃,巨系受抑,少数病情重者有红系增生低下。血液系受累占 21%。

（2）心电图检查显示低电压、T 波低平或倒置,P-R 延长及各种心律失常。超声检查可有广泛心肌损害。

【诊断】

临床诊断应从本病患儿的临床特点和流行病学资料两方面分析提出。

1. 婴儿的临床特点　围生新生儿发病急剧,有不明原因的发热;有上呼吸道感染或败血症样表现合并心肌损害;有感染的临床表现,但病情进展迅速,病情危重,不支持细菌感染者。

2. 流行病学资料　新生儿集中发病;夏、秋季节;母亲或婴儿室医护人员近期有发热等感染病史;同婴儿室有类似上呼吸道感染、发热患儿同期发病或相继起病者。

【治疗】

1. 治疗原则　在加强隔离、护理的基础上,积极对症治疗,保护心功能,维持水、电解质平衡,纠正酸碱紊乱,提高免疫功能,防治继发感染。对疑诊或确诊新生儿 CVB 感染患儿,均应给予有效隔离,奶具、医疗用品、生活用品均应单独清洗消毒。母亲及医务人员的手,接触婴儿前后均应用过氧乙酸进行无菌处理。患儿应给予充足热量和液体,保持中性环境温度,加强口腔、呼吸道及皮肤护理。危重患儿应给予生命体征、血气、血糖、血中电解质、尿素氮、肌酐等监测。

2. 对症处理

（1）脑膜炎型:有惊厥时应给予苯巴比妥、水合氯醛或地西泮。

（2）脑水肿、颅压增高给予甘露醇、呋塞米等脱水药。

（3）有休克、酸中毒应在扩容、纠酸基础上,加用血管活性药物如多巴胺、酚妥拉明等;DIC 可给肝素（早期、高凝阶段）。

（4）有严重出血、高胆血症,可采用输血、换血等疗法。本病病程中常并发细菌感染,应投以抗生素。

3. 治疗心肌炎,保护心功能　有心肌损害者可加用自由基清除剂,包括维生素 C、维生素 E 等,也可加用能量合剂 ATP、辅酶 A、细胞色素 C 等。肾上腺皮质激素在新生儿 CVB 感染引起的心肌损害不主张应用，以防止激素对病毒感染的扩散，目前只在抢救或其他药物治疗无效时应用。二磷酸果糖、肌注辅酶 Q_{10}、肌酐等对恢复心肌也有帮助。丹参可用于急性期和恢复期，$2 \sim 4$ 周后改为口服，直至临床痊愈。有心力衰竭可加用地高辛，心肌炎时，心肌对地高辛敏感性增强，易出现毛地黄毒性反应，围生期新生儿饱和量可给半量即 $20 \sim 30\ \mu g/kg$ 计算。如有恶心、呕吐、心律缓慢或心律不齐时，立即停用。

4. 加强免疫功能　提倡早期应用干扰素治疗。人血丙种球蛋白含有部分抗 CVB 抗体，可用于治疗本病。

【治疗心得】

胎儿自母体的宫内 CVB 感染易致各种先天畸形，如 CVB 3、4 型感染，先天性心血管畸形发生率高，而 CVB 2、4 型感染可发生泌尿生殖系统畸形，其预后决定于先天畸形的程度。出生后发病者，病死率决定于患儿多脏器功能损害性质和程度。出现两个以上脏器功能衰竭者病死率 80%～100%。危重者多死于发病 1 周内。各系统损害以心血管受累者恢复缓慢。

第十七节　单纯疱疹病毒感染

单纯疱疹病毒（herpes simplex virus，HSV）感染是围生期新生儿在出生时经产道感染的常见病毒感染，而且近年有增加倾向。临床可表现为局部症状如皮肤、口腔黏膜及角膜等处损害，或可引起全身性感染，甚而危及生命。

【感染途径】

大多数新生儿 HSV 感染（约 70%）是由无症状的母亲排毒所致。单纯疱疹病毒 1 型（HSV-1）主要感染口、唇的皮肤和黏膜，以及中枢神经系统，偶可见于外生殖器；单纯疱疹病毒 2 型（HSV-2）一般为外生殖器感染。新生儿 HSV 感染的病毒主要是 HSV-2 型。新生儿 HSV 感染的主要传播方式是出生时经产道感染，也可经家庭患 HSV 感染、患者接触传染。

【临床表现】

新生儿感染 HSV 病原后，约 1/3 患儿常先在入侵的门户即皮肤、眼、耳或口腔黏膜处产生病变。

1. 局部症状　皮肤脓疱疹和角膜炎，疱疹可在皮肤任何处出现，但常成串地见于头皮及面部，也可传播全身，类似脓疱疹样在全身皮肤散在，病程数日或延至数月。

2. 全身症状　如肺炎、休克、肝炎等，全身症状多在出生后 5～17 天出现。重者可于出生后 14～18 天出现中枢神经系统症状，如嗜睡、抽搐，脑脊液中常有中性粒细胞增高或蛋白增加。但疱疹性脑膜脑炎较少见。

【诊断】

新生儿 HSV 感染诊断的主要依据：

1. 典型表现　出生后 1 周内皮肤出现典型疱疹皮损，囊泡涂片发现多核巨噬细胞，可初步诊断。

2. 双亲病史　双亲有生殖器疱疹病史，有助于新生儿 HSV 感染诊断。

3. 病毒分离 从感染病损处（皮肤、口腔或眼）采取标本,经细胞培养,24～72 h病毒分离阳性可确诊,其他标本（尿、粪、脑脊液、或母亲宫颈拭子）做病毒分离,有助于诊断。最新DNA技术聚合物酶链反应（PCR）可协助诊断。

【治疗】

1. 一般治疗 保持口腔及皮肤清洁,纠正脱水、酸中毒及对症治疗。继发细菌感染时可给予短期抗生素治疗。大剂量丙种球蛋白治疗未见确切疗效。

2. 特异治疗 阿昔洛韦和阿糖腺苷是治疗新生儿HSV感染有特异疗效的药物,尤以阿昔洛韦以毒性低及使用方便为首选药物。

（1）阿昔洛韦:合成的核苷类似物,具有选择性抗病毒活力和低毒性。新生儿用药剂量每日30 mg/kg,分3次静注,共2～3周,全身或合并中枢性HSV感染时疗程适当延长。药物及其代谢产物从肾脏排泄,应适当补足液量,预防药物对肾等脏器的损伤。

（2）阿糖腺苷:对疱疹病毒性脑炎和新生儿疱疹病毒感染早期疗效较好,剂量为15 mg/（kg·d）静脉点滴,每日滴注12 h,连续10天。

阿昔洛韦与阿糖腺苷两种药物能提高中枢神经系统感染和全身播散性感染患儿的存活率。此外,对预防局部病变的全身播散及降低后遗症均有疗效。但阿糖腺苷对晚期病例无效,应注意有时症状在皮疹前出现,应强调早期治疗。

【治疗心得】

1. 新生儿HSV感染病死率与感染范围的广泛程度有关。未治疗的播散性HSV感染病死率高达90%,存活者不良的预后为生长和精神运动发生障碍,甚而有角膜瘢痕、脉络膜视网膜炎、白内障或眼萎缩导致失明等,一般仅有皮肤损害者预后较好。

2. 避免经产道分娩感染病毒,可预防新生儿HSV感染。分娩时对于有感染症状的母亲,无论原发性还是继发性感染,均应做剖宫产。孕母有再发性疱疹者,分娩后24 h,母亲（宫颈）及新生儿（耳、口腔、脐、直肠）均需做病毒培养。当新生儿病毒培养阳性,应给阿昔洛韦治疗。分娩时确诊为原发感染的新生儿,出生后应做病毒培养,并在结果回报前,新生儿也应给阿昔洛韦治疗。对所有确定感染或发生疱疹的新生儿均应予以隔离,并给予阿昔洛韦治疗。

第十八节　先天性风疹综合征

先天性风疹综合征（congenital rubella syndrome，CRS）是指母亲在妊娠期患风疹,尤其在妊娠早期,病毒经胎盘感染胎儿,导致出生新生儿早产或发生多种先天性畸形和缺陷,如先天性心脏病、白内障、耳聋、发育障碍等,称为先天性风疹或先天性风疹综合征。

【病因】

风疹多发生于天气温和的地区,春季和初夏高发,人群普遍易感,胎儿期即可感染,感染后可获得持久免疫力。多发生于初产妇,可能与母亲的抗体水平有关。先天性风疹综合征患儿鼻咽部和大小便排毒时间可长达数周,会对周围的健康易感者,特别是孕妇,带来严重的威胁。

【临床表现】

母亲妊娠早期感染风疹可以发生流产、死产、有畸形的活产，或分娩完全正常的新生儿，也可为隐性感染。但胎儿感染在孕早期，几乎所有的器官都可能发生暂时性、进行性或永久性的损害。严重 CRS 临床疾病和缺陷多出现在新生儿期，延迟性症状可发生于数月或数年以后。CRS 累及全身各器官系统，临床表现复杂。

1. **出生时的表现** 早产、低出生体重、肝脾肿大，血小板减少性紫癜和溶血性贫血、前囟饱满或脑脊液细胞增多、间质性肺炎等。

2. **心血管畸形** 最常见者为动脉导管未闭，甚至有研究者在导管的管壁组织中分离出风疹病毒。肺动脉狭窄或其分支的狭窄亦较多见，此外还有房间隔缺损、室间隔缺损、主动脉弓异常，以及其他复杂的畸形。大多数患儿出生时心血管方面的症状并不严重，但亦有出生后 1 个月内即有心力衰竭者，其预后不良。

3. **耳聋** 失听可轻可重，一侧或两侧，为感音神经性聋。其病变位于内耳的柯替（Coti）器，也可位于中耳或脑的听觉中枢。失听可为先天风疹的唯一表现，尤多见于怀孕 8 周以后感染者。

4. **眼部缺陷** 最有特征性的眼部病变是白内障，大多数为双侧，亦可单侧，常伴有小眼球。出生时白内障可能很小或看不到，必须以检眼镜仔细窥查。除白内障外，先天性风疹亦可产生青光眼，与遗传性的婴儿青光眼很难鉴别。先天性风疹的青光眼表现为角膜增大和浑浊，前房增深，眼压增高。正常的新生儿亦可有一过性的角膜浑浊，能自行消失，与风疹无关。先天性风疹的青光眼必须施行手术；而一过性的角膜浑浊不需处理。视网膜黑色素斑在先天性风疹常见，也可能是眼损害的唯一表现，斑点大小形状不一。此种改变对视力大多无碍，但有助于对先天性风疹的诊断。

5. **发育障碍及神经系统异常** 常见小头畸形等。部分患儿可出生后数周出现前囟饱满、易激惹或嗜睡、肌张力异常、抽搐，脑积液中细胞数增多，蛋白增高，为风疹病毒感染所致脑膜炎或脑炎。患儿尸检证实风疹病毒对神经组织毒力很强，甚至 1 岁时仍可从脑脊液分离出病毒。少数患儿若干年后可发生慢性进行性全脑炎，常发生于 11～30 岁。智力、行为和运动方面的发育障碍亦为先天性风疹的一大特点。此种早期发育障碍系由于风疹脑炎所致，可能造成永久性的智力低下。

6. **其他表现** 骨骼生长障碍、风疹病毒性肝炎等。延迟型 CRS 可于数年后出现糖尿病、甲状腺功能失调、生长激素缺乏等内分泌性疾病。

【辅助检查】

1. **病毒分离** 利用流式细胞分离技术检测孕母血中风疹病毒（RV）抗原，免疫印记法、核酸杂交法及 PCR 技术检测胎儿血中、胎盘绒毛及羊水中的病毒 RNA 可诊断胎儿的宫内感染。对可疑有 CRS 患儿可取其咽部分泌物、尿、脑脊液及其他组织器官做病毒分离。大多数病变严重者病毒分离阳性率较高，分离阳性率随月龄而降低，至 1 岁时往往不能再分离到病毒。除非患儿有先天性免疫缺陷不能产生抗体，否则很少能自血液中分离出病毒。

2. **血清学检查** 应用酶联免疫、血凝抑制实验、补体结合试验及中和试验等检测特异性抗体。

（1）风疹病毒 IgM 抗体：孕妇有风疹接触史或临床上有疑似风疹的症状时，应测定血清风疹抗体。如果特异性抗风疹 IgM 阳性，说明近期曾有过风疹的初次感染，尤在妊娠早期，应考虑做人工流产。如从新生患儿血清或脐血测出风疹特异性 IgM，可诊断为先天性风疹感染。

（2）风疹病毒 IgG 抗体：IgG 抗体可通过胎盘，但母亲传递给胎儿的 RV 抗体出生后 2～3 个月消失，故出生 3 个月即使 IgG 抗体阳性，不能判定婴儿感染。如出生后 5～6 个月 IgG 抗体仍阳性，又有先天性风疹的临床表现，可诊断为先天性风疹感染。

【治疗】

先天性风疹综合征所致的损害除少数为暂时性外，大多为进行性或永久性的病变，并无特效疗法，仅为对症疗法，并由具有抗风疹抗体的人担任护理职务，出院以后还须禁忌与孕妇接触。

第十九节　先天性弓形虫病

弓形虫是一种专门在细胞内寄生的原虫寄生虫，是重要的人类致病病原体，特别是对于胎儿、新生儿和免疫抑制的成年人。先天性弓形虫病是由于母孕期弓形虫感染通过胎盘血行播散感染胎儿所致。先天性弓形虫病的感染率占妊娠的 0.1%～6%，主要以脑及眼的损害为最常见，是引起小儿中枢神经系统先天畸形及智力精神发育障碍的重要病因之一。

【病因】

弓形虫以滋养体（胎盘途径传播）、组织囊泡（动物肌肉中）和猫粪便或受猫粪污染的泥土中的卵囊三种形式存在于自然界。人类饮用未熟的畜、禽肉或误饮家猫排出的囊合子可引起急、慢性感染，也可因输血或器官移植而感染。急性寄生虫血症过后，在大脑及肌肉等多器官形成囊肿组织，可能持续终身，对正常宿主，大多数几乎无后遗症，但也可能会进行性定位或再发疾病。

【临床表现】

目前，多数先天弓形虫感染婴儿在出生时没有明显症状，进一步检查时会发现视网膜及中枢神经系统异常。有症状新生儿疾病：通常以严重的神经症状为主。出生后最初 3 个月内有症状的疾病早产儿比较常见。经典三联征为脑积水、脉络膜视网膜炎和颅内钙化。

1. 神经系统　存在小头或前囟膨隆，伴头围增大、惊厥、角弓反张、瘫痪、吞咽困难、呼吸窘迫和耳聋。脑炎伴随中枢神经系统异常或钙化。新生儿会存在内分泌功能障碍或体温调节困难。活动性脑炎和阻塞性脑积水所致的水肿和炎症对治疗反应良好。

2. 眼部疾病　弓形虫病是脉络膜视网膜炎的常见原因，并导致视觉损伤。如果先天性感染没有治疗，新生儿期无症状的随后几年内将发展。外部发现包括斜视、眼球震颤、小瞳孔和白内障。局灶坏死性视网膜炎、黄-白棉絮样斑在两侧。斑状损伤常见。炎症渗出影响基底视觉。视网膜水肿常见。其他表现包括结核（破坏球部）、视网膜脱离、光萎缩、虹膜炎、眼色素层炎和玻璃体炎。患者也许同时存在早产的视网膜和弓形虫病的脉络膜视网膜炎。

3. 其他常见症状　包括肝脾肿大、持续性结合高胆红素血症（来自肝损伤和溶血）和血小板减少症。一些患者有淋巴结病、贫血、低蛋白血症或肾病综合征。罕见表现包括成红细胞增多症和胎儿积水、心肌炎、呕吐、腹泻、喂养问题和呼吸窘迫（来自间质性肺炎、双重感染或损伤引起的呼吸控制中枢）。特殊病例感染常见于早产儿，单卵双胎同双卵双胎比更具有类似的感染模式。HIV 母亲的新生儿常出生后无症状，在出生后几周到几个月内发展成严重的播散性感染。

【辅助检查】

1. 免疫学检查　急性感染期新生儿弓形虫特异性免疫学检查有以下几种。

（1）IgG：1～2 周出现，1～2 个月达高峰，持续终身存在，在 6～12 个月龄时，经胎盘转移的 IgG 消失。若患者出现血清转化或 IgG 4 倍升高，检测 IgM。

（2）IgM：2 周内出现，1 个月达高峰，6～9 个月未发现即已经下降（不超过 1 年）。IgM 不能通过胎盘，这可用来检测先天性感染。如果母血有污染可能，那么几天后重复检测 IgM、IgA、IgE。

（3）IgA：快速升高，通常 7 个月消失（不超过 1 年）。对新生儿来说，IgA 比 IgM 更敏感。

（4）IgE：快速升高，不能持续如 IgM 或 IgA 那么长久（不超过 4 个月）。

2. 血清学实验室检测

（1）Sabin-Feldman 染色实验：此实验使用美蓝染色识别弓形虫速殖体（病原菌变肿胀发蓝）。速殖体膜在补体及特异性抗体（IgG、IgM）作用下溶解，使得病原菌显得色淡。将此实验作为弓形虫感染诊断方法已有很多经验，要求作为母体产前筛查方法。

（2）IFA（IgG、IgM）：用荧光素标记抗血清对抗 IgM 发现结合在弓形虫滑动标本的抗体。通常，IgG IFA 和染色实验同样敏感。IgM IFA 仅发现 25%～50% 的先天性感染。

（3）双层夹心 ELISA（IgG、IgA、IgE）：能很好发现血清中 IgM 抗体，与酶连接的 IgM 第二抗体可增加，酶转化成酶降解物而出现荧光信号。

（4）免疫吸附凝集分析实验（ISAGA）：此实验通过使用微粒抗原制剂凝集血清中的弓形虫特异性抗体来进行诊断。敏感度为 75%～80%。IgM ISAGA 比 ISA 或 ELISA 对诊断先天性弓形虫病更敏感和更有特异性。

（5）差异凝集实验：此实验比较血清福尔马林固定速殖体（HS 抗原）与丙酮或甲醇固定速殖体（AC 抗体）凝集滴度。不同实验制剂可检出感染不同时期的抗原，因此，每一实验滴度可作为急性感染或远期感染的指示剂。

（6）抗体亲抗原性实验（IgG）：可区分急性感染和远期感染。早期感染 IgG 抗体亲抗原性低，但随时间推移而增长，高的抗体亲抗原性 IgG 抗体可除外 3 个月内的弓形虫感染，并用于早期孕检。

（7）弓形虫 PCR 检测：能证实 IgM 阳性的实验结果。

3. 血清学检测　对于可疑先天性弓形虫病的新生儿及他们母体进行弓形虫 IgG、IgM、IgA 和 IgE 血清学检测。

（1）推荐的新生儿检验：Sabin-Feldman 染色实验 IgG，IgM ISAGA，IgA ELISA，IgE ISAGA 或 ELISA。

（2）推荐的母体检验：Sabin-Feldman 染色实验 IgG，IgM ELISA，IgA ELISA，lgE ISAGA 或 ELISA AC/HS。

4.PCR　可从外周血沉棕黄层、CSF 细胞团或羊水中发现弓形虫。羊水 PCR 推荐用于诊断胎儿感染。高的寄生虫 DNA 水平在早孕期或比较严重时均可发现。羊水 PCR 阴性不能除外胎儿感染，因为急性期很广泛且从母体向胎儿的寄生虫传播被推迟。对 B_1 基因的 PCR 敏感度在 $17 \sim 21$ 周孕期很高（$>90\%$），21 周后降低（$50\% \sim 60\%$）。预防或治疗胎儿感染的产前母体治疗应延续至生产或结果阴性为止。

5.其他诊断实验　外周血计数常发现白细胞增多或白细胞减少症。早期表现包括淋巴细胞减少症或单核细胞增多症。也可出现嗜酸粒细胞增多（$>30\%$）及血小板减少症。另外，肝功能检验、血清葡萄糖 -6- 磷酸脱氨酶筛查（应用磺胺嘧啶前）肌酸酐和尿分析等检查方法也有助于本病的诊断。

6.CSF 检查　以发现黄变。单核的脑脊液细胞增多和除外蛋白质内容物（也许很高）。持续的弓形虫特异性 IgM 升高提示急性感染。发现弓形虫 IgG 并进行定量以确定基准。治疗后这些发现可下降，PCR 是发现 CSF 寄生虫的好方法。

7.头颅 CT　头颅 CT 扫描发现的损伤病灶、神经症状和母体感染之间有明确的关系。

（1）CT 扫描可以发现钙化，但超声不能发现。这可以是单一的或是多发的，并受颅内结构限制。普通定位包括脑室周、分散的白质、基底节（常有尾）。所见模式不能同 CMV 感染相区别，损伤经治疗可缓解甚至消失。

（2）脑积水：导水管周围阻塞所致，大量脑积水最快 1 周内即可形成。

（3）皮质萎缩及脑穿通囊肿也可发现。

8.病理学检查　在组织或体液中发现速殖体（急性弓形虫病）或虫卵（急性或慢性弓形虫病）。1 周或 6 周内从外周血、血沉棕黄层或胎盘中分离出寄生虫。

【诊断】

所有可疑有先天性弓形虫病新生儿依据症状，母体孕期急性弓形虫感染或有母体 HIV 伴有慢性弓形虫感染史应进行评价。

【治疗】

1.母体治疗

（1）产前筛查：母体、胎儿和新生儿急性感染需要早诊断以改善后果，应将此作为常规筛查。Sabin-Feldman 检查阳性（等价分析）再用双层中心 ELISA IgM 进行验证。IgG 抗体亲抗原性能帮助确定感染时间。开始治疗、胎儿检验及流产前，弓形虫参考实验以证实血清学提示感染。

（2）药物治疗：迅速治疗能阻止宫内不可逆的视网膜和脑损伤。

①螺旋霉素：如果孕 18 周时羊水 PCR 发现胎儿未感染，从孕 18 周到足月推荐使用螺旋霉素。大环内酯类抗生素可降低或推迟通过高的胎盘水平进行的垂直传播（$3 \sim 5$ 倍母体血清水平）。然而，如果发生传播，疾病的严重程度无法更改。

②乙胺嘧啶、磺胺嘧啶和亚叶酸：孕 18 周后胎儿感染（或不能进行羊膜穿刺术）和孕 24 周后母体急性感染（羊水 PCR 敏感度低）推荐使用。孕 17 周前诊断胎儿感染应单独用磺胺嘧啶治疗，直到第一孕期过后，因为乙胺嘧啶影响器官形成。孕 $21 \sim 24$ 周，羊水 PCR 阴性的

治疗应个体化。

（3）治疗性流产：当感染发生于孕 16 周之前，尽管超声未发现脑室扩张，但出现严重的脑坏死时应考虑进行流产。

2. 新生儿感染治疗

（1）药物治疗：不管有没有症状，治疗可以降低后遗症发生率，改善急性症状，提高预后。持续治疗至 1 岁。

①常用药物：乙胺嘧啶 1 mg/kg，每天 2 次，连用 2 天，后每天 1 次，直到 2～6 个月，然后每周 3 次到 1 岁；磺胺嘧啶 50 mg/kg，每天 2 次，直到 1 岁。两者起协同作用，并在治疗前几周内使症状消失。泼尼松 0.5 mg/kg，每天 2 次，用来治疗活动性中枢神经系统（CNS）疾病（CSF 蛋白＞1 g/dL）或活动性弓形虫病而危及视力。当症状改善时，剂量逐渐减少或不再应用。齐多夫定可增加骨髓中毒性，治疗 1 年后，新生儿 CD4 ＞200/mm³ 时，停止用药。

②副作用：磺胺嘧啶副作用包括晶尿症、血尿、过敏和骨髓抑制。因特异性变态反应或严重的磺胺嘧啶不耐受，其替代药物包括克林霉素、阿奇霉素和阿托伐醌。乙胺嘧啶也会出现骨髓抑制，患者应用时应监测全血细胞计数、分类和血小板计数（每周 2 次）。中性粒细胞减少症如巨幼细胞性贫血和血小板减少症多见。其他少见的副作用包括胃肠道抑制、惊厥和肿瘤。

③副作用的预防：亚叶酸 10 mg，每周 3 次，直到乙胺嘧啶停用后 1 周。可帮助预防骨髓抑制但有时也需要暂时停用或修改剂量。

（2）脑室分流：应用于脑室扩张，手术前后的头颅 CT 扫描用来评价引流是否充分和硬膜下出血（压力减低后）以帮助预后。脑室分流和药物治疗后，一些患者脑积水明显改善伴脑皮质的扩张和增长。IQ 也可达正常范围。

（3）其他治疗：多学科咨询，有助于患者治疗。如眼科进行视网膜筛查，神经外科提醒脑室扩张。

【治疗心得】

1. 如有可能，孕期急性感染病例均应进行羊水 PCR 检查。当母体以乙胺嘧啶和磺胺嘧啶治疗后，新生儿因缺乏典型的临床表现或血清学证据而难以诊断。超声监测脑室扩张是胎儿感染和病情迅速发展的直接标志。

2. 阻止先天性弓形虫病的最好方法是对育龄妇女进行科普教育以预防怀孕期母体急性感染。不食用未烹调的肉食，不食用生鸡蛋。蔬菜和水果食用前彻底清洗。接触生肉、鸡蛋或蔬菜的手、案板和用器应彻底清洗。猫仅喂养干的、罐装或煮熟食物，每天更换窝垫，用开水浸泡窝垫 5 min。如果怀孕应避免倒垃圾，必要时戴手套。

第二十节　先天性梅毒

先天性梅毒是梅毒螺旋体经胎盘和脐静脉由母体侵入胎儿血循环所致。早期梅毒孕妇，易致胎儿发生死胎、死产、流产和早产。母亲感染时间越短，传给胎儿的概率越大，梅毒螺旋体的传播可发生在整个孕期。

【病因】

高危因素：①单亲母亲，患性传播疾病；②无充分产前保健或有产前保健未做梅毒血清学筛查者；③无症状或梅毒血清学滴度高者；④近期感染梅毒，血清抗体尚未形成者；⑤已确诊梅毒而未充分治疗者。

先天性梅毒通过胎盘传播，其感染时间多在孕4个月后。分娩过程中胎儿也可通过接触患梅毒母亲外生殖器而感染。一般早期梅毒较晚期梅毒更易使胎儿受染。

【临床表现】

先天梅毒按发病时间分为早期先天梅毒和晚期先天梅毒，前者多在出生后1～2年发病，后者多为2岁以后发病。按临床症状划分为一期梅毒、二期梅毒和三期梅毒，新生儿先天梅毒病情多很严重，病死率高，多为早产儿或小于胎龄儿。主要受累部位为肝脏、皮肤、口唇及肛周黏膜、骨和中枢神经系统，如胎儿早期受累，也会发生梅毒性肺炎。

由于鼻骨破坏，先天性梅毒早期表现为鼻塞，鼻腔流出清亮液体，严重者可为脓性。

皮肤改变常在第2周出现，主要表现为各种皮疹、斑丘疹或水痘样发疹及皮肤发红、光亮、脱皮等。主要分布在口周、鼻旁、尿布区，手足心也常受累，该处随后变红、增厚、形成皱褶。严重感染患儿皮疹遍布周身，皮肤黏膜结合处是主要受累部位，口唇增厚、粗糙，放射状皲裂可达周边皮肤。

80%～90%症状性先天梅毒X线有特征性骨软骨炎及骨膜炎表现，这些改变常无症状，少数患者会发生干骺端骨折及骨骺脱位，导致假性麻痹。约20%无症状先天梅毒患者有干骺端改变，主要表现为骨骺末端半透明密度带初期光滑，随后呈锯齿状、不规则，半透明带呈虫蛀样改变，长骨骨膜逐渐增厚，骨骺分离。

除皮肤改变外，先天性梅毒主要体征为肝脾增大，肝脏坚硬，第2～3周可出现短暂黄疸；若肱骨内上髁触及淋巴结，则高度怀疑先天性梅毒；由于骨髓感染及髓外造血受抑，出现严重贫血；由于消化器官受累，可出现腹胀、胎便排出延迟。1/3～1/2的先天性梅毒患者有神经系统受累，但新生儿期很少出现神经系统临床体征，脑脊液改变为蛋白增高，单核细胞增多。

【辅助检查】

1. 梅毒血清学诊断

（1）非特异性梅毒螺旋体抗体实验：快速血浆反应实验（RPR），梅毒性病研究实验室试验（VDRL）、自动反应素试验（ART）。这些实验是通过检测梅毒螺旋体或侵入宿主组织的双磷脂酰甘油-卵磷脂-胆固醇抗体进行。这些抗体可以定量检测，对帮助判断疾病活跃程度及随后治疗有指导作用。新感染患者滴度升高，有效治疗后降低。

梅毒螺旋体抗体实验阳性率在一期梅毒约为75%，二期梅毒为100%，晚期及三期梅毒约为75%。在二期梅毒，RPR及VDRL实验，抗体滴度通常＞1∶16。初次感染一期梅毒，治疗后1年RPR及VDRL实验通常无反应，但在二期梅毒，通常治疗后2年才表现无反应。在三期或晚期梅毒，通常RPR及VDRL实验在治疗后4～5年才能表现无反应，或永远也不会为阴性。假阴性主要是在潜伏期，表现为阴性或弱阳性伴有高的抗体滴度。这种情况下，稀释血清可出现阳性结果。

（2）梅毒密螺旋体实验：包括荧光密螺旋体抗体吸收实验（FTA-ABS）和梅毒螺旋体明胶颗粒凝集试验（TPPA）。可对梅毒螺旋体抗体实验阳性者进行确诊。梅毒密螺旋体实验对疾病活动程度判断不足且可终身阳性，故不应用来评估疗效。

2. 脑脊液（CSF）检查　检查神经性梅毒应通过 VDRL 实验。还应进行细胞计数及蛋白定量。CSF VDRL 实验阳性确诊神经性梅毒，但阴性不能除外神经性梅毒。

3. 聚合酶链反应（PCR）　PCR 可检测出临床样品中 T 苍白球基因，故可对先天性梅毒及新生儿梅毒的诊断有帮助。

【诊断】

疑似先天性梅毒的诊断依据包括流行病史、临床表现及 RPR 阳性，如 TPPA 阳性，则可确定诊断。所有孕妇都应该行非特异性密螺旋体试验 STS。此实验应在怀孕早期做，对高危人群应在 28～32 周及分娩时重复。如果孕妇没有进行围生期监测或不知道检查结果，应在分娩时行 STS 检查，直到结果出来后才能带新生儿出院。如果系高危孕妇，还应在产后 1 个月重复检查。所有 STS 实验阳性的孕妇应当行梅毒确诊实验。

【治疗】

1. 孕妇梅毒的治疗

（1）一期及二期梅毒，早期梅毒：苄星青霉素 G，240 万 U 肌内注射。1 周后重复用药一次。

（2）三期梅毒，晚期梅毒（没有神经梅毒）：每周肌内注射 1 次苄星青霉素 G，每次 240 万 U，3 周共 720 万 U。

（3）神经梅毒：静脉滴注水剂青霉素 G 每 4 h 1 次，每次 300 万～400 万 U，1 800 万～2 400 万 U/d，疗程 10～14 天。如果确诊，也可用普鲁卡因青霉素 240 万 U 肌内注射加口服丙磺舒 500 mg，每天 4 次，共 10～14 天。之后每周肌注一次苄星青霉素 G 240 万 U，连续 3 周。

2. 先天性梅毒新生儿的治疗

有无症状诊断先天性梅毒的新生儿均应治疗。

美国疾病控制与预防中心（CDC）推荐治疗有或无症状新生儿梅毒原则如下：

（1）脑脊液异常者

①水剂青霉素 G 每次 50 000 U/kg，静脉滴注，隔 12 h 1 次（7 天内），隔 8 h 1 次（≥8 天），疗程 10～14 天。

①普鲁卡因青霉素 G 50 000 U/kg，肌内注射，每天 1 次，共 10 天。

（2）脑脊液正常或无临床体征及不确定随访者：苄星青霉素 G 50 000 U/kg，肌内注射 1 次。经过充分治疗的梅毒孕妇所生婴儿，出生时如血清反应阳性，且未超过母亲的滴度，应每月复查一次：8 个月时，如呈阴性，且无胎传梅毒的临床表现，可停止观察。婴儿出生时，如血清学反应阴性，应于出生后 1、3、6 个月复查，至 6 个月时仍为阴性，可排除梅毒。

【治疗心得】

（1）提高对本病的认识，及时诊断和治疗。

（2）孕前治疗及检测，可降低新生儿发病率。

（3）定期随访，了解治愈或复发。

第二十一节　新生儿常用诊疗技术

一、生命体征的检测

（一）血压测量

1. 指征　动脉血压用以评估心血管功能,每一位高危或情况不好的新生儿都应该测量。

2. 目的

（1）发现因为心血管功能不稳定所致的血压变化;

（2）评估治疗性干预措施对休克或其他原因引起的心血管功能不稳定的效果;

（3）在操作过程中监护新生儿心血管功能的稳定性。

3. 原理

（1）血压直接反应心脏收缩力、心输出量、循环血容量及血管张力。

（2）血压的单位是 mmHg。平均动脉压是新生儿最常用的指标。

无创动脉血压可以通过示波血压仪测量,该技术通过充气式血压袖带来完成。袖带自动充气至收缩压以上,然后袖带自动放气。自动化的血压监测仪可以感知通过袖带中的空气传递的动脉脉搏的变化幅度。监护仪通过对脉搏搏动的分析,估计收缩压、平均压和舒张压及心率。生后第 1 天情况稳定的新生儿,平均动脉压的最低限大约与胎龄周数相同。在以后的几天里,平均动脉压升高 $0.3 \sim 0.4$ kPa（$2 \sim 3$ mmHg）。例如 34 周的早产儿仅 10% 生后第 1 天的平均动脉压低于 4.5 kPa（34 mmHg）,然后在生后 1 周内上升到 $4.9 \sim 5.0$ kPa（$37 \sim 38$ mmHg）。

（3）如果血压值不在"正常"范围,必须结合其他心血管功能的监测,如心率、灌注、皮肤颜色等进行综合评估。

4. 使用　血压仪的使用和维护都应该遵循生产厂家的说明。可能还需要分别配置不同的示波血压监测仪供新生儿（儿科）使用,以避免过高的袖带压力和袖带充气时可能带来的损伤。血压袖带的选择取决于新生儿的大小。理想的袖带尺寸是袖带可以围绕上臂或腿一周,但是充气囊部分不发生重叠。袖带上通常有一个标志（一般是箭头）,提示该标志应该对准相应的动脉。袖带通过密封的连接管与血压仪相连,确保没有漏气。在新生儿激惹、哭吵时测得的血压是不能反映其基础情况的。

5. 设备　无创的示波血压监测仪;新生儿（儿科）袖带。

6. 操作步骤

（1）打开血压仪。

（2）选择合适的袖带,使袖带可以围绕上臂或腿一圈,但是充气囊部分不发生重叠。太小的袖带会使测得的血压值升高。但相反,如果袖带太大或太松,测得的血压值偏低。

（3）将袖带缠在上臂,并绑牢。但如果袖带绑得太紧会限制血流,使测得的血压值升高。

（4）确保袖带充气囊的中心对准了动脉搏动。

（5）将袖带和血压仪相连,确保连接管没有漏气。

（6）将新生儿的上臂或腿伸直,使袖带充气。

（7）在袖带充气和放气时观察新生儿,如果新生儿一直在动,试着安抚他。

（8）记录收缩压、舒张压和平均压及心率,并记录时间。

（9）如有必要,设置仪器在一定的时间间隔后重复测量血压。

7.潜在的并发症

（1）移动新生儿的肢体可能出现意外。

（2）如果是极低出生体重儿或选择的袖带大小不正确,示波血压监测仪测得的值就不可靠。

（3）过于频繁地重复测血压可能损伤肢体。因此,需要注意观察绑袖带的部位及远端的肢体。

（4）在成人和儿童,从人腿部位测量血压是痛苦的。但我们不知道新生儿是否也会感到疼痛。

（5）注意所有异常的数值或报警,判断该新生儿是否情况恶化。

（二）心肺功能监测

1.指征　所有高危和不稳定的新生儿都需要持续监测心率和呼吸频率。

2.目的

（1）发现急性的心血管问题,如心动过缓和心动过速。

（2）发现呼吸频率的突然变化,特别是呼吸暂停。

（3）心肺功能的数据随时间的变化趋势。

（4）在进行操作时对新生儿监护。

3.原理　心肺监护同时记录心率和心律,以及呼吸频率。通过连接在新生儿皮肤上的心电极以记录心脏的电活动。监护仪通过每一次心搏时心脏的放电来测量心率,并在显示屏上显示节律,或在纸上打印出来。连接在胸腔两侧的电极同时也可以感知呼吸运动所致的胸廓大小的变化。胸廓的扩张使新生儿的电传导能力发生改变,因此可以被电子监护仪捕捉到。呼吸频率以数字或波形显示。呼吸暂停指一定时间内呼吸运动消失。

4.使用

（1）电极通过导电膏粘贴于新生儿的皮肤上。电极通过联线连接到模块上,再将模块插入监护仪。

（2）电极、联线和（或）模块用不同的颜色标记,确保以正确的顺序连接到监护仪上:右臂—白色;左臂—黑色;左腿—红色。

（3）开机以后,监护仪默认预设的心率和呼吸频率报警,但须注意成人和儿童的报警值差异很大。

推荐的新生儿报警值如下。

①心率:低限为 90～100 次/分;高限为 180～200 次/分。

②呼吸频率:呼吸暂停的定义是呼吸运动消失 20 s,呼吸暂停的报警通常设在 20 s。

5.仪器　心肺监护仪、3 个带联接线的新生儿电极、插座和电缆等。

6. 操作步骤

（1）根据颜色提示将电极粘贴在干净、干燥、健康的皮肤上。根据新生儿的大小，可以把电极放在躯干、肩部或大腿。注意：不要把电极粘贴在乳头上。

（2）将电极与监护仪相连。

（3）开机，设置报警值。

（4）注意出现的波形应该是轮廓分明的、清楚的。大部分监护仪把 2 导联作为默认的显示波形，但是有的监护仪可以提供不同的心电监护波形选择。

（5）记录监护仪显示的心率和呼吸频率。通过听诊器听诊心率和观察呼吸频率来确认监护仪是否正常工作。

7. 注意

（1）使用大小合适的新生儿电极以减少皮肤损伤；

（2）不要使用已经损坏了的电极；

（3）不要关闭报警；

（4）不要重复使用一次性电极；

（5）查看所有异常的结果或报警，以确认新生儿的临床状况是否恶化；

（6）心电监护仪的电极不能发现阻塞性的呼吸暂停，除非出现了心率下降或氧饱和度的下降。

二、新生儿氧气疗法

（一）氧疗法的作用

提供足够浓度的氧，以提高血氧分压和血液携氧的能力，从而保证组织的供氧，消除或减少缺氧对机体的不利影响。

（二）氧疗指征

原则上，各种类型的缺氧均是氧疗的适应证。但由于缺氧发生的机制和程度不同，以及氧离曲线的生理学特点，氧疗不是对各种类型的缺氧均有效。

1. 低氧血症为主要适应证　由于机体有一定的代偿和适应机制，氧疗应限于中度以上和有临床表现的低氧血症患者。目前公认的氧疗标准：$PaO_2 < 8.00$ kPa（60 mmHg），SaO_2 低于 90%，此时"S"形氧离曲线一般正处于转折部。如在 $PaO_2 < 8.00$ kPa（60 mmHg）以下的曲线陡直部分，PaO_2 稍下降则 SaO_2 大幅下降；反之增加 FiO_2，PaO_2 可上升 0.94 kPa（7.0 mmHg），SaO_2 可提高 10% ～ 15%。

2. 呼吸衰竭

（）I 型呼吸衰竭：如急性肺损伤，早期可给予较高浓度的氧，不必担心发生 CO_2 潴留。氧疗开始 FiO_2 可接近 40%，随后根据动脉血气分析调整 FiO_2，以使 PaO_2 迅速提高以保证适当的组织氧合而又不会引起氧中毒。理想的 PaO_2 水平为 8.00 ～ 10.7 kPa（60 ～ 80 mmHg）。如允许值的最高 FiO_2 仍不能使 PaO_2 达到安全水平，则应行气管插管和机械通气。

（2）II 型呼吸衰竭：即低氧伴高碳酸血症的患者，应采取控制性氧疗。此时因 CO_2 长期处于高水平,呼吸中枢失去对 CO_2 的敏感性,而呼吸仅靠主动脉弓和颈动脉窦的化学感受器对缺氧刺激的反应。吸入高浓度的氧后 PaO_2 上升,解除了缺氧对呼吸中枢的刺激作用,呼吸中枢抑制加重,出现通气降低甚至呼吸停止,必须及早采用机械通气治疗。

3. 血氧分压正常的缺氧　包括心排出量降低、贫血、CO 中毒、氰化物中毒等能发生组织缺氧而没有明显低氧血症者,通常不管 PaO_2 是否处于需要氧疗水平,均给予氧疗。

（三）给氧方法

1. 鼻导管吸氧　以橡胶或乳胶导管置鼻前庭。氧流量 0.3 ~ 0.5 L/min。鼻导管吸氧可根据用氧公式计算氧浓度,公式如下:氧浓度 =21+ 氧流量（L/min）×4。此方法简单、价廉、方便、舒适,适用于轻度低氧血症患儿。双侧鼻导管吸氧可使 FiO_2 明显升高,可适应于 PaO_2 <5.3 kPa（40 mmHg）患儿,但鼻腔堵塞致张口呼吸影响效果。鼻导管吸氧一般吸入氧浓度低（FiO_2 <30%）,对于重症患者供氧不充分,与其他方式氧疗相比需要吸引的频率增加,而且鼻导管吸氧的时间越长,越可能致鼻腔出现血性分泌物。建议低出生体重儿须长时间氧疗时使用开放式装置,可能优于鼻导管。

鼻导管氧疗可致上呼吸道黏膜干燥,并引起疼痛和呼吸道分泌物黏稠,致分泌物难以咳出。建议吸氧时湿化氧气,湿化瓶的水应为无菌水且每天更换 1 次,湿化瓶中的水保持温热状态效果优于冷蒸馏水。

2. 面罩吸氧　新生儿一般采用开放式面罩,使用时将面罩置于口鼻前略加固定,不密闭,口罩距口鼻距离一般 0.5 ~ 1.0 cm,流量一般 1.0 ~ 1.5 L/min 冲刷罩内的 CO_2,吸入氧浓度可达 40% ~ 60%。

此方法简单方便,可获得较大的吸氧浓度,可与雾化吸入同时进行。面罩质地柔软,更适合睡在暖箱和远红外抢救床的患儿。面罩吸氧使用的氧流量小,对患儿的寒冷刺激较头罩供氧小,也不会使湿化水滴在患儿头面部,患儿感到舒适,能得到充分的休息。面罩与口鼻有一定的距离,无须紧贴面部,不会造成二氧化碳潴留和面部皮疹。面罩吸氧有利于早产儿体位的摆放,特别是俯卧位可以改善潮气量和动态肺顺应性,以及降低气道阻力来改善呼吸困难情况,有效地减少呼吸暂停的发生和提高血氧饱和度。但面罩位置不易固定,耗氧量大,也不适合睡在小床上的患儿,因其难以固定,如果紧贴面部,易造成二氧化碳潴留和吸入氧浓度过高。

3. 头罩吸氧　选择大小合适的头罩,根据患儿的体重、孕周及缺氧程度选择合适的头罩。如果头罩太大,就会使部分患儿头部滑出罩外而降低了氧浓度;或使太小患儿颈部受压,引起气道梗阻,皮肤受损,也不利于二氧化碳排出。两者均降低实际吸入的氧浓度。目前常用头罩分大、中、小 3 型。

一般入院时有缺氧症状的患儿首先选用头罩吸氧,以改善缺氧症状,也可用于撤机时的过渡用氧。头罩吸氧具有使用、固定方便的特点,改善缺氧症状较快。但其质地硬（有机玻璃）,易造成皮肤受损,且头罩内细菌污染概率高。对于低出生体重儿,若采用小号头罩其氧浓度过高,在常压下吸入浓度高于 50% 的氧持续 48 ~ 72 h 是氧中毒的常见原因。理想的头罩吸氧必须将湿化气体加热至 31 ~ 34 ℃。因有操作难度,很多医院的医疗条件有限不能普及,吸氧时寒冷的气流吹向患儿面部引起寒冷反应。头罩吸氧中呼出气体也在罩内易引起二氧化碳潴留,氧流量低于 5 L/min 尤为明显。大于 5 L/min 的氧流量能有效排出罩内的二氧化碳,避免患儿体内二氧化碳潴留,但太大的氧流量寒冷反应也明显,须权衡利弊。

4. 箱式吸氧 箱式吸氧适合低浓度吸氧的患儿,可以作为头罩吸氧患者停氧的过渡用氧,一般氧流量在 5 L/min 以下。目前市售新生儿暖箱有箱内吸氧装置,可调节箱内氧浓度,在箱式吸氧中患儿经皮氧饱和度在 95% 以上可以逐渐降低氧流量试停吸氧。如箱式吸氧中患儿经皮氧饱和度在 85% 以下,可改为面罩吸氧或头罩吸氧。

箱式吸氧是头罩吸氧患者停氧的有效过渡,寒冷刺激小,没有二氧化碳潴留的危险性,氧中毒的概率小,但对有呼吸困难的患儿作用小,只适合用于暖箱中的患儿。

5. 连续气道正压通气(CPAP)给氧 经面罩吸氧不能解决低氧时可采用。

三、呼吸支持技术

(一)连续气道正压通气

1. CPAP 的功能 吸气期由于恒定正压气流大于吸气气流,使潮气量增加,吸气省力,自觉舒服。呼气时气道内正压起到呼气末正压通气作用,可防止和逆转小气道闭合和肺萎缩,增加功能残气量,降低分流量,使动脉血氧分压升高。

2. 指征 呼吸系统表现为肺顺应性下降、呼吸功增加和氧合不佳。

CPAP 对没有严重二氧化碳潴留的低氧血症患儿有较好效果,可用于新生儿肺透明膜病、肺不张、肺水肿、出血等,还可用于早产儿特发性呼吸暂停。

在有自主呼吸前提下给予 CPAP,可增加功能残气量,使萎陷的肺泡或渗出物堵塞的肺泡扩张,并能通过减少渗出改善肺水肿,使气体交换及氧合改善,可解决部分因分泌物堵塞肺泡及肺不张所致的低氧及通气障碍患儿。

3. 目的

(1)使肺稳定,减少呼气末发生肺不张的趋势;

(2)使气道稳定,减少发生阻塞性呼吸暂停的趋势。

4. 原理

(1)顺应性减低的肺是"硬"的,肺泡容易萎陷,使总的肺容量减少,从而导致萎陷的区域通气很差,不能参加气体交换。为了进行代偿,新生儿通过辅助呼吸肌的运动,试图在吸气时产生更多的压力将空气吸入肺内。

(2)如果在整个呼吸循环中,通过 CPAP 把吸气相和呼气相的气道压力都维持在高于外周压力的水平,就可以:

①稳定肺的呼吸生理。

②避免远端小气道的萎陷。

③不张的肺泡复张。

④气道阻力降低。

⑤呼气末保留在肺内的气体量(功能残气量)增加。

⑥肺顺应性改善,在相同的压力下得到的潮气量更大。

⑦减少呼吸功。

⑧气体交换面积增加,使氧合改善。

5. 方式　CPAP可经鼻塞或气管插管进行,可用简易的水封瓶与加温湿化器连接鼻塞达到一定的正压给氧,亦可与呼吸机相连正压给氧。近年来市场推出婴儿无创流量系统,采用附壁效应,吸气相由 Venturi 现象以预置气流带入外界空气,混合后吸入,呼气相与供气气流方向相反。在低阻情况下行 CPAP,压力稳定,效果好,尤其用于肺表面活性物质应用后的肺透明膜病患儿效果良好。应用简易 CPAP 必须避免吸入纯氧,推荐配有空气压缩供气系统,通过调节氧流量与空气流量的比例,随时调整合适的吸入氧浓度。

6. 使用　为了在整个呼吸循环都维持稳定的 CPAP,必须保持鼻塞和鼻孔之间的密闭。CPAP 的压力水平取决于新生儿的嘴是否闭拢。为了进一步稳定,通常放置胃管以减少腹胀。尽管鼻塞式 CPAP 本身不是喂养的禁忌证,但腹胀可能增加喂养不耐受的发生率。

7. 设备

（1）CPAP 设备:包括从水封瓶（气泡式 CPAP）或呼气阀出来的气体、CPAP 所需的流量系统、机械通气设在 CPAP 模式、充气式加压气囊（短时间使用）。

（2）鼻塞（大小取决于新生儿鼻孔的大小）。

（3）帽子（大小取决于新生儿头的大小）。

（4）脉搏氧饱和度仪。

8. 操作步骤

（1）让新生儿处于俯卧、侧卧或有所支撑的仰卧位。

（2）选择大小合适的鼻塞和帽子。

（3）把帽子戴在新生儿头上,把帽子上的系带或黏性搭袢根据厂家的说明系好。如果帽子太大就会滑下来遮住眼睛,如果帽子太小,就会托着鼻塞往上滑,使鼻塞紧压在鼻子上。

（4）将鼻塞插入鼻孔。如果鼻孔局部皮肤发白,提示需要换用更小的鼻塞,以防皮肤破损。确保鼻塞没有压迫在鼻中隔上,以防鼻中隔糜烂。

（5）用系带（黏性搭袢）将 CPAP 的管道固定在帽子上。

（6）设置需要的 CPAP 水平（通常 0.5 kPa）、氧浓度、低压报警、呼吸暂停报警。

（7）监测呼吸频率、呼吸功、需氧量（脉搏氧饱和度）和使用 CPAP 前后呼吸暂停的出现（消失）。

9. 注意

（1）只能用于呼吸中枢功能正常、有自主呼吸的患者。作为辅助呼吸,可以锻炼呼吸功能。主要因肺内分流量增加引起的低氧血症可应用 CPAP,但同时有呼吸道梗阻、通气不足者效果较差。

（2）CPAP 也可以通过插入到鼻咽部的气管导管进行。鼻咽管 CPAP,使用过程中容易在导管内及周围积聚分泌物,形成导管堵塞。通过导管内吸引可能无法将这些分泌物清理干净。

（3）CPAP 不能通过气管内插管进行,因为新生儿的气管插管太细了,插管内的阻力太高,新生儿的自主呼吸难以克服这么高的阻力。

（4）经鼻或面罩使用 CPAP,一般用 0.2 ～ 1.0 kPa,最高不超过 1.5 kPa。但应防止胃扩张、呕吐、恶心等。

（二）机械通气

1. 指征

（1）呼吸暂停。

（2）存在或可能出现呼吸衰竭。

（3）需要长时间皮囊加压呼吸或皮囊加压呼吸无效。

（4）膈疝。

（5）由于疾病或手术、影像学检查等原因需要肌松或深度镇静。

2. 原理

机械通气的目的是辅助或代替患儿自己进行呼吸,改善氧合,恢复（改善）酸碱平衡系统。呼吸机是模仿呼吸循环的节律来设计的。

（1）模仿吸气时,在一定的时间内（吸气时间,t_I）将一定量的气体送入肺内（潮气量,V_T）,产生足够的压力使肺泡张开（吸气峰压,PIP）。

（2）为了让患儿能够呼气,呼吸机提供一段时间（呼气时间,t_E）使胸廓和肺回缩。

（3）为了避免肺泡萎陷,呼气末气道内应该维持一定的正压（呼气末正压,PEEP）。

（4）每分钟的呼吸循环次数被称为呼吸频率（f）。

（5）在一个呼吸循环内,吸气时间和呼气时间的比率称为吸呼比（I/E）。

3. 设备

（1）新生儿呼吸机和配套的管路。

（2）呼吸机管路的自动加温湿化器和无菌蒸馏水。

（3）空氧混合器和相应的管路。

4. 操作要点及步骤

（1）分类

①怎样进行吸气和呼气的切换

a. 时间切换模式的呼吸机,根据设定的时间进行呼吸循环。

b. 患者触发（同步）型呼吸机在捕捉到新生儿有吸气动作时进行呼吸支持。

c. 混合型:呼吸机患者触发结合时间切换。

②怎样对吸入气体进行限制

a. 容量控制型呼吸机按照设定的 V_T（单位为 mL）送气,因此,PIP 是不固定的,随着肺顺应性的改变而变化。

b. 压力型呼吸机按照设定的 PIP（单位为 kPa）送气,因此,V_T 是不固定的,随着肺顺应性的改变而变化。

反映肺扩张难易程度的就是顺应性。呼吸系统（包括肺和胸壁）比较"硬",或顺应性比较差,为了达到一定的 V_T,所需的 PIP 就越高。

顺应性可用下列公式表:

C= 容量的变化 / 压力的变化

使呼吸系统顺应性降低的疾病包括呼吸窘迫综合征、胎粪吸入综合征、气胸、先天性胸廓畸形、膈疝、肺部炎症,以及其他胸腔的占位性病变。

容量控制型呼吸机在新生儿患者应用较少,因为准确测量新生儿这么小的 V_T 是很困难的。虽然新技术已经能够解决这个问题,但是要求操作者具有高水平的专业知识和培训。

（2）步骤

①将管路、湿化器和呼吸机相连接。

②将空气和氧气气源与呼吸机相连。

③根据皮囊加压的情况和下面表格内容的指导。设计好呼吸机参数的初设值,见表3-1。

表 3-1　呼吸机初始参数的设置

参数	有肺部疾病的早产儿和低出生体重儿	有肺部疾病的足月儿	正常的肺（如呼吸暂停,不伴有肺部疾病）
PIP/ kPa	2.0	2.5	1.5
PEEP/ kPa	0.5	0.5	0.3
f/m	40～60	40～60	30
t_I/s	0.3	0.4	0.3～0.4
t_E/s	0.7～1.2	0.6～1.1	1.6
FiO$_2$/%	100	100	30
流量（/L/min）	6～8	10～15	6～10

* 在患儿触发型的呼吸机, t_I 一开始设在 0.25～0.3 s

④通过堵住患者端的开口来检查整个呼吸机管路是否漏气,注意观察能否达到设定的 PIP 和 PEEP。

⑤开机,设置所有的报警值（低压和高压、容量、呼吸暂停、氧浓度）。

⑥将呼吸机管路上与气管插管相连接。

⑦通过下列评估来观察患儿上机后对呼吸机初设值的反应:

a. 胸廓抬动度。

b. 自主呼吸的强度。

c. 双侧的呼吸音强度。

d. 氧饱和度。

⑧根据患者的反应调整呼吸机参数,或咨询上级医院。调整 FiO$_2$ 以维持氧饱和度在 90%～95%。见表3-2。

表 3-2　呼吸机参数的调节

临床表现	处理
胸廓抬动度不理想或呼吸音减低	增加 PIP
可见胸廓抬动,可以听到呼吸音	维持 PIP

（续表）

临床表现	处理
胸廓起伏过大	降低 PIP
胸廓抬动，但是患儿有呼吸机对抗	增加 f，考虑适当镇静

⑨机械通气 15～30 min 后，检查动脉或静脉（毛细血管）血气，并根据血气结果调整呼吸机参数。见表 3-3。

表 3-3　呼吸机参数的调节

$PaCO_2$（kPa）	$FiO_2 < 50\%$	$50\% < FiO_2 < 60\%$	$FiO_2 > 60\%$
> 6.7	增加 f，如果 pH < 7.25	增加 f，如果 pH < 7.25	增加 PIP
5.3～6.7	维持 PIP 和 f	维持 PIP 和 f	增加 PEEP
< 5.3	降低 PIP	降低 f	增加 PEEP

注意：①以上表格中的内容仅给呼吸机参数调整提供参考，在实际操作过程中还应该征询有经验的上级医师的意见。②如果患者要求更高的 PIP，首先应该排除患者是否存在胸廓运动不良的可逆性因素，如肺不张、分泌物堵塞气管插管或气胸。③对于特别的新生儿或特殊的疾病，设置合适的 PEEP 可以增加顺应性。然而 PEEP 太高或太低都可能导致顺应性降低。④对抗呼吸机提示可能需要调整呼吸机频率的设置，使呼吸机和患者的自主呼吸同步。⑤在比较大的新生儿和肺比较"硬"的新生儿，延长 t_1 可能改善胸腔的扩张。还应该保证足够的呼气时间使气体能够呼出，防止呼气结束后过多气体留于肺内。⑥初设的 FiO_2 对有肺部疾病的新生儿来说可能太高了。一旦氧饱和度在所要求的范围内就应该尽快降低 FiO_2。⑦新型的患者触发的呼吸机，须根据厂家的说明设置流量触发敏感度。

四、气胸－胸壁透光试验

1. 指征　呼吸情况突然恶化，可以排除机械性因素，如设备故障、气道或气管插管梗阻、气管插管移位。

2. 目的　在无法拍胸片的情况下，床边进行透光试验就能发现气胸。

3. 原理　在黑暗的环境中，如果一个高强度的光源直接照射在胸壁上，胸腔内的游离气体透光的强度和范围都比肺内的气体更大。如果存在气胸，在光源周围可以看到一圈透光区。透光区可能一直扩散到胸壁的中线部位。单侧的气胸更容易被发现，因为两侧在光源照射下形成的透光区是不对称的。胸壁透光试验在早产儿身上效果较好，因为早产儿的胸壁比较薄，皮肤的透光性比足月儿好。

4. 设备
（1）能够产生高强度、会聚光的光纤维冷光源灯。
（2）准备一块毯子用来遮蔽周围环境的光线。

5. 操作步骤

（1）将新生儿处于仰卧位。

（2）使房间内环境尽可能黑暗。

（3）当你将光纤维灯紧贴在新生儿胸壁的以下部位时，注意观察胸壁：锁骨中线、乳头上部位和腋中线。

（4）胸壁两侧进行比较。

6. 注意　在进行胸壁透光试验时必须对双侧胸壁进行比较，因为胸壁的透光能力受新生儿体重、皮肤厚度、有否水肿，以及光源的亮度、周围环境是否黑暗等因素的影响很大。如果在相同的方法下，两侧胸壁的透光试验表现出明显的不同就提示气胸的存在。

如果是很小的单侧气胸或双侧气胸，胸壁透光试验两侧的区别不大，就可能出现假阴性结果。

在对气胸进行针头抽气时，进行透光试验有助于确认气体的引流情况。

透光试验其他的一些用途包括静脉或动脉穿刺时帮助定位血管。

五、末梢毛细血管标本采样

1. 指征　为了采集少量的血液标本进行检查。

2. 材料

（1）给足底加温的温暖的毛巾（不高于 40 ℃）。

（2）手套。

（3）无菌的采样针，尖端不要超过 2.5 mm。

（4）消毒用的乙醇棉。

（5）无菌纱布。

（6）创可贴。

（7）合适的血液收集器。

3. 操作步骤

（1）准备好所需的物品和材料。

（2）将足底用温暖的毛巾包裹 5 ～ 10 min 以改善局部循环。

（3）洗手，戴手套。

（4）握住新生儿的足跟。

（5）选择穿刺部位，足跟的双侧或跖部正中。

（6）用乙醇棉消毒穿刺部位，等待乙醇干燥。

（7）使用无菌操作技术，用采样针进行穿刺，限制穿刺深度不超过 3 mm。

（8）将第 1 滴血擦去，因为使用乙醇消毒，第 1 滴血的检测结果可能会不准确。

（9）将血液收集到合适的容器里。（如果进行末梢血血气检查，应该迅速让血液充满肝素化的毛细管，注意不产生气泡。将充满血的毛细管两端密封。转动管子，使血液和抗凝剂混合。）

（10）用无菌纱布将足跟擦干,压迫止血,穿刺部位粘贴创可贴加以保护。

4. 潜在的并发症

（1）过度的挤压造成脚或腿部的发绀。

（2）如果在推荐部位以外的区域进行穿刺或穿刺过深,可能导致神经、肌腱、软骨的损伤。

（3）感染。

（4）在足跟负重部位重复穿刺可以产生疤痕组织,导致疼痛、学步延迟,和（或）异常的步态。

5. 注意 需要较多血量或行血培养时,采集静脉血标本更为合适。

六、气管插管

气管内插管术是将特制的气管导管通过口腔或鼻腔插入气管内,是气管内麻醉、心肺复苏或呼吸治疗的必要技术。气管插管术已成为新生儿复苏及呼吸管理的一项必不可少的技术,且是急救成功的关键之一。作为基本技术的培训,儿科医师尤其是新生儿科医师必须熟练掌握。

（一）适应证

1. 产房或手术室现场窒息复苏

根据窒息规范复苏特点,Apgar 评分只作为窒息诊断的依据,而不是决定是否要复苏的指标。在窒息复苏过程中,凡符合以下几个指征之一即行气管插管。

（1）重度窒息须较长时间加压给氧人工呼吸者。

（2）羊水胎粪污染,新生儿出生后无活力者。

（3）用气囊面罩复苏器胸廓不扩张,效果不好或心率<60 次 / 分,经胸外按压心脏后心率不增快者。

（4）需要气管内给药。

（5）<1 500 g 的极低出生体重儿重度窒息时。

（6）拟诊膈疝时。

2. 在急救室或新生儿重症监护室

（1）机械辅助通气,保证人工呼吸顺利进行。

（2）心跳、呼吸骤停,心肺复苏时。

（3）危重急症如重度窒息或缺氧缺血性脑病须通气治疗或新生儿外科术后的维持治疗。

（4）对极低出生体重儿早期插管可减轻低氧血症,是改善预后、降低病死率的一项重要措施。

（5）上呼吸道梗阻包括胎粪、痰液、喉痉挛或奶汁吸入的紧急处理。

（6）非呼吸器治疗时行支气管肺冲洗。

（7）获得气管内分泌物做培养。

（二）插管时间和途径

1. 插管时间

为避免插管时缺氧,插管操作必须在 20 s 内完成,插管完成后还必须先吸引 1 次气管内分泌物后再正压给氧。

2.插管途径

（1）经口插管方法简单、迅速,适用于窒息复苏、胎粪吸引及短时的人工通气治疗,常在手术室、产房及复苏现场使用。缺点是固定不好,口腔分泌物多。

（2）经鼻插管固定牢固,适用于需要长期使用呼吸器的新生儿,常在新生儿重症监护病房或新生儿抢救室内使用。缺点:①操作较复杂;②长时间使用可引起鼻中隔或鼻翼坏死;③分泌物不易引流而引起肺部感染;④产生插管后肺不张较经口插管多。国内一些新生儿重症监护病房使用经口插管效果也很好。

目前国内已生产质量尚好的聚氯乙烯气管导管,为同一内径的弯曲直管可供经口、经鼻插管。橡皮制作的带肩导管逐渐被淘汰。

（三）插管前物品准备

1.新生儿喉镜及镜片（体重<1 000 g 的早产儿用 00 号叶片;体重在 1 000～3 000 g 用 0号;体重>3 000 g 用 1 号,直叶片优于弯叶片）.

2.外接电源及电池、喉镜灯泡。

3.有储氧袋的面罩复苏气囊,需准备:①接气管导管接头;②接氧及手术室麻醉机氧源的接头输送管。

4.各种（2.0 mm, 2.5 mm, 3.0 mm, 3.5 mm 及 4.0 mm）上下内径相同的气管导管。

5.经口插管须用钢质有韧性的管芯,经鼻插管须用插管钳（可用麦粒钳）.

6.剪刀、手套、棉签、蝶形胶布及消毒纱布。

7.输氧管、吸引器。

8.消毒注射器、无菌生理盐水、5% 碳酸氢钠、10% 葡萄糖、1∶10 000 肾上腺素、纳洛酮等。

9.插管时监护心率、氧饱和度,在现场最好有 CPAP 装置或人工呼吸器。

（四）操作步骤

1.经口气管插管

（1）气管插管应按照规格剪掉多余的无效腔（剪到 15 cm）;一些新的插管有"口"或"鼻"的标记,可在适当的部位剪断。

（2）在开始操作前,确定喉镜的光源正常。把带有 100% 浓度氧气袋的面罩复苏气囊放在下边。将管芯（如果用的话）插入气管插管,管芯可不用,但用管芯可以更有效地导入插管。注意要确定管芯尖端不要超过气管内插管末端。

（3）需要时小心地吸出口咽部分泌物,使口咽部标志清晰可见。

（4）用复苏囊面罩加压给氧 1 min（有吸入时除外）。监测新生儿的心率和皮肤颜色。

（5）摆好体位,在辐射保温台上或暖箱中使患儿呈仰卧位。使患儿头置于正中位,颈后垫以棉布卷,使头略向后仰。颈部过伸会使气管塌陷。

（6）术者立于患儿头侧,以左手拇指、示指、中指三指持喉镜,余两指固定于患儿下颌部,喉镜从口腔右边插入并将舌推向左侧;把喉镜舌叶伸进几毫米,并从会厌下方通过;垂直提起叶片,挑起会厌,使声门显露。注意:喉镜的用法是垂直提起会厌,不是撬开它。为了更好地暴露出声带,助手可以从外面轻压甲状软骨。

(7)当新生儿吸气时,把气管插管沿口腔右侧向下通过声带,最好只插进气管 2～2.5 cm,以避免伸入右支气管。插入深度可按下述方法之一掌握:①插管前端 2 cm 左右有一黑线圈,示进入声门深度,可在喉镜直视下将管插入声门至黑圈处止;②插入深度按照体重 1 kg 的新生儿进 7 cm,2 kg 进 8 cm,3 kg 进 9 cm,4 kg 进 10 cm("1,2,3,4,7,8,9,10"的标记),体重＜750 g 只需要插入 6.5 cm,并把导管粘在口唇上。另一种记忆的方法是千克体重数加 6 cm,然后保持插管的位置,并从插管中轻轻退出管芯。

(8)确定插管的位置。抽出喉镜,用手固定插管,接上复苏囊,进行正压通气。助手用听诊器听诊两侧胸部及两腋下,如两侧通气声音相等,两侧胸廓起伏一致,心率回升,面色转红,示插管位置正确。可用胶布条绕管一周,两端分布贴于上唇固定。如在复苏囊通气时,不见胸廓正常起伏,听诊两侧通气音微弱,心率不见回升,面色不见转红,示可能插入过浅或误入食管,须做喉镜检查,调整深度或重新插管。如右侧呼吸音强于左侧,示插入过深,应稍退出,直至两侧通气音相同。

(9)整个操作应轻柔、迅速,避免机械损伤,从插入喉镜到完成插管要求在 15 s 内完成。如操作过程中,患儿出现发绀,心率减慢,应暂停操作,先用复苏囊面罩加压给氧,至面色转红、心率回升后再行气管插管。

(10)插管完毕,用胶布条固定,接上复苏囊、持续呼吸道正压装置或人工呼吸机,即可进行人工辅助通气。

(11)摄胸部 X 射线片,确定导管的位置。

(2)一些药物可以通过气管插管给予,包括利多卡因、阿托品、纳洛酮和肾上腺素(这些可以按 LANE 或 LEAN 记忆)。

2. 经鼻气管插管

(1)保暖、体位同经口气管插管。

(2)选好插管,在管前端涂以 1% 利多卡因胶后,将其从鼻腔插入,如有阻力,可轻轻转动推进,将管前端插至咽部。

(3)插入喉镜,暴露声门,在喉镜直视下用插管钳夹住管前端送入声门,插入深度可按经口插管法的深度掌握方法 1,或按方法 2 加 1 cm。从插入喉镜到插管完毕要求在 25 s 内完成,注意点同经口插管法第(7)条。

(4)抽出喉镜,将复苏囊接上气管插管,加压给氧 1～2 min。

(5)做床边 X 射线摄片,确定气管插管位置,正确位置的尖端应在气管分叉以上 1～2 cm。

(6)固定插管:在患儿上唇皮肤上涂以苯甲酸酊,用一弹力胶布条,在其正中套上缝合线后贴在上唇皮肤上,再将缝合针穿过插管壁(勿使线穿过管腔中央,以免妨碍吸痰管进入),打结,固定,再以另一条胶布条绕管 1 周后两端贴于上唇皮肤上固定。必要时可加一胶布条一端绕贴管壁,另一端贴在鼻梁和前额固定。

(7)固定插管后,接上复苏囊、持续呼吸道正压装置或人工呼吸机,即可进行人工辅助通气。

（五）并发症

1. 气管穿孔　气管穿孔是一种罕见的并发症，需要外科手术。谨慎使用喉镜和气管内插管便可预防。

2. 食管穿孔　食管穿孔通常是由于插管创伤引起。需要按穿孔程度治疗。大部分的创伤可以用肠外营养维持治疗，直到漏洞愈合，并使用广谱抗生素，注意观察感染征象：几星期后需要用吞入钡剂评估愈合情况，除外食管缩窄。

3. 喉头水肿　喉头水肿多见于拔管后，可能会引起呼吸性窘迫。拔管前后，静脉内短程使用类固醇（如地塞米松）可以预防。但全身应用地塞米松对减少新生儿拔管后急性喉喘鸣是无效的。

4. 插管位置错误　插入食管、右主支气管。

5. 管道阻塞和扭曲

6. 上腭沟形成　通常见于长期气管插管，并可以随时间自愈。

7. 声门下狭窄　最常见于长期气管插管（＞3周）。需要外科矫治。若需要长期气管插管，应考虑气管切开，以预防狭窄。

七、换血疗法

换血的主要目的是去除体内过高的间接胆红素，使之下降至安全水平，防止核黄疸，以及去除附有抗体的婴儿红细胞及存在于血中的游离抗体。此外，换血可以纠正贫血，治疗严重败血症及药物中毒等。

1. 适应证

（1）去除积聚在血液中而不能用其他方法消除的毒素（其他方法包括利尿、透析或用螯合剂等）

①异常升高的代谢产物如胆红素、氨、氨基酸等。

②药物过量。

③细菌毒素。

④威胁生命的电解质失衡。

（2）调整血红蛋白水平及种类（通常仅用于部分换血法）

①正常或高容量性严重贫血。

②红细胞增多症。

（3）调整抗体-抗原水平：

①移除同族免疫抗体及附有抗体的红细胞。

②移除来自母亲的自身免疫抗体。

③促使严重败血症患儿增加免疫抗体。

（4）治疗凝血缺陷病：当以单一成分输血不能纠正时。

（5）提高血液对氧的释放能力

①氧合严重受到影响的疾病而患儿血液中却以胎儿血红蛋白占优势者，如肺透明膜病。

②须以增加 2，3 二磷酸甘油酯来逆转组织低氧者。

2. 禁忌证　凡影响换血时插管放置的因素如脐疝、脐炎、坏死性小肠结肠炎及腹膜炎等。

3. 物品准备

（1）具伺服或控制系统的辐射加温床、体温表、心肺监护仪、经皮测氧仪及复苏药品等。

（2）婴儿约束带、胃管、吸引装置。

（3）22 G 留置针 2～3 个、三通接头、延长导管、50 mL 注射器若干、注射泵、小儿输液管、电子输液泵、量筒、放置废血用容器 1 个及静脉接管、抽血用注射器、换血记录表等。

（4）1 U/mL 肝素生理溶液、5% 葡萄糖注射液及 10% 葡萄糖酸钙注射液等。

（5）换血用血制品。

4. 血制品准备

（1）换血用血制品选择：

① Rh 血型不符时血型选原则为 Rh 系统与母同型，ABO 系统与婴儿同型血。

② ABO 溶血病用 O 型红细胞与 AB 型血浆混悬液。

③其他疾病如抗球蛋白试验阴性的高胆红素血症、败血症、高氨血症等，用 Rh 及 ABO 血型均与患儿相同全血。

（2）确定换血所需血量：根据不同疾病确定换血量。

①双倍量换血用于溶血病，所需血量 $=2 \times 80$ mL $\times$ 体重（kg）。

②单倍换血量用于凝血缺陷病、败血症等，所用血量 $=80$ mL $\times$ 体重（kg）。

③部分换血用于改善血红蛋白水平，如红细胞增多症。

（3）抗凝剂：肝素、枸橼酸盐抗凝血。

（4）浓缩血：有贫血及心功能不全婴儿应将血液放置沉淀后并去上层血浆再应用。

（5）献血员应经血库筛选。其中也包括需选择镰状细胞阴性血。

（6）同族免疫溶血病时，献血员应与母血清及婴儿血做交叉配血。

5. 注意点

（1）开始换血前必须稳定患儿，换血后必须密切监护，换血过程必须详细记录每次进、出血量及液量，并记录生命体征、尿量。

（2）不能仓促进行，速度太快会影响效果及导致严重并发症，患者不稳定时应停止或减慢换血速度。

（3）换血过程中当抽血不顺利时不能用力将血推入，应检查插管位置，注意插管有无堵塞。切忌注入空气。

（4）操作暂停时应将插管中血液以肝素生理盐水冲洗干净。

（5）用钙剂前应应用肝素生理盐水冲洗脐静脉插管，也可另外从头皮静脉注入。

6. 术前准备

（1）禁食 1 次，抽出胃内容物，肌内注射苯巴比妥 10 mg/kg，置患儿于辐射保温床上。

（2）如系高胆红素血症，于换血前 1 h 用白蛋白 1 g/kg，缓慢静注，有心力衰竭时不用。Rh 溶血严重贫血，换血前应先以浓缩红细胞 25～80 mL/kg 做部分换血，待血红蛋白上升至 120 g/L 以上再行双倍量换血。

（3）以碘酊、乙醇常规消毒腹部皮肤,尤其脐凹皱褶处应彻底消毒。

7. 换血步骤　常用换血途径为经外周动静脉换血,但必须掌握换血速度。

（1）外周动脉穿刺,首选桡动脉。先做 Allen's 试验,证实尺动脉循环良好后,用 22 G 留置针行桡动脉穿刺,穿刺成功后取出针芯接上三通接头,三通接头一端接上充满肝素生理盐水的延长导管,肝素生理盐水由 1 个 50 mL 注射器以 10 mL/h 速度通过恒速注射泵均匀输入,另一端接一段小儿输液管作为排血通道,通过恒速电子输液泵控制排血速度,排血管末端置于量筒中,以准确测定排出血量,输血通道未建立前先关闭排血通道。桡动脉穿刺不成功者选用浅表头皮动脉穿刺。

（2）外周静脉穿刺后接输血管,经恒速输血泵接上血袋,作为输血通道。

（3）设定排血泵速度＝输血泵速度＋肝素生理盐水注射泵速度,开动输血泵和排血泵,即开始全自动外周动静脉同步换血。开始时,排血泵的速度先设为 100 mL/h,观察输血和排血管道是否通畅。10 min 后增至 120 mL/h, 30 min 后排血泵的速度增至 150～210 mL/h,输血泵的速度亦相应增加,速度调整合适后自动匀速换血,当最后血袋的血剩下约 30 mL 时,停止排血,继续输血,使输入血量较排出血量增多 20～30 mL,即结束换血。

（4）换血速度:换血总量为 150～180 mL/kg,可换血 85% 的血量（包括致敏红细胞）,以 2～4 mL/（kg·min）速度匀速进行,并始以每次 10 mL 等量换血,以后以每次 20 mL 等量换血,双倍量换血总时间不能少于 1.5 h。极低体重儿每次换血量应减少,速度应更慢。

（5）换血始、末的血标本均应测胆红素、血红蛋白、血细胞比容、血糖,必要时应测血钙及电解质。

（6）换血过程中如有激惹、心电图改变等低钙症状时,应补入 10% 葡萄糖酸钙 1～2 mL/kg,缓慢静注。

（7）换血结束,缝合皮肤切口,压迫脐静脉以免出血。

8. 换血后注意点

（1）换血后应每隔 30 min 测生命体征,共测 4 次,以后改每 2 h 1 次,共测 4 次。观察心功能情况。

（2）换血后 4 h 内每隔 1～2 h 测血糖 1 次,以及时发现低血糖。

（3）如系高胆红素血症,换血后应每 4 h 测血清胆红素,当其复跳至 342 μmol/L,考虑再次换血。

（4）术后 3～5 天内每 1～2 天验血常规 1 次,当血红蛋白＜100 g/h 时须输入血型相同的浓缩红细胞。

（5）注意切口感染及出血。

（6）如情况稳定,换血后 8 h 开始喂奶。

9. 换血并发症

（1）血制品所致并发症传播感染,如乙肝、巨细胞病毒感染、细菌感染等,输血所致的溶血样反应、移植物抗宿主反应（GVHR）等。

（2）心血管并发症换血过程中偶可发生心律失常或心跳停止;血容量过多（因换血致胶体渗透压改变后使组织间隙液体进入血管引起）可致心力衰竭;换血时若不慎使大量空气进

入血循环,可引起空气栓塞而突然发生心跳停止。

（3）电解质失衡如高血钾、低血糖、低血钙、低血镁、酸中毒等。

（4）与操作技术有关及插管有关的并发症,如肠道缺血所致坏死性小肠炎,肠穿孔,门脉空气栓塞,肝坏死等。

（5）换血所致血液药物浓度改变等。

八、腰椎穿刺术

1. 适应证

（1）需要脑脊液用于中枢神经系统疾病的诊断,如脑膜炎、脑炎或颅内出血。

（2）脑室内出血合并交通性脑积水者做脑脊液引流（对于此病连续腰穿尚有争议）。

（3）鞘内药物治疗。

（4）检查脑脊液以监测治疗中枢神经系统感染的抗生素疗效。

2. 需要的材料 腰穿包（无菌标本管 4 个、无菌孔巾、无菌方纱、20 ～ 22 G 的带针心的腰穿针、1% 利多卡因）、手套、络合碘液、1 mL 注射器。

3. 操作过程

（1）依据操作者个人习惯,助手束缚新生儿于坐位或侧卧位。有气管插管的危重新生儿必须选择侧卧位。一些临床医师认为如果侧卧位不能得到脑脊液,可采用坐位。侧卧位时头和腿必须屈曲（膝胸卧位）,颈部不必过度屈曲,确保呼吸道通畅。操作前供氧,如果新生儿已经吸氧要增加氧气量以预防低氧血症。

（2）摆好体位后,标记腰穿位置,触摸髂嵴,用手指向下滑动至第 4 腰椎椎体,用第 4 ～ 5 腰椎间隙作为腰穿位置,有时可以在选择的位置按压指甲印作为标记。

（3）准备腰穿包,打开无菌包,把消毒液倒于腰穿包中的塑料容器内。

（4）戴上手套,用消毒液清洁腰椎穿刺部位,从穿刺点开始,环形向外消毒直到髂嵴处。

（5）在婴儿的身下垫一块无菌巾,另一块无菌巾盖住所有部位,除了选定的椎间隙和婴儿面部以外。

（6）再次触摸找到选择的椎间隙,皮下注射 0.1 ～ 0.2 mL 利多卡因止痛。注意:利多卡因不能减少操作中可能出现的生命体征变化。使用 EMLA（局部利多卡因）尚有争议。

（7）在两髂后上嵴的连线中点进针,指向脐部平稳用力。

（8）缓慢进针,撤出针芯查看有无液体出现。当穿透黄韧带和硬脑膜时,通常没有像年长儿童和成人一样的突破感。因此,必须经常撤出针芯查看,以保证不会进针太深,造成出血。

（9）让脑脊液滴入标本管,4 个无菌标本管各采集 1 mL 脑脊液。

（10）插回针芯,拔出穿刺针。

（11）在穿刺部位持续加压,擦去皮肤上的消毒液。

（12）对常规脑脊液检查推荐按以下顺序,将 4 管脑脊液送至实验室。

第 1 管:供革兰氏染色,培养和药敏试验。

第 2 管:供糖和蛋白质测定。

第 3 管:供细胞计数和分类。

第 4 管:选项,可送特殊病原的快速抗原检测,如 B 族链球菌。

(13)如果第 1 管标本有血,要观察第 2 管和第 3 管的透明度。

①如果出血减少,是穿刺损伤所致。

②如果出血没减少而结成血凝块,很可能血管被刺破。因为没有采到脑脊液,需要重新穿刺。

③如果出血没减少,但没有凝集,患儿可能有脑室内出血。

4. 并发症

(1)感染:严格无菌操作通过减少细菌进入脑脊液的机会而减少感染。穿刺针接触污染的脑脊液后,再刺破血管可导致菌血症。

(2)椎管内表皮样瘤:使用没有针心的腰穿针所致。上皮组织作为针管的填塞物被移植到硬脑膜。注意,使用无针心的腰穿针不能减少腰穿引起的创伤性损害。

(3)枕骨大孔疝:因为新生儿前囟未闭合,此并发症在新生儿科少见。

(4)脊髓和神经损伤:在第 4 腰椎以下穿刺,可避免此损伤。

(5)呼吸暂停和心动过缓:有时在操作过程中,患儿被束缚过紧可发生呼吸抑制。

(6)低氧血症:在操作过程中增加吸氧,有助于预防暂时性低氧血症的发生。患儿预先吸入氧气也可减少低氧血症。

九、腹腔穿刺术

1. 适应证

(1)诊断性穿刺为确定腹水原因。

(2)作为治疗措施,如抽出腹水有利于通气。

2. 需要的材料

器械包括无菌孔巾、无菌手套、络合碘液、无菌纱布垫、装腹水的无菌管、1 个 10 mL 注射器、22~24 G 套管针(体重<2 000 g 用 22 G,体重>2 000 g 用 24 G)。

3. 操作步骤

(1)婴儿仰卧位,双小腿被约束,可用一块尿布包裹双腿并固定,限制整个腿部的活动。

(2)选择腹部穿刺(腹穿)的穿刺点。因为有穿透膀胱和肠壁的危险,新生儿通常不使用脐和耻骨间的部位。最常使用的穿刺点是左右侧腹。一个好的方法是画一条通过脐的水平线,在这条线和腹股沟韧带间选择一个穿刺点。

(3)从穿刺点开始用络合碘液从内向外做环形消毒。

(4)戴上无菌手套,铺上孔巾。

(5)在所选穿刺点进针,通常使用"Z 形轨迹"技术以预防穿刺后腹水持续漏出。即与皮肤垂直进针,到皮下时,平移 0.5 cm 再穿透腹壁。

(6)边抽边进针直到注射器中出现液体,取出针头,用导管缓慢抽吸适量腹水。为了收集足量的腹水,可适当调整导管位置,一旦达到所需的腹水量时(做特殊的试验检查通常为 3~

5 mL或以缓解对呼吸的影响）即可撤出导管。如果抽出腹水过多或过快,可能会导致低血压。

（7）用无菌纱布垫盖住穿刺点,直到没有液体漏出。

4. 并发症

（1）低血压:抽出腹水过多过快所致。只抽出检查需要或改善通气需要的腹水量,并注意缓慢抽取,可使低血压发生的可能性减少到最小。

（2）感染:严格无菌操作,使腹膜炎的危险性减少到最小。

（3）肠穿孔:用尽可能短的穿刺针并仔细标记穿刺点,如果发生肠穿孔,密切观察感染征象,可能需要应用广谱抗生素。

（4）膀胱穿孔:膀胱穿孔通常是自限的,不需要特殊处理。

（5）持续漏液:Z形轨迹技术通常可以预防持续漏液问题,如果有持续漏液,那么必须接上液带以记录漏液量。

十、胸腔穿刺术

1. 穿刺抽气　使用蝶形针或带针芯的静脉穿刺针胸穿可治疗有症状的气胸。胸穿可治愈非机械通气儿气胸,也经常作为机械通气的暂时治疗手段。有严重血流动力学障碍者,胸穿可能是救命的操作。

（1）穿刺前准备:有三通阀的10（20）mL的针管,连接23（25）号的蝶形针或22（24）号静脉留置针。

（2）确定锁骨中线第2或第3肋间,消毒皮肤。

（3）紧贴第3肋骨上缘将针插入肋间。这会降低位于肋下的肋间动脉刺伤的危险,因为这些血管位于肋骨的下面。边进针边由助手持续抽针管。针头刺入胸腔时会有气体迅速进入针管。一旦进入胸腔应停止进针。这样在排气的同时可降低刺穿肺脏的危险性。

（4）持续气漏时可接上一胸腔引流管抽气。可留置蝶形针;若用静脉留置针则拔出针芯,留置塑料针进一步抽气。例如用一短的静脉延长管、T型连接器连接到留置针上,这样允许反复抽气。否则在无气体后拔针。

2. 胸腔引流　对持续正压通气患儿一般须胸腔引流治疗气胸。如不进行治疗,这些常是持续性的气漏,可导致严重的血流动力学改变。

（1）插入胸腔引流管

①选择适当的引流管,大多数患儿用10 F（小）、12 F（大）即可。

②消毒胸壁皮肤。1% 利多卡因浸润麻醉皮下组织,在腋中线第4～6肋间麻醉药止痛。

③腋中线平行第6肋做一皮肤小切口（1～1.5 cm）。标记乳头及周围组织以避免切到乳房组织。替代部位是胸壁前上位,但由于可能损伤内乳动脉及其他局部血管,故不常使用这种方法。

④用一小止血钳张开分离肋骨上皮下组织。在第4肋间做一皮下标记。注意避开乳头、胸肌和腋动脉。

⑤闭合止血钳,在第4肋间腋中线稍前乳头线处插入胸腔,钳尖在肋骨上缘以避免损伤肋

间动脉。前推止血钳经肋间肌到壁层胸膜。刺破壁层胸膜可听到气体流动音。张开钳尖扩大切口,留置止血钳。慎用套管针插入胸腔,因其会增加肺穿孔危险。

⑥用蚊式钳夹住胸腔引流管末端。导管止血钳平行。引流管经皮肤切口到壁层胸膜引导钳之间,进入胸腔后扭转止血钳使胸腔引流管向前、头侧,放开止血钳,将胸腔引流管前进数厘米。确定引流管插入胸腔。

⑦一旦插入胸腔引流管会有"水汽"。

⑧将引流管置于胸腔积气处。一般患儿仰卧时最有效。

⑨触诊插管周围皮肤确认插管未插入皮下组织。

⑩ 引流管接上 HeimLich 阀(为转院使用)或水下引流瓶,保证水下负压(1.0～2.0 kPa)。

⑪ 用 3-0 或 4-0 丝线缝扎切口,可在管口处荷包缝合或两端间断缝合。确保包住引流管后再将丝线尾端系在管上。第 2 个扣应距离皮肤 2～4 cm。

⑫ 皮肤切口处覆盖凡士林纱布及一小外科透明塑料贴。避免过度包扎或使用大塑料贴,因这样会影响胸壁检查,延误发现引流管脱位。

⑬ 用正位或侧位像确定引流管位置及排出的是胸腔内气体。

⑭ 胸片可发现无效的引流管。最常见的失败原因是引流管置于胸腔后部或皮下组织。其他无效原因是引流管插入肺、膈或纵隔。肺外气体如不在胸腔,如纵隔气肿、胸腔下肺假囊肿,不能引流。胸腔引流并发症有出血、肺刺伤、心脏压塞和膈神经损伤。

(2)拔管:若婴儿肺疾病改善,胸腔引流管 24～48 h 无气泡排出,则停止引流,将管置入水封瓶液面之下。若胸片在以后 12～24 h 未发现肺外气体积聚则拔管。拔管前用麻醉药止痛。为减少气体进入胸腔,拔管时用一小贴覆盖胸壁切口。在婴儿自主呼气时、机械通气吸气时拔管。手动机械通气或复苏囊可确保吸气相时拔管。

十一、胃肠减压

胃肠减压术是利用负压吸引和虹吸的原理,将胃管自口腔或鼻腔插入,通过胃管将积聚于胃肠道内的气体及液体吸出,对胃肠梗阻患儿可减低胃肠道内的压力和膨胀程度,对胃肠道穿孔患儿可防止胃肠内容物经破口继续漏入腹腔,并有利于胃肠吻合术后吻合口的愈合。因此,适用范围很广,常用于急性胃扩张、肠梗阻、坏死性小肠结肠炎、胃肠穿孔修补或部分切除术后等。

1. 适应证

(1)术前准备腹部手术,特别是胃肠手术,术前、术中持续胃肠减压,术后应用有利于腹部手术切口及胃肠吻合口的愈合。

(2)单纯性肠梗阻、麻痹性肠梗阻、急腹症、消化道吻合术的治疗作用。

(3)给药:在许多急腹症的非手术治疗或观察过程中,可通过胃肠减压管向胃肠道灌注中药;同时在腹胀严重频繁呕吐时,胃肠减压可促进胃肠排空,有利于内服药物的输注吸收。

2. 护理

(1)胃肠减压:期间应禁食、禁饮,一般应停服药物。如需胃内注药,则注药后应夹管并暂停减压 0.5～1 h。适当补液,加强营养,维持水、电解质的平衡。

（2）妥善固定:胃管固定要牢固,防止移位或脱出,尤其是外科手术后胃肠减压,胃管一般置于胃肠吻合的远端,一旦胃管脱出应及时报告医师,切勿再次下管。因下管时可能损伤吻合口而引起吻合口瘘。

（3）保持胃管通畅:维持有效负压,每隔 2～4 h 用生理盐水 10～20 mL 冲洗胃管 1 次,以保持管腔通畅。

（4）观察引流物颜色、性质和量,并记录 24 h 引流液总量。观察胃液颜色,有助于判断胃内有无出血情况,一般胃肠手术后 24 h 内,胃液多呈暗红色,2～3 天后逐渐减少。若有鲜红色液体吸出,说明术后有出血,应停止胃肠减压,并通知医师。引流装置每日应更换 1 次。

（5）加强口腔护理:预防口腔感染和呼吸道感染,必要时给予雾化吸入,以保持口腔和呼吸道的湿润及通畅。

（6）观察胃肠减压后的肠功能恢复情况,并于术后 12 h 即鼓励患者在床上翻身,有利于胃肠功能恢复。

3. 注意事项

（1）插管时应注意胃管插入的长度是否适宜,插入过长,胃管在胃内盘曲,过短则不能接触胃内液体,均会影响减压效果。据临床观察,传统法插入深度为前额发际到剑突的长度,抽到胃液后胃肠减压效果不佳。有研究在常规置胃管抽到胃液后再增加 2～5 cm 或前额发际至肚脐的距离,然后再进行胃肠减压,效果优于前者。

（2）要随时保持胃管的通畅和持续有效的负压,经常挤压胃管,勿使管腔堵塞,胃管不通畅时,可用少量生理盐水低压冲洗并及时回抽,避免胃扩张增加吻合张力而并发吻合瘘。胃管脱出后应严密观察病情,不应再盲目插入,以免戳穿吻合口。

（3）妥善固定胃肠减压管,避免受压、扭曲,留有一定的长管,以免翻身或活动时胃管脱出。负压引流器应低于头部。

（4）观察引流液的色泽、性质和引流量,并正确记录,如引流出胃肠液过多应注意有无体液不足和电解质的平衡,结合血清电解质和血气分析合理安排输液种类和调节输液量。一般胃肠术后 6～12 h 内可由胃管引流出少量血液或咖啡样液体,以后引流液颜色将逐渐变浅。若引流出大量鲜血,患儿出现烦躁、血压下降、脉搏增快、尿量减少等,应警惕有吻合口出血。对肠梗阻患儿,密切观察腹胀等症状有无好转,若引流出血性液体,应考虑有绞窄性肠梗阻的可能。对有消化道出血史的患儿,出现有鲜血引出时,应立即停止吸引并积极处理出血。胃肠减压的同时,还要密切观察病情变化。

（5）当病情好转,无明显腹胀,肠鸣音恢复,有自主排便后应及时停止胃肠减压。

第四章 营养障碍性疾病

第一节 儿童营养障碍

儿童营养学是研究有关小儿全身的生长、维持、修复过程或其中某一部分过程的总和的一个学科。儿童营养学与成人营养学的主要区别是儿童营养学面对生长发育这一基本生命现象，并将心理因素、生理因素与环境因素对营养过程和效应的影响看成同等重要。因此，儿童营养学包括了从生物化学到行为科学的各个领域。营养结局由营养素、营养行为和营养气氛三者共同作用综合影响而成。营养行为包括择食行为、喂养行为、进食行为，这是在进化过程中基因型与环境因素长期相互作用，逐渐养成的。营养环境包括自然界营养源供给、食物加工知识与技术、进食气氛等相关因素。营养结局包括人体测量学参数、生理–生化参数、功能–体能参数和精神–行为–心理状态等测量值所表达的人体生理–心理发育发展状况和健康水平。人体不是"试管"，儿童青少年处于活跃的生长发育阶段，营养结局不是营养素的叠加。营养行为和营养环境对儿童青少年的营养结局有极其重大的影响。儿科医生有必要明确认识到营养素及其衍生物，既可作为食物，又可同时具有药物和毒物的作用。营养素（特别是维生素和微量元素）的摄取应当遵守严格的生理学原则，即"生理需要量、生理途径"。"自然食物、均衡膳食、适度喂养、适量摄入"是儿童安全营养的重要原则。

【诊断要点】

1. 营养结局不佳　生长发育参数、生理–生化参数、生理功能参数异常者。

2. 营养行为不良　通过询问喂养史、观察喂养行为发现家长违反均衡膳食原则，不定时、定量喂养婴儿。较大儿童进食习惯不好，养成偏食、挑食、拒食、过食营养品、无限制零食等不良营养行为。

3. 营养气氛不佳　儿童缺乏安静、平和的进食环境。经常处于压抑、紧张、挨骂、斥责、挑剔、忽视，甚至虐待的环境中。

4. 过量摄取营养素　特别是维生素、微量元素的营养史。

【治疗方案及原则】

（1）儿科医师应用行为矫正技术矫正不良营养行为。指导和培训家长关于营造良好营养气氛的知识和技术。

（2）教育家长在日常生活中应具备对预防营养素过量，特别是微量元素／维生素过量与中毒的认识。严格遵守关于维生素和微量元素摄入应当按照"生理需要量、生理途径"原则；营养素摄入应当遵循"自然食物、均衡膳食、适度喂养、适量摄入"的重要原则。

第二节　婴儿喂养不良

人类生长发育过程中营养物摄取要经历三种食物形态，即液体食物、半固体食物（泥糊状食物）和固体食物。在经过摄取这三种食物形态后，生长发育潜能是否能够得到最大、最佳表达，取决于喂养质量。喂养质量直接影响每个阶段儿童生长发育的水平和此后的生长态势。宫外生长发育没有"追赶式生长"，即由于喂养不良造成的前一个阶段而被压抑的生长潜能不可能在后一个阶段的生长中得到补偿。喂养质量受家长 / 看护人营养知识和技术多少、文化水平、经济状况、社会习俗、生活方式、宗教背景等诸多因素的影响。要根据实际情况进行相应的健康教育和指导培训。过去习惯使用的"断奶期喂养"和"辅食添加"应改为"换乳期喂养"和"泥糊状食物"等科学、准确的用语。

由于喂养不当，而不是由于疾病、贫困原因造成的生长发育偏离，称为喂养不良。长期喂养不当可以造成儿童饮食行为偏差，如偏食、挑食、异食 / 异嗜某种东西，继而形成行为 – 心理偏差，进而可产生消瘦、生长迟缓、矮个等生长发育方面的症状和营养不良的表现。

【喂养的方案及原则】

1. 液体食物（乳类食物）阶段　加强母乳喂养，有条件者可喂至一岁。对无法实施母乳喂养的婴儿，选用含 DHA（二十二碳六烯酸）和 AA（花生四烯酸）的配方奶（其中 DHA 和 AA 不得来自深海鱼油，不宜单独使用其中一种，而废弃另一种）。当母乳喂养不足时渐进地转换成配方奶喂养，在换乳期喂养应喂以配方奶，同时在生后 4～6 个月之间，根据儿童消化道生理成熟度及时喂食泥糊状食物。

2. 泥糊状食物阶段　生后 4 个月起应渐进式规则喂食泥糊状食物，先从蔬菜、水果、谷类开始，继以鱼、肉、禽、肝类。此阶段同时加强乳类喂养，在 2 岁以前，不宜用原奶（所谓"鲜奶"）喂养，应继续服用配方奶以适应婴儿消化道生理成熟度和婴儿高生长速率对营养密度 / 营养强度的要求。2 岁以后可使用原奶，养成"终身服奶"习惯，坚持每日服奶。

3. 固体食物阶段　坚持"均衡膳食、自然食物"的食谱编制原则，"定时、定点、定量"的进食原则，"安静、平和、宽松、愉快"的进食气氛原则进行喂养。

第三节　单纯肥胖症

单纯肥胖症是与生活方式密切相关，以过度营养、运动不足、行为偏差为特征，全身脂肪组织普遍过度增生、堆积的慢性病。单纯肥胖症是由遗传和环境因素共同作用而产生的。环境因素中生活方式和个人行为模式是主要的危险因素。

单纯肥胖症是儿童期严重健康问题和社会问题。单纯肥胖症对儿童心血管、呼吸功能产生长期慢性（有时是不可逆）的损伤。儿童期单纯肥胖症使儿童的有氧能力发育迟滞,提前动用心肺储备功能,降低体质健康水平,阻碍心理-行为发展,压抑潜能发育。除了上述生理损伤外,还造成儿童难以克服的心理行为损伤,使儿童的自尊心、自信心受到严重损伤,对儿童的性格塑造、气质培养、习惯养成有破坏性的负面影响。儿童期单纯肥胖症是成人期肥胖和心脑血管疾病、糖尿病、代谢综合征的重要危险因素。

儿童期单纯肥胖症的管理是建立在严格科学基础上、极其复杂的医疗管理,从业者必须经过专业训练（至少 3 年）才能开设门诊。不得追风盲目开设门诊,否则会出事故。

【临床表现】

（1）全身脂肪组织过度增加、堆积。

（2）有氧能力和运动能力下降。

（3）行为偏差:过度进食、偏食、挑食,过度偏嗜高热量食物。懒于体力活动、喜静坐式生活方式。人际交流少。

【诊断要点】

（1）在现场和临床上对单纯肥胖症进行诊断,首先要除外某些内分泌、代谢、遗传、中枢神经系统疾病引起的继发性肥胖或因使用药物所诱发的肥胖。

（2）作为慢性疾病,对单纯肥胖症的诊断依然需要从病史（包括喂养史、营养史）、症状、体征、实验室检查等方面进行综合诊断。

（3）对脂肪组织进行测量,成为诊断单纯肥胖症的一项重要依据。有关诊断体脂含量的方法很多,目前建议使用的是身高别体重法进行体脂含量的诊断与分度。从数量上说,脂肪含量超过标准 15% 即为肥胖。这个数值若以体重计算约为超过标准体重 20% 时的全身脂肪含量即超过正常脂肪含量的 15%。因此,目前定为超过参照人群体重 20% 为肥胖。这里说的参照人群体重是指由世界卫生组织推荐的,美国 NCHS/CDC 制定的身高别体重（weight for height）,又称身高标准体重。结合皮下脂肪测量进行判定。

（4）肥胖分度

超重:大于参照人群体重 10% ～ 19%

轻度肥胖:大于参照人群体重 20% ～ 39%

中度肥胖:大于参照人群体重 40% ～ 49%

重度肥胖:大于参照人群体重 50%

（5）体块指数（BMI 指数）/Kaup 指数

体块指数（BMI）= 体重（kg）+ 身高（m）^{2}

Kaup 指数 = 体重（g）+ 身高（cm）^{2}

两指数意义相同。目前国际上建议在儿童中使用 BMI 筛选肥胖,界值点尚未统一。我国建议以 18 为界值点。

【治疗方案及原则】

1. 治疗原则

（1）指导思想：以运动处方为基础，以行为矫正为关键技术，饮食调整和健康教育贯彻始终；以家庭为单位，以日常生活为控制场所；肥胖儿童、家长、教师、医务人员共同参与的综合治疗方案。医务人员监督下的治疗疗程至少为一年。

（2）儿童期不使用"减肥"或"减重"的观念，只使用"控制增重"作为指导思想。

（3）禁忌：儿童期肥胖控制禁止使用下述手段。

①饥饿/半饥饿或变相饥饿疗法。

②短期（短于3个月）快速减重。反复多次的减重/增重反跳循环。

③服用"减肥食品""减肥药品"或"减肥饮品"。

④手术等介入性手段去除脂肪或其他物理治疗（蒸汽浴、震荡、皮肤涂抹物化学制剂）。

（4）体重控制目标：

近期目标：

①促进生长发育（特别是线性发育），增重速率在正常生理范围内。

②提高有氧能力，增强体质健康。

③体育成绩合格。

④懂得正确的营养知识，会正确选择食物，知道哪些食物和生活方式不利于控制体重。

远期目标：培养具有科学、正确、合理生活方式，身心健康发育，没有心血管疾病危险因素的一代新人。

2. 治疗方案

（1）饮食调整方案：饮食调整不仅指对摄入热量进行严格计算和控制，有选择地进食或避免进食某些食物，还包括对摄食行为、食物烹调方式进行调整。对于年龄很小，或刚刚发生的轻中度肥胖者可按不太严格的饮食调整方案（informal intake modification）进行治疗。这个方案的内容包括：要求肥胖者多食含纤维素的或非精细加工的食物；少食或不食高热量、高脂、体积小的食物，油炸食物，软饮料，西式快餐，甜食，奶油制品等。食物切小块，进食速度减慢，小口进食。吃饭时间不要过长，吃饭时可适当和肥胖者说话，以分散其对食物的注意力。每次吃饭不要舔光盘子和碗。教会孩子如何正确选择适宜食物和不同食物间如何替代。鼓励孩子独立选择食物并在生活中独立地做出决定。

对中重度肥胖者的摄食量应予适当限制。每日摄入热量：5岁以下儿童为600~800卡，5岁以上为800~1 200卡，青春期为1 500~2 000卡。具体食谱可根据个人经济状况、口味、习俗、习惯来制定。视情况可以一日六餐制（早餐、午餐、晚餐，上午、下午和上床前的小吃）。蛋白质、维生素、矿物质和微量元素应充分供应。严格禁食易于造成脂肪堆积的食物。

（2）肥胖儿童的运动处方

①设计原则：安全，有趣味性，价格便宜，便于长期坚持，能有效减少脂肪。

②设计要素：将体重移动的耐力运动，在这些运动中距离比速度重要。肌肉力量训练和关节柔韧性运动。

③运动形式：有氧运动，有氧运动与无氧运动交替，肌肉力量运动和技巧运动。

④处方制定：

耐力训练：测试个体有氧能力。将峰强度控制在以代谢当量为单位的 90%，平均强度为其 60% ～ 70%。寻得安全的界值点。把减脂的任务均匀分配到 3 个月之内。

力量训练：安排等张、等长、动力和离心力收缩训练。先测定最大肌力，然后按次极量安排。

关节训练：全身各个关节。

⑤处方内容：包括运动强度、运动频率、运动时间、运动期限。运动强度以平均强度为主，一般为最大氧消耗的 50%（最大心率的 60% ～ 65%）。运动频率为每周 3 ～ 5 次。运动时间为 1 ～ 2 h。运动期限以 3 个月为一个阶段，一年为一个周期。

⑥训练安排：每次训练必须先做准备活动（即热身运动）在每个训练活动间要有小休息。运动结束必须有恢复运动（即冷身运动）。身体不适 / 受伤时立即停止训练。必须教会自我保护技术。

（3）肥胖儿童的行为矫正方案

①行为分析：通过与肥胖者访谈，与家长、教师座谈和观察分析确定基线行为。找出主要危险因素。

②制订行为矫正方案：根据肥胖者行为模式总的主要危险因素确定行为矫正的靶行为，设立中介行为。制定行为矫正的速度，奖励 / 惩罚，正 / 负诱导等具体内容。

③肥胖者记录行为日记：内容包括对刺激 / 刺激控制的第一反应，对行为矫正过程中的体验、困难、体会和经验。

④座谈会：包括父母亲，（外）祖父母或其他儿童抚养人、看护人，教师等有关人员参与，以深入了解肥胖儿童的生活、学习环境、个人特点。同时，协助创造有助于肥胖儿童持续坚持体重控制训练的环境。

⑤禁忌：a. 不要搞任何表达进步、成绩的活动。如评比、达标、竞赛等。b. 充分认识到行为矫正过程中的反复、退步，甚至退出训练。不要讽刺、打击，更不能指责、挖苦。c. 注意保护个人隐私，不向家长说孩子不愿意讲的事。

【预防】

1. 人群一级预防　肥胖症的一级预防从两个方面着手，一是通过社会各种组织和媒介在人群中开展普遍的社会动员，使人们对肥胖症有正确认识（既不麻痹，又不紧张恐惧），改变不良的生活方式，饮食习惯和不合理的膳食结构等，使人群中肥胖症的危险因素水平大大降低，从而控制肥胖症的发生。另一方面是提高对危险因素易感人群的识别，并及时给予医疗监督，以控制肥胖症的进展。

2. 婴幼儿期预防　强调母乳喂养。人工喂养时按婴儿实际需要进行适度喂养。在生后 3 个月内避免喂固体食物。在生后 4 个月时，如果小儿已经成为肥胖，应注意避免继续摄入过量热卡。家长不要把食物作为奖励或惩罚幼儿行为的手段。

3. 学龄前期预防　养成良好的生活习惯和进食习惯。不要偏食糖类、高脂、高热食物。养成参加各种体力活动和劳动的习惯。比如，可以走路的场合不要坐车，上下楼要自己爬楼，不要坐电梯。养成每天都有一定体育锻炼的习惯。上述习惯的养成对一生的生活方式，特别是防治成人期静坐式生活方式都有重大影响。

4. 青春期及青春早期预防　这是一个关键时期,也是一个危险时期。特别是女孩,除了体脂增多,心理上的压力、担忧、冲突也增多。追求苗条体形,使不少女孩产生对减肥的错误认识,片面追求节食、禁食,盲目服用减肥食品或药品,造成身体损伤或死亡。这一时期健康教育的重点是加强对营养知识和膳食安排的指导,运动处方训练的指导,正确认识肥胖等。已经肥胖或可能肥胖的青年应由专业医师给予个别指导并且鼓励双亲参加,共同安排子女生活。

第四节　维生素 A 缺乏

维生素 A 缺乏病在全球范围内,特别是第三世界国家里,依然是一个严重的公共卫生问题。主要影响儿童和孕妇。亚临床维生素 A 缺乏病即可使儿童生长发育迟滞、骨发育停止、降低体内铁吸收、贮存和利用。降低机体免疫力,增加小儿传染病、感染性疾病的发生率和死亡率。

【临床表现】

1. 生长发育　体重不增或增重差、线性生长迟缓。

2. 眼部　畏光、暗适应迟缓、夜盲、眼泪少、结膜干燥、比托斑、角膜干燥、角膜溃疡和角膜软化、失明。因颅骨发育障碍压迫神经,造成视力障碍。

3. 皮肤　粗糙或干燥呈鸡皮样或鱼鳞状变、脱屑、角化增生。

4. 机体抵抗力下降　非特异性免疫能力低下,反复呼吸道感染,消化道、泌尿道感染,久治不愈。T 淋巴细胞发育障碍加剧感染性疾病的发生、迁延和预后差。

5. 骨骼和牙发育　骨发育不良或停止。牙萌出和牙质发育受阻。

6. 铁代谢　运铁蛋白合成降低,骨骼内红细胞缺铁。影响亚铁血红素合成,导致血红蛋白减低。常伴缺铁性贫血。

【诊断要点】

1. 病史、营养史、喂养史　有无偏食、挑食、拒食等不良饮食习惯。是否伴有消化道、急慢性或消耗疾病。有无长期反复感染性疾病且久治不愈。

2. 具有上述各种症状。

3. 实验室检查　血浆维生素 A $<0.35\ \mu mol/L$ 确诊为维生素 A 缺乏。$<0.70\ \mu mol/L$,$>0.35\ \mu mol/L$ 为亚临床维生素 A 缺乏。

【治疗方案及原则】

1. 病因治疗　建立正确的膳食习惯,经常进食含维生素 A 的食物。

2. 维生素 A 治疗　必须严格掌握适应证,严格控制用量,能口服的,不予肌注。

（1）有眼部症状或消化道症状者:肌注维生素 A、D 油剂,每日 $0.5 \sim 1\ mL$,连续 $3 \sim 5$ 日后改为口服。(每支 0.5 mL 含维生素 A 8 000 μg 即 25 000 IU,维生素 D 60 μg 即 1 500 IU)。

（2）眼部症状消失后口服维生素 A,剂量:婴儿每日 $450 \sim 700\ \mu g$（ $1\ 500 \sim 2\ 000$ IU),儿童每日 $700 \sim 1\ 500\ \mu g$（ $2\ 000 \sim 4\ 500$ IU ）。

3. 对症治疗　眼部病变时用消毒鱼肝油和抗生素眼药水滴眼。角膜穿孔者速转眼科急会诊。

4. 严防维生素 A 中毒　只见于医疗不当,因食物致维生素 A 中毒少见。遇有中毒立即停药。

（1）急性维生素 A 中毒症状:颅内压增高症状,头痛、呕吐、意识障碍。发病 24 h 后全身皮肤脱落、眼底视盘水肿。婴幼儿可见精神萎靡、兴奋、嗜睡、惊厥、前囟隆起,硬膜下腔积液。

（2）慢性维生素 A 中毒症状:慢性中毒的神经系统症状与急性中毒相似,另有全身乏力、肝脾肿大、食欲不振、呕吐、便秘;皮脂干燥、有瘙痒感,毛发和皮肤脱屑,皮脂溢出,口唇龟裂、舌痛,水泡;四肢疼痛而步行困难。

（3）中毒剂量:因个体差异很大,故使用维生素 A 补充要谨慎。

急性中毒:口服 30 万 IU。

慢性中毒:连续每日口服 10 万 IU 6 个月者。亦有报告每日口服 2.5 万～5 万 IU 1 个月者出现中毒。

【预防】

目前推荐的维生素 A 缺乏防治战略是饮食多样化、高剂量增补、食品强化和营养教育。

1. 扩宽饮食谱　经常进食动物性食物（肝、蛋、肉、奶）和绿叶、黄色蔬菜、水果。

（1）1～3 岁小儿每天需要 375 μg 视黄醇当量（又称维生素 A₁）可以保持良好健康状态,儿童期和青春期维生素 A 需要量增加到 800 个视黄醇当量。

（2）哺乳期妇女需额外增加维生素 A 300 个视黄醇当量,以保证充足的维生素 A 分泌到乳汁中及补充乳儿的肝脏贮存,以预防小儿发生营养性失明和亚临床维生素 A 缺乏。

2. 食物强化的目的

（1）复原,即恢复食品加工处理过程中所损失的营养素。

（2）达到与某种食品的营养价值相等（如替代食品人造黄油、豆代乳品）。

（3）在食品中强化必要的营养素（以改正某种营养素缺乏或摄入不足）。

（4）为了某种特殊饮食需要而强化营养素,如婴儿配方、低热饮食和医院营养制品。

（5）适于强化维生素 A 的食品有人造黄油、植物油、谷粉（小麦、稻米、玉米）、甜饼干、曲奇饼、早餐谷物、乳制品。一般每份食物维生素 A 的强化水平是 100～350 个视黄醇当量,相当于每天维生素 A 需要量的 10%～35%。

3. 营养教育　均衡膳食是防止维生素 A 缺乏的最好途径,只要养成良好的营养行为和食谱宽泛,基本上是不会发生维生素 A 缺乏的。

第五节　维生素 D 缺乏

由于先天体内贮存不足（早产、多胎、孕期营养不良）,维生素 D 摄入不足（紫外线照射不足、饮食缺乏维生素 D 等）和慢性消化道疾病造成的维生素 D 吸收不良等多种原因造成的维生素 D 缺乏,是儿童期一个重要的健康危险因素,影响儿童生长发育、智力发育和身心健康。

【临床表现】

1. 维生素 D 缺乏性佝偻病　维生素 D 缺乏致钙、磷代谢紊乱,造成以骨代谢和发育障碍为主要表现的全身性疾病。

(1)早期:一般见于 6 个月以内的婴儿。主要是非特异性症状如夜惊、多汗、盗汗、烦躁、生长迟缓(生长速率减低)、进食差、睡眠不好。已有血生化改变。

(2)活动期:突出表现在骨骼营养和发育不良。

6 个月以下婴儿:以颅骨体征为主,颅骨软化、方颅。

6 个月以上婴儿:以长骨干骺端体征为主,肋骨串珠、手(足)镯、下肢、胸廓、脊柱畸形。前囟门关闭延迟。多种血生化改变。

(3)恢复期:经日光浴、紫外线照射或治疗后,临床症状减轻,骨骼病变恢复。不同程度血生化改变。

(4)后遗症期:多出现在 2～3 岁以后儿童,临床症状消失,血生化值恢复正常,但可见遗留不同程度的骨骼畸形。

2. 维生素 D 缺乏性手足搐搦症　神经肌肉兴奋性增高而产生的一系列临床症状,主要见于小婴儿。主要原因是在维生素 D 缺乏的进程中甲状旁腺功能过度应激造成应答迟钝,不能有效调节血钙水平到正常范围。

(1)症状:突发无热性惊厥、喉痉挛、手足搐搦发作终止后一切如常。上述症状多见于冬、春季。

(2)体征:Chvostek 征、腓反射和 Trousseau 征阳性。

【诊断要点】

1. 维生素 D 缺乏性佝偻病　症状仅供参考和提供诊断方向的线索和提示。主要诊断指标为血清 25-(OH)D$_3$、血生化指标、X 线骨骼干骺端变化。

(1)病史:营养史、喂养史,生活方式中存在有维生素 D 摄入不足、吸收障碍等原因。

(2)临床症状:1 岁内典型或不典型的症状。

(3)实验室、影像学检查:

早期:血清 25-(OH)D$_3$ 明显降低(<10 μg/L)、血磷降低,血钙可正常。长骨骨骺端 X 线可正常,可见钙化线不整齐或出现小沟。

活动期:血清 25-(OH)D$_3$ 明显降低,甲状旁腺素水平增高,血钙稍低,血磷明显降低,碱性磷酸酶升高;长骨 X 线见骨干干骺端呈毛刷状和口杯状改变,骨骺软骨盘增宽,骨质稀疏。

恢复期:血生化仍不正常。长骨 X 线骨骺端临时钙化带重新出现为恢复的特征性标志。

后遗症期:血生化正常,骨骼 X 线正常。遗留不同程度的骨骼畸形。

2. 维生素 D 缺乏性手足搐搦症

(1)存在活动性佝偻病。6 个月以下的婴儿、早产儿、人工喂养儿多见,春季发病多。

(2)抽搐:6 个月以上婴儿多见,常为突发性,多数为全身抽搐,亦可局限于某一肢体或面部肌肉。抽搐次数较为频繁,神志清楚,不发热。

(3)手足搐搦 6 个月以上婴儿常见。上肢手腕屈曲,手指伸直,拇指屈曲;下肢伸直内收,足趾下弯呈弓状。意识清楚。

（4）喉痉挛：见于婴儿。声门及喉肌痉挛吸气时发出喉鸣音，严重时可因窒息死亡。

（5）Chvostek 征、腓反射、Trousseau 征仅在检查时出现。

（6）血检查：血清总钙浓度＜1.75～1.88 μmol/L（7～7.5 mg/dL），或钙离子＜1.0 μmol/L（4 mg/dL）。

【鉴别诊断】

1. 维生素 D 缺乏性佝偻病需与下述疾病鉴别

软骨营养不良：本病除有类似佝偻病的骨骼改变外，还有四肢和手短粗。X 线检查长骨骨骺端变宽，平滑整齐，血清钙、磷正常。

2. 维生素 D 缺乏性手足搐搦症需与下述疾病鉴别

（1）与无热惊厥性疾病鉴别：①低血糖惊厥，多见于清晨空腹，血糖＜2.2 μmol/L；②低镁血症多见于小婴儿，常伴有触觉、听觉过敏，引起肌肉震颤或手足搐搦，血镁＜0.58 μmol/L（1.4 mg/dL）。

（2）喉痉挛与急性喉炎鉴别：急性喉炎多伴有上呼吸道感染、声嘶伴犬吠样咳嗽和吸气困难。无低钙症状，钙治疗无效。

（3）与婴儿期癫痫（例如婴儿痉挛症）鉴别。

【治疗方案及原则】

1. 维生素 D 缺乏性佝偻病

（1）实施母乳喂养至少 6～8 个月。无法母乳喂养儿，使用含 DHA 和 AA 的配方奶。加强换乳期泥糊状食物喂养，保证均衡膳食，养成良好的进食行为（包括终身服奶的习惯）。加强户外运动。

（2）维生素 D 制剂治疗：注意"生理剂量、生理途径"的原则。以口服为主，重症有并发症或口服有困难者才考虑肌注，但一定要谨慎，不得超量，严防中毒。

早期：每日口服维生素 D 125～250 μg（5 000～10 000 IU）

活动期：每日口服维生素 D 250～500 μg（10 000～20 000 IU），连续一个月后改为预防量每日 10 μg（400 IU）。

重症有并发症或口服有困难者，经多方研究后慎重肌注。

早期：肌注维生素 D 一次 7 500 μg（300 000 IU），3 个月后改口服预防量。

活动期：肌注维生素 D 一次 7 500 μg（300 000 IU），可根据情况隔 1 个月重复一次，计 1～2 次，然后改口服预防量。

恢复期：遇恢复期在冬、春季者，按初期处理。

已用足量 1～2 个月仍不见效者，应与抗维生素 D 佝偻病加以鉴别。有肝肾功能异常者宜选用骨化三醇或阿法骨化醇。

（3）钙剂：在维生素 D 治疗时每日服元素钙 400～600 mg。

（4）矫形：加强体育锻炼（体操、游泳等）

2. 维生素 D 缺乏性手足搐搦症

（1）紧急处理：保持呼吸道畅通。选用苯巴比妥钠、地西泮、水合氯醛等止痉。出现喉痉挛时做气管插管或气管切开。

（2）补充钙剂：10% 葡萄糖酸钙 5～10 mL 加等量 10%（或 20%）葡萄糖液静脉缓缓推入，速度不可过快。全量推入时间不得少于 10 min。必要时一日可重复 2～3 次；已有输液者，可将葡萄糖酸钙加入静点。病情稳定后改口服 10% 氯化钙 5～10 mL，每日 3 次，与等量开水稀释后口服，一周后改口服其他钙剂（元素钙 400～600 mg）。伴有低镁血症时应补充镁，25% 硫酸镁每次 0.25 mL/kg，肌注，每 6 h 一次，直至症状控制。

（3）同时有维生素 D 缺乏性佝偻病者，于抽搐控制后用维生素 D 治疗。

【预防】

1. 良好营养行为与运动习惯 母乳喂养，加强三浴锻炼（日光浴、水浴、空气浴），加强户外活动（包括小婴儿，冬季户外晒太阳等措施），养成"均衡膳食、自然食物、终身服奶"的良好营养行为。

2. 口服维生素 D 有维生素 D 缺乏危险因素的婴儿可口服维生素 D，于生后 1～2 个月开始每日口服维生素 D 10 μg（400 IU）；早产儿自出生后半个月开始每日口服 20 μg（800 IU），自第 4 个月开始每日口服 10 μg（400 IU）。

3. 钙剂补充 自饮食补充钙仍不能满足需求的、有佝偻病危险因素的儿童在医师指导下"按需添加"钙剂。

【维生素 D 中毒】

长期大量或一次性/短期超量服用/注射维生素 D 可导致维生素 D 中毒。轻者早期表现为低热、烦躁、易激惹、厌食、恶心、呕吐、口渴、乏力等；重者有高热、多尿、烦躁、脱水、嗜睡、昏迷、抽搐。严重者有高钙血症和肾功能衰竭的表现如血钙、尿钙增加，长骨 X 线片显示钙化带过度钙化、骨皮质增厚，其他部位有异位钙化（主动脉弓、肾、脑、肺、肝等）。处理：立即停用维生素 D，限制钙剂摄入，用利尿剂增加钙排泄，口服泼尼松和氢氧化铝抑制肠道钙吸收。

第六节 碘缺乏

碘是构成甲状腺素的主要成分。碘营养状况是促进神经细胞的分化、移行，神经微管的发育，树突分枝和树突棘的发育，成髓鞘、突触发育及神经网络的建立的决定性营养背景，这种营养支持对神经细胞发育的关键作用，在于促进其移行和分化。在脑发育期，因碘缺乏而使各种细胞成熟不同步，以及神经元之间的时空关系发育异常，导致异常神经通路的形成，脑细胞构成异常并因失去相互营养支配作用而死亡。碘缺乏不仅是智力发育损伤的危险因素，还是体格发育，甲状腺、听觉器官、生殖器官等多器官损伤的危险因素。碘缺乏的损伤是不可逆的、保持终身的。目前估计全世界有 110 个国家 16 亿人处于缺碘状况。机体所需碘 80%～90% 来自食物，其他来自饮水和食盐。婴幼儿很少或几乎不吃盐，主要从母乳中获得营养和碘；非母乳喂养的婴幼儿，近年有增多趋势，他们缺碘的危险性更大。但碘摄入过多可以引发高碘性甲状腺肿，应予以警惕。

【临床表现】

临床症状的表现和轻重取决于缺碘开始的年龄和程度、持续时间。

1. 胎儿期　早产、死产、流产、宫内发育迟缓。

2. 新生儿期　甲状腺功能减退。

3. 儿童、青少年　地方性甲状腺肿、地方性克汀病、单纯聋哑等。

4. 亚临床克汀病（轻度碘缺乏）　轻、中度体格、精神、运动发育迟滞。

【诊断要点】

1. 必要条件

（1）出生或生活在缺碘/低碘地区，无服用含碘食物、碘盐之饮食习惯和饮食行为。

（2）生母孕期缺碘，生/乳母母乳碘含量低。

（3）患儿有精神发育迟滞，轻度智力落后（4岁以下用丹佛发育量表，4岁以上智商为50～69）。

2. 辅助条件

（1）神经系统障碍：①轻度听力障碍（电测听高频或低频异常）②极轻度语言障碍；③精神运动发育障碍。

（2）甲状腺功能障碍：①极轻度的身体发育障碍；②极轻度的骨龄发育落后；③激素性甲状腺功能减退（T_4降低，TSH升高）。

有上述必备条件，再有辅助条件中神经系统障碍，或甲状腺功能障碍的任何一项或一项以上，又可排除其他原因，如营养不良性疾病、锌缺乏等可能影响智力，中耳炎可能影响听力，以及影响骨龄和身体发育的情况，即可做出诊断。

3. 实验室和其他检查

（1）血T_4、TSH检测：T_4降低，TSH升高。正常T_4为4.5～13.2 μg/dL（RIA法），TSH＜10 μU/L。

（2）甲状腺[131]I吸收率：正常儿童24 h为39.8%±8%，患者升高。

（3）尿碘：尿碘是缺碘的一个很重要又简单的指示指标，正常值为70.06±37.32 μg/g肌酐，患者降低。

（4）X线骨片：骨龄延迟。骨化中心出现迟缓。

（5）脑电图异常。轻度缺碘可出现阵发性同步θ波增多，重者出现脑发育不全等波形。

【治疗预防方案及原则】

1. 治疗

（1）饮食疗法：食用海带、紫菜等含碘食物以补充碘。

（2）碘剂：用于缺碘引起的弥漫性Ⅲ度甲状腺肿大且病程短者。

①复方碘溶液1～2滴/日（约含碘3.5 mg）。

②碘化钾、钠盐10～15 mg/日，连续两周为一个疗程，两个疗程之间间隔3个月，反复治疗一年。长期大量治疗可引起甲亢，应严加注意。

③甲状腺素制剂：参见克汀病。

2. 预防　0～6岁儿童每天碘的需要量为50～90 μg，原卫生部制定的碘营养摄入标准为儿童不少于90 μg。

（1）碘营养补充以吃含碘食物为主，鼓励日常经常食用含碘食品。含碘的食物有鳝鱼、黄豆、红豆、绿豆、虾米、红枣、花生米、豆油、豆芽、豆腐干、百叶、菜油、鸭蛋。海产品如海带、紫菜含碘丰富,海鱼、乌贼、虾、干贝、海参含碘量亦高。

（2）海盐和内陆盐也含一定量的碘。食盐中加碘是安全可靠而有效的方法,也是人群预防的基本措施,养成日常食用含碘食盐的良好习惯是纠正碘缺乏的正确途径。碘酸钾是联合国规定使用的标准碘源。

（3）碘化油:缺碘地区在医生指导下慎重使用碘化油（37%）,0～12个月者0.5 mL,1～45岁1 mL,肌内注射,注射一次可保持4～5年不致缺碘。对孕妇每次肌注2 mL。可以保证妊娠和哺乳期母体和胎/婴儿所需的碘量,有较好的预防缺碘性疾病的作用。如果过量会引起严重后果,故强调不允许超量,不允许在没有上级医师监督下擅自使用。

第七节　锌缺乏

【病因】

1.摄入不足　长期摄入不足是锌缺乏的主要原因。动物性食物（尤其是瘦肉、牡蛎）含锌丰富而且容易吸收,坚果类食物含锌也较多,而植物性食物锌含量低,且因植酸含量高而影响锌的吸收。锌缺乏的患儿膳食以植物性食物为主,缺乏肉类等富锌的动物性食物。

2.吸收障碍　各种原因所致的腹泻都可以妨碍锌的吸收,同时锌丢失也增多。肠病性肢端皮炎是一种常染色体隐性遗传病,小肠缺乏吸收锌的载体,导致严重锌缺乏。

3.需要量增加　生长发育迅速的婴儿,感染、发热时,营养不良恢复期等对锌的需要量相对较多,导致锌缺乏。

4.丢失过多　如反复出血、大面积烧伤、慢性肾病等因锌丢失过多造成锌缺乏。

【临床表现】

1.消化功能减退　锌是味觉素成分,味觉素有营养且能促进味蕾生长,锌对口腔黏膜上皮细胞也是一个重要的营养因素。此外,锌还可影响唾液磷酸酶的活性。锌缺乏会出现厌食、食欲缺乏、异食癖。

2.生长发育落后　人体内有许多重要的酶为含锌酶或锌依赖酶,如RNA聚合酶和DNA聚合酶、碳酸酐酶、碱性磷酸酶等。锌广泛参与核酸、蛋白质、脂类和糖类的合成与降解,对细胞分化、复制等产生影响。缺锌可以妨碍生长激素轴功能及性腺轴的成熟,影响生长发育与性发育。缺锌可导致生长发育迟缓、体格矮小、性发育延迟。

3.免疫功能降低　锌对维持上皮细胞和组织的完整性有重要作用,锌影响免疫细胞的增殖和发育,维持T细胞及中性粒细胞等的免疫功能,锌是很多免疫递质发挥正常活性所必需的。缺锌会出现反复感染。

4.智能发育延迟　锌参与脑DNA和蛋白质的合成,缺锌可导致智能迟缓、认知能力不良、行为障碍等。

5.其他　如脱发、皮肤粗糙、地图舌、反复口腔溃疡、伤口愈合延迟等。

以上表现均缺乏特异性。

【辅助检查】

锌缺乏的诊断尚无敏感可靠的实验室指标,血清锌是目前临床上常用的指标。但该指标缺乏敏感性,轻度锌缺乏时仍可保持正常;在感染状态下,由于人体锌的重新分布,血清锌会明显降低。空腹血清锌:正常低限 $10.0 \sim 10.7\ \mu mol/L$($65 \sim 70\ \mu g/dL$)。

【诊断标准】

儿童锌缺乏至今尚无统一的诊断标准,临床可依据锌缺乏的高危因素、临床表现、辅助检查,以及锌剂治疗有效等综合判断。如常规剂量补锌治疗 $1 \sim 2$ 周,症状明显好转,则回顾性诊断锌缺乏。

【治疗】

1. 一般治疗

(1)针对病因:治疗原发病。

(2)饮食治疗:鼓励进食富锌食物,如瘦肉、鱼、牡蛎等。

2. 药物治疗

(1)补充锌剂,每日剂量以元素锌计, $05 \sim 1.0\ mg/$（$kg \cdot d$）疗程一般为 $2 \sim 3$ 个月。

(2)如锌缺乏的高危因素长期存在,则建议小剂量长期口服元素锌 $5 \sim 10\ mg/d$。

补锌应注意防止锌中毒。此外,要考虑铁、锌、铜等各种矿物元素之间的平衡。

【谈话要点】

1. 锌缺乏是一种营养性疾病,可防可治　科学喂养、积极治疗原发病是防治锌缺乏的重要因素。

2. 需要抽血检测血清锌辅助诊断

3. 锌制剂治疗　需要持续 $2 \sim 3$ 个月,合适的剂量对患儿不会造成不良的影响。

第八节　铅中毒

【病因】

由于儿童生长发育的特殊性,使得儿童对环境中铅的吸收率高于成年人,而且对铅毒性作用特别敏感。环境中的铅经消化道、呼吸道及皮肤进入人体后,随血流分布到全身各器官和组织。约 90% 分布在骨性组织（如骨骼、牙齿等),约 10% 分布在血液与软组织,主要是这部分铅对机体产生毒性作用。身体内两部分铅保持动态平衡。

铅对神经系统产生毒性已经被许多研究证实,铅通过影响神经细胞的形态、功能,神经突触的形成,神经递质的代谢,第二信使的代谢等对神经系统的结构及功能造成损害。此外,铅对血液、泌尿、消化、心血管、免疫及内分泌系统也会产生损害,可以引起贫血、铁缺乏、肾功能减退、免疫功能下降、1,25-（OH）$_2$D$_3$ 合成障碍等改变。

铅污染主要来源于大气、土壤（工业污染与含铅汽油等会增加大气、土壤的铅污染）、尘埃

（室内铅尘）、水、食物、含铅油漆及其他含铅物品。

中毒者一般有铅暴露史。①居住在冶炼厂、蓄电池厂、电子垃圾回收和其他铅作业工厂附近，居住在大马路附近，居住在采用含铅油漆、涂料装潢的房间，居住在燃煤的房间，父母或同住者从事铅作业劳动。②母亲因为职业或生活的铅暴露致使体内铅负荷过高，通过胎盘和母乳传给子代，造成婴儿铅中毒。③食入含铅器皿（锡器、劣质陶器等）内盛放的食物或进食被铅污染的水与食物等亦可发生铅中毒。④长时间饮用滞留在管道中的自来水。⑤接触玩具与学习用具及其他物品摄入铅，铅污染主要来源于着色漆层和颜料。某些化妆品（如眼影、口红等）与爽身粉也是铅污染的来源。⑥部分地区用以四氧化三铅为原料制作的红丹粉涂抹婴儿皮肤可导致严重的铅中毒。

【临床表现】

1. 中毒严重　铅中毒的临床表现存在很大差异。当铅中毒严重时（往往血铅水平 > 500 mg/L），可出现一系列临床表现。

（1）神经系统：攻击性行为、反应迟钝、运动失调。严重者有狂躁、脑神经瘫痪，甚至惊厥、昏迷等。

（2）血液系统：小细胞低色素性贫血等。

（3）消化系统：腹痛、便秘、腹泻、呕吐等。

（4）其他系统：心律失常、肾衰竭等。

2. 中毒较轻　患儿往往无引起关注的临床表现，但神经行为发育及体格生长会受到影响，常见表现有易激惹、多动、注意力短暂、智能水平降低、生长缓慢、低体重等。

【辅助检查】

对于儿童体内铅负荷及与铅负荷有关的检查有多种，如血铅、骨铅、齿铅、尿铅、血液及尿液 σ - 氨基 - γ 酮戊酸合成酶、红细胞游离原卟啉等，但目前临床应用最多的是静脉血铅。

1. 静脉血铅测定　血铅水平反映近 1 ~ 3 个月的铅暴露状况，在稳定的铅暴露状态下，血铅水平还是能够反映体内铅负荷的状况。

2. 驱铅试验　主要通过观察机体对螯合剂依地酸钙钠（$CaNa_2EDTA$）的驱铅反应，判断机体是否需要驱铅治疗。用 500 mg/m^2 体表面积的剂量肌内注射依地酸钙钠，收集其后 8 h 的尿液检测尿铅浓度。

【诊断要点】

1. 铅暴露史

2. 静脉血铅水平　依据儿童静脉血铅水平进行诊断分级。

（1）高铅血症：连续 2 次静脉血铅水平为 100 ~ 199 μg/L。

（2）铅中毒：连续 2 次静脉血铅水平 ≥ 200 μg/L，依据血铅水平分为轻、中、重度铅中毒。①轻度铅中毒，血铅水平为 200 ~ 249 μg/L；②中度铅中毒，血铅水平为 250 ~ 449 μg/L；③重度铅中毒，血铅水平 ≥ 450 μg/L。

【治疗】

治疗原则为环境干预、健康教育和驱铅治疗。高铅血症和轻度铅中毒的治疗原则：脱离铅污染源、卫生指导、营养干预。中、重度铅中毒的治疗原则：脱离铅污染源、卫生指导、营养干预、驱铅治疗。

1. 一般治疗

（1）脱离铅污染源：排查和脱离铅污染源是处理儿童高铅血症和铅中毒的根本办法。应仔细询问生活环境的污染状况，如金属冶炼、机械制造、印刷、造船、不规范的蓄电池和电子垃圾回收等工业都是环境铅污染的重要行业；室内含铅油漆污染；含铅汽油的污染；盛放食物容器的污染；以铅为原料制作的婴儿皮肤护理用品等。

（2）进行卫生指导：避免和减少儿童接触铅污染源，同时教育儿童养成良好的卫生习惯，其中最重要的就是进食前认真洗手；以及不将手指或物品放入口中。

（3）营养干预：机体缺乏钙、锌、铁时，铅通过肠道吸收的量增加，因此要进行营养干预。膳食中要补充富含蛋白质、钙、锌、铁以及维生素的食物，如奶及奶制品、瘦肉、青菜、水果等。

2. 药物治疗

（1）纠正营养不良与钙、锌、铁的缺乏，可以服用具有驱铅作用的中成药或方剂。

（2）驱铅治疗。驱铅治疗只用于中度（驱铅试验阳性）及重度铅中毒。驱铅治疗是通过驱铅药物与体内铅结合并排泄，以达到阻止铅对机体产生毒性作用的目的。驱铅治疗时应注意：使用口服驱铅药物前应确保脱离污染源，否则会导致消化道内铅的吸收增加；缺铁患儿应先补充铁剂后再行驱铅治疗，因缺铁会影响驱铅治疗的效果。

治疗首选二巯丁二酸。单次剂量为 350 mg/m^2，每日 3 次，口服，连续 5 日，继而改为每日 2 次给药，每次药量不变，连续 14 日。每个疗程共计 19 日。

对无法完全脱离铅污染环境的儿童则应采用依地酸钙钠进行治疗，用量为 1 000 mg/m^2，静脉注射或肌内注射，5 天 为 1 个疗程。

停药 4～6 周复查血铅，如血铅水平≥250 mg/L，可在 1 个月内重复上述治疗；如＜250 mg/L，则按高铅血症或轻度铅中毒处理。

3. 住院治疗　当血铅水平≥700 mg/L，应立即复查静脉血铅，确认后立即在有能力治疗的医院住院治疗。

【谈话要点】

（1）铅几乎可以对儿童的每个系统造成损害，但其影响有很大的隐蔽性，缺乏典型的症状和体征。家长要予以高度重视，积极进行治疗。

（2）需要抽血检查血铅确诊。

（3）高铅血症及轻（中）度铅中毒并无特效的治疗方法。需要排查和脱离铅污染源，进行卫生、营养干预，家长要积极配合与落实。

第五章　免疫及变态反应性疾病

机体受到内在的（如衰老、受损和突变的细胞）和外在的（如生物性或理化性）因子刺激后，激活免疫系统，引起免疫反应，以消除这些有害因子，使机体保持稳定。若免疫系统功能不完善，则可能发生免疫功能缺陷或低下，发生感染或肿瘤性疾病。若免疫反应过分强烈，产生剧烈的炎症反应，则出现变态反应性、炎症性和自身免疫性疾病。

免疫系统由免疫器官、免疫细胞和免疫分子组成。骨髓是干细胞和 B 淋巴细胞发育的场所，胸腺是 T 淋巴细胞发育的器官。脾脏和全身淋巴结是成熟 T 和 B 淋巴细胞定居的部位，也是发生免疫应答的场所。黏膜免疫系统和皮肤免疫系统也是重要的局部免疫组织。

免疫细胞包括淋巴细胞、单核吞噬细胞、粒细胞、红细胞，以及肥大细胞和血小板等，均来自骨髓多能造血干细胞。

免疫细胞通过其表达的细胞表面分子和分泌的细胞因子在细胞间相互传递信息，发挥各自细胞的特殊生物学功能。

出生时免疫器官和免疫细胞均已相当成熟，但因以往未曾接触抗原，故未能建立免疫记忆反应，出现暂时性免疫反应低下。随着年龄增长，接触抗原的机会增加，免疫反应也逐渐达到正常成人水平。

第一节　免疫缺陷病

免疫缺陷病（immunodeficiency，ID）是指因免疫活性细胞（如淋巴细胞、吞噬细胞）和免疫活性分子（可溶性因子如白细胞介素、补体蛋白质和细胞膜表面分子）发生缺陷引起的免疫反应缺如或降低，导致机体抗感染免疫功能低下的一组临床综合征。

先天性因素（基因突变或缺失）所致者称为原发性免疫缺陷病（primary immunodeficiency，PID）。生后环境因素或其他原发疾病所致的免疫缺陷，称为继发性免疫缺陷病（secondary immunodeficiency，SID）或免疫功能低下（immunocompromise）。人类免疫缺陷病毒（HIV）感染所致者，称为获得性免疫缺陷病（acquired immunodeficiency syndrome，AIDS）。

一、原发性免疫缺陷病概述

迄今已发现 120 种以上 PID，总发病率估计约为 1/10 000（未包括选择性 IgA 缺乏症）各种免疫缺陷的相对发生率:单纯免疫球蛋白或抗体缺陷占 50%(未包括无症状的选择性 IgA 缺乏症和 IgE 异常),细胞免疫缺陷占 10%,联合免疫缺陷(同时具有明显 T 细胞和 B 细胞缺陷)占 20%,吞噬细胞和(或)中性粒细胞缺陷占 18%,而补体缺陷占 2%。约 80% 的 PID 存在不同程度免疫球蛋白和(或)抗体缺陷。

【临床表现】

原发性免疫缺陷病的临床表现由于病因不同而极为复杂,但其共同的表现却非常一致,即反复感染、易患肿瘤和自身免疫性疾病。

1. 反复和慢性感染

(1)感染部位:以呼吸道最常见,如复发性或慢性中耳炎、鼻窦炎、结合膜炎、支气管炎或肺炎。其次为胃肠道,如慢性肠炎。皮肤感染可为脓疖、脓肿或肉芽肿。也可为全身性感染,如败血症、脓毒血症、脑膜炎和骨关节感染。

(2)感染病原体:一般而言,抗体缺陷时易发生化脓性感染。T 细胞缺陷时则易发生病毒、结核杆菌和沙门菌属等细胞内病原体感染。此外,也易于真菌和原虫感染。补体成分缺陷易发生奈瑟菌属感染。中性粒细胞功能缺陷时的病原体常为金黄色葡萄球菌。病原体的毒力可能并不很强,常呈机会感染。

(3)感染过程:常反复发作或迁延不愈,治疗效果欠佳,尤其是抑菌剂疗效更差,必须使用杀菌剂,剂量偏大、疗程较长才有一定疗效。

在考虑 PID 时,应排除非免疫性因素造成的感染易感性,如呼吸道或泌尿道畸形或阻塞,入侵性导管等。

2. 自身免疫性疾病和淋巴瘤 PID 患儿未因严重感染而致死亡者,随年龄增长易发生自身免疫性疾病和肿瘤,尤其是淋巴系统肿瘤。其发生率较正常人群高数十倍乃至一百倍以上。淋巴瘤,尤以 B 细胞淋巴瘤(50%)最常见,其次为 T 细胞瘤和霍奇金淋巴瘤(8.6%)、淋巴细胞白血病(2.6%)、腺癌(9.2%)、其他肿瘤(19.2%)。

PID 伴发的自身免疫性疾病包括溶血性贫血、血小板减少性紫癜、系统性血管炎、系统性红斑狼疮、皮肌炎、免疫复合物性肾炎、1 型糖尿病、免疫性甲状腺炎和关节炎等。

【诊断要点】

1. 临床表现 反复和慢性感染、淋巴系统肿瘤和自身免疫性疾病,体检可见感染灶、肝脾肿大、淋巴系统缺如或增生。

2. 过去史和家族史

(1)过去史:脐带延迟脱落是黏附分子缺陷的重要线索。严重的麻疹或水痘病程提示细胞免疫缺陷。可能有移植物抗宿主反应和预防注射引起严重反应史。应排除因营养紊乱,其他疾病,免疫抑制剂,放射治疗,扁桃体、脾或淋巴结切除引起的 SID。

(2)家族史:家族中有可疑 PID 病儿,则应进行家谱调查。PID 先证者也可能是基因突变的开始者,而无明显家族史。家族中常有哮喘、湿疹、自身免疫性疾病和肿瘤病人。

3. 体格检查 感染严重或反复发作,可出现营养不良、轻至中度贫血、体重或发育滞后现象。B 细胞缺陷者的周围淋巴组织如扁桃体和淋巴结变小或缺如。X 连锁淋巴组织增生症的全身淋巴结肿大。反复感染可致肝脾肿大,皮肤疖肿、口腔炎、牙周炎和鹅口疮等感染证据可能存在。

4. 实验室检查 临床表现、过去史和家族史仅是提供诊断 PID 的重要线索,确诊有赖于实验室检查。检查步骤包括初筛试验、进一步检查和基因诊断。

基因突变分析:许多 PID 证实为单基因遗传,编码功能蛋白质的 DNA 序列已被克隆,明确其染色体的部位并发现突变位点和突变形式。多基因遗传原发性免疫缺陷病的确定较为困难。

一些 PID 可进行产前羊水细胞或绒毛膜标本细胞形态学、DNA 序列分析做出产前诊断。单链构象多态性法(SSCP)也可用于孕妇早期诊断,但结果判断应有阳性家族史。家族成员的 DNA 标本半合子连锁分析,可发现基因突变点不明确的 PID。

多数产前检查方法也可用于发现带病者,但以 DNA 突变和连锁分析最为有用。

【治疗】

1. 一般处理 包括预防和治疗感染,注重营养,加强家庭宣教,增强父母和患儿对抗疾病的信心等。若患儿尚有一定抗体合成能力,可接种死疫苗,如百白破三联疫苗。禁用活疫苗如天花、脊髓灰质炎、麻疹、流行性腮腺炎、风疹和结核等,以防发生疫苗诱导的感染。若有感染应及时治疗,如果抗菌药物无效,应考虑真菌、分枝杆菌、病毒和原虫感染的可能。有时需长期抗菌药物预防性给药。接触水痘病人后,应注射水痘-带状疱疹免疫球蛋白(VZIG)或用阿昔洛韦预防。

T 细胞缺陷患儿不宜输血或新鲜血制品,以防发生移植物抗宿主反应。若必须输血或新鲜血制品时,应先将血液进行放射照射,剂量为 2 000 ～ 3 000 rad。供血者应做巨细胞病毒(CMV)筛查。患儿最好不做扁桃体和淋巴结切除术,脾切除术视为禁忌。

当 $CD4^+T$ 细胞计数 1 岁内婴儿 $< 0.015 \times 10^9/L$,1 ～ 2 岁 $< 0.0075 \times 10^9/L$,2 ～ 5 岁 $< 0.005 \times 10^9/L$,年长儿 $< 0.002 \times 10^9/L$,或任何年龄组 $CD4^+T$ 细胞 $< 25\%$ 总淋巴细胞时应进行卡氏肺孢子虫肺炎的预防。

家庭中已确诊 PID 病人,应接受遗传学咨询,孕妇期应做产前筛查,必要时终止孕妊。

2. 替代治疗

(1)静脉注射丙种球蛋白(IVIG):指征仅限于低 IgG 血症,一般剂量为每月静注 IVIG 100 ～ 400 mg/kg。治疗剂量应个体化,以能控制感染,使患儿症状缓解,获得正常生长发育为尺度。

IVIG 的不良反应发生率低于 2%,常出现于注射开始的 30 min 内,包括背痛、腹痛、头痛、寒颤、发热和恶心。上述不良反应在减慢滴注速率后多能消失。有过敏史者,于注射前先给予阿司匹林或苯海拉明以预防不良反应的发生。极个别病例发生血压下降、呼吸困难等生命危象,应停止静脉滴注,并按过敏反应处理。

(2)血浆及高效价免疫球蛋白:高效价免疫血清球蛋白(SIG)含有高效价特异性抗体,包括水痘-带状疱疹、狂犬病、破伤风和乙肝 SIG。

(3)其他替代治疗:①血浆 20 mL/kg,必要时可加大剂量。大剂量静滴时可有唇部针刺感和麻木感,一般并不严重,不必停用。②白细胞输注仅用于中性粒细胞缺陷病人伴严重感染时,而不做持续常规替代治疗。③细胞因子治疗:胸腺素类包括胸腺五肽(TPS)对胸腺发育不全、湿疹血小板减少伴免疫缺陷病有一定疗效；IFN-γ治疗慢性肉芽肿病、高 IgE 血症、糖原贮积症 I 型和不全性 IFN-γ 受体缺陷病；粒细胞集落刺激因子（G-CSF）治疗中性粒细胞减少症；IL-2 治疗严重联合免疫缺陷病和选择性 IL-2 缺陷病。④腺苷脱氨酶（ADA）缺陷者，可输注红细胞（其中富含 ADA），使部分病人可获得临床改善。牛 ADA- 多聚乙二烯糖结合物肌注的效果优于红细胞输注，可纠正 ADA 缺陷所致的代谢紊乱。

3. 免疫重建

（1）干细胞移植：①骨髓移植；②脐血干细胞移植。

（2）基因治疗：仍处于临床验证阶段。

二、以抗体缺陷为主要表现的原发性免疫缺陷病

（一）X- 连锁无丙种球蛋白血症

X- 连锁无丙种球蛋白血症（X-linked agammaglobulinemia，XLA）为 Bruton 酪氨酸激酶（Bruton tyrosione kinase，BTK）基因突变所致。

【临床表现】

1. 反复感染　最突出的临床表现是反复严重的细菌性感染，尤以荚膜细菌，如溶血性链球菌、嗜血性流感杆菌、金黄色葡萄球菌和假单胞菌属感染最为常见。对革兰阴性杆菌如致病性大肠杆菌、铜绿假单孢菌、变形杆菌、沙雷菌等的易感性也明显增高。

对某些肠道病毒，如埃可病毒、柯萨奇病毒及脊髓灰质炎病毒的抵抗能力甚差。应注意口服脊髓灰质炎活疫苗可引起患儿肢体瘫痪。也可并发卡氏肺孢子虫感染。

2. 其他表现　易发生变应性和自身免疫性疾病。包括自身免疫溶血性贫血、类风湿性关节炎、免疫性中性粒细胞减少、脱发、蛋白质丢失性肠病、吸收不良综合征和淀粉样变性。

3. 体格检查　反复感染引起慢性消耗性体质，苍白、贫血、精神萎靡。扁桃体和腺样体很小或缺如，浅表淋巴结及脾脏均不能触及，鼻咽部侧位 X 线检查可见腺样体阴影缺乏或变小。

【诊断要点】

1. 实验室检查

（1）血清免疫球蛋白测定：血清总 Ig＜200～250 mg/dL；IgG＜100 mg/dL 或完全测不到，少部分病例 200～300 mg/dL；IgM 和 IgA 微量或测不出。

（2）抗体反应：同族红细胞凝集素（抗 A 及抗 B 血型抗体）缺如，抗链球菌溶血素 O（ASO）滴度＜25 U，锡克试验不能转为阴性。特异性抗体反应缺乏（包括 T 细胞依赖性和 T 细胞非依赖性抗原）。

（3）外周血 B 淋巴细胞计数：淋巴细胞数量正常或轻度下降，成熟 B 细胞（CD19[+]、CD20[+]、膜表面 Ig[+]）缺如。骨髓 B 细胞和浆细胞缺如，可见少量前 B 细胞。

（4）基因诊断：有阳性家族史的女性妊娠时应进行产前检查，羊水细胞判断为男性（XY）者，应进一步检查羊水或脐带血 B 细胞数量，也可采用 DNA 序列分析 BTK 基因突变或发现与 BTK 紧密连接的复合基因片段（DXS178）以确诊。

2. 鉴别诊断　应与其他低 IgG 血症鉴别，包括婴儿生理性低丙种球蛋白状态、婴儿暂时性

丙种球蛋白缺乏症、严重联合免疫缺陷病（SCID）、慢性吸收不良综合征和重度营养不良。

【治疗】

1. 一般处理　各种支持疗法，包括营养、生活及卫生条件的改善，预防感染的发生，适当的体育锻炼，良好心理状态的维护，对各种并发症的预防和治疗等。

2. 静脉注射丙种球蛋白　该治疗宜早开始，大剂量（400 mg/kg，每 3～4 周一次）明显优于小剂量（200 mg/kg，每 3～4 周一次）疗法；但用量应个体化，以血清 IgG 浓度上升到 10 g/L 为度。

（二）常见变异型免疫缺陷病

常见变异型免疫缺陷病（common variable immunodeficiency，CVID）为一组病因不同、主要影响抗体合成的 PID。可发生于任何年龄，多起病于幼儿或青春期。大多数 CVID 是由于 T 细胞功能异常，不能促进 B 细胞免疫球蛋白合成转换。

【临床表现】

1. 反复感染　常见急、慢性鼻窦炎，中耳炎，咽炎，气管炎和肺炎，可导致支气管扩张。病原菌为嗜血流感杆菌、链球菌、葡萄球菌、肺炎球菌等，其次为支原体、念珠菌、卡氏肺孢子虫、单纯疱疹和带状疱疹病毒。约 10% 的患者合并中枢神经系统感染，感染严重程度不及 XLA，常呈慢性发病。病程持续日久，造成器质性损害。部分病例可形成非干酪性肉芽肿，受累部位为肺、肝、脾和皮肤。

2. 其他表现　消化道症状包括慢性吸收不良综合征、脂肪泻、叶酸和维生素 B_{12} 缺乏、乳糖不耐受症、双糖酶缺乏症、蛋白质丢失性肠病等。肠梨形鞭毛虫感染是引起肠道症状的一个重要病因。少数患者出现淋巴结和脾肿大，此可与 XLA 相鉴别。

CVID 易并发多种自身免疫性疾病，如溶血性贫血、特发性血小板减少性紫癜、恶性贫血、中性粒细胞减少症、类风湿性关节炎、系统性红斑狼疮、皮肌炎、硬皮病、慢性活动性肝炎、多发性神经根炎、克罗恩病和非特异性慢性溃疡性结肠炎等。并发恶性肿瘤的概率为 8.5%～10%，包括白血病、淋巴网状组织肿瘤、胃癌和结肠癌等。

【诊断要点】

1. 实验室检查　①血清免疫球蛋白含量普遍降低，但一般不会低至 XLA 的水平。对各种抗原刺激缺乏免疫应答，血清同族血凝素效价低下。②少数病例外周血 B 细胞减少，呈未成熟状态。③外周血 T 细胞数大致正常，1/3 的病例 $CD8^+$ T 细胞升高，CD4/CD8 T 细胞比值下降（低于 1.0）。外周血 T 细胞增殖反应（PHA）和分化功能低下，产生细胞因子的能力不足。

2. 鉴别诊断　应排除其他 PID，如 XLA、高 IgM 综合征、SCID，以及伴有低免疫球蛋白血症的 SID。

【治疗】

与 XLA 基本相似，静脉注射丙种球蛋白的标准剂量为每月 400 mg/kg。近年开展皮下注射丙种球蛋白可用于对静脉注射丙种球蛋白有不良反应者，其价格也比静脉注射丙种球蛋白便宜。经静脉注射丙种球蛋白治疗后仍发生呼吸道和胃肠道感染，可用 IgG 和 IgA 滴鼻或口服。

适当的抗微生物制剂治疗和预防感染甚为重要。使用抗菌药物时，应每 2 周更换一次，以防产生耐药性。贾第虫感染者,可用甲硝唑治疗。

(三)选择性 IgA 缺陷症

选择性 IgA 缺陷症(SIgAD)在白种人中的发病率为 1/223 至 1/1 000,我国患病率为 1/4 100(0.24%)。可为常染色体隐性遗传或常染色体显性遗传,也可为散发性。

【临床表现】

1. 反复感染　轻者可长期无任何症状,不少患者仅表现轻度的上呼吸道感染。诊断年龄自 6 个月至 12 岁不等,可有自然缓解倾向。

2. 其他表现　部分病例存在胃肠道症状,如腹泻和吸收障碍。可伴智能低下和感觉神经异常,与原发性癫痫也有密切关系。还可伴发哮喘或荨麻疹。

约 50% 的病例伴有自身免疫病,如慢性活动性肝炎、系统性红斑狼疮、皮肌炎、类风湿性关节炎、结节性动脉周围炎、慢性甲状腺炎、混合结缔组织病、特发性肾上腺皮质功能减退症、溶血性贫血和特发性血小板减少性紫癜等。

部分患儿伴发恶性肿瘤,如肺癌、胃癌、结肠癌、直肠癌、乳腺癌、卵巢癌、子宫癌、胸腺瘤、白血病和淋巴瘤等。

【诊断要点】

血清 IgA 水平常低于 0.05 g/L,甚至完全测不出可明确诊断。重症患儿唾液中不能测到分泌型 IgA,尿液中含量极低。IgG 和 IgM 水平正常或升高,约 40% 的患儿可测到自身抗体。

【治疗】

一般无须治疗。对于腹泻患者可考虑口服含有丰富的分泌型 IgA 的人初乳。禁忌输含 IgA 的新鲜血和免疫球蛋白制剂。当患者需要输血时,供者也应是 SIgAD,或输给洗过的红细胞。

伴发系统性红斑狼疮等自身免疫性疾病,可用免疫抑制剂。发生感染则以敏感的抗生素或中药积极抗感染。

(四)选择性 IgG 亚类缺陷病

一种或多种血清 IgG 亚类低于同龄正常均值 2 个标准差以下者称为选择性 IgG 亚类缺陷病。2 岁以上小儿 IgG1 水平低于 2.50 g/L、IgG2 低于 0.50 g/L、IgG3 低于 0.30 g/L 者可确诊。正常婴儿可能测不出 IgG4。

【临床表现】

可无临床表现,也可表现为反复呼吸道感染,包括上呼吸道感染、副鼻窦炎、中耳炎、鼻炎、支气管炎、支气管扩张、肺炎。少数表现为反复性化脓性脑膜炎、皮肤感染及腹泻。一般情况下感染并不严重,也不危及生命。有可能自然缓解或发展为 CVID。

【诊断要点】

1. 实验室检查　血清 IgG 亚类,多糖抗原(b 型流感杆菌、链球菌、肺炎球菌和脑膜炎球菌多糖抗原等)和蛋白质抗原(白喉类毒素、破伤风类毒素、百日咳杆菌菌体、麻疹病毒等外壳蛋白抗原)特异性 IgG 亚类抗体低下或缺如。

2. 鉴别诊断　需注意与 CVID、毛细血管扩张性共济失调综合征、严重联合免疫缺陷病、骨髓移植后暂时性 IgG 亚类失衡相鉴别。

【治疗】

反复注射联合多糖和蛋白质疫苗（如 b 型嗜血流感杆菌荚膜多糖联合脑膜炎球菌外膜蛋白复合物疫苗）可能提高机体抗体反应。IVIG 的应用应限于有严重临床症状而对抗生素治疗无反应的患儿，每月 200～400 mg/kg。合并 SIgAD 的病人应小心监测抗 IgA 抗体的产生。发生感染时，应给予适当抗感染药物。

（五）婴儿暂时性低丙种球蛋白血症

婴儿暂时性低丙种球蛋白血症（transient hypogammaglobulinemia of infancy）是指一种或多种血清免疫球蛋白浓度暂时性降低，随着年龄的增长可达到或接近正常范围的自限性疾病。

【临床表现】

往往因反复中耳炎、咽炎、支气管炎等不威胁生命的感染而就诊，偶会发生黏膜念珠菌病。2～3 岁后免疫球蛋白水平达到正常，即使免疫球蛋白未达正常水平，也不再反复感染。

【诊断要点】

实验室发现血清一种或多种免疫球蛋白低于相同年龄组水平 2 个标准差或 IgG＜2.5 g/L。

【治疗】

以支持疗法和适当的抗生素治疗为主；发生严重感染时，可考虑使用静脉注射丙种球蛋白。

三、联合免疫缺陷病

联合免疫缺陷病（combined immunodeficiency，CID）是指 T 细胞和 B 细胞功能联合缺陷引起的 PID，以 T 细胞缺如尤为严重。目前已明确 11 种 CID。

（一）X- 连锁严重联合免疫缺陷病

X 连锁严重联合免疫缺陷病（XL-SCID）是最常见的 SCID，属于 T 细胞缺陷，而 B 细胞无缺陷型，由 IL-2、IL-4、IL-7、IL-9 和 IL-15 共同拥有的受体 γ 链（γc）基因突变引起。

【临床表现】

1. 感染　发生于生后不久，表现为口腔念珠菌病，呼吸道合胞病毒、副流感病毒 3 型、腺病毒、卡氏肺孢子虫感染，以及革兰阴性菌败血症。巨细胞病毒或其他病原菌引起的慢性肝炎，累及胆管可导致硬化性胆管炎和慢性肝硬化。轮状病毒、贾第虫或隐孢子虫感染可致严重消化不良和恶病质。接种卡介苗（BCG）和非典型分枝杆菌感染可能导致严重或致死性感染。接种脊髓灰质炎疫苗不会引起感染。

2. 其他表现　①脂溢性皮炎可十分严重，颊黏膜、舌和会阴部可发生慢性深部溃疡，易与移植物抗宿主病发生混淆。②中性粒细胞减少，红细胞发育不全，耐维生素 B_{12} 和叶酸的大细胞贫血。嗜酸性细胞和单核细胞增多提示不常见的感染如卡氏肺孢子虫感染。③可发生慢性脑病如慢性进行性多灶性脑白质病。

【诊断要点】

1. 实验室检查　T 淋巴细胞减少，增殖反应低下和 NK 细胞消失。B 细胞数正常，但功能严重损害,三种免疫球蛋白浓度均低下,甚至缺如。证实 γc 基因突变可确诊 XL-SCID。

2. 鉴别诊断　应与 HIV 感染和其他 CID 相鉴别。

【治疗】

外周血、骨髓和脐血干细胞移植为最佳方案,宜在发生严重感染,尤其是肺炎之前进行。

（二）X- 连锁高 IgM 血症

高 IgM 血症可分为 X- 连锁和非 X- 连锁性。X- 连锁高 IgM 血症（X-linked hyper-IgM syndrome，XHIM）占 70%,非 X 连锁性（常染色体隐性和显性遗传）为 30%。XHIM 的病因为 T 细胞 CD40 配体（CD40L）基因突变导致 B 细胞功能障碍。

【临床表现】

1. 感染　出生后 6 个月至 2 岁出现反复上呼吸道感染、细菌性中耳炎和肺炎,卡氏肺孢子虫肺炎可为本病最早的表现。贾第虫和隐孢子虫感染可致迁延性腹泻。扁桃体、皮肤和软组织感染常见,气管周围软组织感染往往威胁生命。因中性粒细胞减少而致持续性口腔炎和口腔溃疡。

2. 自身免疫性疾病和肿瘤　扁桃体、脾、肝脏等淋巴组织增生和肿大。自身抗体的出现与血小板减少、溶血性贫血、甲状腺功能减退和关节炎有关。淋巴组织肿瘤最为常见,占 XHIM 合并肿瘤的 56%;肝脏和胆道肿瘤也可发生,此很少见于其他原发性免疫缺陷病。

【诊断要点】

1. 实验室检查　①血清 IgG、IgA、IgE 缺乏或明显降低, IgM 水平正常或高达 1 000 mg/mL,但其亲和性和特异性低下。②外周血 B 细胞数正常,偶可同时表达 IgM 和 IgG,不表达其他类型免疫球蛋白。T 细胞增殖反应降低。③ 50% 患儿持续性或周期性中性粒细胞减少,25% 发生自身免疫性贫血及血小板减少症。④活化的 CD4$^+$ T 细胞 CD40L 表达阴性可确诊本病,应在生后 6 月后才进行此类检查。⑤ CD40L 基因突变分析可明确诊断,也可用于产前诊断和发现女性疾病携带者。

2. 鉴别诊断　IgM 增高不明显的病例应与 CVID、中性粒细胞减少症相鉴别。

【治疗】

每月按 500 mg/kg 输注 IVIG,使血清 IgG 水平保持正常 IgG 范围的高限。必要时可加大剂量和频率。

预防性复方磺胺甲噁唑（复方新诺明）治疗以防止卡氏肺孢子虫肺炎。持续性中性粒细胞减少症可用 G-CSF 治疗。淋巴细胞增生、关节炎或其他自身免疫性疾病,对 IVIG 无反应的患儿可采用激素治疗。

（三）其他联合免疫缺陷病

【临床表现】

其他联合免疫缺陷病除有 SCID 的临床表现外尚有其特殊表现。

腺苷脱氨酶缺陷有骨骼异常,如肋软骨连接处凹陷,闭合不全和骨盆发育不全等。其他表现有智力发育迟缓、幽门狭窄和肝脏疾病。嘌呤核苷酸磷酸化酶（PNP）缺陷时主要表现为 T 细胞免疫功能缺陷而 B 细胞可正常。Jak-3 缺陷可发生于男女婴儿。Rag^1/Rag^2 缺陷的 T 细胞和 B 细胞均下降,为常染色体隐性遗传。Omenn 综合征常表现有红皮病、鳞屑样皮炎和脱发、嗜酸性粒细胞增多、生长延迟、肝脾和淋巴结肿大、血清 IgE 增高、T 淋巴细胞显著增加,酷似移植物抗宿主病。网状发育不全(reticular dysgenesis)患儿往往出生后不久死亡,可将其视为 SCID 的一个变种。

【诊断要点】

ADA 缺陷患儿红细胞、淋巴细胞或成纤维细胞 ADA 活性极低或缺乏。基因分析可确诊,并有助于家系调查。

PNP 缺陷的 T 淋巴细胞百分率<10%,随着年龄增长可低至 1%~3%,增殖反应明显下降。红细胞溶解液 PNP 活性缺如。检测羊水和羊毛膜细胞 PNP 活性可做产前诊断。

Rag^1/Rag^2 缺陷患儿 T 细胞和 B 细胞完全缺如,不能产生免疫球蛋白。Omenn 综合征患儿胸腺完全缺乏 T 细胞,淋巴器官萎缩。外周血 T 细胞增多,皮肤和小肠有不同程度的 TCRVβ T 细胞浸润。T_H2 细胞异常扩增,部分患儿体外淋巴细胞产生 IL-4、IL-5 增多,而 IL-2、IFN-γ 降低。

Jak-3 缺陷患者成熟 T 细胞减少甚至缺如。B 细胞功能异常,血清免疫球蛋白低下。免疫印迹证明 Jak-3 蛋白缺如或极其低下可明确诊断。

网状发育不全的实验室发现是淋巴细胞和粒细胞显著减少。血小板正常或偏低。

【治疗】

骨髓移植是 ADA 缺陷、PNP 缺陷、Jak-3 缺陷、Rag^1/Rag^2 缺陷、Omenn 综合征和网状发育不全的常规治疗方案。伴有低 IgG 血症者,可用静脉注射丙种球蛋白治疗。聚乙二醇结合 ADA(PEG-ADA)替代疗法可完全纠正 ADA 缺陷患儿的代谢紊乱,使免疫功能得到不同程度的恢复。

四、伴有其他临床表现的原发性免疫缺陷病

(一)湿疹血小板减少伴免疫缺陷综合征

湿疹血小板减少伴免疫缺陷综合征(Wiskott-Aldrich syndrome,WAS)是一种少见的 X-连锁隐性遗传性疾病,WASP 基因突变为其病因。发病率为 1/100 000~1/200 000。

【临床表现】

1. 出血倾向　出血常在出生时至生后 6 个月内出现,包括紫癜、黑便、咯血和血尿。血小板明显减少,体积变小。血小板减少和出血倾向是唯一临床表现者,称为 X-连锁血小板减少症(XLT)。

2. 异位性湿疹　见于 80% WAS 患儿,常发生于出生后,程度可轻可重,细菌感染和食物过敏可加重湿疹。

3. 感染　化脓性外耳道炎发生率为 78%,鼻窦炎 24%,肺炎 45%,败血症 24%,脑膜炎 7%,肠道感染 13%,卡氏肺孢子虫 9% 和念珠菌感染 10%。可发生严重病毒感染,如巨细胞病毒、水痘病毒、单纯疱疹病毒等。血小板减少、反复感染、湿疹三联征者只占 27%。

4. 其他表现　①自身免疫性疾病发生率为 40%,最常见为溶血性贫血,其次为血管炎、肾脏疾病、过敏性紫癜、炎症性肠道疾病、中性粒细胞减少症、皮肌炎、复发性神经血管性水肿、虹

膜炎和脑血管炎。②13% 的病例发生肿瘤,主要为淋巴网状恶性肿瘤,个别为胶质瘤、听神经瘤和睾丸癌。③肝脾及淋巴结肿大。

【诊断要点】

1. 实验室检查　血清 IgM 下降,IgG 浓度仅轻度降低或正常,而 IgA 及 IgE 可能升高。同族血凝素滴度很低,抗体反应低下。部分患儿存在 IgG 亚类缺陷,以 IgG2 缺乏为主。B 细胞数量明显增加,而 T 细胞数量显著减少。50% 患儿淋巴细胞增殖反应低下。

淋巴细胞 CD43 表达减少或消失。扫描电镜示淋巴细胞表面微绒毛变少或缺失,较正常者光滑。血小板减少和血小板体积变小。WASP 基因序列分析可明确诊断。

2. 鉴别诊断　应与特发性血小板减少性紫癜、中性粒细胞减少症鉴别。

【治疗】

1. 一般处理　确诊为 WAS 的胎儿宜做剖腹产,以避免分娩时颅内出血。贫血者应补充铁剂。积极治疗湿疹和自身免疫性疾病。输注血小板或新鲜血液制品时,供体必须进行巨细胞病毒筛查和先行照射以防移植物抗宿主病。

给予有效的抗微生物制剂;静脉注射丙种球蛋白可预防感染,用量应较大,每月大于400 mg/kg 或每 2～3 周一次。

2. 脾切除　能使血小板数量增加和体积增大,但有发生败血症的危险,术后应终身使用抗菌药物。

3. 干细胞移植　骨髓或脐血干细胞移植是目前最有效的方法。

（二）胸腺发育不全

胸腺发育不全又称 DiGeorge 综合征（DGS）,大部分病例为部分 DiGeorge 综合征,T 细胞数量及功能正常,很少并发感染。少数病例为完全 DiGeorge 综合征,即指胸腺缺陷或部分缺陷者。本病多为散发,但可呈常染色体显性遗传。

【临床表现】

1. 心脏异常　大多数患者伴有左心流出道畸形（主动脉弓中断）,其次为右心流出道畸形,包括肺动脉闭锁、法洛四联症及肺动脉狭窄等。

2. 低钙血症　手足抽搐通常发生在生后 24～48 h 内,随年龄增长而缓解。

3. 面部特征　面部较长、球形鼻尖和狭窄的鼻翼、腭裂、颧骨扁平、眼距增宽、斜眼、低耳垂、耳围凹陷、耳轮发育不全及下颌过小。少见者为小头畸形、身材矮小、指（趾）细长、腹股沟疝和脊柱侧凸。

4. 反复感染　易发生反复感染,表现为慢性鼻炎、反复肺炎（包括卡氏肺孢子虫肺炎）、口腔念珠菌感染和腹泻。

5. 其他　存活者可有轻度神经精神发育落后、认知障碍、进行性肌强直和步态不稳等。发生自身免疫性疾病的机会比正常儿童为高。

【诊断要点】

1. 免疫学实验室检查

（1）不完全 DGS 出生时淋巴细胞数为 $0.05 \times 10^9 \sim 0.15 \times 10^9/L$,1 岁时基本达到正常范围。

可有高 IgG 血症、高抗体反应和自身抗体,但抗体反应的亲和力和持久性不如正常同龄儿童。

（2）完全性 DGS 可残留胸腺组织,但 T 细胞增殖反应缺陷。T 细胞数随年龄增长而上升,但其增殖反应无改善。NK 细胞的数量和功能受损程度与 T 细胞的一致。IgA 缺乏和特异性抗体低下。

（3）产前诊断:羊水细胞或绒毛膜细胞染色体分析发现 22q11 微缺失可做出产前诊断。产前超声学检查可发现心脏畸形。

2. 影像检查　胸部 X 线检查可能提示无胸腺影,可见心脏和大血管异常。磁共振发现部分病例小脑蚓部和后颅凹变小,以及前角附近小囊肿形成。

3. 血生化检测　可发现血清低钙和高磷,甲状旁腺素降低或缺乏。

4. 鉴别诊断　应与单纯先天性心脏病、维生素 D 缺乏性低钙惊厥及其他免疫缺陷病鉴别。

【治疗】

1. 手术治疗　心脏畸形需手术治疗,手术时若需输血,应先行 X 线照射,以防移植物抗宿主病。

2. 低钙血症的治疗　可用钙制剂、维生素 D 和低磷饮食治疗。发生低钙惊厥时,应即刻使用药物止痉和给予静脉注射钙制剂。

3. 感染的防治　严重免疫缺陷者,可用复方磺胺甲噁唑预防感染,也可滴注 IVIG。慎用活疫苗。

4. 免疫重建　完全性 DGS 患者应尽早骨髓移植。

（三）毛细血管扩张性共济失调综合征

毛细血管扩张性共济失调综合征（ataxia telangiectasia，AT）是一组多系统受累的常染色体隐性遗传性疾病,平均发病率为 1/40 000 ～ 1/100 000 活产婴。定位于染色体 11q22-23 的 ATM 基因突变为其病因。

【临床表现】

1. 神经学表现　共济失调出现于 1 岁内者 20%, 2 岁 65%, 4 岁 85%。病情呈进行性,最终导致严重运动障碍。可有智力发育迟缓。

2. 毛细血管扩张　1 ～ 6 岁时毛细血管扩张见于球结合膜,随年龄增长而更明显并蔓延至鼻侧部、耳、前臂后侧、腿弯部和手足背。

3. 反复感染　慢性支气管扩张症可发生于共济失调及毛细血管扩张之前。与其他免疫缺陷病不同,很少发生机会感染。

4. 其他表现　可能因睾丸或卵巢萎缩而缺乏第二性征,其他表现为生长停滞、抗胰岛素性糖尿病。癌症发病率高出健康同龄人群 100 倍。

【诊断要点】

1. 实验室检查

（1）细胞学检查:外周血淋巴细胞和粒细胞减少,红细胞增多。染色体不稳定和有明显断裂。体外淋巴细胞寿命缩短,对放射线照射和化学辐射高度敏感,照射后不能停止细胞周期。

（2）体液免疫缺陷:80% 病例 IgA 缺乏,抗体反应明显缺乏。血清 IgE 缺陷和 IgG2/IgG4 亚类缺乏也较常见。

（3）细胞免疫缺陷：①胸腺缺如,但显微镜下可见散在胸腺网状组织,淋巴细胞稀少,无哈氏小体。②外周血 T 细胞数减少, CD4/CD8 T 细胞比率下降。迟发型皮肤过敏反应、增殖反应和排斥反应均可能减弱。

2. 其他检查　肝功能轻度受损,血清甲胎蛋白和癌胚蛋白增高。中枢神经系统、垂体前叶、甲状腺、肾上腺、肝、肾、肺、心、胸腺、平滑肌和脊神经节细胞的形态异常,包括巨大、变形和深染色质的细胞核。

【治疗】

抗生素用于控制感染。合并恶性肿瘤时的放射性治疗宜采用小剂量。

五、原发性吞噬细胞功能缺陷病

（一）慢性肉芽肿病

慢性肉芽肿病（chronic granulomatous disease, CGD）的发病率大约为 1/250 000。CYBB 基因编码细胞色素 b558 的 gp91^{phox} 亚基基因,位于 Xp21.1；CYBA 基因编码 p22^{phox} 分子,定位于 16q24；NCF1 基因编码 p47^{phox} 分子,定位于 7q11.23；NCF2 基因编码 p67^{phox} 分子,定位于 1q25。4 个基因中任何一个突变都可造成 NADPH 氧化酶活性缺陷,出现 CGD 的临床表现。

【临床表现】

1. 感染　生后数月出现耳和鼻周围皮肤湿疹样改变,逐渐进展为化脓性皮炎,形成瘢痕伴局部淋巴结肿大。感染反复发作,形成肉芽肿。感染部位为肺部感染、溃疡性口腔炎、齿龈炎、肠炎和结肠炎、肛瘘、慢性鼻炎和结膜炎。脓肿常见于肝脏、脾脏、肺及骨。病原体为过氧化氢酶阳性细菌,最常见为金黄色葡萄球菌、沙门菌属,其次为假单胞菌属、曲霉菌属、色素杆菌属、分枝杆菌、放线菌属等。肺曲菌病相当普遍,曲菌脑脓肿可能致命。

2. 其他表现　肉芽肿引起胃窦、食管、小肠和输尿管阻塞。身材矮小可能是主要的主诉。可并发系统性、盘形红斑狼疮,以及幼年类风湿性关节炎。

【诊断要点】

1. 实验室检查

（1）NAPDH 氧化酶活性：四唑氮蓝（NBT）试验可用作患者和带病者的筛查,女性杂合子携带者 NBT 50% 阳性。患儿<2%～5%。患者中性粒细胞不能产生化学发光物,而 X- 连锁女性携带者仅产生中等量化学发光物。可采用流式细胞仪测定 NAPDH 氧化酶活性。

（2）中性粒细胞杀菌功能试验：测定中性粒细胞对金黄色葡萄球菌或大肠杆菌的杀菌能力,可作为初筛试验。

（3）CGD 类型鉴定：基因分析发现突变或缺失可确诊 CGD,并能了解 CGD 的不同类型。

（4）产前诊断：利用分子杂交、PCR 和限制性片断多态性分析（RFLP）等方法分析胎儿 DNA,可做产前诊断。

2. 鉴别诊断　应与黏附分子缺陷病、慢性化脓性感染、消化道疾病、生长发育障碍相鉴别。

【治疗】

1. 一般治疗　抗生素和磺胺可预防感染。发生感染时需按致病菌和药物敏感试验进行治疗。外科手术用于治疗阻塞性病变,但术后并发症较为常见。幽门阻塞可用柳氮磺吡啶治疗。

2. 白细胞输注和输血治疗　输血可纠正感染性贫血。白细胞输注用于控制危及生命的感染。

3. 干扰素治疗　人重组干扰素 -γ 50 U/m²,皮下注射,每周 3 次,明显降低感染频率和程度。

4. 基因治疗和骨髓移植　患儿的造血干细胞转染野生靶基因,在体外分化为具有 NADPH 氧化酶活性的中性粒细胞和单核细胞,再回输给患儿。骨髓移植可提高患儿循环 NBT 阳性细胞,改善患儿的临床症状。

（二）中性粒细胞减少症

中性粒细胞绝对计数 $< 1.0 \times 10^9/L$ 时,可称为中性粒细胞减少症,无论中性粒细胞数量或功能缺陷均导致持续和复发性感染。

【临床表现】

1. 慢性良性中性粒细胞减少症（CBN）　发病率大约为 3.9/100 000,无性别差异,多数无家族史。可无任何症状,但常于婴儿期发生严重感染:蜂窝组织炎、乳突炎、中耳炎、咽炎和肺炎,偶有脑膜炎和败血症。病原菌主要为革兰阳性菌。随年龄增长感染发生率会逐渐下降。

2. 周期性中性粒细胞减少症　反复感染伴以周期性循环中性粒细胞数量变化为其特点,每一周期约为 21 天。粒细胞减少期时可发生不明原因发热、牙龈炎、口腔炎、蜂窝组织炎和直肠周围脓肿,10% 死于严重感染。随年龄增长有自行缓解的趋势,少数持续终身。男女均可患病,约 25% 的病例有遗传学背景。

3. 先天性中性粒细胞减少症（Kostmann 综合征）　婴儿早期发生严重化脓感染、严重中性粒细胞减少和粒细胞发育障碍。病原菌为金黄色葡萄球菌、大肠杆菌和铜绿假单胞菌。多早年死于感染,长期存活者易发生恶性肿瘤。为常染色体隐性或显性遗传。

【诊断要点】

1. 实验室检查

（1）慢性良性中性粒细胞减少症:粒细胞绝对计数变异很大,呈非周期性波动,从零到接近正常,使诊断极为困难。外周血单核细胞和嗜酸细胞增高,轻度贫血（因炎症所致）和反应性血小板增高,骨髓检查发现髓样增生活跃和粒系早期发育成熟受阻。

（2）周期性中性粒细胞减少症:严重中性粒细胞减少呈周期性发作,周期为 21 天（14 ～ 36 天）。每次粒细胞减少持续 3 ～ 10 天。骨髓检查发现粒细胞减少期为粒系发育不良和成熟障碍,而在间隙期粒系增生活跃。

（3）先天性中性粒细胞减少症:出生时即可发现中性粒细胞减少,绝对计数低于 $0.1 \times 10^9/L$。可能有轻度贫血。

2. 诊断和鉴别诊断　慢性良性中性粒细胞减少症、周期性中性粒细胞减少症和先天性中性粒细胞减少症之间应进行鉴别。

【治疗】

1. 一般治疗　若患儿无症状,不必用抗菌药物预防感染。应注意口腔牙齿卫生,有明确感染者,应给以有效的抗菌药物。

2. IVIG　用于慢性良性中性粒细胞减少症伴有严重感染者。

3. 重组人类 G-CSF（rhG-CSF） 治疗慢性良性中性粒细胞减少症、周期性中性粒细胞减少症均有一定效果，但不持久。rhG-CSF 每周 3 次，治疗取得较好的效果，但停药后复发。治疗严重先天性中性粒细胞减少症的剂量更大，IL-3 与 rhG-CSF 有协同作用。rhGM-CSF 的效果不如 rhG-CSF 好。

4. 骨髓移植 是治疗先天性中性粒细胞减少症有效的手段。

5. 其他治疗 脾切除、性激素、锂和糖皮质激素对阻断周期性粒细胞减少有一定疗效。

（三）白细胞黏附分子缺陷症

白细胞黏附分子包括整合素（integrin）和选择素（selectin）及其配体。整合素 β 链基因缺失致白细胞黏附分子缺陷Ⅰ型（LAD Ⅰ）和选择素配体缺陷致白细胞黏附分子缺陷Ⅱ型（LAD Ⅱ）。

【临床表现】

1. 白细胞黏附分子缺陷Ⅰ型 皮肤黏膜反复细菌性感染，特点为无痛性坏死，可形成溃疡，范围进行性扩大或导致全身性感染。新生儿因脐带感染而致脐带脱落延迟。常见病原菌为金黄色葡萄球菌和肠道革兰阴性菌，其次为真菌感染。感染部位无脓形成为其特点。

重度缺陷患儿的 CD18 分子表达不足正常人的 1%，病情严重，常于婴幼儿期死于反复感染；中度缺陷者 CD18 为正常人的 2.5% ～ 30%，病情较轻，表现为严重的牙龈炎和牙周炎，外伤或手术伤口经久不愈，可存活到成年期。

2. 白细胞黏附分子缺陷Ⅱ型 临床特点与 LAD Ⅰ相似，但感染较轻，也无脐带脱落延迟。其他表现有严重智力发育迟缓、身材矮小，伴有特殊面容。

【诊断要点】

LAD Ⅰ和 LAD Ⅱ的外周血中性粒细胞显著增高，感染时尤为明显，可高达正常人的 5 ～ 20 倍，以 LAD Ⅱ更为突出，中性粒细胞趋化功能减弱。

LAD Ⅰ的 T 细胞和 B 细胞的增殖反应下降，抗体反应降低。调理颗粒的结合和吞噬功能障碍，抗体依赖性细胞毒性效应缺失。流式细胞仪发现外周血中性粒细胞 CD18 表现缺失可明确诊断，ITGB2 基因分析可发现各种基因突变类型，用于明确诊断、进行产前诊断和发现疾病携带者。

LAD Ⅱ的中性粒细胞无 SLe X 表达可确诊。

【治疗】

1. 抗菌治疗 LAD Ⅰ应常规使用抗菌药物减少细菌性感染的发生，LAD Ⅱ不需预防性使用抗菌药物。一旦发生急性细菌性感染，均应积极使用抗生素控制感染。

2. 干扰素 - γ 虽然 IFN-γ 能促进整合素 β₂ mRNA 表达，但未能证实其明显的临床效果。

3. 新鲜粒细胞输注 输注新鲜中性粒细胞可有效地控制感染。

4. 骨髓移植 骨髓移植为目前最有效的治疗手段。

5. 补充岩藻糖 可用岩藻糖口服或静脉给予治疗 LAD Ⅱ，但可诱导机体产生抗 H 抗原的抗体，导致严重溶血，应予慎用。

（四）Chediak-Higashi 综合征

Chediak-Higashi 综合征（CHS）为常染色体隐性遗传性疾病，定位于 1q42-43 上的 CHS₁

基因突变为其病因。

【临床表现】

1. 毛发色素减退　皮肤毛发色素减退,甚至白化症,虹膜色素浅淡伴有畏光。部分病例皮肤暴露处可有色素沉着。

2. 出血倾向　由于血小板减少而致出血倾向。常有肝脾肿大和全血细胞减少。

3. 神经系统　进行性智力低下、惊厥、颅神经麻痹和进行性周围神经病,包括眼球震颤、斜视和视力下降、肌萎缩、无力、深腱反射减弱、步态不稳和足下垂。

4. 感染和危象　反复皮肤或全身性化脓性感染,病原菌常为金黄色葡萄球菌。所谓"快速进展期"表现为发热、黄疸、假膜性口腔炎、肝脾和淋巴结肿大,全血细胞减少和出血。淋巴组织增生伴全身性淋巴细胞浸润相似于家族性吞噬红细胞性淋巴组织细胞增生症或病毒诱导的噬血细胞综合征。

【诊断要点】

1. 细胞学检查　细胞内巨大细胞器为其特点。淋巴细胞内的巨大颗粒呈圆形或卵圆形,嗜天青色。黑色素细胞内充满黑色素体,分布于细胞核周围。骨髓粒细胞充满空泡和异常颗粒。细胞浆内增大的颗粒还见于单核细胞、红细胞前体、组织细胞、血小板、神经元、肾小管上皮细胞和成纤维细胞。

2. 免疫学检查　中性粒细胞和单核细胞的趋化和细胞内杀菌功能降低,NK 细胞杀伤功能缺乏,抗体依赖性细胞杀伤功能也明显下降。

3. 其他检查　脑 CT 和 MRI 显示播散性脑和脊髓萎缩,电生理研究表明神经纤维传导电位显著受损,肌电图可提示神经源性受损。

【治疗】

尚无特殊治疗方法,控制感染和出血甚为重要。化疗对"加速期"有一定作用,但仅为暂时性缓解。骨髓移植对控制感染、改善免疫功能和"加速期"症状方面均有明显效果,但不能改变色素减退。

六、原发性补体缺陷病

原发性补体缺陷病仅占总 PID 的 2%,现已发现 11 种补体经典途径蛋白、旁路途径 D 因子和 5 种调控蛋白均可发生原发性缺陷。除 C1 抑制物为常染色体显性遗传和备解素为 X-连锁遗传外,其余补体缺陷病均为常染色体隐性遗传。

【临床表现】

补体各成分缺陷可无临床症状,也可出现反复感染和自身免疫性疾病。常见败血症和脑膜炎,其他如反复中耳炎、脓皮病、肺炎。病原菌为奈瑟菌属,其他化脓性细菌也可作为补体缺陷病的致病菌。口腔炎和念珠菌病亦常发生。

常合并的自身免疫性疾病为系统性红斑狼疮(SLE)样综合征、SLE、肾小球肾炎、皮肤血管炎和盘状红斑狼疮。

C4 缺陷病可伴发干燥综合征。C2 缺陷病常伴 SLE、盘状红斑狼疮、膜增殖性肾小球肾炎、过敏性紫癜、类风湿性关节炎、皮肌炎、克罗恩病、特发性血小板减少性紫癜。C3 缺陷表现为反复感染，与低 IgG 血症的临床过程相似，可伴自身免疫性疾病。C5、C6、C7、C8、C9 缺陷者几乎均患风湿性疾病，并有奈瑟菌属感染，4% 散发性脑膜炎球菌感染可能与 C6、C7、C8、C9 缺陷有关。一次或一次以上脑膜炎球菌感染者补体缺陷的可能性为 33%。

C1q 抑制物缺陷发生遗传性血管神经性水肿，局部突然肿胀，无荨麻疹、瘙痒、疼痛和红斑。水肿发生于剧烈运动后的损伤部位，因肠壁水肿而产生肠痉挛，也可发生致命性喉水肿。一般持续 2～3 天。

Ⅰ 因子（C3 阻抑因子）缺陷和 H 因子缺陷的临床表现与 C3 缺陷相似。50% 的备解素缺陷发生严重细菌性感染，主要为脑膜炎球菌。C4 结合蛋白缺陷可表现为贝赫切特综合征和复发性血管神经性水肿。

补体成分的杂合子缺陷主要临床表现为风湿性疾病，感染可能不一定突出。

【诊断要点】

血管神经性水肿、不明原因的奈瑟菌属感染、风湿性疾病患者，应常规测定血浆 CH50，C3 和 C4 滴度可明确诊断，如 C1q 缺陷者的 C1q 或 CH50 完全缺如。也可测定各个补体成分和补体调节蛋白而确诊相应的补体缺陷病。C1q 具有酯酶作用，测定患者血清水解酯类的能力增高，而特异性诊断 C1q 抑制物缺陷。

C1r、C1s 缺陷伴 SLE 者抗核抗体及其他血清学检查阴性，称为 SLE 样综合征。C3 缺陷的 C3 水平为正常人的 0～3%。C5 缺陷者的血清趋化活性降低。

【治疗】

无特殊治疗方法，一般不需要抗菌药物预防感染。一旦发生感染，应使用有效的抗生素治疗。严重感染者可用血浆治疗，每次 20 mL/kg，必要时可加大剂量。

C1q 抑制物缺陷者外伤或手术时宜预防性给予新鲜血浆。使用 C1q 抑制物可作为长期防治，但仍处于研究阶段。半合成雄性激素达那唑（danazol）用于预防发作，儿童慎用。6- 氨基己酸用于预防，成人每日 7～8 g，儿童相应减量。注射哌替啶可减轻腹痛。急性发作时可用肾上腺素 0.5～1 mL（1 mL=1 mg）和抗组织胺药物消除水肿。糖皮质激素无作用。

第二节　风湿性疾病

风湿性疾病是一组以结缔组织慢性非化脓性炎症为特征的疾病，常累及多脏器和多系统。本病的病因和发病机制尚不清楚，一般认为与感染、异常的免疫反应和遗传因素有关。

一、风湿热

风湿热为 A 组乙型链球菌（简称溶血性链球菌）咽峡炎后引起的全身性结缔组织病。病变以心脏和关节受累为主，还可出现环形红斑和皮下小结或舞蹈病。发病年龄以 5～15 岁多见。本病主要损伤心肌和心瓣膜,反复发作可使 2/3 患儿遗留慢性心瓣膜病。

【临床表现】

发病 1～4 周前有链球菌感染史(包括咽峡炎、扁桃体炎或猩红热等)一般表现为发热 38～40 ℃、面色苍白、乏力、精神不振、食欲减退、多汗、鼻衄、关节痛和腹痛等。主要症状:

1. 心脏炎　为儿童期风湿热最常见的表现,40%～80% 病例有不同程度累及心肌、心内膜和心包。其表现如下:

(1)心肌炎:心率增快,与体温不成比例,第一心音低钝,可出现奔马律。

(2)心内膜炎:心尖部有 I～Ⅲ级全收缩期反流性杂音和舒张中期隆隆样杂音,提示二尖瓣受累。急性期后,约半数患儿心尖部杂音可减轻或消失,但心脏增大,伴心力衰竭者杂音持久存在。胸骨左缘第 3～4 肋间舒张期杂音提示主动脉瓣受累,杂音一般很少消失。

(3)心包炎:多与心肌炎及心内膜炎同时存在。早期患儿可感到心前区疼痛、心底部或胸骨左缘可听到心包摩擦音,心包积液量一般不多。

(4)心脏扩大。

(5)心力衰竭:表现为心率增快,心脏增大,肝大至肋缘下 3 cm 以上,呼吸困难等。心电图示 P-R 间期延长,Q-T 间期延长及 ST-T 改变。

2. 关节炎　75% 病例发生关节炎,为游走性多关节炎,膝、踝、肘、腕等大关节有明显肿、热、痛,一般持续 2～3 周消退。

3. 舞蹈病　发生率约 10%,多见于学龄期女孩。在链球菌感染后 2～6 个月发生,可单独出现或合并风湿热的其他表现。患儿先有情绪或性格变化,继之出现无目的、不自主的运动,以面部及四肢多见。如皱眉、蹙额、闭眼、伸舌、咧嘴、缩颈、耸肩等奇异表情,引起进食和语言障碍。手不能持物、写字,解、结纽扣均不灵活或不能完成。肌力低下,重者行走困难。舞蹈病呈自限性,病程 1～3 个月,有时可再发。约 26% 病人发生心脏损害。

4. 皮下小结　发生率占 1%～5%。呈豌豆大小、坚硬、无触痛的圆形皮下小结,与皮肤无粘连,常见于肘、膝、腕、指掌、踝等关节伸侧腱鞘附着处,以及头皮和脊柱旁,多为数个,可成批出现。

5. 环形红斑　为风湿热的特征性皮疹,见于 5%～10% 病例。出现于躯干及四肢屈侧,呈淡蔷薇色的环形或半环形,边缘稍隆起,环内肤色正常,不痛不痒,压之褪色,常时隐时现。

除上述 5 项主要表现外,尚可有风湿性肺炎、胸膜炎、脉管炎、肾炎等。

【实验室和其他检查】

1. 链球菌感染证据　血清抗链球菌溶血素 O(ASO)>500 U 和抗脱氧核糖核酸酶 B 抗体(抗 DNAseB)阳性。咽拭培养有 A 组 β 溶血性链球菌。

2. 风湿热活动指标　血沉增快,C 反应蛋白阳性。

3. 心电图检查　约 1/3 病例有 P-R 间期延长,尚有二度 I 型房室传导阻滞、ST-T 波改变等。

4. 超声心动图检查　可见少量心包积液,左房室扩大,二尖瓣及(或)主动脉瓣关闭不全。

【诊断要点】

急性风湿热的诊断缺乏特异性指标,主要依据综合临床表现,按 Jones 诊断标准。近年来风湿热的临床表现不典型,症状减轻,可能不完全符合修订的 Jones 标准。在应用 Jones 标准时,需全面综合分析,减少漏诊和误诊。

【鉴别诊断】

1. 发热　应与结核病或其他慢性感染的发热相鉴别,还应与链球菌感染后的低热相鉴别。

2. 关节炎　应与类风湿关节炎、系统性红斑狼疮、结核性风湿病相鉴别,关节痛应与急性白血病和非特异性肢痛(生长痛)相鉴别。

3. 心脏方面　应排除学龄儿童常见的功能性杂音。还需与病毒性心肌炎和感染性心内膜炎相鉴别。

4. 舞蹈病　应与习惯性痉挛、手足徐动症、家族性舞蹈病等鉴别。

【治疗】

治疗的目的是控制风湿热急性期症状,减少心瓣膜病及预防复发。

1. 卧床休息　风湿热自然病程一般 2～4 个月,伴有心脏炎者 4～6 个月,休息可减轻心脏负荷。心脏炎无心脏扩大者需卧床休息 4 周,伴心脏扩大者应卧床休息 6～12 周,伴有心力衰竭者应绝对卧床至心力衰竭控制后 2 周方可逐渐下地活动。

2. 控制感染　用足量青霉素消除链球菌感染,每日 80 万～160 万 U,分 2 次肌注,共 10～14 日,如青霉素过敏可用红霉素,此后每 4 周肌注长效青霉素 120 万 U,以预防链球菌感染。

3. 抗风湿治疗

(1)阿司匹林:关节炎无心脏炎患者应用,每日剂量为 80～100 mg/kg,分 4 次口服,每 6 h 1 次。可测血清阿司匹林浓度,使有效的血清药浓度保持在 200～250 mg/L 为最适宜。待体温下降、关节症状消失、血沉降至正常、C 反应蛋白转阴后(一般 2～3 周),减量 1/3 服用,用 4～6 周停药。有轻度心脏炎者宜用 12 周。该药的不良反应为恶心、呕吐。此外,尚有头痛、眩晕、耳鸣、听力减退等。出现上述不良反应时,需暂时停药或调整剂量。长期服用阿司匹林可致肝损伤和出血倾向,应定期监测肝功能及凝血酶原时间。少数患儿出现皮疹、血管神经性水肿等过敏反应。偶有发生呼吸性碱中毒或代谢性酸中毒,应予注意。

(2)泼尼松:心脏炎患者需用泼尼松,开始剂量每日 1.5～2 mg/kg,总量不超过 60 mg/d,分 2～3 次口服,2～3 周后逐渐减量,视病情轻重,总疗程 8～12 周。严重心脏炎者可用静脉输入地塞米松,每日 0.15～0.3 mg/kg,症状好转后改用泼尼松口服。为防止反跳现象,可在停激素前同时加用阿司匹林,停激素后继续服用阿司匹林 3～4 周。

4. 心力衰竭的治疗　风湿性心肌炎伴心力衰竭时,需给予糖皮质激素治疗,甚至静脉滴注地塞米松。强心苷制剂的使用宜慎重,采用快速(如地高辛)制剂,短期使用,剂量偏小,不必达到强心苷负荷量。

5. 舞蹈病的治疗　可加用镇静剂,如苯巴比妥、地西泮等。较大儿童可用氟哌啶醇,开始量每次 0.5～1 mg,每日 2 次口服,逐渐加量至舞蹈症状消失,最大量每次 2～4 mg。心功能不全者忌用。

6. 去除病灶　如有慢性扁桃体炎等病灶者,应于病情静止时做手术,术前 3 天及术后 2 周均应注射青霉素,以防诱发风湿活动或发生感染性心内膜炎。

7. 预防风湿热复发　风湿热复发的病例往往与首次发作症状相似,心脏炎复发常导致遗留瓣膜病。每 4 周肌注长效青霉素 120 万 U 预防链球菌感染,可明显降低风湿热复发。应持续用药 5 ~ 10 年,或至成年期。如青霉素过敏,可口服红霉素 0.25 g,每日 2 次;或用磺胺嘧啶 0.5 g,每日 2 次,体重<25 kg 者, 0.25 g 每日 2 次。

二、幼年类风湿关节炎

幼年类风湿关节炎是小儿时期一种常见的结缔组织病,以慢性关节炎为主要特点,并伴有全身多系统受累,如皮疹、肝脾和淋巴结肿大,以及心脏、眼等病变,本病是儿童时期引起运动障碍和失明的重要原因。

【临床表现】

根据起病后最初 6 个月的临床表现,可分为三型。

1. 全身型 发病以幼年者较多。弛张高热是本型的特点,体温每日波动于 36 ~ 40 ℃。皮疹也是本型的典型症状,其特点为于高热时出现,体温下降时即消退。皮疹呈淡红色斑丘疹,也可融合成片,多分布于四肢及躯干部。多数患儿有轻度肝脾及淋巴结肿大。部分患儿出现胸膜炎及心包炎。此型发病初期仅有关节疼痛,而以全身症状为突出表现。部分患儿在急性发病数月或数年后出现关节炎。约 25% 患儿最终转为慢性多发性关节炎。

2. 多关节型 发病以女孩多见,受累关节≥5 个,多为对称性。不仅侵犯膝、踝、腕、肘等大关节,也侵犯手指、足趾等小关节。少数患儿因颈椎关节受累而致颈部活动障碍。颞颌关节受累时可致张口困难和小颌畸形。晚期可出现髋关节受累及股骨头破坏而致运动障碍。关节症状反复发作,最终发生关节强直变形,关节附近的肌肉萎缩。休息后再活动时关节僵硬(晨僵)是本型的特点。本型全身症状较轻,可以有低热、食欲不振、乏力和轻度肝脾、淋巴结肿大。分为 2 个亚型。

(1)类风湿因子阳性:女性年长儿多见,关节炎较重,约 50% 患儿遗留关节畸形。

(2)类风湿因子阴性:关节症状较轻,约 10% ~ 15% 发生关节强直变形。

3. 少关节型 以女性幼儿多见。受累关节≤4 个。膝、踝或肘等大关节为好发部位,常为非对称性。约半数患儿发生慢性虹膜睫状体炎而造成视力障碍,甚至失明。部分患儿日后可发展为多发性关节炎。

【实验室和其他检查】

1. 实验室检查 多有贫血、白细胞增高(全身型最高可达 $50 \times 10^9/L$ 以上),并有核左移。血沉明显增快。类风湿因子仅见于多关节型类风湿因子阳性亚型。

2.X 线检查 早期关节腔增宽,邻近骨质疏松;后期关节腔变窄或消失。

【诊断要点】

上述临床表现持续 6 周,在排除其他疾病后,可做出诊断。

【鉴别诊断】

1. 以发热、皮疹及关节炎等全身症状为主者,应与感染(败血症、粟粒型肺结核、传染性单核细胞增多症和莱姆关节炎)及恶性病(白血病、淋巴瘤和恶性网织红细胞增多症)等相鉴别。

2. 以关节症状为主者,应与风湿热、化脓性关节炎、关节结核、创伤性关节炎,以及其他结缔组织病合并关节炎相鉴别。

【治疗】

1. 一般治疗　保证患儿适当休息和足够营养。不主张过多卧床休息,应鼓励患儿参加运动,采用医疗体育、理疗等防止关节强直。为防止关节挛缩,可于入睡时采用夹板或支架固定受累关节于功能位,已有畸形者,可行矫形术。

2. 药物治疗

(1)阿司匹林:用量及用法详见风湿热治疗,但疗程更长,维持量需持续服用半年以上或更久。但应警惕阿司匹林的毒性反应。

(2)其他非甾体类抗炎药物:萘普生、双氯芬酸(扶他林)、布洛芬、吲哚美辛。

(3)缓解病情抗风湿药物:如果应用上述药物效果不明显及关节破坏严重者,可加用以下药物:

①羟氯喹:每日 5 ～ 7 mg/kg,一次顿服。

②柳氮磺吡啶:每日 50 mg/kg,分次口服。

3. 免疫抑制剂　甲氨蝶呤,每次 10 ～ 15 mg/m^2,每周 1 次口服,肌内或静脉注射。用于病情较重者,可与非甾体类抗炎药物一起用。

4. 糖皮质激素　该药由于不良反应大,长期使用可致软骨破坏及股骨头无菌性坏死,故全身给药不作为常规。泼尼松的应用指征:

①用阿司匹林或其他非甾体类药物不能控制的全身症状如高热,或合并心包炎和胸膜炎者,剂量为每日 0.5 ～ 1 mg/kg,待症状消失后逐渐减量至停药。

②局部使用糖皮质激素治疗虹膜睫状体炎无效者,口服剂量为每日 0.5 ～ 1 mg/kg。

三、系统性红斑狼疮

系统性红斑狼疮是一种以免疫性炎症为突出表现、涉及许多系统和脏器的全身结缔组织病。患儿体内存在多种自身抗体,以学龄期儿童发病为多见,女性占绝大多数。

【临床表现】

1. 全身症状　常有不规则发热,热型可为持续高热或低热,高热、低热交替,间歇发热。发热高低与起病急缓有关。其他全身症状为食欲不振、无力和体重下降。

2. 皮肤症状　其典型症状为面部鼻梁和双颊有蝴蝶状斑。皮疹也可见于四肢暴露部位,对日光敏感,常表现为皮肤潮红、红色斑丘疹、急性丹毒样、大疱样、糜烂结痂、紫癜及出血斑等,可有脱屑,后期可出现皮肤萎缩,局部有色素沉着或减退。少数患儿还出现脱发。口腔及鼻前庭黏膜可出现溃疡和糜烂。

3. 关节症状　最常见为关节痛,亦可兼有肿胀,间歇或持续存在,并伴有活动受限,但发生畸形者少见。

4. 肾脏病变　表现为蛋白尿、血尿及管型尿。部分患者可出现明显水肿,后期可出现氮质血症、尿毒症和高血压。

5. 神经系统病变　常见为头痛、惊厥、偏瘫、癫痫样发作、舞蹈病、多发性神经炎及精神异常。

6. 心血管病变　常可出现心包炎、心肌炎及心内膜炎。以心包炎为最常见,可出现心脏扩大、心音减弱、心包摩擦音和心包积液。瓣膜受累者,在相应部位可听到杂音。心肌炎者出现心律失常、传导阻滞、期前收缩,甚至心房纤颤,严重者可发生心力衰竭。

7. 呼吸系统病变　急性期可出现胸膜炎及胸腔积液、肺间质改变和纤维增生,甚至肺出血,临床表现为咳嗽、气促、胸痛、不同程度的呼吸困难,肺部可出现干性或湿性啰音。

8. 消化系统表现　常见为食欲不振、恶心、呕吐、腹痛及腹泻。多数病人可有肝脏增大及肝功能异常。少数病人可出现黄疸及脾脏增大。

9. 血液系统表现　常见为贫血,有溶血存在时,网织红细胞可增多。可出现白细胞总数和淋巴细胞绝对值减少,以及血小板减少。

10. 眼部病变　可出现巩膜炎、虹膜炎。眼底检查可见出血,视网膜血管变化、渗出,及黄白色云絮状斑。

【实验室和其他检查】

1. 外周血象常见全血细胞减少。末梢血或骨髓涂片可找到狼疮细胞。

2. 血清检查可见多种抗体,如抗核抗体（ANA）、抗 DNA 抗体、抗 ENA 抗体等阳性,血清总补体和 C3、C4,常降低。循环免疫复合物阳性。

3. 有溶血时应查网织红细胞和 Coombs 试验。对有脏器损害时应做有关脏器功能检查,如 X 线观察心、肺,心电图、脑电图、头颅 CT 检查,肝、肾功能和尿常规。

【诊断要点】

美国风湿病学会 1982 年修订的诊断标准摘列如下:①蝶形红斑;②盘状狼疮;③日光过敏;④口腔溃疡;⑤关节炎;⑥胸膜炎或心包炎;⑦癫痫或精神症状;⑧尿蛋白每日 0.5 g 以上或有细胞管型;⑨网织红细胞增高或白细胞减低（4×10^9/L 以下）或淋巴细胞减低（1.5×10^9/L 以下）血小板减低（100×10^9/L 以下）;⑩ 狼疮细胞阳性、Sm 抗体阳性或梅毒血清假阳性;⑪ 抗核抗体阳性。

以上 11 项中有 4 项阳性,即可诊断本病。

【鉴别诊断】

本病需与风湿热及其他结缔组织病、病毒性感染、各种类型肾脏病、肝炎、血小板减少性紫癜、粒细胞减少症、溶血性贫血等相鉴别。

【治疗】

1. 一般治疗　急性期要卧床休息、避免日光照射。及时去除感染灶,切勿滥用抗生素及磺胺药等。

2. 药物治疗

（1）糖皮质激素:用于全身症状严重,伴内脏受累（肾、脑、心脏）及严重溶血性贫血者。原则为开始用大剂量,然后缓慢减量,长期维持。

用法:

①泼尼松:口服剂量为每日 1.5 ～ 2 mg/kg,待症状基本消失、实验室指标好转（血沉降至

正常,补体上升,抗 DNA 抗体下降)才开始减量,可按原量隔日顿服或减少每日总量。在减量过程中应定期复查实验室指标,如症状出现反复或抗 DNA 抗体滴度上升,则不应再减量,必要时甚至需增加泼尼松的用量。

②严重的狼疮肾炎或有中枢神经系统症状时,可用甲泼尼龙冲击治疗,剂量与用法同急进性肾炎。

(2)免疫抑制剂

①环磷酰胺冲击疗法:剂量为 $500 \sim 1\,000\ \text{mg/m}^2$(最大量为 $1\,000$ 毫克/次),每月 1 次,疗程为 $6 \sim 8$ 个月,以后改为每 3 个月 1 次,剂量不变。可用于严重的狼疮肾炎及严重狼疮脑病患者。

②硫唑嘌呤:剂量为每日 $2\ \text{mg/kg}$。

③霉酚酸酯(骁悉)可用于狼疮肾炎。剂量为每日 $20 \sim 30\ \text{mg/kg}$,疗程至少 3 个月,一般服用 1 年。

(3)其他治疗

①阿司匹林及其他非甾体类抗炎药物:用于关节症状明显而又未合并内脏损害者。

②羟氯喹:用于皮肤症状严重者,每日 $6\ \text{mg/kg}$,分 2 次口服。

③大剂量丙种球蛋白静脉滴注:用于糖皮质激素和环磷酰胺效果欠佳的病例,也用于难以治疗的血小板持续不升的病例。剂量为每次 $400\ \text{mg/kg}$,每日 1 次,5 日为 1 疗程或 $1\ \text{g/kg}$,每日 1 次,共 2 次。1 个月后可重复 1 疗程。

四、皮肌炎

皮肌炎是一种亚急性或慢性结缔组织病,以皮肤及横纹肌弥漫性非化脓性炎症为特征,病理变化为广泛性血管炎。血管炎病变可见于皮肤、肌肉、皮下组织、胃肠道、中枢神经系统和内脏器官的包膜。女孩患病较男孩为多,各年龄均可发病。

【临床表现】

1. 全身症状　起病多缓慢,可有全身不适、食欲减退、体重下降、无力、疲乏、轻度发热,不久即出现皮肤或肌肉症状。部分病人起病较急,病情进展迅速。

2. 皮肤症状　急性期皮肤损害的特点为红斑与水肿,后期表现为皮肤萎缩和毛细血管扩张。

(1)水肿:颜面及四肢出现非凹陷性水肿,眼眶周围水肿为其特点。

(2)皮肤红斑:常先发生于面部,有时可呈"蝴蝶状"但常累及上下眼睑,呈紫红色,颜面毛细血管扩张。

(3)后期表现:指关节、肘和膝关节的伸面可见皮肤发皱、萎缩和微细脱屑,此称 Gottron 征。指甲周围皮肤萎缩并伴有甲皱毛细血管扩张。皮下组织可有钙质沉着,表现为坚硬的弹丸状皮下结节,间或穿过皮肤面排出白色渗出物。

3. 肌肉症状　表现为肌肉疼痛、无力。通常先侵犯四肢肌肉,大都两侧对称。初起表现为上楼困难、不能蹲下,病变部位肌肉肿胀并有触痛,进而逐渐僵硬而活动受限,严重者坐、立、行动及翻身均有困难。咽部及食管肌肉受累时可出现吞咽困难和反呛。肋间肌和膈肌受累时可引起呼吸困难,甚至危及生命。心肌受累时可发生心力衰竭,晚期肌肉萎缩,可致关节挛缩。

4. 其他症状　患儿有毛发增多现象。出现胃肠道血管炎时可致溃疡、出血及黑便,甚至穿孔。

【实验室及其他检查】

可有血沉增快、血清丙种球蛋白增高,天冬氨酸转氨酶(AST)、乳酸脱氢酶(LDH)和肌酸激酶(CK)均增高。肌电图可有肌电活动性改变,尚可做肌肉活体组织检查。

【诊断与鉴别诊断】

结合临床表现、肌酶增高、肌电图和肌活检结果,可做出诊断。

鉴别诊断本病应与系统性红斑狼疮、硬皮病相鉴别。还应与脊髓灰质炎、感染性多发性神经根炎、先天性肌萎缩、进行性肌营养不良、进行性骨化性肌炎等相鉴别。

【治疗】

1. 一般治疗　在急性期护理工作很重要,如有咽下肌受累,吞咽困难,喂食时必须非常小心,必要时用鼻饲,如有呼吸肌受累时需用人工呼吸机。急性症状消退后,应及早进行按摩及被动运动,并加用透热电疗、水疗等以减轻或防止肌肉萎缩及肢体挛缩。

2. 药物治疗

(1)糖皮质激素:为治疗首选药物,泼尼松口服,开始剂量为每日2 mg/kg,分3～4次服用。待血清肌酶指标降至正常、肌力恢复正常后再持续用药1～2个月,然后缓慢逐渐减量,以后用最小有效量维持1～2年或更久,减量过程中如发现血清肌酶值再次升高或肌力下降时,应增加用量。

(2)免疫抑制剂:应用泼尼松2～4个月效果不满意者,可加用免疫抑制剂,如甲氨蝶呤,剂量同幼年类风湿关节炎。

(3)对治疗不满意者可加用丙种球蛋白静脉滴注,剂量同系统性红斑狼疮。

(4)其他:如应用维生素E。

五、硬皮病

硬皮病是小儿时期较少见的结缔组织病,可分为局限性硬皮病和系统性硬化症(系统性硬皮病)两型。前者以皮肤硬化为主,后者除皮肤硬化外内脏器官也受侵犯。儿童硬皮病多表现为局限型,女孩多见,多见于学龄期儿童。

【临床表现】

1. 局限性硬皮病　皮肤病变可分为斑型(morphea)和线型(linear)两种。斑型病变为多发性,斑块范围直径从数毫米到数厘米,损害多发生于躯干和肢体,但很少在面部。线型病变可自较小区域扩展到整个肢体,有时侵犯头皮。初呈紫色,界限分明,隆起于皮肤表面。萎缩后皮肤变硬,中央色淡,边缘色深,形成瘢痕,皮肤弹性消失,甚至局部发生挛缩。皮肤病变深部骨骼可有发育障碍。

2. 系统性硬化症

（1）皮肤病变：受累皮肤多发于面部、颈部、躯干部、四肢及肢端。部分病人只侵犯半身皮肤。最初皮肤可见红斑，有蜡样感，随即僵硬，类似皮革，不能捏起皱褶。皮肤萎缩与皮下组织粘连后，可使前额平坦发亮、鼻形尖小、面容呆板、口唇紧缩，手指僵硬、四肢关节屈曲挛缩，胸部皮肤受累时可致呼吸浅表。受累局部可有痒感。皮肤可有黄褐色色素沉着或象牙色，并可并发钙质沉着及雷诺现象。

（2）内脏病变：食管受累时可因食管弛缓扩张而引起呕吐和咽下困难。肺部病变为广泛纤维化而影响呼吸功能。心脏可有冠状动脉硬化、心肌纤维化和心包炎，甚至心力衰竭。

【实验室及其他检查】

血常规及血沉多数正常，约半数以上患者抗核抗体阳性，30%～40%患者类风湿因子滴度升高。免疫球蛋白值增高。胸部 X 线检查、肺功能检查、钡餐造影、心电图、超声心动图可确定内脏受累的部位和程度。

【诊断与鉴别诊断】

根据典型的皮肤损害的表现，大部分病人可以确定诊断，必要时可以做皮肤活体组织检查以与嗜酸性肌膜炎相鉴别。

系统性硬化症需与感染诱发的自限性硬肿症（scleredema）鉴别，后者颈和肩带周围组织受累，不伴有雷诺现象。

【治疗】

目前尚无满意疗法。

1. 局限性硬皮病 可以局部使用糖皮质激素。严重病例使用青霉胺治疗。剂量同系统性硬化症。

2. 系统性硬化症 早期应进行综合治疗，并加用青霉胺、糖皮质激素及免疫抑制剂。青霉胺剂量为最初 2 个月给予每日 3 mg/kg，以后每月增加每日 2～3 mg/kg，最后达每日 10～15 mg/kg。一般剂量为每日 250～500 mg。免疫抑制剂如甲氨蝶呤用量同幼年类风湿关节炎。

六、混合性结缔组织病

混合性结缔组织病是一种结缔组织疾病综合征，其特征为具有系统性红斑狼疮、硬皮病、皮肌炎三者相结合的临床现象，并伴有异常高滴度的抗核糖核蛋白抗体（抗 RNP 抗体），本病以学龄儿童为多见，女性多于男性。

【临床表现】

与其他结缔组织病相似，有不同程度发热。

1. 多发性关节炎 为最常见症状，占 93%。多数在发病初期即存在，以小关节受累多见，早期常被诊断为幼年类风湿关节炎。

2. 雷诺现象 即肢端动脉痉挛现象。此现象占 85%，半数病例在病初即存在，有时为最早出现的症状,少数重型病例可发生指、趾端缺血性溃疡或坏死。

3. 皮肤表现 有硬皮病样皮肤改变者占 79%,最常见为手指呈腊肠样改变,皮肤绷紧、增厚并伴有显著水肿。其他皮肤表现,包括面部蝶形红斑、皮肌炎样皮疹及甲皱毛细血管扩张等。

4. 心脏改变 可累及心肌和心包。以心包炎为多见,多在病后 1 年内发生,有时可引起严重充血性心力衰竭。

5. 肾脏病变 较系统性红斑狼疮少见,发生率 30%,表现为蛋白尿或血尿。

6. 神经系统症状 占 10%,表现为三叉神经痛,此外还可有头痛、无菌性脑膜炎、癫痫样发作及周围神经病变。

7. 其他症状 半数病例可见肌无力,多数病例肝、脾及淋巴结肿大,少数患儿可出现肺间质浸润、肺动脉高压及胸腔积液。

【实验室及其他检查】

30% ~ 40% 病人有中度贫血、白细胞和血小板减少、血沉增快。血清多种肌酶如 AST、CK 升高,抗核抗体阳性,呈斑点型图形,尤其是抗 RNP 抗体明显增高,阳性率为 100%。约半数以上患儿类风湿因子阳性。食管造影可见蠕动减弱及下端扩张。肌电图可见多发性肌炎的改变。

【诊断要点】

上述重叠的临床表现,实验室检查有高滴度斑点型抗核抗体及抗 RNP 抗体,而没有抗 Sm 及抗 DNA 抗体可诊断本病。

【治疗】

1. 一般治疗 除注意休息和加强营养外,应对症处理,如有雷诺现象时除用血管扩张剂外,应注意保温,避免寒冷时外出,关节肿痛时加用非甾体类抗炎药物,配合理疗及体育疗法,以防止关节强直和肌肉挛缩。

2. 药物治疗

①糖皮质激素:泼尼松(每日 2 mg/kg)适用于有肾脏病变、心肌炎、肌炎及血小板减少病例。

②免疫抑制剂:如环磷酰胺及硫唑嘌呤等。

七、血管炎综合征

(一)过敏性紫癜

过敏性紫癜是以毛细血管和小动、静脉为主的变态反应性疾病。以皮肤紫癜、胃肠道症状、关节肿痛及肾脏损害为主要临床表现。常见发病年龄为 5 岁以上,男孩发病略多于女孩。春、秋季发病较多。

【临床表现】

1. 皮肤紫癜 多见于下肢及臀部。其他部位如上肢也可出现,多为两侧对称。初为淡红色斑丘疹。渐变为紫色、棕色而消退。除紫癜外,同时可出现荨麻疹、多形性红斑或血管神经性水肿等。

2.关节症状　可伴有关节痛及关节肿胀,多见于膝关节和踝关节。病变为一过性,多于数日内消退,不遗留关节变形。

3.消化道症状　常为腹痛,多呈严重疼痛,同时伴有呕吐。可出现血便或粪便隐血阳性。少数患儿可出现肠套叠、肠梗阻或肠穿孔等并发症。

4.肾脏症状　表现为肉眼血尿或显微镜下血尿或蛋白尿。

5.其他　发病多较急,50%～60%患儿于病前1～3周有上呼吸道感染史,约50%患儿出现不规则低热。

【实验室检查】

血小板计数,出、凝血时间和血块收缩试验等均正常;毛细血管脆性试验正常。出血严重时,红细胞及血红蛋白降低。白细胞中度增加,嗜酸细胞正常或稍增多。血沉增快,C反应蛋白阳性,血浆IgA增高。肾脏损害者,有蛋白尿、血尿,严重蛋白尿时可出现低蛋白血症。有消化道出血者,可有肉眼血便或粪便隐血阳性。

【诊断与鉴别诊断】

对症状典型者不难做出诊断。非典型病例,如在紫癜出现前出现关节或胃肠道症状者,诊断较为困难。

本病需与血小板减少性紫癜、链球菌感染后肾小球肾炎、系统性红斑狼疮、败血症、弥散性血管内凝血者相鉴别。

【治疗】

1.一般治疗　急性期应注意休息,避免与可疑的药物或食物性过敏原接触。若发病前曾有细菌感染如链球菌感染,应给足量青霉素注射7～10日,补充维生素C和维生素P。

2.对症治疗　关节肿痛者可加用非甾体类抗炎药物。

3.糖皮质激素及免疫抑制剂　糖皮质激素对控制严重胃肠道出血和腹痛效果显著。一般采用泼尼松每日1～2 mg/kg口服,胃肠道症状消退后应逐渐减量至停药。糖皮质激素对皮肤紫癜及肾脏损害无效,也不能阻止肾脏病变的进展。对于严重肾脏损害可试用免疫抑制剂如环磷酰胺、硫唑嘌呤等。

（二）川崎病

川崎病又称皮肤黏膜淋巴结综合征,是小儿时期的一种以全身小血管炎为主要病理改变的急性发热出疹性疾病。血管炎可侵犯全身多个系统,各脏器均可受累,以心脏及血管病变最严重。冠状动脉炎形成动脉瘤或动脉狭窄、闭塞及血栓性梗死。主要死亡原因为急性心肌梗死。约5%患儿可遗留缺血性心脏病。为儿童期后天性心脏病主要病因之一。

【临床症状】

1.主要症状

（1）发热持续5天以上;高热39～40℃,多数持续10天左右,抗生素治疗无效。

（2）四肢末端改变:急性期手足硬肿、充血2周后自指（趾）端大片脱皮,从甲缘下开始。

（3）多形性红斑皮疹:发热后1～4天躯干、四肢出现充血性斑丘疹,或麻疹样、猩红热样皮疹,可融合成片。

（4）双侧球结膜充血。

（5）口腔改变：唇充血、干裂、出血，杨梅舌，口腔及咽部黏膜弥漫充血。

（6）急性非化脓性颈淋巴结肿大。

2.其他有意义的临床表现

（1）心血管系统：听诊有心脏杂音、奔马律及心音低钝。可发生心绞痛或心肌梗死。偶见体动脉瘤及肢端坏疽。

（2）胃肠道：腹泻呕吐、胆囊肿大、麻痹性肠梗阻、黄疸。

（3）皮肤：卡介苗接种处充血、结痂，有小脓疱。恢复期指甲有横沟。

（4）呼吸道：咳嗽、流涕，胸片示肺部有片影。

（5）关节：红肿、疼痛。

（6）神经系统：惊厥、昏迷、面神经麻痹、脑脊液单核细胞增多。

（7）其他：急性期可见会阴部充血、脱屑及虹膜炎。

【实验室及其他辅助检查】

（1）白细胞增多伴核左移，病程第2周血小板增多，轻度贫血，血沉加快，C反应蛋白阳性，可见蛋白尿、沉渣白细胞增多，脑脊液淋巴细胞轻度增多，以及血清转氨酶升高。

（2）心电图示P-R、Q-T间期延长，异常Q波，低电压，ST-T改变及心律失常。胸片心影增大。

（3）约30%～50%经二维超声心动图可证实冠状动脉扩张及动脉瘤。冠状动脉造影用于观察冠状动脉狭窄的程度及远端病变，有多发性冠状动脉瘤及心肌缺血症状的患者可进行冠状动脉造影，以全面了解冠状动脉病变程度，指导进一步治疗。

【诊断与鉴别诊断】

1.诊断　具有上述6项主要症状的5项即可诊断，如有4项，而二维超声心动图或冠状动脉造影显示冠状动脉瘤，亦可诊断本病，但应排除其他疾病。

2.鉴别诊断　应与各种出疹性传染病如麻疹和猩红热、淋巴结炎、败血症、病毒性心肌炎、风湿热、类风湿病及其他结缔组织病相鉴别。

【治疗】

1.阿司匹林　每日30～50 mg/kg，分2～3次口服，热退后数日改为每日3～5 mg/kg，直至症状消失，血小板数恢复正常停药，疗程2个月。如有冠状动脉病变者，每日3～5 mg/kg维持，直至冠状动脉内径恢复正常。

2.大剂量丙种球蛋白滴注　宜在病程10日内应用，可迅速退热，防止发生冠状动脉瘤的形成。单剂丙种球蛋白1～2 g/kg，于8～12 h缓慢输入。

3.随访　本病需长期随访，一般半年到1年，有冠状动脉病变者至少每半年复查超声心动图1次，直至病愈。

（三）多发性大动脉炎

本病又称无脉症、高安病。学龄女孩多见，男女之比为1∶8。病变主要发生在主动脉及其主要分支，呈渐进性全层动脉炎，动脉壁增厚，引起节段性狭窄、瘤样扩张或闭塞。

【临床表现】

1.疾病的活动症状　发病后有发热、皮疹、肌痛、关节痛、厌食、多汗、体重下降等。

2. 动脉的血流受阻引起的症状　取决于大动脉狭窄的部位,按病变发生部位分为四型:

（1）Ⅰ型:病变位于主动脉弓及其头臂分支,引起大脑、头部及上肢不同程度供血不足的症状,如头痛、头晕、视力减退、失语、惊厥、晕厥、偏瘫,上肢冷、麻木或乏力等。上肢脉搏不对称、患侧减弱或消失,血压降低或测不到。颈动脉或锁骨下动脉听到血管杂音。

（2）Ⅱ型:胸、腹主动脉及其分支出现病变,可有下肢无力、疼痛或跛行,股动脉及足背动脉搏动减弱或消失;肾动脉常受累,出现严重高血压、高血压脑病、心脏扩大及心力衰竭,胸骨旁或上腹部可听到血管杂音。

（3）Ⅲ型:混合Ⅰ、Ⅱ型病变。此型最多见,上述症状兼有之。

（4）Ⅳ型:肺动脉受累,常与上述各型并存,可发生肺动脉高压,患儿出现呼吸困难、心悸。儿童患者起病较急,较突出表现为严重高血压脑病、心脏扩大、心力衰竭。活动期症状往往被忽视或与动脉狭窄引起的供血不足症状同时出现。病程迁延,活动与静止期症状交替出现,多数逐渐加重,偶有自行缓解者。

【实验室及其他检查】

1. 血液检查　活动期有轻度贫血、白细胞增多、血沉加快、C反应蛋白阳性。血清白蛋白降低,α_1、α_2 和 γ 球蛋白增高。IgG升高。

2. 眼底检查　本病的特征改变为视乳头周围有新生血管和动脉血流中断现象。Ⅰ型可见视乳头苍白,视神经萎缩,视网膜动、静脉不同程度的扩张和相互吻合;Ⅱ和Ⅲ型可见高血压眼底改变。

3. 心电图　可见左室肥大及劳损。少数有异常Q波及心肌缺血改变。

4. X线检查　①胸部平片可有心脏扩大,以左心室为主。Ⅰ型见升主动脉膨隆,降主动脉变细,Ⅳ型见肺动脉隆突,肺纹理稀疏。②选择性主动脉造影可显示受累动脉的范围和程度。受累动脉壁不规则、狭窄或闭塞,间有瘤样扩张。肺动脉造影可显示肺动脉呈不规则狭窄及闭塞,右肺及左下肺动脉多见。③静脉肾盂造影可示患侧肾脏缩小,显影不佳。

5. 超声波检查　超声心动图检查示左房室增大。腹部超声波检查可见患侧肾脏缩小、肾动脉狭窄。

【诊断与鉴别诊断】

诊断:根据临床表现应考虑本病的可能。确诊有赖于动脉造影。

鉴别诊断:

（1）上肢血压高于下肢者,应与先天性主动脉缩窄鉴别。

（2）血压增高者应与肾炎、嗜铬细胞瘤及肾动脉肌纤维增生症鉴别。

【治疗】

1. 活动期用免疫抑制剂　首选糖皮质激素,口服泼尼松每日2mg/kg,1～2个月后开始逐渐减量,用小剂量维持1～2年。疗效不满意者,可与环磷酰胺或硫唑嘌呤联合应用。

2. 并发高血压、高血压脑病、心力衰竭的治疗　高血压、心力衰竭时,选用卡托普利效果较好,每日口服1～5mg/kg,分2～3次,小量开始,逐渐增加用量。尚可用钙拮抗剂硝苯地平或氨氯地平。

3. 手术治疗　动脉狭窄可行球囊导管血管成形术,以扩张狭窄段,或行人工血管搭桥术。

单侧肾动脉狭窄致严重高血压者,可采用自身肾移植。一般不主张做肾切除,因健侧肾脏长期受高血压影响,常有不同程度的继发性病变。

(四)结节性多动脉炎

结节性多动脉炎是一种全身中、小肌性动脉致炎性疾病。男孩较多,多在学龄后期发病。

【临床表现】

发病常较急剧。常伴发热、体重减轻、乏力、肌肉及关节痛等。

1. **皮肤病变**　典型的皮肤症状为沿动脉走行的皮下结节,有自发性疼痛及触痛,可反复发作。发作时多伴有明显发热,除典型皮下结节外还可出现其他类型皮疹,如红色斑丘疹、荨麻疹或出血性皮疹,常伴有水肿、网状青斑,偶见溃疡及四肢坏疽。

2. **心血管系统症状**　可有心肌炎,冠状血管受侵犯时心率增快、心脏扩大,严重者可发生心肌梗死、心力衰竭。冠状动脉瘤破裂可引起心包积血甚至压塞。

3. **肾脏症状**　多数病例(60% 左右)有肾脏损害,出现持续蛋白尿甚至血尿及管型尿,常伴有高血压。晚期可出现少尿及肾功能衰竭。

4. **消化系统症状**　以腹痛较多见,轻者有恶心、呕吐、腹泻及便秘,重者有胃肠道出血、溃疡,肠坏死及穿孔等。肝脏受累时可出现黄疸。

5. **神经系统症状**　周围神经受累时可出现麻木或疼痛,部分病例可因脑血管栓塞而发生惊厥、昏迷及偏瘫等。

6. **关节肌肉表现**　约 50% 患儿可出现关节痛或关节炎,有时为本病的早期症状。关节表现常呈一过性,无关节变形。骨骼肌中、小动脉受累时,常表现为多发性肌痛和间歇性跛行。

7. **眼底检查**　除血管痉挛和视网膜有渗出外,部分病人可见到小动脉瘤及血管周围炎症,偶可见视网膜中央动脉血栓形成,晚期可有视网膜出血。

【实验室及其他检查】

可见轻度贫血,中性粒细胞和嗜酸性粒细胞增多、血沉增快、C 反应蛋白阳性、血清丙种球蛋白增高,尿检查有蛋白、红细胞及管型。乙型肝炎表面抗原阳性率为 30%。皮肤、肌肉及皮下结节的活体组织检查可确诊。血管造影可见肝、肾、脑动脉血管瘤。

【诊断与鉴别诊断】

诊断标准:1990 年美国风湿病学会的诊断标准。

1. **体重下降**　病初即有体重下降≥4 kg。

2. **网状青斑**　四肢或躯干呈斑点及网状斑。

3. **睾丸疼痛或触痛**　应除外感染或其他原因所致者。

4. **肌痛、无力或下肢肌压痛**

5. **单神经病或多神经病**

6. **舒张压**≥90 mmHg

7. **肌酐、尿素氮升高**　血尿素氮≥14.3 mmol/L(40 mg/dL)或肌酐＞132.7 μmol/L(1.5 mg/dL)。

8. **乙型肝炎病毒**　血清中检测到 HBsAg 或 HBsAb。

9. **动脉造影异常**　包括内脏血管动脉瘤或阻塞。

10. **中小动脉活检**　做病理检查示动脉壁内有粒细胞或粒细胞和单核细胞浸润。

上述 10 条中至少有 3 条阳性者,可以认为是结节性多动脉炎。

鉴别诊断:因本病累及范围较广,临床表现多样,故必须与以下多种疾病相鉴别:

1. 继发性多动脉炎　如系统性红斑狼疮。

2. 其他血管炎　如川崎病、过敏性紫癜、多发性大动脉炎、Wegener 肉芽肿。

3. 其他疾病　如败血症、各种肾小球肾炎、急腹症等。

【治疗】

1. 一般治疗　注意休息,去除感染灶等。

2. 糖皮质激素及免疫抑制剂　用法同系统性红斑狼疮。

3. 其他治疗　可用抗凝药物（如加用小剂量阿司匹林、双嘧达莫等）或钙离子阻断剂。

第三节　变态反应性疾病

变态反应性疾病又称过敏性疾病,是一种造成机体损伤的异常免疫反应。患者常为特应性（atopy）个体,当接触过敏原后,即可发生变态反应性疾病。特应性个体多有遗传学背景,血清 IgE 增高,血液和分泌物中嗜酸性粒细胞增多,过敏原皮肤试验或过敏原激发试验阳性。

一、变应性鼻炎

变应性鼻炎是常见的变态反应性疾病,本病的发生有两个基本因素,即特应性和反复多次暴露于外界变应原。

【临床表现】

发病时鼻痒、鼻塞、连续打喷嚏、大量清涕和嗅觉减退;有时伴有结膜、上腭和外耳道发痒。并发鼻窦炎时,可有发热、面颊胀痛和乏力。

多发病于婴儿晚期和幼儿期,初为常年性发作,逐渐转为季节性。任何强烈的气味、污染的空气,甚至气温变化都会诱导发病。

因经常搓揉而致鼻梁皮肤横纹,鼻翼肥大。伴结膜炎者结膜轻度充血水肿。

【诊断要点】

1. 窥鼻镜检查　可见鼻黏膜苍白水肿,水样分泌物多,镜下可见多量嗜酸性粒细胞。

2. 实验室检查　相应的变应原速发型皮肤试验阳性（反应常在 10～15 min 发生）放射性变应原吸附试验（RAST）或酶联免疫吸附测定（ELISA）可发现患者血清特异性 IgE。必要时做鼻黏膜激发试验:50%（W/V）变应原浸液滴入一侧鼻内,另一侧做对照,如 15 min 内过敏原一侧出现鼻痒、流涕或喷嚏等症状则为阳性反应。

3. 鉴别诊断　应与鼻中隔歪曲或鼻甲肥大、药物性鼻炎（鼻塞时应用缩血管药物用量过大或使用时间太长,引起扩血管性反跳）、症状性鼻塞（感冒或甲状腺功能减退）、血管运动性鼻炎和慢性鼻炎鉴别。

【治疗】

1. **避免接触变应原**　如对花粉过敏者在发病季节避免去园林或野外，对屋尘过敏者扫地时应戴口罩，对尘螨过敏者宜用吸尘器清洁室内。有条件者发病季节卧室内使用空气滤清器，并紧闭窗门，甚至异地治疗。

2. **抗组胺类药物**　急性期口服抗组胺药物，如羟嗪、异丙嗪和氯苯那敏（扑尔敏）等。它们尚有一定镇静和抗胆碱作用。氯雷他定每日一次，体重 > 30 kg，每次 10 mg；< 30 kg，每次 5 mg。

3. **麻黄素**　局部滴入 0.5% 麻黄素可减轻鼻黏膜肿胀和鼻塞。

4. **糖皮质激素和色甘酸钠**　口服泼尼松每日 10 ～ 20 mg 可控制大多数症状，但由于其副作用，仅适用于少数重症患者。局部应用的倍氯米松（beclomethasone）气雾剂，每日 3 ～ 4 次，每次吸入 150 μg（揿 3 次），对大多数病人有良效而无全身性激素不良反应。在局部应用皮质激素或色甘酸钠之前，如患者鼻塞严重，宜先用 0.5% 麻黄素滴鼻收缩血管，以使药物能达鼻腔深部。新鲜配制的 4% 色甘酸钠溶液滴鼻，每日 4 次，每次 5 ～ 10 滴，具有防止效果。

5. **抗原脱敏治疗**　对找到明确吸入性抗原或合并有哮喘的患者，可以试用此疗法。

二、支气管哮喘

支气管哮喘（bronchial asthma）简称哮喘，是由各种细胞和细胞组分参与的气道慢性炎症，这种气道炎症使易感者对各种激发因子具有气道高反应性，并可引起气道缩窄。表现为反复发作的喘息、呼吸困难、胸闷或咳嗽等症状。常在夜间或清晨发作、加剧，常常出现广泛多变的可逆性气流受限，多数患儿可经治疗缓解或自行缓解。近 30 年来哮喘患病率及死亡率均有所上升。于 1990 年及 2000 年我国调查 27 个城市儿童哮喘近 2 年患病率由 0.91% 上升至 1.50%，患病率平均上升 65%。

【临床表现】

1. **咳喘反复发作**　常在夜间或凌晨加剧，吐白色黏痰，年长儿常突然发作，婴幼儿常为上呼吸道感染后诱发。

2. **病史**　个人有湿疹或过敏性鼻炎等特应性疾病史。部分患儿一级亲属有哮喘史或过敏史。

3. **体征**　在中度至重度哮喘吸气时出现三凹征，在呼气时因胸部内压增高，肋间隙反见凸出。叩诊两肺呈鼓音，心浊音界缩小，提示已发生肺气肿，并有膈下移，致使有时可能触到肝、脾。全肺可闻及喘鸣音及干啰音，严重病例两肺几乎听不到呼吸音，尤其处于哮喘持续状态时。由上呼吸道感染引起者，肺部常可闻及干、湿性啰音，并伴发热。

4. **血液学检查**　血白细胞计数大多正常，嗜酸细胞可增多，伴有细菌感染时，白细胞总数和中性多核细胞可增多。

5. **胸部 X 线检查**　哮喘在发作期多数患儿呈单纯性过度充气及伴血管阴影增加，缓解期大多正常。合并感染如肺炎时肺部有浸润，发生其他合并症时可出现不同征象，如气胸、纵隔气胸、肺大泡及肺结核等。

6. **肺功能测定**　使用肺功能仪和峰流速仪测定肺功能可对气流受限程度和可逆性做出评

估,有助于疾病的诊断和监测。

【诊断要点】

反复性咳嗽及喘息,特别在运动、病毒感染或吸入变应原时加重,高度提示哮喘。根据病史及典型哮喘发作诊断一般无困难。根据1998年全国儿科哮喘协作组在宜昌制定的儿童哮喘防治常规(试行)对儿童哮喘诊断标准如下:

1. 婴幼儿哮喘诊断标准

(1)年龄<3岁,喘息发作≥3次。

(2)发作时双肺闻及呼气相哮鸣音,呼气相延长。

(3)具有特应性体质,如过敏性湿疹、变应性鼻炎等。

(4)父母有哮喘病等过敏史。

(5)除外其他引起喘息的疾病。

凡具有以上每(1)(2)(5)条即可诊断哮喘。如喘息发作2次,并具有第(2)(5)条,诊断为可疑哮喘或喘息性支气管炎(<3岁)。如同时具有第(3)和(或)第(4)条时,可考虑给予哮喘治疗性诊断。

2. 3岁以上儿童哮喘诊断标准

(1)年龄≥3岁,喘息发作可追溯与某种变应原或刺激因素有关。

(2)发作时双肺闻及以呼气相为主的哮鸣音,呼气相延长。

(3)支气管舒张剂有明显的疗效。

(4)除外其他引起喘息、胸闷和咳嗽的疾病。

对各年龄组疑似哮喘同时肺部有哮鸣者,可做以下任何一项支气管舒张试验:①用β_2受体激动剂(β_2激动剂)的气雾剂或溶液雾化吸入。②0.1%肾上腺素0.01 mL/kg皮下注射,每次最大量不超过0.3 mL。在做以上任何一项试验后15 min,如果喘息明显缓解及肺部哮鸣音明显减少,或一秒钟用力呼气容积(FEV_1)上升率≥15%,为支气管舒张试验阳性,可作哮喘诊断。

3. 咳嗽变异性哮喘诊断标准(儿童年龄不分大小)

(1)咳嗽持续或反复发作>1月,常在夜间(或清晨)发作、痰少、运动后加重。临床无感染征象,或经较长期抗生素治疗无效。

(2)用支气管扩张剂可使咳嗽发作缓解(基本诊断条件)。

(3)有个人过敏史或家族过敏史,气道呈高反应性,变应原皮试阳性等可做辅助诊断。咳嗽变异性哮喘又名过敏性咳嗽,是一种潜在隐匿形式哮喘,可发生于任何年龄,其唯一症状是慢性咳嗽,无明显阳性体征,易被误诊为支气管炎,反复呼吸道感染,其发病机制多数认为与哮喘相同,亦以持续气道炎症及气道高反应性为特点。故采用哮喘治疗的原则,能取得较好疗效。

4. 哮喘严重程度分级

(1)间歇发作:间歇出现症状,<1次/周短期发作(数小时至数天),夜间哮喘症状≤2次/月,发作间期无症状,肺功能正常,PEF或FEV_1≥80%预计值,PEF变异率<20%。

(2)轻度:症状≥1次/周,但<1次/天,发作可能影响活动和睡眠,夜间哮喘症状>2次/月,

PEF 或 $FEV_1 \geqslant 80\%$ 预计值，PEF 变异率 20% ～ 30%。

（3）中度：每日有症状，影响活动和睡眠，夜间哮喘症状＞1 次 / 周，PEF 或 $FEV_1 \geqslant 60\%$，＜80% 预计值，PEF 变异率＞30%。

（4）重度：症状频繁发作，体力活动受限，严重影响睡眠，PEF 或 $FEV_1 <60\%$ 预计值，PEF 变异率＞30%。

【治疗】

1. 糖皮质激素　全球哮喘防治策略中强调糖皮质激素是最有效的抗变态反应药物，主要为吸入疗法。在哮喘重度发作时可短期口服泼尼松或静脉滴注甲泼尼龙。吸入疗法：丙酸倍氯米松（BDP）或布地奈德（BUD）儿童 200 ～ 400 μg/d，重度年长儿可达 600 ～ 800 μg/d，应用氟替卡松时剂量则减半。年幼儿在应用定量气雾剂激素吸入时应配合储雾罐吸入 BDP 或 BUD，剂量为 200 ～ 1 000 μg/d。病情控制后，则可停用平喘药。以后每 1 ～ 6 个月复核一次治疗方案，如控制没有达到，则考虑升级治疗。但首先应核查病人用药技术，病人遵循用药计划的情况及周围环境控制情况（避免变应原及其他触发因素）。哮喘已被控制并至少维持 3 个月，则有可能逐步降级治疗。吸入激素疗程偏长，达 1 年以上，现亦有主张轻、中度患者疗程可达 3 ～ 5 年。吸入激素后应漱口，以减少口腔鹅口疮及声嘶发生。

2. 支气管扩张剂

（1）β_2 受体激动剂：速效 β_2 激动剂是最有效的支气管扩张剂（沙丁胺醇、特布他林），现主张在有症状时按需吸入，但在症状未全控制时，用作激素吸入的补充治疗，但其使用剂量每天＜3 次，每次 1 ～ 2 揿（100 微克 / 揿），但在常规剂量不能控制时，一般不再增加剂量。有夜间症状亦可吸入长效 β_2 激动剂如福莫特罗及口服丙卡特罗等。

（2）茶碱类：对平滑肌有直接松弛作用，并能抑制磷酸二酯酶，阻止气道平滑肌内 cAMP 分解，使平滑肌张力降低，气道扩张。急性发作时可静脉滴注。有夜间发作症状可用控释茶碱，剂量 6 ～ 10 mg/（kg·d），分为 1 ～ 2 次口服。

（3）抗胆碱类药：异丙托溴胺（ipratropium bromide）对气道平滑肌有较强松弛作用，而对心血管系统作用较弱，出现峰值时间约在 30 ～ 60 min。其作用部位以大、中气道为主，而 β_2 受体兴奋剂主要作用于小气道，故两药有协同作用。

（4）硫酸镁：一般认为镁能调节多种酶的活性，能激活腺苷环化酶，激活低下的肾上腺素能 β 受体的功能，并降低支气管平滑肌的紧张度，使支气管扩张而改善通气情况。儿童用量为 0.025 g/kg（25% 硫酸镁每次 0.1 mL/kg）加 10% 葡萄糖溶液 20 mL 在 20 min 内静脉滴注，每天 1 ～ 3 次，可连续使用 2 ～ 3 天，能取得一定支气管解痉及镇静作用。

（5）其他抗炎药物和抗组胺药物

①色甘酸钠：抗过敏药，一般认为治疗儿童过敏性哮喘比成人效果好，副作用少，在轻中度哮喘患儿可用色甘酸钠。2 mg、5 mg 揿气雾剂（每次 2 揿）每日 3 ～ 4 次吸入。

②西替利嗪、氯雷他定：阻断 H_1 受体，具有抗过敏活性，无镇静作用。

③酮替芬（ketotifen）：有抗过敏作用，对儿童哮喘疗效较成人稍好，其不良反应为口干、困倦、头晕等，年幼儿口服 0.5 mg，每日 1 ～ 2 次，儿童及成人 1 mg，每晚 1 次，对有特应性过敏性鼻炎，湿疹的年幼哮喘患儿应用较多。

④白三烯调节剂:如扎鲁司特、孟鲁司特。对二氧化硫、运动和冷空气等刺激及各种变应原如花粉、毛屑等引起的速发相和迟发相炎症反应均有抑制作用。孟鲁司特已用于2～5岁儿童，4 mg 口服，每天1次，可用于轻中度哮喘，与激素吸入具有叠加作用。

（6）其他药物

①特异性免疫治疗:目前通过正规应用各种药物及采取必要的预防措施基本上可以满意地控制哮喘，在无法避免接触变应原或药物治疗无效时，可以考虑针对变应原进行特异性免疫治疗。一般坚持应用2～3年。特定免疫治疗只能由经过培训的专业医务人员来执行。

②免疫调节剂:因反复呼吸道感染诱发喘息发作者可酌情加用免疫调节剂，如胸腺肽、卡介菌核糖核酸等。

③中药:急性发作期，辨证施治。缓解期，健脾、补肾扶正等方法进行预防治疗。

三、特应性皮炎

特应性皮炎又称湿疹,常见于小婴儿而名为婴儿湿疹,但也可发生在任何年龄。

【临床表现】

以红斑、丘疹、水疱、渗出、结痂和奇痒为特征,呈慢性病程。反复发作及慢性进程,可出现苔藓样变。风团样或荨麻疹样皮损不是特应性皮炎的典型改变。

摄入某些食物或吸入变应原可加剧皮炎,但大多数病例往往难以确定某种特应性抗原。气温改变、出汗、接触去污剂和肥皂、局部或全身感染,以及摩擦或抓搔所致损伤等也可使特应性皮炎恶化。

往往有特应病症的家族史,且易发生变应性鼻炎和支气管哮喘。

【诊断要点】

典型的皮肤损害易于做出诊断。约80%患儿血清 IgE 水平增高,常有抗皮肤或多种变应原特异性 IgE 类抗体及嗜酸性细胞增多。

【治疗】

1.一般治疗　避免摄入、吸入或接触可疑的过敏原,尽量减少与肥皂、去污剂或粗糙织物等刺激物接触,保持皮肤适当的湿度。

2.抗组胺药物　可缓解瘙痒,若同时用镇静剂效果更好,可用羟嗪、异丙嗪和氯苯那敏等。

3.糖皮质激素　类固醇乳剂能有效地减轻炎症反应,局部涂敷直至皮炎完全控制。但不可用于渗出或感染的皮肤,大面积频繁使用可致全身吸收,长期局部应用能导致皮肤萎缩。严重的特应性皮炎患者可能需要短程（数天）的全身性激素治疗。

4.湿敷　用于急性渗出严重者。以3～4层生理盐水纱布贴敷于渗出性皮损区,15～20 min 更换纱布一次,勿因盐水蒸发使纱布过分干燥。一般1～2天后皮损渗出减轻,可改用乳剂治疗。

5.煤焦油软膏　局部用于慢性皮炎,宜避光。

6.抗生素治疗　若皮损继发感染应予以抗生素治疗。

四、接触性皮炎

接触性皮炎（contact dermatitis）为皮肤接触变应原引起的迟发性变应反应性疾病。皮肤病变主要局限于暴露变应原的部位，再次暴露变应原可导致皮炎复发。高度变应体质的患者，甚至吸入变应原也能诱发皮炎。胎儿时期即可致敏，婴儿期对致敏原引起的变应反应更为强烈，维持于整个儿童时期，到成年期逐渐减弱。

【临床表现】

暴露变应原后 24 ～ 48 h 内发病，偶有于 12 h 起病者。轻症病人仅为红色斑丘疹，重者可发生疱疹，甚至破溃和渗液。受累与未受累皮肤边界在急性期非常分明，慢性病例的皮肤损害增厚，边界不清。严重的瘙痒是本病的特点。

一次短暂的变应原暴露引起轻至中度皮损，可于数天内消失；严重的皮肤损害需要 2 ～ 3 周才得以消退。若持续暴露于变应原，则皮损也将会持续存在。

接触变应原后的致敏时间一般为 7 ～ 10 天，但也有在反复多次接触数周或数年才被致敏者，取决于变应原的性质。一些变应原如树脂油、油漆、常青树和橡树等能引起多数人变应，而另一些变应原性较弱，只对少数人发生致敏效应。

【诊断要点】

暴露部位皮损，边界分明。若有变应原接触史，诊断更易明确。

若因吸入变应原而致的接触性皮炎，应与特应性皮炎和其他皮肤炎症性疾病鉴别。

【治疗】

明确和隔离变应原，局部使用止痒霜剂或洗剂，必要时应给予局部或全身肾上腺皮质激素。合并感染时应用适当的抗生素治疗。

五、荨麻疹和血管性水肿

荨麻疹和血管性水肿（urticaria & angioedema）又称风疹块和血管神经性水肿，可同时发生。常迅速出现和消失，反复发作不超过 6 周者属急性，反之属慢性。儿童患者多属急性型。

【临床表现】

可发生于任何年龄。荨麻疹表现为皮肤上突然发生风团，于数分钟或数小时后即可消退，一般不超过 24 h，成批发生，有时一天反复出现多次。呈鲜红色和浅黄白色，大小不等，疏散排列，邻近损害能互相融合，形成特殊的圆形、环形、地图形，波及全身，消退后不留痕迹。剧痒、烧灼或刺痛感，有时表面可出现水疱。一般急性型经数天至 2 周停发，也有反复发作，病程缠绵 1 ～ 2 月，甚至 2 月以上的。

血管性水肿发生在皮下组织较疏松部位或黏膜，呈局限性短暂性大片肿胀，边缘不清，不痒，通常累及眼睑、唇、舌、外生殖器、手和足，常和荨麻疹一起发生。若累及上呼吸道，可能会阻塞咽喉而危及生命；若累及胃肠道，可能出现腹痛，有的还伴有恶心、呕吐，以致进行不必要的外科探查。一般都在 2 ～ 3 日后消失。

寒冷性荨麻疹分遗传性和获得性两种,前者从婴儿开始,症状随年龄增长而减轻,常持续一生,在全身受冷后数小时发疹,损害为不超过 2 cm 直径的红斑性丘疹,可伴发热、畏寒、关节痛、肌痛和头痛等,可持续 48 h;后者常在学龄期前后起病,皮肤暴露寒冷后发作,吸入冷空气或进食冷的食物或饮料后黏膜发生肿胀。除了暴露部位发生风团外,患儿还可发生全身性症状,如潜入冷水后发生知觉丧失,甚至淹溺。症状多在数月后消失。

【诊断要点】

1. 实验室检查

(1)外周血嗜酸粒细胞增高,血清 IgE 可增高。

(2)寒冷性荨麻疹患者血清中可测出冷球蛋白或冷纤维蛋白质。

(3)血清病表现为荨麻疹者的循环免疫复合物可增高,补体 C3 水平及总补体活性降低。

(4)C1 抑制物(C1 INH)缺陷患者血清中缺乏 C1 INH 或仅有无活性的 C1 INH,还可伴有补体系统上游成分(C1、C4、C2)水平异常。

2. 诊断和鉴别诊断　根据皮损为风团,发生快,消退亦迅速,再根据各型的特点,不难诊断。诊断确立后应寻找有关致病因素。本病需与丘疹性荨麻疹和多形性红斑鉴别。

【治疗】

1. 首先应寻找病因并加以去除

2. 抗组胺类药物

(1)抗组胺受体 H₁ 拮抗剂:慢性、物理性荨麻疹选用羟嗪,每次 25 ～ 50 mg,一日 3 次。寒冷性荨麻疹可用赛庚啶每次 4 mg,一日 3 次,或阿扎他啶每次 1 mg,一日 4 次。精神性和胆碱能性荨麻疹宜用羟嗪治疗。这些药物都有嗜睡作用。以下新药无口干和嗜睡作用:阿伐斯汀,每次 8 mg,一日 3 次;阿司咪唑,每次 10 mg,一日 1 次;特非那定,每次 60 mg,一日 2 次;氯雷他定,每次 10 mg,每日 1 次。

(2)抗组胺受体 H₂ 拮抗剂:H₁ 拮抗剂无效者,可合并应用组胺受体 H₂ 拮抗剂如西咪替丁或兰替丁,有时可取得满意效果。酮替芬亦可合并使用。

3. 拟交感神经药物　用于急性荨麻疹和(或)神经性水肿,尤其是喉水肿患者,应用0.1%肾上腺素 0.5 ～ 1 mL 皮下注射,可隔 20 ～ 30 min 再注射 0.5 mL;发作频繁病例可试用长效制剂如肾上腺素油剂。

4. 糖皮质激素　用于急性严重病例如过敏性休克、血清病性荨麻疹或伴发坏死性皮肤血管炎的荨麻疹,对慢性病例效果不显著。

5. 其他药物

(1)抑肽酶静脉注射治疗慢性荨麻疹有一定疗效,10 次为一疗程,可用 2 ～ 3 疗程。

(2)慢性荨麻疹患者还可试用静脉注射普鲁卡因,肌内注射组胺蛋白,口服羟氯喹、利血平、维生素 K 等。

(3)钙制剂有改善毛细血管通透性作用。

(4)精神因素引发者可采用地西泮等镇静剂。

(5)抗生素和磺胺类制剂适用于感染引起的荨麻疹患者。

(6)先天性 C1 INH 缺陷者可用活性减弱的雄性激素如达那唑、司坦唑醇等,但不用于小儿和孕妇。抗纤维蛋白溶解酶药物如 6- 氨基己酸,每日 6～8 g,可控制或预防发作。

6. 外科处理　喉头水肿引起呼吸道阻塞时应进行气管切开或插管,以保持呼吸道畅通。用可搽止痒洗剂如 1% 樟脑、1% 薄荷炉甘石洗剂,一日多次。

六、血清病

血清病(serum sickness)是由于注射动物免疫血清(如破伤风抗毒素、白喉抗毒素、各种蛇毒抗毒素,以及抗淋巴细胞球蛋白等)或药物(如青霉素、链霉素、磺胺类、水杨酸盐、保泰松、苯妥英钠,以及右旋糖酐等巨分子药物等)后所并发的一种免疫复合物性疾病,属典型的Ⅲ型变态反应。

【临床表现】

注射异种血清或球蛋白后 1～3 周内发病,若过去有同样血清接种史者,可在 1～3 天内发生。

主要为荨麻疹样风团、紫癜样皮疹或麻疹样皮疹等,常在注射部位首先发生。发热多渐起,最高至 39 ℃,伴全身淋巴结不同程度肿大,质软而稍有压痛。

部分病人可有喉头水肿表现。有的病人在发热的同时尚有腹痛、恶心、呕吐等表现。皮疹后 2 天左右还可有关节疼痛、肿胀等关节炎症状,常累及多关节,呈对称性。偶有多发性神经炎、肾小球肾炎或(和)心肌炎等严重并发症者。

【诊断要点】

1. 实验室检查　对本病的帮助不大,可有白细胞总数中等度升高,但嗜酸粒细胞增多少见。血清总补体与 C3 均可下降,有时血清免疫复合物增高,这些虽可帮助本病诊断,但并非特异性。

2. 诊断和鉴别诊断　本病最重要的诊断依据是注射血清、抗淋巴细胞球蛋白或药物史,以及上述特征性的临床表现。应与感染性疾病和风湿性疾病相鉴别。

【治疗】

1. 一般处理　一般说来本病的症状不重,具有自限性。因此,治疗应以对症给药为主。

(1)发热或关节痛者可用水杨酸制剂。

(2)有皮疹者可用苯海拉明,每日 2～3 次,每次口服 25～50 mg。

(3)10% 葡萄糖酸钙 10～20 mL 每日静脉注射可有一定效果。

(4)赛庚啶或羟嗪在接受白喉抗毒素血清注射后第 4～16 天连续使用,能减少血清病的发生。

(5)累及神经系统、肾脏或其他内脏的重症患者,应使用糖皮质激素治疗,开始可应用氢化可的松 100～200 mg 静脉注射(或相当剂量的泼尼松口服),2～3 日后视病情而逐步减量。

2. 紧急处理　0.1% 肾上腺素每次 0.1～0.3 mL 皮下注射,对血管神经性水肿、呼吸困难或严重荨麻疹甚为有效,必要时可每隔半小时重复一次。

3. 预防和脱敏　严格掌握药品和血清免疫制品的使用指征,尽量少采取静脉给药的途径。

如必须应用异种血清制品时,应先仔细询问有无过敏病史及既往血清应用史,然后必须做皮肤敏感试验。方法如下:

（1）先以未稀释的血清一滴,置于前臂屈侧,再以消毒针尖在血清内做划痕数条（以不出血为度）

（2）观察半小时如无反应,再以 1:10 稀释的血清 0.1 mL 做皮内试验;

（3）再观察 20 min,注射处未出现直径超过 1 cm 的红斑或硬结者,或周围亦无伪足样丘疹属阴性,此时方可把血清注入肌内。

若皮肤试验为阳性,则应尽量不用,必须应用血清者,可依下法脱敏:

（1）先口服抗组胺药物;

（2）半小时后以稀释 20 倍的血清 0.1 mL 皮下注射;

（3）待 20 min 后再以稀释 10 倍的血清 0.1 mL 皮下注射;

（4）20 min 后如仍无反应,则以不稀释的血清 0.1 mL 皮下注射;

（5）再观察 15 min,确认无反应后即依次每 15 min 皮下注射 0.2 mL、0.5 mL、1.0 mL 和 2.0 mL,最后以剩余量皮下或肌内注射。

在脱敏及注射血清时,必须准备好肾上腺素及肾上腺皮质激素等,以防诱发过敏性休克。在脱敏过程中,随时可酌情应用 0.1% 肾上腺素 0.1～0.3 mL 皮下注射,以对抗可能发生的反应。即使经过脱敏,完成全量注射后,仍应严密观察 1～3 h,以防出现迟发反应。

七、过敏性肺炎

过敏性肺炎（hypersensitivity pneumonitis，HP）又名外源性过敏性肺泡炎（extrinsic allergic alveolitis）、“空调肺”和“农民肺”,是因吸入不同的变应原引起的肺部和全身性过敏性疾病。

已知致病过敏原有真菌（放线菌、曲菌、青霉菌、白霉菌和头孢子菌等）和鸟血清、鸡、鸭、牛、猪的蛋白质成分。也有找不到过敏原者。

【临床表现】

急性起病者,呈间发性全身性和肺炎表现,也可为慢性渐进性肺部疾病。急性发病者表现为发热、寒颤、乏力、咳嗽和呼吸困难,与一般感染性肺炎难以鉴别。接触变应原后症状持续 12～18 h 可自行消失,但也有持续数天者。对糖皮质激素的反应极佳。

隐匿性起病者,是由于长期暴露于变应原所致,表现为进行性咳嗽、运动后呼吸困难、食欲减退、体重减轻和软弱,常无发热。肺部存在细湿啰音,偶可见杵状指,儿童病例由于伴有吸收不良,消瘦更为明显。

【诊断要点】

1. 实验室检查

（1）血液学检查:急性发病者的外周血白细胞计数可高达 25×10^9/L,以中性粒细胞为主,嗜酸细胞并不增高。

（2）胸部 X 线检查:呈弥散性间质性细网状浸润,伴多发性小结节和肺底部斑片状阴影。

慢性病例表现为肺支气管血管纹理粗糙;肺气肿常见于儿童。

（3）肺功能实验：用力肺活量（forced vital capacity，FVC）下降。慢性病例的肺顺应性下降，伴以功能残气量和总肺活量降低，肺泡毛细血管气体交换和二氧化碳弥散受阻。血气分析发现动脉血氧分压、氧饱和度和动脉血二氧化碳分压均下降。FEV_1和其他流量仪测定多为正常，但儿童病例常因伴有毛细支气管炎和哮喘而下降。

（4）皮肤试验：对可疑的抗原进行皮内试验，可呈阳性反应。

（5）血清学和免疫学检查：凝胶扩散试验可发现抗原特异性抗体，血清补体常下降。但均无特异性。

2.诊断和鉴别诊断　过敏性肺炎的诊断有赖于临床表现、体格检查和实验室检查。采用可疑的变应原进行体内激发试验或实验室体外刺激试验有助于确定变应原。应与哮喘、毛细支气管炎和支气管肺炎鉴别。

【治疗】

该病的治疗原则为脱离变应原，必要时应改变环境，包括家庭搬迁和更换工作。症状严重的病例应使用肾上腺皮质激素，疗程常需数月，直到肺功能稳定为止。

八、药物变应反应

药物变应反应（allergic reaction to drugs）是指由变态反应引起的药物不良反应，占全部药物不良反应的3%～25%。临床表现多种多样，轻重不一，有时不易与原发疾病相鉴别，容易误诊；药物变应反应的病程进展也难以估计，有可能迅速发展而危急生命。因此，早期认识药物变应反应，并给予及时处理甚为重要。

【临床表现】

急性全身性变态反应最为严重，迅速发展而危急生命。青霉素是最常引起药物变态反应的制剂，其他如在鸡蛋培养系统中制备的疫苗（麻疹腮腺炎风疹三联减毒活疫苗和流感疫苗）和其他含有蛋白质的药物也易于诱导IgE性变态反应（Ⅰ型）。

血清病样反应于首次用药的7～10天发生，以往曾有用药史者，则最快可在数小时内，也可迟至数日发病。引起血清病样反应最常见的药物仍然是青霉素，其次为头孢克洛和磺胺类药物。

成人青霉素变应反应的发生率为1%～2%，但在儿童时期要低得多，确切的发生率尚不清楚。青霉素变应反应可发生于使用青霉素后数分钟内，表现为严重的过敏性休克（急性变态反应型）；也可于用药后数小时发病，表现为荨麻疹（速发型）；发生于用药数天至数周者，表现形式多样，包括血清病样反应、药物热和嗜酸细胞增多症等。氨苄西林和阿莫西林还能导致非免疫性斑丘疹样皮肤损害。

造影剂过敏样反应发生率大约为1.6%，尚无儿童的有关资料。表现为荨麻疹、哮吼、呼吸困难、低血压或休克，也可引起血管张力性改变如恶心、呕吐、潮红和发热。严重者可有生命危险。

阿司匹林和非甾体类抗炎药物引起荨麻疹和血管性水肿已早为人知，这些药物还能导致支气管痉挛,有时非常严重。主要发生于成人病例,特别是患有多发性鼻息肉和鼻窦炎者,但已有儿童病例的报道,以年长儿为多见。

【诊断要点】

实验室检查。

(1)皮肤过敏试验仅对青霉素和在鸡蛋培育的疫苗具有过筛作用。采用青霉素或其裂解物(benzyl penilloate 和 benzyl penicilloate)试验可了解是否会发生青霉素过敏,但非绝对可靠。偶有在做青霉素皮肤试验时即发生变应反应。我国法定使用青霉素类药物之前,必须先进行完整的青霉素皮肤试验,阴性者才能使用。氨苄青霉素和羟氨苄青霉素呈迟发型皮肤变应反应,不可能即刻了解其结果。头孢菌素类与青霉素之间存在交叉过敏原,因此,青霉素过敏者使用这类抗生素亦应小心。

(2)嗜酸细胞计数增高、Coombs 试验阳性(溶血性贫血)和抗核抗体阳性(伴系统性红斑狼疮样综合征)。皮肤斑贴试验可明确过敏原,但应非常小心地进行,避免加重皮肤损害。

(3)造影剂过敏样反应血清组胺、补体激肽活性增高。

【治疗】

1. 停用该药物 一旦药物变应反应确立,应立即停药;对可疑药物也宁可停药观察。应有详细记录,建立终身档案,还必须列出与该药有交叉变应反应的药物(也属于禁用之列)并告之病人及其家属。

2. 紧急处理 维持生命体征(包括呼吸、脉搏、血压、瞳孔、神志等)管理,必要时应进入 ICU 监护。全身性剥脱性皮炎和 Coombs 阳性溶血性贫血可用全身性糖皮质激素。急性肾功能衰竭时给予血液透析。

3. 抗过敏药物治疗 包括抗组胺类药物以止痒和缓解皮肤损害;也可局部使用肾上腺皮质激素。

4. 脱敏疗法 如果引起过敏的药物为原发疾病必须使用,而又有脱敏的可能性者,应在征得病人及其家属同意的情况下,谨慎地进行脱敏。即使脱敏成功,在用药物过程中亦应非常小心,以防迟发性变应反应的发生。

5. 以往有过敏史又必须进行造影者用药 于进行造影前 12 h、7 h 和 1 h 口服泼尼松,术前 1 h 还给予苯海拉明和肾上腺素。上述处理可使变应反应的发生率下降到 3%。皮肤过敏试验不能预测是否会发生造影剂变应反应。

6. 阿司匹林和非甾体类抗炎药物脱敏治疗 阿司匹林和非甾体类抗炎药物变应反应可用阿司匹林和非甾体类抗炎药物进行脱敏治疗,可缓解鼻炎和鼻窦炎的症状,但不能改善呼吸道高反应性。为保持对这类药物的脱敏状态,必须长期每天服用阿司匹林或非甾体类抗炎药物,一旦停药,7 天左右即可复发。

第六章　感染性疾病

第一节　手足口病

【病因】

引发手足口病的肠道病毒有20多种（型）柯萨奇病毒A组的4、5、9、10、16型，B组的2、5型，以及肠道病毒71型均为手足口病较常见的病原体。其中以柯萨奇病毒A16型（Cox A16）和肠道病毒71型（EV71）最为常见。重症病例多由肠道病毒71型（EV71）感染引起，病情凶险，病死率高。其感染部位是包括口腔在内的整个消化道，通过被污染的食物等经口进入体内并在肠道增殖。

【流行病学】

人是肠道病毒唯一宿主，传染源包括患者和隐性感染者。流行期间，患者为主要传染源。该病传播方式多样，以通过人群密切接触传播为主。病毒可通过唾液、疱疹液、粪便等污染的手、毛巾、手帕、牙杯、玩具、食具、奶具，以及床上用品、内衣等引起间接接触传播；患者咽喉分泌物及唾液中的病毒可通过飞沫传播；如接触被病毒污染的水源，亦可经水感染；门诊交叉感染和口腔器械消毒不合格亦是造成传播的原因之一。人群普遍易感，感染后可获得免疫力。由于不同病原型别感染后抗体缺乏交叉保护力，因此，人群可反复感染发病。成年人大多已通过隐性感染获得相应抗体，因此，手足口病的患者主要为学龄前儿童，尤以≤3岁年龄组发病率最高。据国外文献报道，每隔2～3年在人群中可流行一次。此病分布广泛，无明显的地区性；四季均可发病，以夏、秋季高发。本病常呈暴发流行后散在发生，流行期间，幼儿园和托儿所易发生集体感染，家庭亦可发生聚集发病现象。该病传染性强，传播途径复杂，在短时间内可造成较大规模流行。

【诊断要点】

潜伏期：多为2～10天，平均3～5天。

1. 临床分期

（1）第1期（手足口出疹期）主要表现为发热，手、足、口、臀等部位出疹（斑丘疹、丘疹、小疱疹），可伴有咳嗽、流涕、食欲缺乏等症状。部分病例仅表现为皮疹或疱疹性咽峡炎。此期病例属于手足口病普通病例，绝大多数病例在此期痊愈。

（2）第2期（神经系统受累期）：少数EV71感染病例可出现中枢神经系统损害，多发生在病程第 1～5 天,表现为精神差、嗜睡、易惊、头痛、呕吐、烦躁、肢体抖动、急性肢体无力、颈项强直等脑膜炎、脑炎、脊髓灰质炎样综合征。脑脊髓、脑脊液检查为无菌性脑膜炎改变。脑脊髓 CT 扫描可无阳性发现,MRI 检查可见异常。此期病例属于手足口病重症病例重型,大多数病例可痊愈。

(3)第 3 期(心、肺功能衰竭前期):多发生在病程 5 天内。目前认为可能与脑干炎症后自主神经功能失调或交感神经功能亢进有关,亦有学者认为 EV71 感染后免疫性损伤是发病机制之一。本期病例表现为心率、呼吸增快,出冷汗,皮肤花纹,四肢发凉,血压升高,血糖升高,外周血白细胞升高,心脏射血分数可异常。此期病例属于手足口病重症病例危重型。及时发现上述表现并正确治疗,是降低病死率的关键。

(4)第 4 期(心、肺功能衰竭期):病情继续发展,会出现心、肺功能衰竭,可能与脑干脑炎所致神经源性肺水肿、循环功能衰竭有关。多发生在病程 5 天内,年龄以 0～3 岁为主。临床表现为心动过速(个别患儿心动过缓)、呼吸急促、口唇发绀、咳粉红色泡沫痰或血性液体,持续血压降低或休克。亦有病例以严重脑功能衰竭为主要表现,肺水肿不明显,出现频繁抽搐、严重意识障碍及中枢性呼吸循环衰竭等。此期病例属于手足口病重症病例危重型,病死率较高。

(5)第 5 期(恢复期):体温逐渐恢复正常,对血管活性药物的依赖逐渐减少,神经系统受累症状和心肺功能逐渐恢复,少数可遗留神经系统后遗症。

2. 重症病例早期识别

EV71 感染重症病例诊疗关键在于及时准确地甄别确认第 2 期、第 3 期。下列指标提示可能发展为重症病例危重型。

(1)持续高热:体温(腋温)＞39 ℃,常规退热效果不佳。

(2)神经系统表现:出现精神萎靡、烦躁或嗜睡与烦躁交替、呕吐、易惊、频繁惊跳、抽搐、肢体抖动、无力、站立或坐立不稳等。

(3)呼吸异常:呼吸增快、减慢或节律不整。若安静状态下呼吸频率＞30～40 次/分(按年龄),需警惕神经源性肺水肿。

(4)循环功能障碍:出冷汗、四肢发凉、皮肤花纹、心率增快(＞140～150 次/分,按年龄,排除体温升高或哭吵)、血压升高、毛细血管再充盈时间延长(＞2 s)。

(5)外周血白细胞计数升高:外周血白细胞＞15×10^9/L,除外其他感染因素。

(6)血糖升高:出现应激性高血糖,血糖＞8.3 mmol/L。

可疑神经系统受累的病例应及早进行脑脊液检查。EV71 感染重症病例甄别的关键是密切观测患儿的精神状态,有无肢体抖动、易惊,皮肤温度,以及呼吸、心率、血压等,并及时记录。对于重症病例检疫 30 min 评估并记录。

【辅助检查】

1. 实验室检查

(1)末梢血白细胞:白细胞计数升高或降低。

(2)血生化检查:部分病例可有轻度转氨酶、心肌酶升高,血糖升高。

(3)脑脊液检查:外观清亮,压力增高,白细胞正常或增多,蛋白正常或轻度增多,糖和氯化物正常。

（4）病原学检查：咽拭子、肛拭子特异性肠道病毒核酸阳性或分离到肠道病毒。

（5）血清学检查：特异性肠道病毒抗体检测阳性。

2.物理学检查

（1）X线胸片：可表现为双肺纹理增多，网格状、点片状、大片状阴影，部分病例以单侧为主，快速进展为双侧大片阴影。

（2）磁共振：以脑干、脊髓灰质损害为主。

（3）脑电图：无特异性改变，可表现为弥漫性慢波，少数可出现棘（尖）慢波。

（4）脑干诱发电位：异常。

（5）经颅多普勒：显示大脑血液灌注异常。

（6）心电图：无特异性改变。可见窦性心动过速或过缓，ST-T改变。

【诊断标准】

1.临床诊断病例

（1）在流行季节发病，常见于学龄前儿童，婴幼儿多见。

（2）发热伴手、足、口、臀部皮疹，部分病例可无发热。

极少数重症病例皮疹不典型，临床诊断困难，需结合病原学或血清学检查做出诊断。

无皮疹病例，临床不宜诊断为手足口病。

2.确诊病例临床诊断　病例具有下列之一者即可确诊。

（1）肠道病毒（CoxA16、EV71等）特异性核酸检测阳性。

（2）分离出肠道病毒，并鉴定为CoxA16、EV71或其他可引起手足口病的肠道病毒。

（3）急性期与恢复期血清CoxA16、EV71或其他可引起手足口病的肠道病毒中和抗体有4倍以上的升高。

【鉴别诊断】

根据流行病学特点、皮疹形态、皮疹部位、出疹时间、有无淋巴结肿大及伴随症状等进行鉴别，以皮疹形态及部位最为重要，最终可依据病原学和血清学检测进行鉴别。

在大规模流行时，诊断不困难，但散在发生时，须与下列疾病相鉴别。

1.麻疹　是麻疹病毒所致的小儿常见的急性呼吸道传染病。以发热、上呼吸道炎（咳嗽、流涕）、结膜炎、口腔麻疹黏膜斑（又称柯氏斑）及皮肤特殊性斑丘疹为主要临床表现。本病传染性强，易并发肺炎，多在发热后3～4天出皮疹，体温增高至40～40.5℃，全身毒血症状重，嗜睡或烦躁不安，甚至谵妄、抽搐、咳嗽加重。皮疹先出现于耳后、发际、颈部，逐渐蔓延至额面、躯干及四肢。疹形是玫瑰色斑丘疹，继而色加深呈暗红，可融合成片，疹间可见正常皮肤，同一部位皮疹持续2～3天，不伴痒感。此期肺部有湿性啰音，X线检查可见肺纹理增多或轻重不等弥漫性肺部浸润。出疹3～4天皮疹按出疹顺序开始消退。若无并发症发生，食欲、精神等其他症状也随之好转。疹退后，皮肤有糠麸状脱屑及棕色色素沉着，7～10天痊愈。病后免疫力持久，大多终身免疫。

麻疹抗体检测：ELISA测定血清特异性IgM和IgG抗体，敏感性和特异性均好。

2.脊髓灰质炎　是由脊髓灰质炎病毒引起的小儿急性传染病，多发生在5岁以下的小儿，尤其是婴幼儿,故又称小儿麻痹症。主要表现为双峰热,病程第 2 周退热前或退热过程中出现弛缓性瘫痪,无皮疹。自从口服的脊髓灰质炎减毒活疫苗投入使用后,发病率已明显降低,许多国家已消灭本病。

实验室检查:起病后 1 周内,从患儿鼻咽部、血、脑脊液及粪便中可分离出病毒。

血清学检查:用中和试验或补体结合试验检测血中特异性抗体,病程中双份血清抗体滴度 4 倍以上增高有诊断意义。

用 ELISA 法检测血及脑脊液中特异性 IgM 抗体,阳性率高,第 1～2 周即可出现阳性,可做早期诊断。

3. 水痘　是一种传染性极强的儿童期出疹性疾病,通过接触或飞沫传染。易感儿童接触水痘患儿后,几乎均可患病,感染后可获得持久的免疫力,但以后可以发生带状疱疹。冬、春季多发。潜伏期多为 2 周左右。前驱期仅 1 天左右,表现为发热、全身不适、食欲缺乏等。次日出现皮疹,初起于躯干部,继而扩展至面部及四肢,四肢末端稀少,呈向心性分布,系水痘皮疹的特征之一。开始为红色斑丘疹或斑疹,数小时后变成椭圆形水滴样小水疱,周围红晕。约 24 h 水疱内容物变为浑浊,且疱疹出现脐凹现象,水疱易破溃,2～3 天迅速结痂。病后 3～5 天,皮疹陆续分批出现,瘙痒感较重。由于皮疹演变过程快慢不一,故同一时间内可见上述 3 种形态皮疹同时存在,这是水痘皮疹的又一重要特征。皮疹脱痂后一般不留瘢痕。黏膜皮疹可出现在口腔、结膜、生殖器等处,易破溃形成浅溃疡。水痘多为自限性疾病,10 天左右自愈,一般患者全身症状和皮疹均较轻。PCR 检测患者呼吸道上皮细胞和外周血白细胞中的特异性病毒 DNA,是敏感快捷的早期诊断方法。

4. 口蹄疫　口蹄疫的病原体为口蹄疫病毒,属于人畜共患病原体。口蹄疫病毒只引起偶蹄类动物牛、羊、猪、鹿、骆驼等发生口蹄疫,使之成为人患口蹄疫的传染源。只有先出现兽疫,才有可能使人患病。口蹄疫是通过接触病畜口腔、蹄冠部的溃疡烂斑,经皮肤黏膜感染的。偶尔也有食用了被病毒传染而又未加热(巴氏消毒)的奶感染的。因此,人患口蹄疫是极为散在发生的。口蹄疫起病后主要表现为全身中毒症状和局部疱疹损害两大特征。出现发热、头痛、全身不适,1～2 天在口腔黏膜、舌边、手指间、足趾端发生水疱,再 1～2 天水疱破溃,形成烂斑,继发感染成脓疱,然后结痂、脱落,一般不留瘢痕。手足口病大多无发热或低热,但有呼吸道感染症状。先在口腔黏膜出现疱疹,分布于颊黏膜、牙龈、舌边,并破溃成溃疡。随即在手指、足部、臀部、膝部出现丘疹,第 2 天只有少部分丘疹形成疱疹,如绿豆、赤小豆大,单个性、不融合,内含透明液体,终不破溃,3～5 天自行吸收收缩。

【治疗】

EV71 感染重症病例从第 2 期发展到第 3 期多在 1 天以内,偶尔在 2 天或以上。从第 3 期发展到第 4 期有时仅为数小时。因此,应当根据临床各期不同病理生理过程,采取相应救治措施。

1. 手足口病各期的治疗

(1)第 1 期(手足口出疹期):无须住院治疗,以对症治疗为主。注意隔离,避免交叉感染;清淡饮食,做好口腔和皮肤护理;药物及物理降温退热;鼓励进食,维持水、电解质平衡。此期病例属于手足口病普通病例,绝大多数病例在此期痊愈,病程 1 周左右。常用药物有鱼腥草颗粒、抗病毒口服液、康复新液含服等,并补充多种维生素。

（2）第2期（神经系统受累期）：需住院治疗。

①控制液体入量：一般补充生理需要量 $60 \sim 80$ mL/（kg·d）（脱水药不计算在内），建议匀速给予，即 $2.5 \sim 3.3$ mL/（kg·h）。

②出现颅内高压时：a. 20% 甘露醇，单次剂量为 $0.5 \sim 1.0$ g/kg，每 $4 \sim 8$ h 1 次，$20 \sim 30$ min 快速静脉注射。严重颅内高压或脑疝时，可加大剂量至每次 $1.5 \sim 2$ g/kg，每 $2 \sim 4$ h 1 次。b. 利尿药，呋塞米，单次剂量为 $1 \sim 2$ mg/kg。c. 人血白蛋白，每次 0.4 g/kg，常与利尿药合用。

③对持续高热、肢体抖动频繁或病情进展较快的病例建议应用：a. 丙种球蛋白 1.0 g/（kg·d），连续应用 2 天。b. 糖皮质激素，甲泼尼龙 $5 \sim 10$ mg/（kg·d），连续应用 $2 \sim 3$ 天。c. 惊厥、惊跳频繁病例使用苯巴比妥镇静，每次 $5 \sim 8$ mg/kg。

④密切观察体温、呼吸、心率、血压及四肢皮肤温度变化等可能发展为危重型的高危因素，尤其是 3 岁以内、病程 5 天以内的伴有持续发热，手足凉，肢体有惊跳、抖动的病例。

（3）第3期（心肺功能衰竭前期）：应收入 PICU 治疗。

①血管活性药物使用：a. 米力农，负荷量 $50 \sim 75$ μg/kg，维持量 $0.25 \sim 0.75$ μg/（kg·min），一般使用不超过 72 h。b. 血压高者将血压控制在该年龄段严重高血压值以下、正常血压以上，可用酚妥拉明 $1 \sim 20$ μg/（kg·min），或硝普钠 $0.5 \sim 5$ μg/（kg·min），一般由小剂量开始逐渐增加剂量，逐渐调整至合适剂量。

②根据机械通气指征及早应用呼吸机，进行正压通气或高频通气。

③机械通气时机。早期气管插管应用机械通气，尤其是呼气末正压（PEEP）对减少肺部渗出、阻止肺水肿及肺出血发展、改善通气和提高血氧饱和度非常关键。有下列表现之一者建议机械通气：a. 神志改变伴有呼吸急促、减慢或节律改变等中枢性呼吸出现时。b. 出冷汗，四肢末梢凉，毛细血管再充盈时间＞2 s，常规生理盐水 $10 \sim 20$ mL/kg×2 组，进行液体复苏 $4 \sim 6$ h 改善不明显伴有反应差、精神萎靡、嗜睡时。c. 短期内肺部出现湿性啰音，胸部 X 线检查提示肺部渗出性病变时。d. 频繁抽搐伴深度昏迷。e. 血气分析异常，pH ＜ 7.25，$PaCO_2$ 示过度换气或 CO_2 升高，PaO_2 降低。

患儿出现脉搏容积血氧饱和度（SPO_2）或动脉血氧分压（PaO_2）明显下降，气道分泌物呈淡红色或血性时进行机械通气，时机已晚，预后差。

④机械通气模式：常用压力控制通气，也可选用其他模式。有气漏或顽固性低氧血症者可使用高频振荡通气。

⑤机械通气参数调节

目标：维持 PaO_2 在 $60 \sim 80$ mmHg 或以上，二氧化碳分压（$PaCO_2$）在 $35 \sim 45$ mmHg，控制肺水肿和肺出血。

有肺水肿或肺出血者，建议呼吸机初调参数：吸入氧浓度为 60%～100%，PIP $20 \sim 30$ cmH$_2$O（含 PEEP），PEEP $6 \sim 12$ cmH$_2$O，通气频率 $20 \sim 40$ 次/分，潮气量 $6 \sim 8$ mL/kg。呼吸机参数可根据病情变化及时调高与降低，若肺出血未控制或血氧未改善，可每次增加 PEEP 2 cmH$_2$O，一般不超过 20 cmH$_2$O，注意同时调节 PIP，确保潮气量稳定。

仅有中枢性呼吸衰竭者，吸入氧浓度为 21%～40%，PIP $15 \sim 25$ cmH$_2$O（含 PEEP），

PEEP 4 ～ 5 cmH$_2$O，通气频率 20 ～ 40 次 / 分，潮气量 6 ～ 8 mL/kg。

呼吸道管理：避免频繁、长时间吸痰造成气道压力降低，且要保持气道通畅，防止血凝块堵塞气管导管。

此外，适当给予镇静、镇痛药，常用药物包括咪达唑仑 0.1 ～ 0.3 mg/（kg·h），芬太尼 1 ～ 4 μg/（kg·h）；预防呼吸机相关性肺炎及呼吸机相关性肺损伤。

⑥撤机指征：a. 自主呼吸恢复正常，咳嗽反射良好；b. 氧合指数（OI=PaO$_2$/FiO$_2$×100）> 300 mmHg，X 线胸片示病情好转；c. 意识状态好转；d. 循环稳定；e. 无其他威胁生命的并发症。

（4）第 4 期（心肺功能衰竭期）：此期病例属于手足口病重症病例危重型，治疗困难，病死率较高。

①肺水肿和肺出血病例，应适当增加 PEEP；不宜频繁吸痰。如血压下降，低于同年龄正常下限，停用血管扩张药。低血压休克患者可给予多巴胺 5 ～ 15 μg/（kg·min）、多巴酚丁胺 2 ～ 20 μg/（kg·min）、肾上腺素 0.05 ～ 2 μg/（kg·min）、去甲肾上腺素 0.05 ～ 2 μg/（kg·min）等。儿茶酚胺类药物应从低剂量开始，以能维持接近正常血压的最小剂量为佳。以上药物无效者，可试用左西孟旦和血管加压素等。左西孟旦起始以 12 ～ 24 μg/kg 负荷剂量静脉注射，而后以 0.1 μg/（kg·min）维持。血管加压素，每 4 h 静脉缓慢注射 20 μg/kg，用药时间视血流动力学改善情况而定。

②亦有病例以严重脑功能衰竭为主要表现，肺水肿不明显，出现频繁抽搐、严重意识障碍及中枢性呼吸循环衰竭等，预后差。

2. 预防

（1）预防手足口病的关键是注意家庭及周围环境卫生，讲究个人卫生。饭前便后、外出后要用肥皂或洗手液洗手；不喝生水，不吃生冷的食物；居室要经常通风；要勤晒衣被。流行期间不带孩子到人群密集、空气流通差的公共场所。要避免接触患病儿童。

（2）流行期可每天晨起检查孩子皮肤（主要是手心、足心）和口腔有没有异常，注意孩子体温的变化，发现病人，及时隔离治疗。

（3）家庭预防。如果家里没有孩子患手足口病，采用一般家庭的预防方法即可，不需要使用消毒剂。如果家里有孩子患手足口病，可采用以下方法消毒：奶嘴、奶瓶、餐具、毛巾等物品用 50 ℃以上的热水浸泡 30 min 或者煮沸 3 min；污染的玩具、桌椅和衣物等使用含氯的消毒剂（84 消毒液或漂白粉）按使用说明每天清洗；孩子的痰、唾液和粪便、擦拭用纸等都最好倒入适量消毒剂，搅拌消毒后再丢入厕所。

【并发症及处理】

有继发细菌感染者选用敏感抗生素治疗。

【门诊留观标准】

病程< 5 天，年龄< 5 岁以下婴幼儿，具备以下情况之一者需留院观察：①持续高热（腋温）> 39 ℃；②外周血白细胞> 15×10^9/L，除外其他感染因素；③精神欠佳。

【入院标准】

留院观察患儿出现以下情况之一者需住院治疗。

（1）出现睡眠不安、惊跳、肢体抖动或无力、瘫痪、精神萎靡、呕吐等神经系统表现。

（2）呼吸增快、减慢或节律不整等。

（3）出冷汗、四肢发凉、皮肤花纹、心率增快（＞140～150次/分，按年龄）、血压升高、毛细血管再充盈时间＞2 s等。

【特殊危重指征】

（1）持续嗜睡、呕吐与惊跳的基础上出现抽搐、意识障碍（木僵、谵妄、呆滞、嗜睡、昏迷）肢体麻痹、共济失调等。

（2）脑神经损伤，出现非自主性眼球动作（眼球往上看、眼球固定偏向一侧、双眼球内聚、眼球乱转、眼球震颤等）。

（3）呼吸急促（＞40次/分）发绀、肺部病变短时间内发展快、肺水肿、出现粉红色泡沫痰、肺出血。

（4）循环障碍：面色苍白、肢体冰冷、脉搏微弱、心率过速（＞160次/分）或过慢、血压上升或下降、毛细血管再充盈时间＞2 s。

【会诊标准】

1. 需请其他科室会诊情况

（1）出现呼吸循环衰竭、休克等，需请PICU医师会诊。

（2）出现神志改变、抽搐、昏迷、肢体活动障碍等，需请神经科医师会诊。

（3）如需进行功能康复锻炼，需请康复科医师会诊。

2. 其他科室需请感染科医师会诊情况

（1）1～2周有手足口病接触史。

（2）手、足、口和肛周出现皮疹，口腔黏膜出现疱疹。

【谈话要点】

（1）手足口病是由肠道病毒引起的一种常见传染病，主要症状为手、足、口和肛周有皮疹，口腔黏膜出现疱疹。少数患儿可引起心肌炎、肺水肿、无菌性脑膜脑炎等并发症。个别危重症患儿病情发展快，可出现神经源性肺水肿，导致死亡。部分患儿即使循环稳定、休克纠正，也会因脑功能损害严重导致撤机困难需长期机械通气。

（2）血常规、尿常规、大便常规、生化检查、咽拭子或肛拭子肠道病毒检测、X线胸片、心电图等是必须进行的检查。

（3）目前尚无特异性抗病毒药物，主要以对症支持治疗为主，病情严重者需要激素、机械通气等治疗。

（4）最常见并发病有肺部感染，严重时可出现多脏器损害如肺水肿或脑炎等并发症。

（5）大多数患儿预后良好，但可出现反复感染的特点，部分脑炎患儿可遗留肢体活动障碍。

（6）告知一般住院天数和预计费用。

【出院标准】

（1）体温正常2天以上。

（2）生命体征稳定。

（3）精神、胃纳情况好转。

（4）无惊跳、肢体抖动等神经系统症状。

（5）血常规大致正常。

（6）血糖正常。

（7）X线胸片示病情好转。

【出院指导】

1. 卫生指导　告知手足口病有反复感染的特点，在流行季节，家长少带孩子去人群聚集的公共场所。教育孩子养成良好的卫生习惯，饭前、便后洗手。注重孩子的营养与休息，防止过度疲劳。婴幼儿要注意保暖，避免着凉。对餐具、玩具、衣物用品要经常消毒，家中要保持空气流通，温度适宜。家长同样要养成良好的个人习惯，勤洗手，避免病毒携带感染孩子。

2. 复诊　出院3天到隔离门诊随访，有神经系统症状后遗症者到神经康复科随访。随访内容包括查看口腔和皮疹情况、精神状态等。

3. 隔离　居家隔离2周，重症患者隔离4周。

第二节　麻疹

【病因】

麻疹病毒属副黏病毒科，单股RNA病毒，球形颗粒，有6种结构蛋白。仅存在一种血清型，抗原性稳定。人是唯一宿主，麻疹病毒侵入呼吸道（鼻咽部、支气管）上皮细胞，经血液播散到网状内皮系统，感染各类白细胞，造成皮肤、呼吸道及其他器官损害。病毒在外界生存力弱，不耐热，对紫外线和消毒剂均敏感。随飞沫排出的病毒在室内可存活32 h，但在流通的空气中或阳光下30 min即失去活力。

【流行病学】

麻疹患者是唯一的传染源。感染早期，病毒在患者呼吸道大量繁殖，含有病毒的分泌物经过患者的呼吸、咳嗽、喷嚏排出体外并悬浮于空气中，通过呼吸道进行传播。密切接触者亦可经污染病毒的手传播。麻疹患者出疹前后的5天均有传染性，有并发症的患者传染性可延长至出疹后10天。以冬、春季发病为多。

【临床表现及诊断要点】

1. 典型麻疹

（1）潜伏期：大多为6～18天（平均10天左右），潜伏期末可有低热、全身不适。

（2）前驱期：也称出疹前期，常持续3～4天。主要表现：①发热，多为中度以上，热型不一。②卡他症状，出现咳嗽、打喷嚏、流涕、结膜充血、眼睑水肿、畏光、流泪等明显的眼、鼻卡他症状是本病特点。③麻疹黏膜斑是麻疹早期具有特征性的体征，一般在出疹前1～2天出现。开始时见于下磨牙相对的颊黏膜上，为直径0.5～1.0 mm的灰白色小点，周围有红晕，常在1～2天迅速增多，可累及整个颊黏膜并蔓延至唇部黏膜，于出疹后逐渐消失，可留有暗红色小点。

④部分病例可有一些非特异症状,如全身不适、食欲减退、精神不振等。婴儿可有呕吐、腹泻等消化系统症状。偶见皮肤荨麻疹、隐约斑疹或猩红热样皮疹,在出现典型皮疹时消失。

(3)出疹期:多在发热 3～4 天或以后出皮疹,此时全身中毒症状加重,体温可突然高达 40～40.5 ℃,咳嗽加剧,伴嗜睡或烦躁不安,重者有谵妄、抽搐。皮疹先出现于耳后、发际,渐及额、面、颈部,自上而下蔓延至躯干、四肢,最后达手掌与足底。皮疹初为红色斑丘疹,呈充血性,疹间可见正常皮肤,不伴痒感。以后部分融合成片,色加深呈暗红。此期肺部可闻及干、湿性啰音,X 线检查可见肺纹理增多或轻重不等弥漫性肺部浸润。

(4)恢复期:若无并发症发生,出疹 3～4 天后发热开始减退,食欲、精神等全身症状逐渐好转,皮疹按出疹的先后顺序开始消退,疹退后皮肤有棕色色素沉着伴糠麸样脱屑,一般 7～10 天痊愈。

2. 非典型麻疹

(1)轻型麻疹:多见于有部分免疫者,如潜伏期内接受过丙种球蛋白治疗或 8 个月以下有母亲被动抗体的婴儿。主要临床特点为一过性低热,轻度眼、鼻卡他症状,全身情况良好,可无麻疹黏膜斑,皮疹稀疏、色淡、消失快,疹退后无色素沉着或脱屑,无并发症。常需要靠流行病学资料和麻疹病毒血清学检查确诊。

(2)重型麻疹:主要见于营养不良、免疫力低下继发严重感染者。体温持续 40 ℃以上,中毒症状重,伴惊厥,昏迷。皮疹密集融合,呈紫蓝色出血性皮疹者常伴有黏膜和消化道出血,或咯血、血尿、血小板减少等,称为黑麻疹,可能是弥散性血管内凝血的一种形式。部分患者疹出不透、色暗淡,或皮疹骤退、四肢冰冷、血压下降、出现循环衰竭表现。此型患儿常有肺炎、心力衰竭等并发症,病死率高。

(3)异型麻疹:主要见于接种过麻疹灭活疫苗而再次感染麻疹野病毒株者。典型症状是持续高热、乏力、肌痛、头痛或伴四肢水肿,皮疹不典型,呈多样性,出疹顺序可以四肢远端开始延及躯干、面部。易发生肺炎。本型少见,临床诊断较困难,麻疹病毒血清检查有助于诊断。

【辅助检查】

1. 血常规　血白细胞总数减少,淋巴细胞相对增多。

2. 多核巨细胞检查　于出疹前 2 天至出疹后 1 天,取患者鼻、咽分泌物或尿沉渣涂片,瑞氏染色后直接镜检,可见多核巨细胞或包涵体细胞,阳性率较高。

3. 血清学检查　多采用酶联免疫吸附试验(ELISA 法)进行麻疹病毒特异性 IgM 抗体检测,敏感性和特异性均好,出疹早期即可出现阳性,临床常用。

4. 病毒抗原检测　用免疫荧光法检测鼻咽部分泌物或尿沉渣脱落细胞中麻疹病毒抗原,可早期快速帮助诊断。也可采用 PCR 法检测麻疹病毒 RNA。

5. 病毒分离　前驱期或出疹初期取血、尿或鼻咽分泌物接种人胚肾细胞或羊膜细胞进行麻疹病毒分离,出疹晚期则较难分离到病毒。

【鉴别诊断】

1. 幼儿急疹　为人疱疹病毒 6 型感染所致。患儿一般情况好,高热 3～5 天,热退疹出是本病特点。皮疹为红色细小密集斑丘疹,头、面、颈及躯干部多见,四肢较少,1 天出齐,次日开始消退。高热时可有惊厥,耳后枕部淋巴结可肿大,常伴有轻度腹泻。

2. 猩红热　乙型溶血性链球菌感染,患儿高热,中毒症状重,咽峡炎,杨梅舌,环口苍白圈,扁桃体炎。发热 1 ~ 2 天出疹,出疹时高热。皮肤弥漫充血,上有密集针尖大小丘疹,持续 2 ~ 3 天退疹,疹退后伴大片状脱皮。白细胞计数增高。

3. 风疹　风疹病毒感染,患儿全身症状轻,耳后、枕部淋巴结肿大并触痛,发热 12 ~ 24 h 出疹,出诊顺序为面部—躯干—四肢,多为斑丘疹,疹间有正常皮肤,退后无色素沉着及脱屑。

【治疗】

1. 一般治疗

（1）护理:常规皮肤和眼、鼻、口腔清洁护理。卧床休息,保持室内适当的温度、湿度和空气流通,避免强光刺激。鼓励患儿多饮水,给予易消化和营养丰富的食物。

（2）营养管理:由护士对患者的营养状况进行初始评估,记录在"住院患者评估记录"中。总分≥3分,有营养不良的风险,需在24 h 内通知营养科医师会诊,根据会诊意见采取营养风险防治措施;总分<3分,每周重新评估其营养状况,病情加重应及时重新评估。

（3）心理治疗:麻疹等传染病的基础治疗。婴幼儿住院期间给其播放动画片、玩小玩具;与年长儿交流解释病情,帮助其树立战胜疾病的信心,保持乐观情绪。

2. 药物治疗

（1）尚无特异性抗病毒药物。

（2）对症治疗:高热时可酌情使用对乙酰氨基酚（扑热息痛）或布洛芬退热,但应避免急骤退热,特别是在出疹期。世界卫生组织（WHO）推荐给予麻疹患儿补充维生素 A。1 ~ 6 月龄 5 万 U, 7 ~ 12 月龄 10 万 U, 1 岁以上儿童 20 万 U,每天 1 次,口服,连服 2 天可减少并发症的发生,有利于疾病的恢复。仅在继发细菌感染时给予抗生素治疗。

3. 预防

（1）管理传染源:对麻疹患者要做到早发现、早报告、早隔离、早治疗。一般隔离至出疹后5 天,合并肺炎者延长至出疹后 10 天。

（2）切断传播途径:流行期间易感儿童避免到人群密集的场所去。患者停留过的房间应通风并用紫外线照射消毒,患者衣物应在阳光下暴晒。无并发症的轻症患儿可在家中隔离,以减少传播和继发医院内感染。

（3）增强人群免疫力:①主动免疫。采用麻疹减毒活疫苗预防接种。②被动免疫。接触麻疹后 5 天内立即给予免疫血清球蛋白 0.25 mL/kg,可预防发病。如果使用量不足或接触麻疹 5 天以后使用,仅可减轻症状。被动免疫只能维持 3 ~ 8 周,以后应采取主动免疫。

【并发症及处理】

1. 肺炎　是麻疹最常见的并发症,占麻疹患儿死因的 90% 以上。多见于 5 岁以下小儿。由麻疹病毒本身引起的间质性肺炎多不严重,常在出疹及体温下降后消退。继发性肺炎病原体多为细菌性,常见的有金黄色葡萄球菌、肺炎链球菌、流感嗜血杆菌等,故易并发脓胸和脓气胸。主要抗菌治疗药物常选用青霉素类,再参考痰菌药敏选用敏感抗菌药物。部分为病毒性,多见腺病毒。也可为多种病原体混合感染。主要见于重度营养不良或免疫功能低下的小儿,临床症状较重、体征明显,预后较差。

2. 喉炎　由于麻疹病毒本身可导致整个呼吸道炎症,故麻疹患儿常有轻度喉炎表现。如并发细菌感染时喉部组织明显水肿,分泌物增多,临床出现声音嘶哑、犬吠样咳嗽、吸气性呼吸困难及三凹征,严重者因喉梗阻而窒息死亡。治疗上尽量使患儿安静,雾化吸入以稀释痰液,或肾上腺皮质激素雾化以缓解喉部水肿,合并细菌感染时正确选用抗菌药物。重症并出现喉梗阻者,应及早行气管切开术或气管插管。

3. 心肌炎　常见于营养不良和并发肺炎的小儿。轻者仅有心音低钝、心率增快和一过性心电图改变,重者可出现心力衰竭、心源性休克。注意液体入量和速度,及早强心治疗。

4. 神经系统

（1）麻疹脑炎:发病率为1/1 000～2/1 000,患儿常在出疹后的2～6天再次发热,临床表现和脑脊液改变与病毒性脑炎相似。脑炎的轻重与麻疹轻重无关。病死率约为15%,存活者中智能障碍、瘫痪、癫痫等后遗症的发生率可达20%以上。

（2）亚急性硬化性全脑炎:少见的麻疹远期并发症,发病率为1/100万～4/100万。病理变化主要为脑组织慢性退行性病变。大多在患麻疹2～17年后发病,开始时症状隐匿,可仅为行为和情绪的改变,以后出现进行性智能减退,病情逐渐恶化,出现共济失调、视听障碍、肌阵挛等表现。晚期因昏迷、强直性瘫痪而死亡。患者血清或脑脊液中麻疹病毒IgG抗体持续强阳性。尚无有效的治疗方法,以支持疗法和对症治疗为主。

5. 结核病恶化　麻疹患儿因免疫反应受到暂时抑制,可使体内原有潜伏的结核病灶重趋活动恶化,甚至播散而致粟粒性肺结核或结核性脑膜炎。

6. 营养不良与维生素A缺乏症　由于麻疹病程中持续高热、食欲缺乏或护理不当,可致营养不良和维生素缺乏,常见维生素A缺乏。可引起眼干燥症,重者出现视觉障碍,甚至角膜穿孔、失明。注意补充维生素A和眼部护理。

【入院标准】

（1）持续高热,精神差。

（2）皮疹为出血性,有黏膜及消化道出血。

（3）合并肺炎、喉炎、心肌炎等并发症。

（4）新生儿或有基础疾病。

【特殊危重指征】

（1）呼吸窘迫,Ⅲ～Ⅳ度喉梗阻,X线检查可见弥漫性肺部浸润。

（2）面色苍白、肢端发绀、心音弱、心率快、血压下降。

（3）高热持续不退,皮疹密集融合,呈紫蓝色出血性皮疹。

（4）营养不良、免疫力低下继发严重感染者,尤其是结核感染。

【会诊标准】

1. 需请其他科室会诊情况

（1）出现呼吸循环衰竭、休克等,需请PICU医师会诊。

（2）出现消化道出血,需请消化科医师会诊。

（3）出现神志改变、抽搐、昏迷等,需请神经科医师会诊。

2. 其他科室需请感染科医师会诊情况　2～3周有麻疹接触史,且出现不明原因发热或有皮疹、出疹顺序改变时。

【谈话要点】

（1）麻疹是由麻疹病毒感染导致的传染病,患者是唯一的传染源,通过呼吸道进行传播。麻疹患者出疹前后的5天均有传染性,有并发症的患者传染性可延长至出疹后10天。以冬、春季发病为多。

（2）血常规、尿常规、大便常规、生化检查、血气分析、电解质、凝血功能、麻疹病毒特异性IgM抗体检测、X线胸片、心电图等是必须进行的检查。

（3）目前尚无特异性抗病毒药物,主要以对症支持治疗为主,合并喉炎时酌情使用肾上腺皮质激素。

（4）可出现喉梗阻、呼吸困难、消化道出血、抽搐、昏迷等并发症。

（5）大多数患儿痊愈后获终身免疫,预后好。

（6）告知一般住院天数和预计费用。

【出院标准】

（1）体温正常2天以上。

（2）生命体征稳定。

（3）无消化道出血,凝血功能正常。

（4）休克纠正。

（5）血气分析、电解质正常。

（6）无血小板减少。

（7）X线胸片示病情好转。

【出院指导】

（1）居家隔离至出疹后5天,合并肺炎者延长至出疹后10天。

（2）家中如有未接种过麻疹疫苗者要及时接种疫苗。

（3）出现以下紧急情况需及时返院或到当地医院治疗。

①出现体温下降后又升高、呼吸困难、咳嗽、发绀、躁动不安等。

②抽搐、精神倦怠、喷射性呕吐或出现共济失调、视听障碍、肌阵挛等神经系统表现。

③出现播散而致粟粒性肺结核或结核性脑膜炎。

④出现眼干燥症、视觉障碍,甚至角膜穿孔、失明等。

⑤其他:出现药物不良反应等。

（4）健康宣教

①消毒隔离知识教育:麻疹传染性极强,人类为唯一自然宿主,急性患者为本病最重要的传染源。主要经呼吸道传播,从潜伏期末到出疹期初,患者口、鼻、咽及眼部黏膜分泌物中含大量病毒,患者讲话、咳嗽、打喷嚏时,病毒可借飞沫小滴散布到周围空气中,经鼻咽部或眼结膜侵入易感者,密切接触者也可借手的污染而传播。家中一旦有人患病,需将居室通风换气,将患者的衣物、被子等放在阳光下暴晒1～2h。

②饮食知识教育：由于患者患病期间会伴有食欲减退、呕吐等症状，指导患者及其家属要根据不同情况和疾病的不同时期给患者提供合理的饮食。应给予营养丰富、高维生素、易消化的流食、半流食，并注意补充水分，可给予果汁、茅根水等，少量、多次喂。

③休息与运动教育：患者发病期间一定要卧床休息，注意给患者提供一个良好的休息环境，穿衣、盖被要适当，避免过热或受凉。一旦皮疹消退、症状消失便可逐渐活动，但须循序渐进。

④个人卫生教育：饭前、饭后、便前、便后要洗手。要保持室内空气流通，经常晾晒被褥、洗澡，养成良好的生活卫生习惯。

⑤如出现生命体征不稳定等紧急情况，建议马上到当地医院进行生命支持，以免加重病情。

第三节　水痘

【病因】

水痘-带状疱疹病毒（varicella-zoster virus，VZV）属疱疹病毒科 α 亚科，为双链 DNA 病毒。只有一个血清型，但与单纯疱疹病毒（HSV）抗原有部分交叉免疫。人是唯一宿主。该病毒在体外抵抗力弱，对热、酸和各种有机溶剂敏感，不能在痂皮中存活。发病高峰为冬、春季节。

病毒经上呼吸道或眼结合膜侵入人体，在局部黏膜及淋巴组织内繁殖，然后侵入血液，形成病毒血症，如患者的免疫能力不能清除病毒，则病毒可到达单核巨噬细胞系统内再次增殖后释放入血，引起各器官病变。主要损害部位在皮肤和黏膜，偶尔累及内脏。皮疹分批出现与间隙性病毒血症有关。皮疹出现 1～4 天或以后，产生特异性细胞免疫和抗体，病毒血症消失，症状随之缓解。

【流行病学】

水痘患者为本病的传染源。主要通过空气飞沫经呼吸道传染，也可通过接触患者疱疹浆液而感染。传染期从出疹前 1～2 天至病损结痂，7～8 天。人群普遍易感，主要见于儿童，以 26 岁为高峰。20 岁以后发病者占 2% 以下。孕妇分娩前 6 天患水痘可感染胎儿，出生后 10 天内发病。

【临床表现】

1. 典型水痘

（1）潜伏期 10～21 天，一般为 14 天左右。

（2）早期症状：婴幼儿常无早期症状。年长儿或成年人可有发热、头痛、全身不适、食欲缺乏及上呼吸道症状，1～2 天后才出疹。偶可出现前驱疹。

（3）出疹期：①皮疹数量较多，数十至数百个不等。②向心性分布。皮疹先见于发际、头面、躯干，后延及全身。其分布呈向心性，以发际、胸背较多，四肢面部较少，手掌、足底偶见。鼻、咽、口腔、外阴等部位的黏膜亦可发疹。③变化迅速，每日不同。皮疹常呈椭圆形，3～

5 mm，周围有红晕，疱疹浅表易破，薄壁透亮。皮疹发展迅速，开始为红斑疹，数小时内变为丘疹，再形成疱疹，疱疹时感皮肤瘙痒，然后干结成痂，如无感染，1 周后痂皮脱落。④ "四代同堂"。皮疹分批出现，同一部位可见斑疹、丘疹、疱疹和结痂同时存在。

2. 几类特殊类型的水痘

（1）进展型水痘：基础疾病、免疫受损（接受化疗或大剂量肾上腺皮质类固醇）、新生儿患者容易出现进展型水痘，此型伴有内脏器官受累、凝血障碍、严重出血和持续皮肤损害。

（2）先天性水痘综合征：母亲在妊娠 8～20 周患水痘，可造成胚胎病，引起胎儿畸形，主要影响皮肤、肢体、眼、脑的异常。

（3）新生儿水痘：母亲在分娩前数天或分娩后 1 周患水痘，其新生儿常患水痘，病情可能严重。

（4）带状疱疹：只累及躯干或脑神经皮区，皮疹不过中线，水疱样疹成密集分布。在儿童，神经痛不常见。

【辅助检查】

1. 外周血白细胞计数　白细胞总数正常或稍低。

2. 疱疹刮片　刮取新鲜疱疹基底组织和疱疹液涂片，瑞氏染色见多核巨细胞；苏木素伊红染色可查到细胞核内包涵体；或疱疹液直接荧光抗体染色查病毒抗原简捷有效。

3. 病毒分离　将疱液直接接种入人胚成纤维细胞，分离出病毒再做鉴定，仅用于非典型病例。

4. 血清学检查　血清水痘-带状疱疹病毒特异性 IgM 抗体检测，可早期帮助诊断；双份血清特异性 IgG 抗体滴度 4 倍以上增高也有助于诊断。

5. 影像学检查　水痘肺炎典型的改变是引起双侧多个结节性致密影和含气过多。在免疫健全的儿童，这种现象罕见，而在成年人较常见。

【鉴别诊断】

1. 脓疱疮　好发于鼻、唇周围或四肢暴露部位，初为疱疹，继成脓疱，然后结痂。无分批出现的特点，黏膜处不常见，无全身症状。

2. 丘疹样荨麻疹　系梭形水肿性红色丘疹，丘疹中心有针尖或粟粒大小的丘疱疹或水疱，扪之较硬。分布于四肢或躯干，不累及头部或口腔，不结痂，但有奇痒感。

3. 单纯疱疹病毒感染　可引起水痘样皮损，这类播散性的单纯疱疹病毒感染常继发于异位皮炎或湿疹等皮肤病，确诊有赖病毒分离结果。

4. 手足口病　常伴有咽痛、口腔疱疹溃疡，皮疹较小，质稍硬，以手掌和足底部为多，这一点有助于与水痘鉴别。

【治疗】

1. 一般治疗

（1）隔离至全部疱疹干燥结痂为止。

（2）清洁皮肤，局部涂搽炉甘石洗剂，有感染者可涂莫匹罗星（百多邦）软膏。

2. 对症治疗

（1）体温高者可给予解热药。

（2）皮肤瘙痒较显著者,可口服抗组胺药物。

（3）中医治疗:宜清热疏风、凉血解毒,如复方毛冬青颗粒等。

3. 对因治疗

（1）首选阿昔洛韦,口服,每次 20 mg/kg,最大剂量为每次 800 mg,每天 4 次,共 5 天。用药越早越好,一般在出疹 48 h 内开始。静脉滴注阿昔洛韦为 30 mg/(kg·d) 或按 500 mg/(m^2·d) 每天 3 次,每次输入时间应在 1 h 以上,疗程 7 天或无新皮疹出现达 48 h 止。或可选择伐昔洛韦。

（2）早期可使用 α 干扰素能较快抑制皮疹发展,加速病情恢复。

（3）合并皮肤感染,局部消炎,酌情使用抗生素。

4. 预防

（1）注射水痘疫苗:一般推荐 1 周岁以上婴幼儿注射水痘疫苗。

（2）严格管理传染源:呼吸道隔离从出疹开始到全部疱疹结痂为止,一切用物及呼吸道分泌物均应消毒处理,防止易感儿童及孕妇接触患者。

（3）对接触患者的易感者观察 3 周。

（4）生活中的预防:①养成良好的卫生习惯,勤洗手。②学校教室内要经常开窗通风,保持室内环境整洁。③疾病流行期间健康儿童应尽量不到公共娱乐场所去玩,也不去患儿家串门,以防接触传染。

【并发症及处理】

1. 皮肤感染　是最常见的并发症,如脓疱疮、蜂窝织炎等。常见的致病菌为金黄色葡萄球菌及化脓性链球菌,局部涂搽和使用敏感抗生素。

2. 进展型水痘（免疫缺陷病、使用免疫抑制药的患儿,新生儿期）

（1）使用免疫抑制药（化疗、恶性肿瘤、免疫性疾病）的患儿,如情况许可应尽快减至生理剂量,必要时考虑停用。

（2）尽早使用丙种球蛋白,总量 2 g/kg,分 2～5 天静脉滴注。

3. 水痘肺炎　出现高热、咳嗽、咳痰,结合 X 线胸片可考虑该病。使用敏感抗生素和镇咳化痰药物、必要时吸氧监测。

4. 水痘脑炎　较少见。早期可无发热及脑膜刺激征,常见头痛、呕吐及感觉异常。治疗详见病毒性脑炎治疗方法。

【入院标准】

（1）持续高热,精神差。

（2）合并皮肤感染,白细胞计数及 C 反应蛋白明显升高。

（3）合并肺炎、心肌炎等并发症。

（4）皮疹为出血性。

（5）新生儿、存在免疫缺陷或正在使用免疫抑制药治疗的患儿。

【特殊危重指征】

（1）皮疹密集融合,呈出血性皮疹。

（2）凝血功能障碍、弥散性血管内凝血（DIC）。

（3）营养不良、免疫功能低下者继发严重感染。

【会诊标准】

1. 需请其他科室会诊情况

（1）出现呼吸循环衰竭、休克等，需请PICU医师会诊。

（2）出现消化道出血，需请消化科医师会诊。

（3）出现神志改变、抽搐、昏迷等，需请神经科医师会诊。

2. 其他科室需请感染科医师会诊情况

（1）2～3周有水痘接触史。

（2）出现向心性分布皮疹，典型水疱疹，同一部位可见斑疹、丘疹、疱疹和结痂同时存在等情况。

【谈话要点】

（1）水痘是由水痘–带状疱疹病毒感染导致的传染病，患者是唯一的传染源，通过飞沫或接触传播。冬、春季节高发。传染期从出疹前1～2天至病损结痂需7～8天。人群普遍易感，主要见于儿童，以2～6岁为高峰。

（2）血常规、尿常规、大便常规、C反应蛋白、生化检查、血气＋电解质分析、凝血功能、水痘–带状疱疹病毒抗体检测、X线胸片、心电图等是必须进行的检查。

（3）目前尚无特异性抗病毒药物，主要以对症支持治疗为主，合并皮肤感染者可酌情应用抗生素，肾上腺皮质激素一般不宜用。

（4）最常见并发症为皮肤感染，严重时可出现多脏器损害（如肺炎或脑炎）等并发症。

（5）大多数患儿痊愈后获终身免疫，预后好。

（6）告知一般预计费用。

【出院标准】

（1）体温正常2天以上。

（2）生命体征稳定。

（3）并发症好转。

（4）血常规大致正常。

（5）血气分析、电解质正常。

（6）凝血功能正常。

【出院指导】

（1）居家隔离至所有皮疹结痂并脱落。

（2）家中如有未接种过水痘疫苗者要及时接种疫苗。

（3）出现以下紧急情况需及时返院或到当地医院治疗。

①出现高热不退，皮疹大面积融合、破溃、化脓等。

②出现体温下降后又升高、呼吸困难、咳嗽、发绀、躁动不安等。

③出现精神倦怠、抽搐、喷射性呕吐或共济失调等。

④其他：出现药物不良反应等。

4. 健康宣教

（1）消毒隔离知识教育：水痘传染性极强，人类为唯一自然宿主，急性患者为本病最重要的传染源。主要经呼吸道及密切接触传播，从出疹前 1～2 天至病损结痂均有传染性。家中一旦有人患病，需将居室通风换气，将患者的衣物、被子等放在阳光下暴晒 1～2 h。

（2）饮食、休息等内容参照本章第二节《麻疹》。

第四节 流行性腮腺炎

【病因】

腮腺炎病毒属于副黏病毒科的单股 RNA 病毒。只有一个血清型。病毒颗粒呈圆形，大小悬殊，100～200 nm，有包膜。对物理和化学因素敏感，甲酚皂液、40% 甲醛溶液等均能在 2～5 min 将其灭活，紫外线照射也可将其杀灭，加热至 56 ℃、20 min 即失去活力。

病毒通过口、鼻侵入人体后，在上呼吸道黏膜上皮组织中生长增殖，导致局部炎症和免疫反应，并进入血液引起病毒血症，进而扩散到腮腺和全身各器官，亦可经口腔沿腮腺管传播到腮腺。由于病毒对腺体组织和神经组织具有高度亲和性，可使多种腺体（腮腺、舌下腺、颌下腺、胰腺、生殖腺等）发生炎症改变，如侵犯神经系统，可导致脑膜脑炎等严重病变。

【流行病学】

人是病毒的唯一宿主。腮腺炎患者和健康带病毒者是本病的传染源，患者在腮腺肿大前 6 天到发病后 5 天或更长的时间均可排出病毒。主要通过呼吸道飞沫传播，亦可因唾液污染食具和玩具，通过直接接触而感染，全年均可发生感染流行，但以冬、春季发病较多。常在幼儿园和学校中感染流行。以 5～15 岁患者较为多见，2 岁以下、40 岁以上很少发病。一次感染后可获得终身免疫，但个别抗体水平低下者亦可再次感染。

【临床表现】

1. 潜伏期　2～3 周，平均 18 天。

2. 前驱期　表现前驱期很短，数小时至 2 天。常有发热、食欲缺乏、全身无力头痛、呕吐等。发热程度不等，也有体温正常者。少数患儿早期并发脑膜炎可出现脑膜刺激征。

3. 腮腺肿期　腮腺肿大先于一侧，然后另一侧也肿大，也有仅一侧肿大或腮腺无肿大的病例。肿大的特点是以耳垂为中心，向周围扩大，边缘不清，触之有弹性感及触痛，表面皮肤不发红。肿胀范围上缘可达颧骨弓，后缘达胸锁乳突肌，下缘延伸到颌下达颈部，腮肿 3～5 天达高峰，继而渐缩小，一般 1 周左右消退，偶有延至 2 周者。有时颌下腺和舌下腺均可肿大，以前者肿大为多见，有些病例仅有颌下腺肿大而腮腺不大。部分患儿颌下腺、舌下腺及腮腺可始终无明显肿胀，而仅有病毒血症或并发症的表现。腮腺管口可见红肿。患儿感到腮腺局部胀痛和感觉过敏，张口和咀嚼时更明显。在腮腺肿大的同时体温仍高，但体温增高的程度及持续时间的长短与腮腺肿大程度无关。发热持续时间不一，短者 1～2 天，少数可达 2 周。发热以中等度多见,亦有体温始终正常者。

【并发症】

由于腮腺炎病毒有嗜腺体和嗜神经性,常侵入中枢神经系统和其他腺体、器官而出现以下并发症。

1. 脑膜脑炎　较常见,常在腮腺炎高峰时出现,也可出现在腮腺肿大前或腮腺肿大消失以后。表现为发热、头痛、呕吐、颈项强直、克氏征阳性等,脑脊液的改变与其他病毒性脑炎相似。脑电图可有改变但不似其他病毒性脑炎明显,以脑膜受累为主,预后大多良好,常在2周内恢复正常,多无后遗症。如侵犯脑实质,可出现嗜睡,甚至昏迷等,并可能有神经系统后遗症,甚至死亡。

2. 睾丸炎　是男孩最常见的并发症,多为单侧。常发生在腮腺炎起病后的4～5天,肿大的腮腺开始消退时。开始为睾丸疼痛,随之肿胀伴剧烈触痛,可并发附睾炎、鞘膜积液和阴囊水肿。大多数患者有严重的全身反应,突发高热、寒战等。一般10天左右消退,1/3～1/2的病例发生不同程度的睾丸萎缩,如双侧萎缩可导致不育症。

3. 卵巢炎　5%～7%的青春期后女性患者可并发卵巢炎,症状多较轻,可出现下腹痛及压痛、月经不调等,不影响受孕。

4. 胰腺炎　严重的急性胰腺炎较少见,常发生于腮腺肿大数日后,表现为上腹部剧痛和触痛,伴发热、寒战、反复呕吐等。由于单纯腮腺炎即可引起血、尿淀粉酶增高,因此,淀粉酶升高不能作为诊断胰腺炎的证据,需做脂肪酶检查,有助于诊断。

5. 耳聋　为听神经受累所致,发病率不高,大多为单侧性,不易及时发现,治疗困难,可成为永久性耳聋。

6. 其他并发症　心肌炎较常见,而肾炎、乳腺炎、胸腺炎、甲状腺炎、泪腺炎、角膜炎、血小板减少及关节炎等偶可发生。

【辅助检查】

1. 周围血象　白细胞计数大多正常和稍增加,淋巴细胞相对增多。有并发症时白细胞计数可增高,偶有类白血病反应。

2. 血、尿淀粉酶测定　90%患者发病早期血清和尿淀粉酶有轻至中度增高,2周左右恢复正常。血脂肪酶增高有助于胰腺炎的诊断。

3. 血清学检查　近年来大多采用ELISA法检测患者血清中腮腺炎病毒特异性IgM抗体,可以早期快速诊断(前提是1个月内未接种过腮腺炎减毒活疫苗)。双份血清特异性IgG抗体效价有4倍或4倍以上提高为阳性。亦可用PCR技术检测腮腺炎病毒RNA,有很高的敏感性。

4. 病毒分离　在发病早期取患者唾液、尿液、脑脊液或血液标本,及时接种鸡胚或人胚肾细胞进行病毒分离实验,阳性标本采用红细胞吸附抑制试验或血凝抑制试验进行鉴定,阳性者可以确诊。

【鉴别诊断】

1. 其他病毒所致腮腺炎　现已知流感病毒、副流感病毒、腺病毒、肠道病毒等均可引起腮腺炎。初步鉴别可参考流行病史及临床伴随症状,最终的鉴别方法是进行病原学及血清学的检查。

2. 化脓性腮腺炎 常多次复发,且均位于同侧腮腺,应疑及化脓性腮腺炎,挤压腺体可见腮腺管口有脓液流出。局部表面皮肤红肿,压痛明显,周围界限不清,外周血白细胞及中性粒细胞增高。各年龄期儿童均可发生,至青春期可自然消失。用催涎剂(如咀嚼橡皮糖)使唾液流畅,抗生素治疗有效。

3. 其他原因引起的腮腺肿大

(1)在慢性消耗性疾病、营养不良时,腮腺可肿大。多为双侧性,轻度肿大,无压痛,皮肤无热感,存在时间持久,无全身症状。

(2)当唾液管有结石阻塞时,腮腺可肿大,也可有压痛,但无急性感染症状,反复发作,腮腺突然肿大,迅速消退,且常为同一侧是其特点。

4. 局部淋巴结炎 急性淋巴结炎多为单侧病例,位于颌下或颏下,肿块不以耳垂为中心,开始淋巴结肿大较硬,边缘清楚,压痛明显,多有咽部炎症存在。腮腺管口无红肿。

5. 其他中枢神经系统感染 若脑炎、脑膜炎、脊髓炎、脑神经损害等出现于腮腺肿大前或肿胀后一段时间,或无腮腺肿大的病例,则需与其他病原体,尤其是其他病毒性中枢神经系统感染鉴别。常需根据血清学检查确定诊断。

【治疗】

1. 一般治疗

(1)隔离患者,使之卧床休息,直至腮腺肿胀完全消退。注意口腔清洁,饮食以流质、软食为宜,避免酸性食物,保证液体摄入量。

(2)青黛、硼酸外敷治疗流行性腮腺炎,对镇痛、消肿有一定的效果。

(3)局部可用红外线、透热等理疗。

2. 对症治疗

(1)高热降温,可用对乙酰氨基酚等。

(2)中药是常用药物,可用复方毛冬青颗粒、板蓝根、腮腺方。

3. 对因治疗 无特效治疗法。发病早期可使用利巴韦林 15 mg/(kg·d)静脉滴注,疗程 5~7 天。也可使用干扰素治疗,有加速消肿、缩短热程的效果。

4. 预防

(1)隔离与留观:及早隔离患者,直至腮腺肿大完全消退为止。接触者逐日检查,集体儿童机构应检疫 3 周。

(2)自动免疫:流行性腮腺炎减毒活疫苗预防感染的效果小儿可达 97%,腮腺炎活疫苗与麻疹、风疹疫苗同时联合使用,效果良好,互不干扰。

(3)被动免疫:一般免疫球蛋白、成年人的血液均无预防本病的作用。

【并发症及处理】

1. 脑膜脑炎 按病毒性脑炎处理方法,可短期使用糖皮质激素,氢化可的松 5 mg/(kg·d)静脉滴注,3~5 天。持续监测生命体征,观察颅内压升高征象、血压、脉搏、肌张力、瞳孔、呼吸节律。脑水肿者给予 20% 甘露醇 0.5~1 g/kg,适当镇静。

2. 睾丸炎 抗病毒治疗同时应用激素,睾丸局部冷敷、制动等对症处理,可给予硫酸镁湿敷肿大的阴囊。

3. 胰腺炎　应禁食,静脉输液加用抗生素。

【入院标准】

（1）持续高热,精神差。

（2）意识改变,抽搐或昏迷等神经系统表现。

（3）剧烈腹痛,呕吐,伴脂肪酶升高。

（4）出现其他并发症,如肺炎、心肌炎、感音神经性聋等。

【特殊危重指征】

（1）脑水肿,颅内压明显升高。

（2）重症胰腺炎。

【会诊标准】

1. 需请其他科室会诊情况

（1）出现呼吸循环衰竭、休克等,需请 PICU 医师会诊。

（2）出现剧烈腹痛、频繁呕吐、腹胀明显等,需请消化科医师会诊。

（3）出现神志改变、抽搐、昏迷等,需请神经科医师会诊。

2. 其他科室需请感染科医师会诊情况

（1）2～3 周有流行性腮腺炎接触史。

（2）出现以耳垂为中心、向周围扩大、边缘不清、触之有弹性感及触痛、表面皮肤不发红的面部或颈部肿胀等症状。

【谈话要点】

（1）流行性腮腺炎是由腮腺炎病毒感染导致的传染病,患者及隐性感染者是传染源,主要通过唾液飞沫吸入传播。腮腺肿胀前 7 天至肿胀出现后 9 天均有传染性。以冬、春季发病为多。

（2）血常规、尿常规、大便常规、生化检查、凝血功能、脂肪酶、血淀粉酶及尿淀粉酶、腮腺炎病毒特异性 IgM 抗体检测、B 超、心电图、X 线胸片影像学检查等是必须进行的检查。

（3）目前尚无特异性抗病毒药物,主要以对症支持治疗为主,病情严重时可酌情使用肾上腺皮质激素。

（4）可出现呼吸系统、神经系统、消化系统、泌尿系统等并发症。

（5）大多数患儿痊愈后获终身免疫,若无严重并发症,一般预后良好。

（6）告知一般预计费用。

【出院标准】

（1）体温正常 2 天以上。

（2）生命体征稳定。

（3）精神、食欲好转。

（4）腮腺肿胀减轻或好转。

（5）头痛、腹痛、呕吐消失。

【出院指导】

（1）居家隔离至肿胀完全消失为止。

（2）家中如有未接种过腮腺炎疫苗者要及时接种疫苗。

（3）出现以下紧急情况需及时返院或到当地医院治疗。

①出现高热不退、局部肿胀明显致呼吸困难等。

②精神反应差、喷射性呕吐、抽搐等神经系统症状。

③剧烈腹痛、频繁呕吐、腹泻、腹胀或便秘等消化系统症状。

④眼睑及下肢水肿、腰痛、尿少或血尿等泌尿系统症状。

⑤其他：出现药物不良反应等。

（4）健康宣教

①消毒隔离知识教育：流行性腮腺炎是儿童常见传染性疾病，人类为唯一自然宿主，患者为本病最重要的传染源。主要经呼吸道传播，主要通过唾液飞沫吸入传播。腮腺肿胀前 7 天至肿胀出现后 9 天均有传染性。避免与患者接触，疾病流行期间避免去人员密集的公共场所。

②饮食、休息等内容参照本章第二节《麻疹》。

第五节　流行性感冒

【病因】

流感病毒属正黏病毒科，呈球形或丝状，直径 80～120 nm。三型病毒具有相似的生化和生物学特征。病毒由 3 层构成，内层为病毒核衣壳，含核蛋白（NP）、P 蛋白和 RNA。NP 是可溶性抗原（S 抗原）具有型特异性，抗原性稳定。P 蛋白（P1、P2、P3）可能是 RNA 转录和复制所需的多聚酶。中层为病毒囊膜，由一层类脂体和一层膜蛋白（MP）构成，MP 抗原性稳定，也具有型特异性。外层为两种不同糖蛋白构成的辐射状突起，即血凝素（hemagglutinin，H）和神经氨酸酶（neuraminidase，N）。H 能引起红细胞凝集，是病毒吸附于敏感细胞表面的工具；N 则能水解黏液蛋白，水解细胞表面受体特异性糖蛋白末端的 N–乙酰神经氨酸，是病毒复制完成后脱离细胞表面的工具。H 和 N 均有变异特性，故只有株特异的抗原性，其抗体具有保护作用。

流感病毒不耐热，100 ℃ 1 min 或 56 ℃ 30 min 灭活，对常用消毒剂（1% 甲醛、过氧乙酸、含氯消毒剂等）和紫外线敏感，耐低温和干燥，真空干燥或 –20 ℃以下仍可存活。甲型流感病毒经常发生抗原变异，传染性大，传播迅速，极易发生大范围流行。

【流行病学】

传染源主要是病人和隐性感染者。病人自潜伏期末到发病后 5 天内均可有病毒从鼻涕、口涎、痰液等分泌物排出，传染期约 1 周，以病初 2～3 天传染性最强。病毒随咳嗽、喷嚏、说话所致飞沫传播为主，通过病毒污染的茶具、食具、毛巾等间接传播也有可能。传播速度和广度与人口密度有关。人群普遍易感，感染后对同一抗原型可获不同程度的免疫力，型与型之间无交叉免疫性。突然发生、蔓延迅速、发病率高和流行过程短是流感的流行特征。流行无明显季节性,以冬、春季节为多。大流行主要由甲型流感病毒引起,当甲型流感病毒出现新亚型时,人群普遍易感而发生大流行。一般每10～15年可发生一次世界性大流行,每2～3年可有一次小流行。乙型流感多呈局部流行或散发,亦可大流行。丙型流感一般只引起散发。

【临床表现】

流感的潜伏期一般为1～7天,多数为2～4天。

1. **典型流感**　最常见,突然起病,高热,体温可达39～40 ℃,可有畏寒、寒战,多伴头痛、全身肌肉及关节酸痛、极度乏力、食欲减退等全身症状,常有咽喉痛及干咳,可有鼻塞、流涕及胸骨后不适等。颜面潮红,眼外眦部球结膜轻度充血。如未出现并发症,多呈自限性过程,多于发病3～4天或以后体温逐渐恢复,全身症状好转,但咳嗽及体力的恢复常需1～2周。轻症者如普通感冒,症状轻,2～3天可恢复。

2. **中毒型流感**　极少见,表现为高热、休克及弥散性血管内凝血(DIC)等,病死率高。

3. **胃肠型流感**　除发热外,以呕吐、腹泻为显著特点,儿童多于成年人。2～3天即可恢复。

4. **特殊人群流感**

(1)儿童流感:在流感流行季节,有超过40%的学龄前儿童及30%的学龄儿童罹患流感。一般健康儿童感染流感病毒可能表现为轻型流感,主要症状为发热、咳嗽、流涕、鼻塞、咽痛、头痛,少部分出现肌痛、呕吐、腹泻。婴幼儿流感的临床症状往往不典型,可出现高热惊厥。新生儿流感少见,但易合并肺炎,常有败血症表现,如嗜睡、拒奶、呼吸暂停等。在小儿,流感病毒引起的喉炎、气管炎、支气管炎、毛细支气管炎、肺炎及胃肠道症状较成年人常见。

(2)免疫缺陷人群流感:免疫缺陷人群如器官移植人群、艾滋病患者、长期使用免疫抑制药者,感染流感病毒后发生重症流感的危险性明显增加,由于易出现流感病毒性肺炎,发病后可迅速出现发热、咳嗽、呼吸困难及发绀,病死率高。

5. **重症病例**

(1)流感病毒性肺炎:季节性甲型流感(H1N1、H2N2和H3N2等)所致的病毒性肺炎主要发生于婴幼儿、老年人、慢性心肺疾病及免疫功能低下者。2009年甲型H1N1流感在青壮年、肥胖人群、有慢性基础疾病者和妊娠妇女等人群中引起严重的病毒性肺炎,部分患者发生难治性低氧血症。人感染高致病性禽流感病毒引起的肺炎常可发展成急性肺损伤(ALI)或急性呼吸窘迫综合征(ARDS),病死率高。

(2)肺外表现

①心脏损害:心脏损伤不常见,主要有心肌炎及心包炎,可见肌酸激酶水平升高,心电图异常,而肌钙蛋白异常少见,多可恢复,重症病例可出现心力衰竭。

②神经系统损伤:包括脑脊髓炎、横断性脊髓炎、无菌性脑膜炎、吉兰-巴雷综合征。

③肌炎和横纹肌溶解综合征:在流感中罕见,主要症状有肌无力及肾衰竭,肌酸激酶水平升高。危重症患者可发展为多器官功能不全综合征(MODS)和DIC等,甚至死亡。

【辅助检查】

1. **血象**　白细胞总数大多减少,中性粒细胞显著减少,淋巴细胞相对增多,大单核细胞也可增加,此种特殊血象在发病最初数日即出现,往往持续10～15天。合并细菌性感染时,白细胞和中性粒细胞增多。

2. 病毒分离 将起病 3 天内病人的含漱液或上呼吸道分泌物接种于鸡胚或组织培养,进行病毒分离。

3. 血清学检查 分别测定急性期及 2 周后血清中的抗体,进行补体结合试验或血凝抑制试验,如有抗体滴度 4 倍以上增长,则为阳性。

4. 免疫荧光法测抗原 起病 3 天内鼻黏膜压片染色查包涵体,荧光抗体检测抗原可阳性。

【诊断标准】

1. 需要考虑流感的临床情况

(1)在流感流行时期,出现下列情况之一,需要考虑是否为流感:①发热伴咳嗽和(或)咽痛等急性呼吸道症状;②发热伴原有慢性肺部疾病急性加重;③婴幼儿和儿童发热,未伴其他症状和体征;④重病患者出现发热或低体温。

(2)在任何时期,出现发热伴咳嗽和(或)咽痛等急性呼吸道症状,并且可以追踪到与流感相关的流行病学史,如患者发病前 7 天内曾到过有流感暴发的单位或社区,与流感可疑病例共同生活或有密切接触,从有流感流行的国家或地区旅行归来等。

2. 需要进行病原学检查的病例 若有条件,对出现以上情况的病例,可进行病原学检查以确诊。对于确诊与否会对临床处理产生影响的病例,宜积极进行病原学检查:①需决定是否应及时启动抗病毒治疗的高危病例;②是否确诊对进行其他诊断检查有影响的病例;③需决策是否应用抗生素治疗的病例;④等待诊断结果实施相应感染控制措施的病例;⑤进行流行病学采样调查的病例。

3. 确诊标准 具有下列 1 种或 1 种以上病原学检测结果阳性的患者,可以确诊为流感:①流感病毒核酸检测阳性(可采用实时 RT-PCR 和 RT-PCR 方法);②流感病毒快速抗原检测阳性(可采用免疫荧光法和胶体金法),需结合流行病学史进行综合判断;③流感病毒分离培养阳性;④急性期和恢复期双份血清的流感病毒特异性 IgG 抗体水平呈 4 倍或 4 倍以上升高。

4. 重症流感的判断标准 流感病例出现下列 1 种或 1 种以上情况者为重症流感病例。①意识改变:反应迟钝、嗜睡、躁动及惊厥等。②呼吸困难和(或)呼吸频率加快:5 岁以上儿童＞30 次/分,1～5 岁＞40 次/分,2～12 月龄＞50 次/分,新生儿至 2 月龄＞60 次/分。③严重呕吐、腹泻,出现脱水表现。④少尿:小儿尿量＜0.8 mL/kg;或每日尿量婴幼儿＜200 mL/m²,学龄前儿童＜300 mL/m²,学龄儿童＜400 mL/m²,14 岁以上儿童＜17 mL/h;或出现急性肾衰竭。⑤血压＜90/60 mmHg(1 mmHg=0.133 kPa)。⑥动脉血氧分压(PaO₂)＜60 mmHg 或氧合指数＜300 mmHg。⑦X 线胸片显示双侧或多肺叶浸润影,或入院 48 h 内肺部浸润影扩大 50%。⑧肌酸激酶及其同工酶等水平迅速升高。⑨原有基础疾病明显加重,出现脏器功能不全或衰竭。

【鉴别诊断】

1. 普通感冒 多种病毒引起,多为散发,起病较慢,上呼吸道症状明显,全身症状较轻。感冒俗称伤风,又称急性鼻炎或上呼吸道卡他,是以鼻咽部卡他症状为主要表现。病原体以鼻病毒多见,还可有其他病毒如副流感病毒、呼吸道合胞病毒、埃可病毒、柯萨奇病毒等。起病较急,初期有咽干、咽痒或烧灼感,发病同时或数小时后,可有喷嚏、鼻塞、流清水样鼻涕,2～3

天后变稠。可伴咽痛,有时由于耳咽管炎使听力减退,也可出现流泪、味觉迟钝、呼吸不畅、声嘶、少量咳嗽等。一般无发热及全身症状,或仅有低热、不适、轻度畏寒和头痛。检查可见鼻黏膜充血、水肿、有分泌物,咽部轻度充血。如无并发症,一般5~7天痊愈。与轻型流感鉴别相对困难,确切鉴别需行病原体的相关检查。普通流感的流感病毒相关检查呈阴性。

2. 其他类型上呼吸道感染 包括急性咽炎、扁桃体炎、鼻炎和鼻窦炎。感染与症状主要限于相应部位。局部分泌物流感病原学检查阴性。急性扁桃体炎咽部红肿,扁桃体肿大,有脓性分泌物,颌下淋巴结肿大,白细胞总数或中性粒细胞比例增高,血培养可呈阳性,抗菌药物治疗有效。

3. 下呼吸道感染 流感有咳嗽症状或合并气管-支气管炎时需与急性气管-支气管炎相鉴别;合并肺炎时需要与其他肺炎,包括细菌性肺炎、衣原体肺炎、支原体肺炎、病毒性肺炎、真菌性肺炎、肺结核等相鉴别。根据临床特征可做出初步判断,病原学检查可资确诊。

4. 流感伤寒型钩体病 夏、秋季多发,有疫水接触史,临床除发热外,腓肠肌压痛,腹股沟淋巴结肿大、压痛,实验室检查可通过显凝实验检测抗体,若抗体效价为1:400以上增高,考虑该病,通过血培养可诊断。

5. 其他非感染性疾病 流感还应与伴有发热,特别是伴有肺部阴影的非感染性疾病相鉴别,如结缔组织病、肺栓塞、肺部肿瘤等。

【治疗】

1. 一般治疗 按呼吸道隔离病人1周或至主要症状消失。卧床休息,多饮水,给予流食或半流质饮食,进食后以温盐水或温开水漱口,保持鼻、咽、口腔清洁卫生。

2. 对症治疗 有高热、烦躁者可给予解热镇静药,酌情选用阿司匹林、安乃近、苯巴比妥等。高热显著、呕吐剧烈者应予以适当补液。儿童忌用阿司匹林或含阿司匹林的药物,以及其他水杨酸制剂,因为此类药物与流感的肝和神经系统并发症(即瑞氏综合征)相关,偶可致死。

3. 抗病毒治疗

(1)神经氨酸酶抑制药:大量临床研究结果显示,神经氨酸酶抑制药能有效缓解流感患者的症状,缩短病程和住院时间,减少并发症的发生,节省医疗费用,并有可能降低某些人群的病死率,特别是在发病48 h内早期使用。奥司他韦为口服剂型,批准用于>1岁的儿童和成年人,<1岁的儿童其安全性和有效性缺少足够资料,在紧急情况下,对于>3个月的婴儿可使用奥司他韦。即使时间超过48 h,也应进行抗病毒治疗。治疗年龄≥1岁、体重≤15 kg者,每次30 mg,每天2次;15~23 kg者,每次45 mg,每天2次;24~40 kg者,每次60 mg,每天2次;>40 kg者,每次75 mg,每天2次(6~11个月者,每次25 mg,每天2次;3~5个月者,每次20 mg,每天2次;<3个月者,每次12 mg,每天2次)。疗程均5天。不良反应包括胃肠道症状、咳嗽、支气管炎、头晕、疲劳,以及神经系统症状(头痛、失眠、眩晕),曾有抽搐和神经精神障碍的报道,主要见于儿童和青少年,但不能确定与药物的因果关系。此外,偶有皮疹、过敏反应和肝胆系统异常。扎那米韦为粉雾吸入剂,用于>5岁(英国)或>7岁(美国)的儿童和成年人,对照研究结果证明其与奥司他韦疗效没有差别。治疗,>7岁者,每次吸入10 mg,每天2次;预防,>5岁者,每次吸入10 mg,每天1次。偶可引起支气管痉挛和过敏反应,对有支气管哮喘等基础疾病的患者要慎重,其他不良反应较少。

（2）离子通道 M_2 阻滞药:代表药物金刚烷胺,只对甲型流感病毒有效。其机制是抑制病毒复制,使患者排毒量减少,排毒期和病程缩短。早期用药疗效好。1～9 岁, 5～8 mg/（kg·d）不超过 150 mg/d）, 1 次或分 2 次口服;≥ 10 岁，200 mg/d，1 次或分 2 次口服,均用至症状消失后 24～48 h。有口干、头晕、嗜睡、失眠和共济失调等不良反应。

4. 抗生素应用 避免盲目或不恰当使用抗菌药物,仅在流感继发细菌性肺炎、中耳炎和鼻窦炎等时才有使用抗生素的指征。药物选择原则如前述。重症流感患者住院期间（包括应用机械通气期间）发生肺炎,则按医院获得性肺炎（含呼吸机相关性肺炎）恰当、合理地选用抗生素。

5. 免疫调节药 如胸腺素、干扰素、白细胞介素等治疗病毒性感染有极大发展。流感流行时对体弱、年幼、年老及免疫低下者应用免疫调节药可增加机体免疫功能促进康复。

6. 重症病例的治疗 重症病例可发生呼吸衰竭或循环衰竭（休克）,需要进重症监护室进行液体复苏或机械通气治疗。此外,中草药治疗实验室筛选证明对流感病毒有抑制作用或灭活作用的中草药有板蓝根、紫草、桉叶、贯众、鹅不食草、茵陈、金银花、黄连、连翘等数种,可酌情选用。

【并发症及处理】

1. 呼吸系统并发症 主要为继发性细菌感染,包括急性鼻旁窦炎、急性化脓性扁桃体炎、细菌性气管炎、细菌性肺炎等。继发感染的致病菌主要有流感嗜血杆菌和肺炎链球菌。其他呼吸系统并发症还包括慢性阻塞性肺部疾病和哮喘的加重。

2. 肺外并发症 有中毒性休克、中毒性心肌炎、瑞氏综合征等。瑞氏综合征是由脏器脂肪浸润所引起的以脑水肿和肝功能障碍为特征的一组综合征,一般只发生于儿童。查体常发现肝大,无黄疸,脑脊液检查正常,其发病原因被认为与服用阿司匹林有关。

治疗方面参照相关疾病进行处理。

【预防】

1. 管理传染源 病人应就地隔离治疗 1 周或至退热后 2 天。不住院者外出应戴口罩。单位流行应进行集体检疫,并要健全和加强疫情报告制度。

2. 切断传播途径 流行期间暂停集会和集体文体活动;到公共场所应戴口罩;不到患者家串门,以减少传播机会。室内应保持空气新鲜,可用食醋或过氧乙酸熏蒸。患者用过的食具、衣物、手帕、玩具等应煮沸消毒或阳光暴晒 2 h。

3. 药物预防 已有流行趋势单位,对易感者可服用金刚烷胺或甲基金刚烷胺 0.1 g,每天 1 次（儿童及肾功不全者减量）,连服 10～14 天;或利巴韦林滴鼻,均有较好的预防效果。此外,亦可采用中草药预防。

4. 应用流感疫苗 常用的减毒活疫苗和灭活疫苗,在疫苗株与病毒株抗原一致的情况下,均有肯定的预防效果。但因病毒易发生变异而难以对流行株做有效预防。减毒活疫苗采用鼻腔接种,使之引起轻度上呼吸道感染,从而产生免疫力。每人每次 0.5 mL,在流行季节前 1～3 个月喷施双侧鼻腔。老年人、孕妇、婴幼儿和患有慢性心、肺、肾等疾病及过敏体质者,不予接种。灭活疫苗采用皮下注射,不良反应小,因大量制备较困难,仅用于减毒活疫苗禁忌证者;每次剂量,成年人为 1 mL,学龄前儿童为 0.2 mL,学龄儿童为 0.5 mL。

【分级及诊治指引】

流行性感冒分级及诊治指引见表 6-1。

表 6-1　流行性感冒分级及诊治指引

分级	神志	中毒症状	呼吸窘迫	心力衰竭	休克	责任医师
Ⅰ级	嗜睡或昏迷	重	重度	有	有	专科三线医师 +ICU 医师
Ⅱ级	烦躁、易激惹或反应差	中	中至轻度	有或无	有或无	专科三线医师（副主任医师或主任医师）
Ⅲ级	正常	轻	无	无	无	二线医师（主治医师或副主任医师）
Ⅳ级	正常	无	无	无	无	一线医师（住院医师或主治医师）

【入院标准】

（1）持续高热,精神差。

（2）合并肺炎、心肌炎、循环不良或意识改变等并发症。

【特殊危重指征】

（1）急性呼吸窘迫综合征。

（2）暴发性心肌炎。

（3）急性肾衰竭。

【会诊标准】

1. 需请其他科室会诊情况

（1）出现呼吸循环衰竭、休克等,需请 PICU 医师会诊。

（2）出现心率增快或减慢、心律失常、心电图改变等,需请心血管内科医师会诊。

（3）出现神志改变、抽搐、昏迷等,需请神经科医师会诊。

（4）出现水肿、尿量减少、肾功能损害等,需请肾内科医师会诊。

2. 其他科室需请感染科医师会诊情况　疾病流行期间,出现高热不退、头痛、肌肉酸痛等中毒症状、呼吸道卡他等症状。

【谈话要点】

（1）流行性感冒是流感病毒感染所致疾病,具有传染性,儿童易感。

（2）血常规、尿常规、大便常规、生化检查、血气 + 电解质分析、流感病毒学检测、X 线胸片、心电图等是必须进行的检查。

（3）治疗以对症支持及抗病毒治疗为主。

（4）可出现多脏器损害等并发症,以肺部并发症为突出。

（5）流行性感冒病程呈自限性,若无并发症,预后好。

（6）告知一般住院天数和预计费用。

【出院标准】

（1）体温正常2天以上。

（2）生命体征平稳。

（3）精神、食欲好转。

（4）血常规大致正常。

（5）X线胸片示病情好转。

【出院指导】

（1）流感患者应呼吸道隔离1周或至主要症状消失。患者用具及分泌物要彻底消毒。

（2）再次出现体温升高、呼吸困难、咳嗽、发绀、躁动不安等应立即就诊。

（3）加强户外体育锻炼，提高身体抗病能力。

（4）做好本病相关预防性工作。

第六节　传染性单核细胞增多症

【病因】

EBV是本病的病原体。EBV属于疱疹病毒，是一种嗜淋巴细胞的DNA病毒，主要侵犯B淋巴细胞（B淋巴细胞表面的CD21受体，与EB病毒受体相同）。病毒进入口腔，在咽部淋巴组织内繁殖复制，继而进入血流产生病毒血症，主要累及全身淋巴组织及具有淋巴细胞的组织与内脏。亦可通过输血感染。

EBV有5种抗原成分，均能产生各自相应的抗体。①衣壳抗原（viral capsid antigen，VCA）：可产生IgM和IgG抗体，VCA-IgG出现稍迟于前者，可持续多年或终身，故不能区别新近感染与既往感染。②早期抗原（early antigen，EA）：EBV进入增殖性周期初期形成的一种抗原，其中EAD成分是EBV活跃增殖的标志。EA-IgG抗体于病后3～4周达高峰，持续3～6个月。③核心抗原（nuclear antigen，EBNA）：EBNA-IgG于病后3～4周出现，持续终身，是既往感染的标志。④淋巴细胞决定的膜抗原（lymphocyte determinant membrane antigen，LYDMA）：带有LYDMA的B细胞是细胞毒性T（Tc）细胞攻击的靶细胞，其抗原为补体结合抗体，出现和持续时间与EBNA-IgG相同，也是既往感染的标志。⑤膜抗原（membrane antigen，MA）：中和性抗原，可产生相应中和抗体，其出现和持续时间与EBNA-IgG相同。

【流行病学】

本病世界各地均有发生，多呈散发性，但也不时出现一定规模的流行。全年均有发病，以秋末至初春为多。病后可获得较稳固的免疫力，再次发病者极少。患者和隐性感染者是传染源。病毒大量存在于涎腺及唾液中，可持续或间断排毒达数周、数月，甚至数年之久。由于病毒主要在口腔分泌物中，因此，口—口传播是重要的传播途径，飞沫传播虽有可能但并不重要，偶可经输血传播。虽然也在妇女生殖道内发现 EBV,但垂直传播问题尚有争议。本病主要见于儿童和青少年,性别差异不大。6 岁以下小儿患病后大多表现为隐性或轻型感染,15 岁以上感染者则多呈典型症状。超过 35 岁的患者少见。

【临床表现】

1. 潜伏期　5～15 天。起病急缓不一。症状呈多样性,多数患者有乏力、头痛、畏寒、鼻塞、恶心、食欲减退、轻度腹泻等前驱症状。

2. 发病期　典型表现如下。

(1)发热:一般均有发热,体温 38.5～40 ℃,无固定热型,热程大多 1～2 周,少数可达数月。中毒症状多不严重。

(2)咽峡炎:咽部、扁桃体、腭垂充血肿胀,可见出血点,伴有咽痛,少数有溃疡或假膜形成。咽部肿胀严重者可出现呼吸及吞咽困难。

(3)淋巴结肿大:大多数患者有浅表淋巴结肿大,在病程第 1 周就可出现。全身淋巴结均可受累,以颈部最为常见。肘部滑车淋巴结肿大常提示有本病可能。肿大淋巴结直径很少超过 3 cm,中等硬度,无明显压痛和粘连,常在热退后数周才消退。肠系膜淋巴结肿大时,可有腹痛。

(4)肝、脾大:肝大者占 20%～62%,大多数在肋下 2 cm 以内,可出现肝功能异常,并伴有急性肝炎的上消化道症状,部分有轻度黄疸。约 50% 患者有轻度脾大,伴疼痛及压痛,偶可发生脾破裂。

(5)皮疹:部分患者在病程中出现多形性皮疹,如丘疹、斑丘疹、荨麻疹、猩红热样斑疹、出血性皮疹等。多见于躯干。皮疹大多在 4～6 天出现,持续 1 周左右消退。

本病病程一般为 2～3 周,也可长至数月。偶有复发,但病程短,病情轻。婴幼儿感染常无典型表现,但血清 EBV 抗体可阳性。

【辅助检查】

1. 血常规　外周血象改变是本病的重要特征。早期白细胞总数可正常或偏低,以后逐渐升高 >10×10^9/L,高者可达(30～50)×10^9/L。白细胞分类早期中性粒细胞增多,以后淋巴细胞数可达 60% 以上,并出现异型淋巴细胞。异型淋巴细胞超过 10% 或其绝对值超过 1.0×10^9/L 时,具有诊断意义。血小板计数常见减少,可能与病毒直接损伤或免疫复合物作用有关。

2. 血清嗜异凝集试验　患者血清中出现 IgM 嗜异性抗体,能凝集绵羊或马红细胞,阳性率达 80%～90%。凝集效价在 1:64 以上,经豚鼠肾吸收后仍阳性者,具有诊断意义。5 岁以下小儿,该试验多为阴性。

3. EBV 特异性抗体检测　间接免疫荧光法和酶联免疫吸附法检测血清中 VCA-IgM 和 EA-IgG。VCA-IgM 阳性是新近 EBV 感染的标志,EA-IgG 一过性升高是近期感染或 EBV 复制活跃的标志,均具有诊断价值。

4. EBV-DNA 检测　采用聚合酶链反应(PCR)方法能快速、敏感、特异地检测患儿血清中含有高浓度 EBV-DNA,提示存在病毒血症。

【鉴别诊断】

1. 巨细胞病毒感染 巨细胞病毒病的临床表现酷似本病,该病肝、脾大是由于病毒对靶器官细胞的作用所致,传染性单核细胞增多症则与淋巴细胞增殖有关。巨细胞病毒病中咽痛和颈淋巴结肿大较少见,血清中无嗜异性凝集素及EB病毒抗体,确诊有赖于病毒分离及特异性抗体测定。

2. 急性感染性淋巴细胞增多症 多见于幼儿,大多有上呼吸道症状,淋巴结肿大少见,无脾大;白细胞总数增多,主要为成熟淋巴细胞,异常血象可维持4~5周;嗜异性凝集试验阴性,血清中无EB病毒抗体出现。

3. 急性淋巴细胞性白血病 骨髓细胞学检查有确诊价值。

【治疗】

1. 一般治疗

(1)急性期卧床休息,减少机体耗氧量,避免心肌受累。

(2)抗菌药物对EB病毒无效,仅用于咽或扁桃体继发链球菌感染时,禁用氨苄西林或阿莫西林(与本病免疫异常有关),可用青霉素治疗,过敏者可用红霉素,注意肝损害。

(3)饮食应给予清淡、易消化、高蛋白、高维生素的流食或半流食。

2. 对症支持治疗

(1)可用对乙酰氨基酚控制发热,缓解咽痛、头痛症状。

(2)持续高热、咽喉梗阻或脾肿痛者可短期应用肾上腺皮质激素3~7天,可减轻症状。

(3)严重病例可考虑静脉注射丙种球蛋白400 mg/(kg·d),每天1次,连用4~5次,可使临床症状改善,缩短病程,早期给药效果更好。

3. 对因治疗 抗病毒治疗目前可使用阿昔洛韦,每次20 mg/kg,口服最大剂量为每次800 mg,每天4次,共5天,有一定的疗效;更昔洛韦10 mg/(kg·d),每天2次,静脉注射,亦可改善病情。α干扰素亦有一定的治疗作用。

4. 预防

(1)目前尚无有效预防措施,疫苗尚在研制中。

(2)急性期患者应进行呼吸道隔离,其呼吸道分泌物及痰杯应用漂白粉或煮沸消毒。

(3)因病毒血症可长达数月,故病后至少6个月不宜参加献血。

【并发症及处理】

1. 肝损害 门诊口服葡醛内酯、齐墩果酸。可以静脉用还原型谷胱甘肽。

2. 脾大 脾大时应避免剧烈运动(特别是在发病的第2周),以免发生外伤引起脾破裂,发生脾破裂时,应立即输血,并做手术治疗。

3. 肾损害 轻症蛋白尿和血尿可予以肾炎康复片。

4. 心肌炎,严重肝炎溶血性贫血,血小板减少性紫癜并出血 应用肾上腺皮质激素可延至2周,剂量为1 mg/(kg·d),每日最大量不超过60 mg,第2周逐渐减量而停用。因有免疫抑制作用,对一般病例,激素并非必要,必须慎用。

【分级及诊治指引】

传染性单核细胞增多症分级及诊治指引见表6-2。

表 6-2　传染性单核细胞增多症分级及诊治指引

分级	神志	中毒症状	呼吸窘迫	心力衰竭	肝衰竭	休克	责任医师
Ⅰ级	嗜睡或昏迷	重	有	有	有	有	专科三线医师 +ICU 医师
Ⅱ级	烦躁、易激惹或反应差	中	有或无	有或无	有或无	有或无	专科三线医师（副主任医师或主任医师）
Ⅲ级	正常	轻	无	无	无	无	二线医师（主治医师或副主任医师）
Ⅳ级	正常	无	无	无	无	无	一线医师（住院医师或主治医师）

【入院标准】

（1）持续发热。

（2）出现肝功能异常。

（3）出现血液系统损害。

（4）出现意识改变等神经系统损害。

（5）喉梗阻或肺炎。

（6）血尿、蛋白尿、肾损害。

【特殊危重指征】

（1）多器官功能障碍综合征（MODS）。

（2）噬血细胞综合征（HPS）。

（3）肝、脾破裂。

【会诊标准】

1.需请其他科室会诊情况

（1）出现呼吸循环衰竭、休克等,需请 PICU 医师会诊。

（2）出现外周血白细胞、血小板及血红蛋白持续下降,需请血液科医师会诊。

（3）出现神志改变、抽搐、昏迷等,需请神经科医师会诊。

（4）出现消化道出血,肝、脾破裂,请消化内科或普外科医师会诊。

2.其他科室需请感染科医师会诊情况　不明原因发热,伴肝、脾、淋巴结增大,皮疹及咽峡炎等。

【谈话要点】

（1）传染性单核细胞增多症是由 EB 病毒感染导致的疾病,多呈散发性,但也不时出现一定规模的流行。患者和隐性感染者是传染源。口—口传播是重要的传播途径,偶可经输血传播。

（2）血常规、尿常规、大便常规、生化检查、血气分析、电解质、凝血功能、血清嗜异凝集试验、EBV 特异性抗体检测、X 线胸片、心电图、腹部 B 超等是必须进行的检查。

（3）目前尚无特异性抗病毒药物,主要以对症支持治疗为主。

（4）可出现呼吸困难、贫血或血小板减少、昏迷、脾破裂及肾损害等并发症。

（5）本病系自限性疾病,若无并发症,预后大多良好。

（6）告知一般住院天数和预计费用。

【出院标准】

（1）体温正常 2 天以上。

（2）生命体征稳定。

（3）并发症好转。

（4）血常规大致正常。

（5）生化指标好转。

【出院指导】

（1）观察体温变化及伴随的症状,体温超过 38.5 ℃应给予降温。

（2）应卧床休息 2～3 周,减少机体耗氧量,避免心肌受累。

（3）饮食应给予清淡、易消化、高蛋白、高维生素的流食或半流食,少食干硬、酸性、辛辣食物,保证供给充足的水分,每天饮水量少儿为 1 000～1 500 mL、年长儿为 1 500～2 000 mL。

（4）皮肤的护理:注意保持皮肤清洁,每天用温水清洗皮肤,及时更换衣服,衣服应质地柔软、清洁干燥,避免刺激皮肤。保持手的清洁更重要,应剪短指甲,勿搔抓皮肤,防止皮肤破溃感染。

（5）肝、脾的护理:此病不会引起慢性肝炎。脾大时应避免剧烈运动（特别是在发病的第 2 周）,以免发生外伤引起脾破裂。

（6）淋巴结肿大的要注意定期复查血象,因淋巴结消退比较慢,可达数月之久。如发现颈部淋巴结肿痛、体温升高等情况,及时去医院就诊。

第七节　猩红热

【病因】

A 组 β 型溶血性链球菌,革兰染色阳性,直径 0.6～1.0 μm,呈链状排列,球形或卵圆形,无芽胞,无鞭毛。M 蛋白是细菌的菌体成分,对中性粒细胞和血小板都有免疫毒性作用;脂壁酸对生物膜有较高的亲和力,有助于链球菌黏附于人的上皮细胞。

A 组 β 型溶血性链球菌的致病力来源于细菌本身及其产生的毒素和蛋白酶类。细菌产生的毒素有:①致热性外毒素,即红疹毒素。链球菌能产生 A、B、C、D 4 种抗原性不同的致热性外毒素,其抗体无交叉保护力,均能致发热和猩红热皮疹,并抑制吞噬系统和 T 细胞的功能,触发 Schwartzman 反应。②链球菌溶血素有溶解红细胞、杀伤白细胞和血小板,以及损伤心脏的作用,可分为 O 和 S 两种溶血素。产生的蛋白酶有:①链激酶,可溶解血块并阻止血浆凝固。②玻璃酸酶,能溶解组织间的玻璃酸,最终有得于细菌在组织内扩散。③链道酶,又称为脱氧核糖核酸酶,能裂解具有高黏稠度的 DNA,从而破坏宿主的组织和细胞。④烟酰胺腺嘌呤二核苷酸酶,可损害含有这种成分的组织和细胞。⑤α脂蛋白酶,对机体产生的特异性、非特异性免疫反应有抑制作用,有利于细菌的感染和扩散。

【流行病学】

本病发病多见于学龄前及学龄儿童,3岁以下儿童少见。多在冬、春季流行。急性期患儿(尤其未经治疗者)及健康带菌者(儿童中占15%～20%)是主要传染源。传染途径主要通过鼻咽部分泌物飞沫传播或直接密切接触传染,也可通过病菌污染玩具、用具、手及食物等间接经口传播。皮肤损伤,如烫伤、抓伤,可成为病菌入侵的门户,感染后所引起的猩红热称为外科性猩红热。人群普遍易感,感染后机体可获得血清型特异性抗菌免疫力及特异性抗毒素,如再次感染同型链球菌,可不再患病,再次感染产生同型致热毒素的链球菌后,可不引起猩红热样皮疹。婴儿可通过胎盘获得被动免疫。

【临床表现】

本病多见于小儿,尤以5～15岁居多,潜伏期1～7天,一般为2～5天,临床表现差别较大。

1. 普通型　在流行期间大多数患者属于此型。临床主要表现如下。

(1)发热:多为持续性,体温可达39℃左右,可伴有头痛、全身不适等全身中毒症状。

(2)咽峡炎:表现为咽痛、吞咽痛,局部充血并可有脓性渗出液,颌下及颈淋巴结呈非化脓性炎症改变。

(3)皮疹:皮疹是猩红热最显著的症状。典型皮疹为均匀分布的弥漫充血性针尖大小的丘疹,压之褪色,伴有痒感。皮疹一般于48 h达高峰,然后按出疹先后开始消退,2～3天退尽。疹退后开始出现皮肤脱屑。近年来,由于患者很早使用抗生素,干扰了疾病的自然发展,出现症状轻者多见,常仅有低热、轻度咽痛等症状,皮疹、脱屑等症状较轻,但仍可引起变态反应性并发症,损害心脏、肾及关节。

皮疹特征:①发热后24 h内开始发疹;始于耳后、颈部及上胸部,然后迅速蔓及全身。②病程初期舌覆白苔,红肿的乳头突出于白苔之外,称为"草莓舌",2～3天白苔开始脱落,舌面光滑呈肉红色,舌乳头仍凸起,又称"杨梅舌"。③如颜面部仅有充血而无皮疹,口、鼻周围充血不明显,相比之下显得发白,称为"口周苍白圈"。④"帕氏线",在皮肤皱褶、皮疹密集或由于摩擦出血呈紫色线状,称为"线状疹"或"帕氏线"。

2. 脓毒型　以咽峡炎表现为主,咽部红肿,渗出脓液,甚至发生溃疡,细菌扩散到附近组织,形成化脓性中耳炎、鼻旁窦炎、乳突炎、颈部淋巴结明显肿大,还可引起败血症。此型已少见。

3. 中毒型　临床表现主要为毒血症。高热、剧吐、头痛,甚至神志不清,可有中毒性心肌炎及感染性休克。咽峡炎不重但皮疹很明显。此型病死率高,目前亦很少见。

4. 外科型　病原菌由创口侵入,局部先出现皮疹,由此延及全身,但无咽炎,全身症状大多较轻,此型预后较好。

【辅助检查】

1. 一般检查

(1)血液:白细胞计数增加,多数达(10～20)×10⁹/L,中性粒细胞增加达80%以上,严重患者胞质中可见中毒颗粒。出疹后嗜酸性粒细胞增多占 5% ～ 10%。

（2）尿常规：一般无明显异常，如果发生肾变态反应并发症，则可出现蛋白尿、红细胞、白细胞及管型。

2. 血清学检查　可用免疫荧光法检查咽拭子涂片进行快速诊断，红疹毒素试验早期为阳性。

3. 病原学检查　可用咽拭子或其他病灶分泌物培养溶血性链球菌。血培养很少有阳性结果，而咽拭子培养常可有链球菌生长。

【鉴别诊断】

1. 其他咽峡炎　在出皮疹前咽峡炎与一般急性咽峡炎较难鉴别。白喉患者的咽峡炎比猩红热患者轻，假膜较坚韧且不易抹掉，猩红热患者咽部脓性分泌物容易被抹掉，结合细菌学检查有助于诊断。

2. 麻疹　病初有明显的上呼吸道卡他症状，第 4 天出疹，疹型与猩红热不同，皮疹之间有正常皮肤，面部皮疹特别多。颊内黏膜斑及白细胞计数减少为重要区别。

3. 风疹　起病第 1 天即出皮疹。开始呈麻疹样后融合成片，类似猩红热，但无弥漫性皮肤潮红。退疹时无脱屑。耳后及枕下淋巴结常肿大。风疹病毒特异抗体效价上升等有助于诊断。

4. 药疹　有用致疹药物史。皮疹有时呈多样化表现，分布不均匀，出疹顺序由躯干到四肢，全身症状轻，与皮疹的严重程度不相称。本病无咽峡炎、杨梅舌、颈部淋巴结肿大等，白细胞计数正常或减少。

5. 金黄色葡萄球菌感染　有些金黄色葡萄球菌亦能产生红疹毒素，可以引起猩红热样的皮疹。鉴别主要靠细菌培养。本病进展快，预后差，应提高警惕。应根据药敏实验给予抗生素治疗。

【治疗】

1. 一般治疗　包括急性期卧床休息，饮食清淡，以流质、半流质为宜，呼吸道隔离。应注意剪短孩子的指甲，以避免皮肤过度的抓伤和感染。

2. 对症治疗　主要包括服用解热药，物理降温，补充维生素和维持水、电解质平衡。咽部症状较重时可以雾化，以减轻症状。皮肤保持清洁，可给予炉甘石洗剂以减少瘙痒。

3. 病因治疗　首选青霉素，早期应用可缩短病程、减少并发症，儿童 20 万 U/（kg·d），分 2 ～ 3 次静脉输入，连用 10 天或至热退后 3 天。

对青霉素 G 过敏者可用红霉素，儿童 30 ～ 50 mg/（kg·d），分 4 次静脉输入，疗程 7 ～ 10 天。对带菌者可常规治疗剂量应用青霉素，连续用药 7 天，一般均可转阴。

4. 预防

（1）本病流行时，儿童应避免到公共场所活动。

（2）隔离患者：住院或家庭隔离至咽拭子培养 3 次阴性，且无化脓性并发症出现，可解除隔离（自治疗日起不少于 7 天）。咽拭子培养持续阳性者应延长隔离期。

（3）接触者的处理：儿童机构发生猩红热患者时，应严密观察接触者（包括儿童及工作人员）7天。认真进行晨间检查,有条件可做咽拭子培养。对可疑猩红热、咽峡炎患者及带菌者,都应给予隔离治疗。

【并发症及处理】

1. 化脓性并发症　可由本病病原菌或其他细菌直接侵袭附近组织器官引起。常见的如中耳炎、乳突炎、鼻旁窦炎、颈部软组织炎、蜂窝织炎、肺炎等。早期应用抗生素,此类并发症已少见。

2. 中毒性并发症　由细菌各种生物因子引起,多见于第1周。如中毒性心肌炎、心包炎等。病变多为一过性,休息及营养心肌等对症治疗,预后良好。

3. 变态反应性并发症　一般见于恢复期,可出现风湿性关节炎、心肌炎、心内膜炎、心包炎及急性肾小球肾炎。对症治疗,减轻炎症反应,保护脏器功能,多能自愈,很少转为慢性。

【分级及诊治指引】

猩红热分级及诊治指引见表6-3。

表6-3　猩红热分级及诊治指引

分级	神志	中毒症状	呼吸窘迫	心力衰竭	少尿或无尿	休克	责任医师
Ⅰ级	嗜睡或昏迷	重	有	有	有	有	专科三线医师+ICU医师
Ⅱ级	烦躁、易激惹或反应差	中	有或无	有或无	有或无	有或无	专科三线医师（副主任医师或主任医师）
Ⅲ级	正常	轻	无	无	无	无	二线医师（主治医师或副主任医师）
Ⅳ级	正常	无	无	无	无	无	一线医师（住院医师或主治医师）

【入院标准】

（1）持续高热,精神差。

（2）合并意识改变、抽搐、昏迷等神经系统表现。

（3）合并化脓性中耳炎等软组织感染。

（4）合并心肌炎。

（5）合并肾炎、关节炎等其他并发症。

（6）合并循环不良。

【特殊危重指征】

（1）播散性蜂窝织炎。

（2）感染性休克。

（3）暴发性心肌炎。

（4）急性肾衰竭。

【会诊标准】

1. 需请其他科室会诊情况

（1）出现呼吸循环衰竭、休克等,需请 PICU 医师会诊。

（2）出现心率增快或减慢、心律失常、心电图改变等,需请心血管内科医师会诊。

（3）出现神志改变、抽搐、昏迷等,需请神经科医师会诊。

（4）出现水肿、尿量减少、肾功能损害等,需请肾内科医师会诊。

2. 其他科室需请感染科医师会诊情况　有可疑细菌感染的患儿,出现发热、咽峡炎、全身弥漫性鲜红色皮疹等症状。

【谈话要点】

（1）猩红热是由 A 组 β 型溶血性链球菌感染引起的急性呼吸道传染病。其临床特征为发热、咽峡炎、全身弥漫性鲜红色皮疹。

（2）血常规、咽拭子培养、生化检查、肺部影像学、心电图等是必须进行的检查。

（3）青霉素是特效治疗药物,过敏者可用红霉素治疗。

（4）可出现风湿性关节炎、心脏炎及急性肾小球肾炎等严重并发症。

（5）早期治疗预后好。

（6）告知一般住院天数和预计费用。

【出院标准】

（1）体温正常 2 天以上。

（2）生命体征稳定。

（3）精神、食欲好转。

（4）血常规大致正常。

（5）生化指标好转。

【出院指导】

（1）小儿猩红热是常见病,多发病,抗菌治疗效果好,但有时会出现风湿性关节炎、心脏炎及急性肾小球肾炎等严重并发症,所以,应当注意早期表现、及时就诊,以免延误病情。

（2）病愈后的护理和卫生是比较重要的,特别是有可能接触的用品应进行彻底消毒。

（3）平时应加强身体锻炼,增强体质,以减少该病的发生。

第八节　登革热

【病因】

登革热病毒归于黄病毒科中的黄病毒属。呈哑铃形、杆状或球形,直径为 40～50 nm。成熟的病毒颗粒含有感染性的单链正股 RNA,它与壳体蛋白 C 构成毒粒的核衣壳。核壳体外面包有一脂双层膜,膜内镶嵌着包膜糖蛋白 E 和非糖基化膜蛋白 M。包膜糖蛋白 E 具有病毒颗粒的主要生物功能,如细胞嗜性和诱导,血细胞凝集抗体、中和抗体和保护性抗体的诱导。登革热病毒感染的细胞内还含有包膜蛋白 M 的前体（PrM）,它是一种糖蛋白。该病毒有 Ⅰ、Ⅱ、Ⅲ、Ⅳ 4 个血清型,可用中和、补体结合、血凝抑制试验等方法分型,各型之间及其他黄病毒属的病毒之间有部分交叉免疫反应。

登革热病毒易受各种理化因子的影响。对乙醚和酸敏感,紫外线照射、甲醛、高锰酸钾、离子型或非离子型去污剂,以及 56 ℃处理 30 min 都可将病毒灭活。可以在 –70 ℃或冷冻干燥状态下长期保存。

【流行病学】

患者和隐性感染者为主要传染源,未发现健康病毒携带者。患儿发病前 1 天至病程第 6 天,可出现病毒血症,可使叮咬的伊蚊受感染。流行期间,轻型患者和隐性感染者占大多数,可能是重要传染源。伊蚊是本病的主要传播媒介。人群普遍易感,但发病以成年人为主。流行季节主要发生于夏、秋雨季,广东省为每年的 5 ~ 11 月份,海南省为 3 ~ 12 月份。

【临床表现】

潜伏期 5 ~ 8 天。按世界卫生组织标准,登革热分为典型登革热、登革出血热和登革休克综合征 3 型。我国近年来所见的登革热可分为典型登革热、轻型登革热和重型登革热。

1. 典型登革热

(1)发热:所有患者均发热。起病急,先寒战,随之体温迅速升高,24 h 内可达 40 ℃。一般持续 5 ~ 7 天,然后骤降至正常,热型多不规则,部分病例于发病第 3 ~ 5 天体温降至正常,1 天后又再升高,称为双峰热或鞍形热。儿童病例起病较缓,热度也较低。

(2)全身毒血症状:发热时伴全身症状,如头痛、腰痛,尤其骨、关节疼痛剧烈,似骨折样或碎骨样,严重者影响活动,但外观无红肿。消化道症状可有食欲下降、恶心、呕吐、腹痛、腹泻。脉搏早期加快,后期变缓。严重者疲乏无力,呈衰竭状态。

(3)皮疹:于病程第 3 ~ 6 天出现,为斑丘疹或麻疹样皮疹,也有猩红热样皮疹、红色斑疹,重者变为出血性皮疹。皮疹分布于全身、四肢、躯干和头面部,多有痒感,皮疹持续 5 ~ 7 天。疹退后无脱屑及色素沉着。

(4)出血:25% ~ 50% 病例有不同程度的出血,如牙龈出血、鼻出血、消化道出血、咯血、血尿等。

(5)其他:多有浅表淋巴结肿大。约 1/4 病例有肝大及谷丙转氨酶(ALT)升高,个别病例可出现黄疸,束臂试验阳性。

2. 轻型登革热　表现类似流行性感冒,短期发热,全身疼痛较轻,皮疹稀少或无疹,常有表浅淋巴结肿大。因症状不典型,容易误诊或漏疹。

3. 重型登革热　早期具有典型登革热的所有表现,但于第 3 ~ 5 天突然加重,剧烈头痛、呕吐、谵妄、昏迷、抽搐、大汗、血压骤降、颈强直、瞳孔散大等脑膜脑炎表现。有些病例表现为消化道大出血和出血性休克。

【实验室检查】

1. 血常规　白细胞总数于发病第 2 天开始下降,第 4 ~ 5 天降至低点(可达 2×10^9/L),退热后 1 周恢复正常,主要以中性粒细胞减少显著,血小板减少程度不一。

2. 尿常规　可有少量蛋白、红细胞、白细胞,有时有管型。

3. 生化检查　约 50% 病例有轻度 ALT 升高。脑型病例脑脊液压力升高,白细胞和蛋白质正常或稍增加,糖和氯化物正常。

4.**血清学检查**　常用者有补体结合试验、红细胞凝集抑制试验和中和试验。单份血清补体结合试验效价超过 1∶32,红细胞凝集抑制试验效价超过 1∶1 280 者有诊断意义。双份血清恢复期抗体效价比急性期高 4 倍以上者可以确诊。中和试验特异性高,但操作困难,中和指数超过 50 者为阳性。近年有用 ELISA 法检测 IgM 抗体作为早期诊断。

5.**病毒分类**　将急性期患者血清接种于新生（1～3 天）小白鼠脑内、猴肾细胞株或白纹伊蚊胸肌内分离病毒,第 1 天阳性率可达 40%,以后逐渐减低,在病程第 12 天仍可分离出病毒。最近采用白纹伊蚊细胞株 C6/36 进行病毒分离,阳性率高达 70%。用 C6/36 细胞培养第 2 代分离材料作为病毒红细胞凝集素进行病毒分型的红细胞凝集抑制试验,或作为补体结合抗原做补体结合试验分型,可达到快速诊断的目的。

【诊断标准】

（1）根据流行地区,夏、秋季发病,有以下症状可做出"疑似登革热"的临床诊断:双相热,剧烈头痛,眼眶、肌肉及关节明显疼痛,在第一次高热解热或第二次高热时出现皮疹,有表浅淋巴结肿大,白细胞减少等。取双份血,即发病 4 天左右的急性期血和第 3 周左右的恢复期血,同时用中和、补体结合或血凝抑制法检测其特异性 IgG 抗体,恢复期血清中此抗体的效价较急性期升高≥4 倍,即有诊断意义。有条件时,还可用前述的方法检测特异性 IgM 抗体和做病毒分离。

（2）世界卫生组织已经提出了登革出血热的临床诊断标准:①发热;②出血现象,至少包括束臂试验阳性和大或小的出血现象;③肝大;④休克（脉率>100 次 / 分和血压<2.7 kPa 或更低,或低血压）。实验室标准包括血小板减少症（≤100×10^9/L）、血浓缩（血细胞比容增加≥20%）。登革出血热血细胞比容升高而血小板减少,借此可与典型登革热分开。

【鉴别诊断】

1.**流行性感冒**　流行情况和症状与登革热极度相似,易于混淆。但流行性感冒的传播与直接接触病人有关,且无皮疹及出血现象,多在冬、春季发病。

2.**钩端螺旋体病**　可因持续高热、全身酸痛、结膜充血、淋巴结肿大及有局部出血等表现而被误诊为登革热。但根据以下特点不难鉴别:钩端螺旋体病有疫水接触史;腓肠肌有疼痛和压痛;尿中常有蛋白、管型;白细胞计数升高,中性粒细胞所占百分比升高;青霉素治疗有特效,服药后大多在 24 h 体温下降;依靠病原体分离及免疫学检查可确诊。

3.**风湿关节痛**　可因关节明显疼痛与登革热混淆。但风湿关节痛患者一般过去有游走性关节痛病史,其发作与气候变化有关,无颜面潮红、眼眶后痛、双相热。登革热病人在双膝关节及跟关节附近常见明显的韧带痛。

4.**立克次体病**　在我国热带和亚热带地区,以恙虫病最常见,其次为地方性斑疹伤寒。此类疾病易误诊为登革热是由于以下彼此类似的临床表现:起病急骤,持续发热;周身酸痛及结膜充血;白细胞及血小板正常或降低。鉴别要点:立克次体病自然病程较长,一般在 2 周左右;恙虫病可以找到特征性的溃疡或焦痂,Q 热的 X 线胸片可有炎症性阴影;四环素族和氯霉素治疗有特效;外斐反应阳性。

5. 流行性出血热　由啮齿动物鼠类传播，可因有高热、周身疼痛、多器官出血及血小板减少等表现与登革热混淆。但流行性出血热多发生于冬、春季节，整个病程较长，通常 1～2 个月，患者发生肾衰竭的概率较高，从患者血中可分离出流行性出血热病毒和从血清中检测到流行性出血热病毒抗体。

【治疗】

本病尚无特效治疗方法，治疗中应注意以下几点。

1. 一般治疗　急性期应卧床休息，给予流质或半流质饮食，在有防蚊设备的病室中隔离到完全退热为止，不宜过早下地活动，防止病情加重。保持皮肤和口腔清洁。

2. 对症治疗

（1）高热应以物理降温为主。对出血症状明显的患者，应避免乙醇擦浴。解热镇痛药对本病退热不理想，且可诱发葡萄糖 –6– 磷酸脱氢酶（G–6–PD）缺乏的患者发生溶血，应谨慎使用。对中毒症状严重的患者，可常规短期使用肾上腺皮质激素（约 3 天）。

（2）维持水、电解质平衡：对于大汗或腹泻者应鼓励患者口服补液，对频繁呕吐、不能进食或有脱水、血容量不足的患者，应及时静脉输液，但应高度警惕输液反应致使病情加重及导致脑膜脑炎型病例发生。

（3）有出血倾向者可选用卡巴克洛、酚磺乙胺、维生素 C 及维生素 K 等止血药物。对大出血病例，应输入新鲜全血或血小板。

（4）休克病例应快速输液以扩充血容量，并加用血浆和羧甲淀粉，合并弥散性血管内凝血（DIC）的患者，不宜输全血，避免血液浓缩。

（5）脑型病例应及时选用 20% 甘露醇 0.5～1 g/kg，快速静脉注入，同时静脉滴注地塞米松，以降低颅内压，防止脑疝发生。

3. 预防

（1）灭蚊、防蚊是预防登革热的唯一方法。消除蚊虫滋生地是扑灭蚊媒的重要手段，主要措施包括填平洼地、翻盆倒罐、铲除杂草、堵塞植物容器、加强轮胎管理、饮用水缸严密加盖并经常洗刷换水等。去流行地区旅行，注意使用防蚊药及蚊帐。因蚊喜在黄昏或凌晨叮咬人群，易感人群应在此时穿外衣以减少皮肤暴露，并涂布各类昆虫驱避药。

此病的传染源主要是病人，病人发病前数小时到病后 3～5 天传染性最强，此时应在有良好防蚊设备的房间进行治疗。

（2）登革热的预防接种目前还处于研究阶段，不能用于疫区。

【并发症与处理】

1. 急性血管内溶血　较为常见，多见于红细胞葡萄糖 –6– 磷酸脱氢酶（G–6–PD）缺乏的病人，可出现黄疸和血红蛋白尿，发生率 1%。积极治疗原发病，去除诱因。在溶血期应供给足够水分，注意纠正电解质失衡，口服碳酸氢钠，使尿液保持碱性，以防止血红蛋白在肾小管内沉积。贫血较轻者不需要输血，去除诱因后溶血大多于 1 周内自行停止。严重贫血时，可输给 G–6–PD 正常的红细胞 1～2 次。应密切注意肾功能，如出现肾衰竭，应及时采取有效措施。

2. 精神异常　个别病人病程中出现烦躁不安、妄想等精神症状，必要时可用镇静药，病情恢复后,多恢复正常。

3.急性肝炎 部分患者出现肝大,血清转氨酶升高,胆红素多正常,注意护肝对症处理,病情恢复后,肝功能可恢复正常。

4.其他并发症 有心肌炎、尿毒症、吉兰-巴雷综合征及眼部病变等。

【分级及诊治指引】

登革热分级及诊治指引见表6-4。

表6-4 登革热分级及诊治指引

分级	神志	中毒症状	呼吸窘迫	心力衰竭	血小板减少	休克	责任医师
Ⅰ级	嗜睡或昏迷	重	有	有	有	有	专科三线医师+ICU医师
Ⅱ级	烦躁、易激惹或反应差	中	有或无	有或无	有或无	有或无	专科三线医师（副主任医师或主任医师）
Ⅲ级	正常	轻	无	无	无	无	二线医师（主治医师或副主任医师）
Ⅳ级	正常	无	无	无	无	无	一线医师（住院医师或主治医师）

（1）合并肺炎、心肌炎或意识改变等。

（2）出血倾向。

【特殊危重指征】

（1）脑、心脏、肝、脾、肾上腺等重要脏器出血。

（2）休克或DIC。

（3）昏迷或脑水肿。

【会诊标准】

1.需请其他科室会诊情况

（1）出现呼吸循环衰竭、休克等,需请PICU医师会诊。

（2）出现消化道出血,需请消化科医师会诊。

（3）出现神志改变、抽搐、昏迷等,需请神经科医师会诊。

（4）出现血小板减少、严重贫血等,需请血液科医师会诊。

2.其他科室需请感染科医师会诊情况 疾病流行期间,出现不明原因发热,全身肌肉、骨骼及关节痛等症状。

【谈话要点】

（1）登革热是由登革热病毒感染导致的传染病,主要表现为起病急骤,高热,全身肌肉、骨骼及关节痛,极度疲乏,部分患儿可有皮疹、出血倾向和淋巴结肿大。

（2）血常规、尿常规、大便常规、生化检查、血气分析、电解质、凝血功能、特异性血清学检查、X线胸片、心电图等是必须进行的检查。

（3）目前尚无特异性抗病毒药物,主要以对症支持治疗为主。

（4）可出现肺炎、心肌炎、消化道出血、抽搐、昏迷等并发症。

（5）本病为自限性疾病,一般预后良好。但如发生严重并发症,涉及中枢神经系统、多器官出血和休克则预后不良。病死率,登革热<0.1%,登革出血热为5%～10%。

（6）告知一般住院天数和预计费用。

【出院标准】

（1）体温正常2天以上。

（2）生命体征稳定。

（3）精神、食欲好转。

（4）休克恢复后至少观察3天。

（5）血细胞比容稳定。

（6）血小板计数>50×10^9/L。

【出院指导】

（1）告知患者登革热为自限性疾病,一般预后良好。

（2）指导休息与活动,早期患者宜卧床休息,恢复期的患者也不宜过早活动,体温正常、血小板计数恢复正常、无出血倾向者方可适当活动。

（3）再次出现体温升高、呼吸困难等不适,及时就诊。

（4）加强户外体育锻炼,提高机体抗病能力。

（5）做好本病相关预防性工作。

第九节　恙虫病

【病因】

恙虫病立克次体,又名东方立克次体,是一种细小的专性细胞内寄生的细菌,外形呈短杆状和双球状,长0.3～0.5 μm,宽0.2～0.4 μm,革兰染色阴性,从不同地区分离的恙虫立克次体,其毒力强弱不一。恙虫病立克次体对外界环境的抵抗力较弱,在0.1%甲醛溶液中经数小时即失去活力,但在低温或真空干燥的条件下却能存活很长时间。恙虫病立克次体寄居于恙螨,并可经卵传代,恙螨幼虫需吸取人或动物的淋巴液或血液才能完成从幼虫到稚虫的发育过程,人若被恙螨叮咬则可感染得病。

【流行病学】

恙虫病是人畜共患性疾病,人类是其病原体的偶然的宿主。本病的传染源为野鼠和家鼠,南方以黄毛鼠等为主,北方则以黑线姬鼠等为主,一些家畜如猪、兔、家禽等也可感染本病成为传染源。恙虫病的传播媒介是恙螨。恙螨多在温暖、潮湿的草丛或丛林中生活。恙螨的雌虫染恙虫病立克次体后可将其垂直传播给下一代。恙螨幼虫叮咬人或鼠类时,将病原体传播给人或鼠类。本病有明显的季节性,在南方发病高峰在 6～8 月份,北方在 9～12 月份。人对本病普遍易感。农村人群及野外工作者发病率较高。

【临床表现】

潜伏期 5～20 天,一般为 10～14 天。

1.发热　急起高热,伴寒战,体温于 1～2 天达 39～41 ℃,多呈弛张热型。

2.焦痂和溃疡　为本病特征性表现,见于65%～98%患者。幼虫叮咬处先出现红色丘疹,成水疱后破裂,中央坏死结褐色或黑色痂,称为焦痂。焦痂圆形或椭圆形,周围有红晕,痂皮脱落后成小溃疡,大小不一,直径 1～15 mm,平均约 5 mm,边缘略耸起,底部为淡红色肉芽组织,一般无痛痒感,偶继发化脓。多数只有一个焦痂,但也有多至 2～3 个及 10 个以上者。幼虫好侵袭人体潮湿、气味较浓的部位,故焦痂多见于腋窝、腹股沟、会阴、外生殖器、肛门等处,但头、颈、胸、乳房、四肢、腹、臀、背、眼睑、足趾等部位也可见。

3.淋巴结肿大　焦痂附近的局部淋巴结肿大如核桃或蚕豆大小,活动伴压痛,不化脓,消失较慢,全身浅表淋巴结可肿大。

4.皮疹　为斑疹或斑丘疹,暗红色,压之褪色,大小不一,一般 3～5 mm,以胸、背和腹部较多,向四肢发展。面部很少,手掌、足底无疹。皮疹于第 2～8 天出现,平均为第 5～6 天,一般持续 3～7 天后渐次消退。

5.肝、脾大　均属轻度,脾大(30%～50%)较肝大稍多见。

6.中枢神经系统　剧烈头痛、头晕、烦躁不安、言语不利、耳鸣、听力减退等,严重者出现谵妄、嗜睡、昏迷。

7.心血管系统症状　心肌炎比较常见,表现为心音弱、舒张期奔马律等。心悸、胸闷、相对缓脉、心率增速或减慢、微循环障碍等症状。

8.其他　出现全身感觉过敏、全身皮肤潮红、咳嗽、气促、胸痛、四肢酸痛、恶心、呕吐等。个别患者诉伴眶后痛及眼球转动痛。

本病的自然病程为 17～21 天,热渐退,经特效药物处理后病程明显缩短。

【辅助检查】

1.实验室检查

(1)血常规:白细胞计数多正常,嗜酸性粒细胞减少或消失,血小板计数可减少。

(2)尿常规:可有蛋白尿、白细胞尿、血尿及管型尿。

(3)肝功能:约 60% 患者转氨酶升高、胆红素水平升高。

(4)变形杆菌 OX$_K$ 凝集反应(外斐反应):立克次体与变形杆菌(OX$_K$ 株)有共同抗原,而变形杆菌抗原与病人血清可发生凝集反应,凝集效价 1:160 以上有诊断价值,双份血清效价递增 4 倍以上意义更大,第 1 周阳性率仅 40%,第 2 周后接近 90%。

(5)补体结合试验:特异性和灵敏性均比外斐反应高,但因各株间的抗原性差别大,故宜采用多价抗原或当地代表株抗原。补结抗体在病程中效价上升快,可维持 5 年左右。

(6)免疫荧光试验:阳性率较外斐反应为高,血清抗体多在病程第 1 周末出现,第 2 周末有显著升高,第 3～4 周最高, 6 个月后仍保持一定的水平,可持续数年至十年。

(7)动物接种:可取高热期患者全血 0.3～0.5 mL 接种于小鼠腹腔,动物一般于第 10 天发病,而于第 11～16 天死亡,取脾、肝或腹膜做涂片或印片,经染色(最好用荧光抗体)后可检出位于单核细胞质内的病原体。

(8)分子生物学检查:已建立了用 PCR 检测恙虫病立克次体 Sta58 主要抗原基因片段的方法,具有灵敏度高和特异性强的优点。

2. 物理学检查

(1)X 线胸片:双肺间质性改变或渗出性改变,可有胸腔积液。

(2)心电图:低电压, ST 段低平,心动过速或过缓,房室传导阻滞。

(3)超声检查:可显示肝、脾大,胸、腹腔液性暗区。

【鉴别诊断】

1. 其他立克次体病　临床表现有时较难区分,但外斐反应变形杆菌抗原 OX_{19} 和 OX_2 阳性, OX_K 为阴性,进一步可做分子生物学检测。

2. 伤寒　以发热、相对缓脉、脾大、皮疹为特征,但一般消化道症状明显,白细胞计数减少,外斐反应阴性,大便培养伤寒杆菌阳性。

3. 钩端螺旋体病　表现为起病急骤、高热、倦怠无力、全身酸痛、结膜充血、表浅淋巴结肿大,及肝、肾、中枢神经系统损害,但具有特征性腓肠肌压痛,中期可伴有肺弥漫性出血表现,血清凝集溶解试验阳性,白细胞计数明显升高,血标本可分离到钩端螺旋体。

【治疗】

1. 一般治疗　卧床休息,进食营养丰富、易消化的流质软食,物理降温或应用小剂量解热药,慎防大汗,注意皮疹及皮损护理。

2. 病因治疗

(1)病原治疗:氯霉素对本病有特效,服药后体温大多在 1～3 天逐渐下降至正常,成年人 2 g/d,儿童 25～40 mg/(kg·d),每天 4 次,口服。口服困难者也可静脉滴注给药。热退后剂量减半,再用 7～10 天。应用四环素族药物也可获得满意治疗效果,可选用多西环素,成年人剂量为 0.2 g,每天 1 次, 5～7 天为 1 个疗程。其他如罗红霉素、阿奇霉素、红霉素也具有一定的疗效,不宜使用四环素族的儿童可选用此类药物。罗红霉素,成年人 0.6 g/d,儿童 2～3 mg/(kg·d)每天 2 次,热退后剂量减半,再用 10 天。

(2)重症病例治疗:①积极纠正低氧血症,必要时加用辅助通气。②有 ARDS 表现的患者,根据病情加用激素。③纠正酸碱平衡及电解质紊乱。④合并心肌炎者,绝对卧床,限制补液,利尿强心。⑤合并脑水肿者,积极降温,给予甘露醇等脱水。⑥高热期渗出症状明显者,补液以胶体溶液为主,适当利尿。⑦中毒症状严重者,可加用丙种球蛋白支持治疗。

3. 预防

(1)消灭传染源:主要是消灭野鼠和家鼠。

(2)切断传播途径:改善环境卫生和消灭传播媒介,除草灭螨。

(3)保护易感者:夏、秋季节不要在草地玩耍,加强个人防护,防止恙螨叮咬;户外活动时扎紧袖口和裤脚或穿长布袜,涂防虫剂于外露皮肤或衣服上。

【并发症及处理】

1. 肺部感染　针对病原体给予抗感染及对症治疗。

2. 中毒性肝炎 休息和护肝等对症治疗。

3. 中毒性心肌炎 休息及营养心肌等治疗。

4. 脑水肿 脱水、保护脑细胞等治疗。

5.DIC 血浆和血小板替代治疗及抗凝等治疗。

【分级及诊治指引】

恙虫病分级及诊治指引见表 6-5。

表 6-5 恙虫病分级及诊治指引

分级	神志	中毒症状	呼吸窘迫	心力衰竭	弥散性血管内凝血（DIC）	休克	责任医师
Ⅰ级	嗜睡或昏迷	重	有	有	有	有	专科三线医师 +ICU 医师
Ⅱ级	烦躁、易激惹或反应差	中	有或无	有或无	有或无	有或无	专科三线医师（副主任医师或主任医师）
Ⅲ级	正常	轻	无	无	无	无	二线医师（主治医师或副主任医师）
Ⅳ级	正常	无	无	无	无	无	一线医师（住院医师或主治医师）

【入院标准】

（1）持续高热，精神差。

（2）合并肺炎、心肌炎、肝功能损害、神经系统等并发症。

【特殊危重指征】

（1）多器官功能障碍综合征（MODS）。

（2）弥散性血管内凝血（DIC）。

【会诊标准】

1. 需请其他科室会诊情况

（1）出现呼吸循环衰竭、休克等，需请 PICU 医师会诊。

（2）出现心率增快或减慢、心律失常、心电图改变等，需请心血管内科医师会诊。

（3）出现神志改变、抽搐、昏迷等，需请神经科医师会诊。

（4）出现消化道出血，需请消化内科医师会诊。

2. 其他科室需请感染科医师会诊情况 野游史，出现不明原因发热、皮疹及局部皮肤改变（如焦痂等）等症状。

【谈话要点】

（1）恙虫病是由恙虫病立克次体引起的急性传染病，系一种自然疫源性疾病，啮齿类为主要传染源，恙螨幼虫为传播媒介，夏、秋季流行，临床上以发热、皮疹、局部皮肤表现为特征。

（2）血常规、尿常规、大便常规、生化检查、血气分析、电解质、凝血功能、外斐反应、X 线胸片、心电图等是必须进行的检查。

（3）治疗上用多西环素或大环内酯类药物治疗。

（4）严重者可出现多脏器损害。

（5）早期发现、早期治疗，可以显著降低并发症发生，预后好。

（6）告知一般住院天数和预计费用。

【出院标准】

（1）体温正常 2 天以上。

（2）生命体征稳定。

（3）精神、食欲好转。

（4）血常规大致正常。

（5）生化指标好转。

【出院指导】

（1）病愈后加强护理和日常卫生，适量补充富含蛋白质的食物以恢复体质。

（2）再次出现体温升高、呼吸困难等不适，及时就诊。

（3）平时应加强身体锻炼，增强体质，以减少该病的发生。

（4）夏、秋季节少去野外，居住地加强除草灭鼠。

第十节　巨细胞病毒感染

【病因】

巨细胞病毒也称人疱疹病毒 5 型，属疱疹病毒 β 亚科，为线状双链 DNA 病毒，直径为 80～110 nm，病毒壳体为二十面对称结构，含有 162 个壳粒，周围有单层或双层的类脂蛋白套膜，体外分离培养一般用人成纤维细胞培养，复制周期为 36～48 h。被巨细胞病毒感染的细胞在光学显微镜下检查可见到细胞和核变大，有包涵体形成。核内包涵体周围与核膜间有一轮"晕"，因而称为"猫头鹰眼细胞"，这种细胞具有形态学诊断意义。

【流行病学】

感染者是唯一传染源，可长期或间歇地自鼻咽分泌物、尿、宫颈及阴道分泌物、乳汁、精液、眼泪、血液等排除病毒。HCMV 感染可常年发生，无季节性。传播途径为母婴传播和水平传播，婴幼儿期高感染率和高排病毒率。机体对巨细胞病毒的易感性取决于年龄、免疫功能状态、社会经济情况等因素，一般年龄越小，其易感性越高、症状也愈重。病毒往往以潜伏感染的形式持续终身，只有当宿主免疫状态失去平衡，潜伏的病毒才复活。

【临床分类】

1. 根据感染来源分类

（1）原发感染：指宿主初次感染 HCMV，而在感染前缺乏对 HCMV 的任何特异性抗体（6个月以前的婴儿可有从母体被动获得的 IgG 抗体）。

（2）再发感染：由于潜伏在宿主体内的病毒被重新激活（reactivation）而复制增殖；或再

次感染（reinfection）外源性不同毒株或更大剂量的同株病毒。

2. 根据原发感染时间分类

（1）先天性感染：指由 HCMV 感染的母亲所生的子女在出生 14 天内（含 14 天）证实有 HCMV 感染，是宫内感染所致。

（2）围生期感染：指由 HCMV 感染的母亲所生的子女在出生 14 天内没有 HCMV 感染，而于生后 3～12 周证实有 HCMV 感染，是婴儿在出生过程中或通过吮吸母乳、密切接触引起的感染。

（3）生后感染或获得性感染：指婴儿在生后 12 周后发现 HCMV 感染。

3. 根据临床征象分类

（1）症状性感染：病变累及 2 个或 2 个以上器官系统时称全身性感染，多见于先天感染和免疫缺陷者；或病变主要集中于某一器官或系统。

（2）无症状性感染：有 HCMV 感染证据但无症状和体征，或有病变脏器体征和（或）功能异常。后者又称亚临床型感染（subclinical infection）。需要强调的是，绝大多数儿童 HCMV 感染表现为无症状性感染。

【临床表现】

1. 先天性症状性感染　常有多系统器官受损或以下 1 种或多种表现不同组合形式。黄疸（直接胆红素升高为主）和肝、脾大最常见。可有血小板减少性瘀斑，中枢神经系统受累如头小畸形、脑室扩大伴周边钙化灶、感音神经性聋、神经肌肉异常、惊厥和视网膜脉络膜炎。外周血异形淋巴细胞增多，脑脊液蛋白增高和肝功能异常。常见腹股沟斜疝等畸形。感音神经性聋发生率在症状性感染高达 25%～50%，在无症状性感染可达 10%～15%，可呈晚发性或进行性加重。

2. 围生期及生后症状性感染　多累及中枢神经系统以外器官。围生期感染者很少有后遗症（早产儿和高危足月儿发生后遗症危险性增加）；出生后感染者不发生后遗缺陷。

（1）HCMV 肝炎：多见于婴幼儿期原发感染者，可呈黄疸型、无黄疸型或亚临床型。有轻中度肝大和质地改变，常伴脾大；黄疸型常有不同程度胆汁淤积；血清肝酶轻、中度升高。轻症有自愈性。

（2）HCMV 肺炎：多见于 6 个月以下原发感染的幼婴。多无发热，可有咳嗽、气促、肋间凹陷，偶闻肺部啰音。影像学检查多见弥漫性肺间质病变，可有支气管周围浸润伴肺气肿和结节性浸润。可伴有肝损害。

（3）输血后综合征：多见于新生儿期输血后原发感染者。临床表现多样，可有发热、黄疸、肝脾大、溶血性贫血、血小板减少、淋巴细胞和异形淋巴细胞增多。常见皮肤灰白色休克样表现。可有肺炎征象，甚至呼吸衰竭。该病虽是自限性，但在早产儿，特别是极低体重儿病死率可达 20% 以上。

（4）单核细胞增多症样综合征（类传染性单核细胞增多症）：多为年长儿原发感染的表现，婴幼儿期也可发生。有不规则发热、不适、肌痛等，全身淋巴结肿大较少见，渗出性咽炎极少，多在病程后期（发热 1～2 周）出现典型血象改变［白细胞总数达（10～20）×10^9/L，淋巴细胞＞50%，异形淋巴细胞＞5%］；90% 以上患儿血清转氨酶轻度增高，仅约 25% 患儿有肝、脾大,黄疸极少见。

3. 免疫抑制儿童的症状性感染　最常见表现为单核细胞增多症样综合征,但异形淋巴细胞少见。部分患儿因免疫抑制治疗,有白细胞计数减少伴贫血和血小板减少。其次为肺炎,骨髓移植患者最为多见和严重,病死率高达 40%。HCMV 肝炎在肝移植受者较为严重,常与急性排斥反应同时存在,以持续发热、血清转氨酶升高、高胆红素血症和肝衰竭为特征。

4. 免疫正常儿童感染　多无症状,显性感染在 4 岁以下可致支气管炎或肺炎;7 岁以下可表现为无黄疸型肝炎;在青少年则与成年人相似,表现为单核细胞增多症样综合征:有不规则发热、不适、肌痛等,全身淋巴结肿大较少见,渗出性咽炎极少,多在病程后期(发热 1～2周)出现典型外周血象改变[白细胞总数达（10～20）×10^9/L,淋巴细胞 > 50%,异形淋巴细胞 > 5%];90% 以上患儿血清转氨酶轻度增高,持续 4～6 周或更久,仅约 25% 患儿有肝、脾大,黄疸极少见,嗜异性抗体均为阴性。

【辅助检查】

1. 实验室检查

（1）病毒分离:最可靠、特异性最强的方法。但常规需观察 3 周以上。利用免疫标记技术检测病毒抗原,可缩短培养物中病毒检出时间至 24～32 h。各种体液和组织匀浆均可进行病毒分离,常采集尿样本。病毒分离阳性表明有活动性 HCMV 感染。

（2）HCMV 标志物检测:在各种组织或细胞标本中可检测 HCMV,标志物如巨细胞包涵体、病毒抗原、病毒颗粒和病毒基因。其方法有①用光镜直接在样本中寻找典型病变细胞或包涵体。阳性率不高,阴性不能排除 HCMV 感染。②电镜下检查病毒颗粒。③免疫标记技术检测病毒抗原,如即刻早期抗原（IEA）、早期抗原（EA）、晚期抗原（常检测 pp65）。④分子杂交试验或聚合酶链反应（PCR）检测 HCMV DNA 或 HCMV mRNA。前三项阳性或检出 HCMV mRNA 均表明有活动性 HCMV 感染。

（3）血清学诊断:主要指血清抗 HCMV IgG 和 IgM 的检测。①抗 HCMV IgM 是原发感染或活动性感染的标志。一般在原发感染后 2 周左右出现,持续 12～28 周。再发感染（潜伏病毒复活或再次感染外源性病毒）时常再现,但其水平一般低于原发感染时。②抗 HCMV IgG 感染后终身存在,观察到该抗体阳转是诊断原发感染的可靠指标。双份血清抗体滴度 ≥ 4 倍增高是活动性感染的标志,但难能区别原发感染和再发感染。6 个月以下婴儿需考虑来自母体的 IgG 抗体。

2. 物理学检查

（1）X 线胸片:多见弥漫性肺间质病变,可有支气管周围浸润伴肺气肿和结节性肺浸润。

（2）超声:主要包括脑室周围和脑室钙化、脑室扩大、囊形成、小脑损伤,可对 HCMV 感染预后做出判断,有 HCMV 实验室和临床征象的患儿更易出现脑超声异常。

（3）头颅 MRI 检查:可能漏掉钙化,但可比 B 超发现更多的异常,如神经迁移障碍、脑白质营养不良、髓鞘化延迟、可发现 B 超漏掉的囊肿等。

（4）听力检查:由于 HCMV 感染后可出现听力受损,因此,对有 HCMV 感染的婴儿要定期进行听力检查,包括听觉诱发电位,以早期发现听力受损,及时治疗。

【诊断标准】

1. 临床诊断　具备活动性感染的病毒学证据,临床上又具有 HCMV 性疾病相关表现,排除现症疾病的其他常见病因后可做出临床诊断。由于 HCMV 致病力弱,绝大多数免疫正常个体感染后临床无症状。国外资料显示,宫内感染时也只有 5% 发生全身播散型感染,另 5% 出现轻微症状, 90% 无症状。因此,即使找到 HCMV 活动性感染的证据,也必须排除现症疾病的其他常见病因后才能考虑病因为 HCMV。

2. 确定诊断　从活检病变组织或特殊体液如脑脊液、肺泡灌洗液内分离到 HCMV 病毒或检出病毒复制标志(病毒抗原和基因转录产物)是 HCMV 疾病的确诊证据。

【鉴别诊断】

本病临床表现轻重不等,全身性巨细胞病毒感染主要发生于新生儿和幼婴期,如此时见到黄疸、肝脾大、皮肤瘀点、小头畸形和颅内钙化等应注意与以下疾病鉴别。

1. 弓形虫病败血症　从临床症状难以鉴别,但其有接触痼猫、食用未煮熟肉类及禽蛋史,标本 Giemsa 染色、病理组织检查或动物接种能发现虫体。

2. 先天性胆道梗阻　结合病史、大便颜色初步判断,确诊可采用十二指肠胆汁引流或胆道磁共振成像鉴别。

3. 先天性风疹综合征　孕母于妊娠初期有风疹接触史或发病史,患儿出生后有先天性心脏畸形、白内障、耳聋、发育障碍等表现,血清或脑脊液标本中存在特异性风疹 IgM 抗体。

4. 先天性白血病　除了发热、体重不增、出血倾向和肝、脾大外,还有皮肤损害、中枢神经系统白血病等髓外浸润表现,血或骨髓中出现大量髓细胞系或淋巴细胞系幼稚细胞。

【治疗】

1. 一般治疗　合理喂养,注意卫生,避免继发感染。

2. 对症治疗　因临床表现差异较大,根据累及器官不同给予相应治疗。

(1)护肝治疗:降酶退黄。

(2)纠正低氧血症,防治呼吸衰竭。

(3)纠正贫血,补充血小板。

(4)保护脏器功能,如护脑、护心等治疗。

3. 病因治疗　抗病毒药首选更昔洛韦。

(1)应用指征:抗病毒治疗对免疫抑制者是有益的,而免疫正常个体的无症状感染或轻症疾病无须抗病毒治疗。主要应用指征包括①符合临床诊断或确定诊断的标准,并有较严重或易致残的 HCMV 疾病,包括间质性肺炎、黄疸性或淤胆型肝炎、脑炎和视网膜脉络膜炎(可累及黄斑而致盲),尤其是免疫抑制者如艾滋病患儿;②移植后预防性用药;③有中枢神经损伤(包括感音神经性聋)的先天感染者,早期应用可防止听力和中枢神经损伤的恶化。

(2)方法:二期疗法。

①诱导治疗: 5 mg/kg(静脉滴注 1 h 以上),每 12 h 1 次,持续 2～3 周。

②维持治疗: 5 mg/kg,每天 1 次,连续 5～7 天,总疗程 3～4 周。

若诱导治疗 3 周,病毒学检查显示无效,应考虑耐药毒株感染或继发耐药;维持阶段若疾病进展,可考虑再次诱导治疗。

4. 预防

（1）一般预防：避免接触含病毒的体液、生活用品及血液制品。

（2）预防输新鲜血引起的 HCMV 感染，可用下列方法：①使用冷冻血液或经冲洗的血液。②血液输入前须储存 48 h 以上。③使用经放射线照射过的血液。④使用血液滤器除去血液中的巨细胞。

（3）阻断母婴传播：①带病毒母乳的处理。已感染 HCMV 婴儿可继续母乳喂养，无须处理。②早产和低出生体重儿需处理带病毒母乳后喂养，-15 ℃冻存至少 24 h 后室温融解可明显降低病毒滴度，再加巴斯德灭菌法（62.5 ～ 72 ℃，5 s）可消除病毒感染性。

（4）药物预防：①骨髓移植和器官移植患者的预防。有建议使用抗病毒药物加 IVIG 或高效价 HCMV 免疫球蛋白预防某些高危移植患者的 HCMV 疾病，更昔洛韦 100 ～ 200 mg/kg，于移植前 1 周和移植后每 1 ～ 3 周给予，持续 60 ～ 120 天。②有学者建议对严重支气管肺发育不良需用激素治疗的 HCMV 感染早产儿应考虑更昔洛韦预防。

【并发症及处理】

（1）并发肺炎者，在抗病毒治疗的同时，纠正低氧血症，防治呼吸衰竭。

（2）并发肝炎者，给予护肝退黄支持等治疗。

（3）并发血小板减少、贫血或出血者，给予纠正贫血、止血、补充血小板等治疗。

（4）遗留神经系统后遗症者给予营养神经及神经康复等治疗。

【分级及诊治指引】

巨细胞病毒感染分级及诊治指引见表 6-6。

表 6-6 巨细胞病毒感染分级及诊治指引

分级	神志	受累脏器	肝功能损害	HCMV 肺炎	血小板减少或贫血	神经系统损害	责任医师
I 级	嗜睡或昏迷	多个	重度	重度	重度	重度	专科三线医师 +ICU 医师
II 级	烦躁、易激惹或反应差	2 个或 2 个以上	中度	中度	中度	中度	专科三线医师（副主任医师或主任医师）
III 级	正常	2 个或 1 个	轻度	轻度或无	轻度或无	轻度或无	二线医师（主治医师或副主任医师）
IV 级	正常	1 个	无	无	无	无	一线医师（住院医师或主治医师）

【入院标准】

（1）持续高热，精神差。

（2）合并肺炎、肝功能损害、血液系统或神经系统等并发症。

（3）免疫抑制者 HCMV 感染。

【特殊危重指征】

（1）呼吸衰竭。

（2）肝衰竭。

（3）重度溶血性贫血及血小板减少。

（4）听力、视力损害。

【会诊标准】

1. 需请其他科室会诊情况

（1）出现呼吸循环衰竭、休克等，需请 PICU 医师会诊。

（2）出现消化道出血，需请消化科医师会诊。

（3）出现神志改变、抽搐、昏迷等，需请神经科医师会诊。

（4）出现听力、视力损害，需请五官科医师会诊。

2. 其他科室需请感染科医师会诊情况　临床、实验室检查发现巨细胞病毒感染证据，如 HCMV IgM、HCMV DNA 阳性时。

【谈话要点】

（1）巨细胞病毒感染可引起轻重不等的临床症状，我国为 HCMV 感染高发地区，多于儿童时期获得，绝大多数为无症状携带者，年龄越小损害越大，最常引起肝功能损害，严重时可致出生缺陷，垂直传播及水平传播是主要传播途径。

（2）血常规、抗巨细胞病毒抗体检测、巨细胞病毒 DNA 检测、肝功能、凝血功能、肺部影像学、腹部 B 超等检查是必须进行的检查。

（3）目前抗病毒治疗药物主要以更昔洛韦为主。

（4）可出现多脏器损害，如肺炎、肝炎、血液系统病变、神经系统病变等。

（5）临床表现不同，预后差别较大。

（6）告知一般住院天数和预计费用。

【出院标准】

（1）无发热，精神、食欲好转。

（2）生命体征稳定。

（3）黄疸减退，肿大的肝、脾回缩，肝功能好转。

（4）血常规大致正常。

（5）X 线胸片示肺部间质病变改善。

（6）免疫抑制治疗者，原发病无加重。

【出院指导】

（1）患儿注意休息及饮食卫生，病情恢复后适当增加体育锻炼，增强体质，提高机体免疫功能及抗病能力。

（2）带病毒母乳，应先处理后喂养。

（3）再次出现体温升高、反应差等不适，及时就诊。

第十一节　百日咳

百日咳是由百日咳嗜血杆菌引起的急性呼吸道传染病。临床特征为咳嗽逐渐加重,呈阵发性咳嗽,阵咳结束吸气时常可听到深长鸡啼样吸气性吼声。病程可长达 2～3 个月。幼儿易并发肺炎及百日咳脑病。

【临床表现】

1. *初咳期(7～10 日)*　有咳嗽或低热等上呼吸道症状。3～4 日后咳嗽渐加重,日轻夜重。体检肺部无阳性体征。

2. *痉咳期(约 4 周)*　出现阵发性痉挛性咳嗽,每次咳嗽十余声至数十声,阵咳终末有鸡啼样吸气性吼声,如此重复多次,直至咳出大量黏稠痰液或吐出胃内容物为止。剧咳患儿常伴眼睑浮肿、眼结合膜出血、舌系带溃疡。新生儿和 2～3 个月的婴幼儿常缺乏典型痉咳,以阵阵发憋、青紫、拒奶为主要表现,发生窒息、惊厥,甚至心跳停搏。

3. *恢复期(2～3 周)*　阵咳、痉咳逐渐减少直至消失。

【诊断要点】

1. *流行病学史*　发病前 1～3 周有百日咳患者接触史,或无百白破三联疫苗接种史。

2. *体征与症状*　阵发性痉挛性咳嗽伴咳嗽末了发出特殊的吸气性吼声,常见眼睑浮肿、眼结合膜出血、舌系带溃疡。婴幼儿患病则以憋气、发绀和拒奶为特征。

3. *实验室检查*

(1)血象:痉咳期白细胞总数高达(20～50)×10⁹/L,淋巴细胞分类可达 60%～80%。

(2)条件许可做以下检查:

①细菌培养:鼻咽拭子或咳碟法培养百日咳杆菌阳性。

②免疫荧光实验:取鼻咽分泌物涂片,特异性抗原阳性。

③血清学检查:双份血清特异性抗体效价≥4 倍可确诊。

本病应与百日咳综合征、急性支气管炎、肺炎、气管内异物、肺门淋巴结核相鉴别。

【治疗】

1. *病原治疗*　首选大环内酯类抗生素:红霉素,50 mg/(kg·d),分 4 次口服,控制感染,疗程 7～10 日,早期治疗效果较好。新一代大环内酯类,罗红霉素 5～8 mg/(kg·d),分 2 次口服;阿奇霉素 10 mg/(kg·d),每日 1 次口服,效果更佳。

2. *对症治疗*

(1)痰液黏稠不易咳出时,可应用祛痰剂或用 α-糜蛋白酶 5 mL 加 0.9% 氯化钠注射液 20 mL 做气雾吸入。

(2)痉咳影响睡眠可给予苯巴比妥每次 3～5 mg/kg 或氯丙嗪每次 0.5～1 mg/kg,口服或肌注。

(3)维生素 K₁ 可缓解痉咳,减少出血,剂量为<1 岁每日 20 mg,>1 岁每日 50 mg,肌注,疗程 7 日。

（4）6 个月以下婴儿痉咳重者或有百日咳脑病者可加用糖皮质激素，以缓解痉咳，减轻炎症。泼尼松 1～2 mg/（kg·d），口服，或地塞米松 0.2～0.4 mg/（kg·d），静滴。疗程 7 日。

（5）普鲁卡因静脉封闭疗法可减少婴儿窒息及阵发性痉咳，每次 5～8 mg 加入 10% 葡萄糖注射液 50 mL，静滴，连用 5～7 日。

3. 新生儿及婴儿百日咳的治疗　红霉素改为静滴，参照对症治疗。窒息时应即时做人工呼吸、给氧、吸痰，窒息时间过长而致心跳停搏时，立即做心脏按压、气管插管、加压给氧等。

4. 并发症的治疗　若出现肺炎、脑病、结核病恶化等并发症时，应予相应的治疗措施。

第十二节　白喉

白喉是由白喉棒状杆菌引起的急性呼吸道传染病。临床特征为病原菌侵入部位，主要在咽、扁桃体及其周围组织形成不易剥脱的灰色伪膜，并有全身中毒症状，严重者并发心肌炎及周围神经炎。

【临床表现】

起病较缓，发热一般不超过 39 ℃，而全身中毒症状重，有面色苍白、精神萎靡、乏力、呕吐、脉细数等。根据病变部位和中毒症状轻重可分为下列类型：

1. **咽白喉**　咽和扁桃体中度充血，扁桃体上有点状成小片状灰白色伪膜，边缘清楚，不易被擦去，硬行刮剥可致出血。重者伪膜迅速扩展至咽后壁、鼻咽部或咽喉部，伪膜质厚，呈灰白色、黄色、污秽灰色或黑色，周围组织肿胀明显，伴口臭，甚至发展成"公牛颈"。颌下、颈淋巴结肿大，有压痛，可并发心肌炎及周围神经麻痹等。

2. **喉白喉**　中毒症状不重，而以喉部症状及喉梗阻为主要表现。干咳呈犬吠样、声音嘶哑，甚至失音。有喘鸣音及进行性吸气性呼吸困难，呈三凹征。梗阻严重者可烦躁不安，面色苍白、口唇发绀，甚至窒息、昏迷、惊厥。

3. **鼻白喉**　全身症状轻，主要表现为慢性鼻炎，单侧为多。鼻塞，流出浆液血性分泌物，鼻孔四周皮肤红肿、糜烂、浅溃疡、结痂，持久不愈。

4. **其他部位白喉**　皮肤白喉呈局部慢性溃疡，覆有灰白膜性渗出物。结合膜、外耳道、女婴外阴部、新生儿脐带处也可受感染，形成局部伪膜或血性分泌物。

【诊断要点】

1. **流行病学史**　发病前 1 周内有白喉患者接触史，或无百白破三联疫苗接种史。

2. **体征与症状**　发热、乏力、苍白，可在咽和扁桃体，或鼻腔和气管等处见局部白色伪膜。梗阻严重者出现烦躁、紫绀和昏迷。

3. **实验室检查**

（1）血象：白细胞总数增高，中性粒细胞可达 80%。

（2）细菌学检查：取伪膜边缘处的分泌物直接涂片可找到白喉杆菌，取分泌物培养阳性可确诊。

（3）免疫荧光检查：将咽拭子培养 4 h 之菌落，用特异抗血清进行免疫荧光检查，阳性率和特异性高，有助早期诊断。

本病应与急性化脓性扁桃体炎、鹅口疮、奋森咽峡炎或溃疡性咽炎、EB 病毒感染鉴别。喉白喉要与无伪膜的急性喉炎、喉水肿、气管异物等区别。鼻白喉与鼻腔异物及先天性梅毒相鉴别。

【治疗】

1. 隔离及休息

严格隔离治疗。卧床休息 2～4 周，重症 4～6 周。

2. 病原治疗

（1）白喉抗毒素：为本病的特异性治疗，应尽早给予足量以中和局部病灶内和血液中的游离毒素。剂量：轻型 2 万～4 万 U，重症 4 万～8 万 U，极重者 10 万 U，肌注。治疗较晚的患儿用半量静脉缓慢滴注，余半量肌注，或 1 次静滴。注射前必须询问有无马血清注射史、过敏史，并做皮试，皮试阳性者必须按操作步骤进行脱敏。先用 1∶10 稀释液，第 1 次注射 0.2 mL，20 min 后无反应用倍量注射 1 次，3 次以上无反应即全量肌内注射。

（2）抗生素：首选青霉素，对各型的白喉均有效，剂量为每日 80 万～160 万 U，分 2 次肌注，疗程 7～10 日。青霉素过敏者，可用红霉素 25～50 mg/（kg·d），分 4 次口服，疗程同上。也可用新一代大环内酯类抗生素：罗红霉素 5～8 mg/（kg·d），或阿奇霉素 10 mg/（kg·d）。抗菌治疗持续至白喉菌培养 3 次阴性方可停药。

（3）并发症的治疗：若出现喉梗阻、心肌炎、周围神经麻痹等并发症，则予相应治疗措施。

第十三节　细菌性痢疾

细菌性痢疾（简称菌痢）是由志贺菌属（或称痢疾杆菌属）所引起，共分四群：痢疾志贺菌、福氏志贺菌、鲍氏志贺菌和宋氏志贺菌。多见于夏、秋季。临床特征为腹泻、脓血便及里急后重症状。中毒型可发生休克和呼吸衰竭，甚至死亡。

【临床表现】

1. 急性痢疾　起病急，有发热、腹痛、腹泻，粪便呈黏液样或脓血样，每次量少，伴里急后重症状。少数发生中毒，中毒型菌痢者病势凶险，骤起高热达 40～41 ℃，反复或持续惊厥，转入昏迷，迅速发生休克，或中枢性呼吸衰竭。病初肠道症状不明显，需灌肠采集大便检查才发现黏液脓血便。

2. 慢性菌痢　病程超过 2 个月，长期或间歇性腹泻伴脓便，在暴食、冷食或劳累后急性发作。有乏力、贫血等表现。

3. 带菌者　有或无痢疾史，大便性质正常，但培养有痢疾杆菌生长。

【诊断要点】

1. 流行病学史　多见于夏、秋季,有不洁饮食史或有痢疾接触史。

2. 体征与症状　发热、腹痛、腹泻,伴有脓血便和里急后重。中毒型菌痢起病急骤,全身中毒症状明显。

3. 实验室检查

4. 血象　急性期白细胞总数增加,伴中性粒细胞比率升高。慢性期血红蛋白及红细胞减少。

5. 粪便检查　肉眼有黏液、脓血状。镜检见大量脓细胞与红细胞,平均每个高倍视野白细胞尤其脓细胞在 15 个以上,出现吞噬细胞为本病特征性表现。

6. 粪便培养　应在药物治疗前,取新鲜粪便的黏液,或做肛拭培养。

【治疗】

1. 病原治疗

(1) 普通型菌痢

①抗菌药物:可选用下列之一口服:①庆大霉素 10 mg/(kg·d)。②卡那霉素 40 mg/(kg·d)。③呋喃唑酮(痢特灵)5～10 mg/(kg·d)。④诺氟沙星 15 mg/(kg·d),学龄儿童必要时可用。以上药物每日量分 3～4 次口服,疗程 7 日。

②复方磺胺甲噁唑(SMZco)50 mg/(kg·d),分 2 次口服,疗程 7 日。

③小檗碱(黄连素):每片 0.1 g,剂量为 10～20 mg/(kg·d),分 3～4 次口服,疗程 7～10 日。

(2) 中毒型菌痢

①高热处理:高热顽固不降先用安乃近 10 mg/kg,肌注,同时给头罩冰袋或冰帽等物理降温。仍不能降热,则用盐酸氯丙嗪及异丙嗪各 1 mg/kg,肌注,或加入 10% 葡萄糖液 50 mL 静滴。

②反复惊厥处理:先用地西泮 0.1～0.3 mg/kg,肌注或静注,静注时密切观察患儿呼吸情况。同时用 20% 甘露醇 1～2 g/kg,快速静注,以降低脑水肿,必要时每 4～6 h 重复 1 次,直至惊厥控制。

③抗休克处理:发生休克即给予右旋糖酐 40(儿童 10 mL/kg),其后用 5% 碳酸氢钠 5 mL/kg 静注。经上述处理血压仍不升,可用东莨菪碱 0.03 mg/kg 或山莨菪碱 0.2～2 mg/kg,静注,必要时 5～30 min 重复 1 次,直至血压回升。

④抗菌药物:可用庆大霉素 3～5 mg/(kg·d),分 2 次,静脉滴注,或用氨苄西林 150 mg/(kg·d),分 2 次静脉滴注,病情好转改为口服。以上药物无效可用头孢哌酮 100 mg/(kg·d),分 2 次,静脉滴注。

(3) 慢性菌痢:药物治疗同急性菌痢,疗程 10～14 日。也可两种药物交替使用,服用 1 个疗程有改善但未痊愈者可隔 1～2 周间隙再用,共 2～3 个疗程,也可交替用庆大霉素及小檗碱保留灌肠,每日 1 次。

(4) 微生态制剂:有利调理肠道菌群平衡状态,协助肠道正常功能的恢复,但应与抗生素间隔 2 h 服用。

2. 对症治疗　患者消化道隔离至症状消失,停药 3 天,其后每日取粪便培养,连续 3 次培养阴性为治愈。发热予以退热剂。腹痛剧烈可给予针刺穴位、热敷腹部,必要时可选用解痉药物,口服 6% 颠茄合剂或颠茄片,每次 0.2 ~ 0.6 mg/kg,3 次 / 日。腹泻频繁,每日 10 次以上者,影响休息和药效者,可加少量氯丙嗪。严重腹泻或婴儿有呕吐不能进食,应静脉补液并补充电解质,维持水、电解质平衡。

第十四节　伤寒和副伤寒

伤寒是由伤寒沙门菌引起的急性肠道传染病。副伤寒是由副伤寒甲、乙、丙型沙门菌分别引起的副伤寒甲、副伤寒乙及副伤寒丙。临床特征为持续高热,全身软弱,部分患儿有腹泻、肝脾肿大、玫瑰疹和白细胞低下。重型者常并发中毒性心肌炎、肝炎、或肠出血、肠穿孔等。

【临床表现】

1. 伤寒

（1）典型伤寒:起病可急可缓,有发热、乏力、全身不适。体温逐日递增上升,并出现食欲不振、腹胀、便秘。少数患儿有稀疏淡色玫瑰疹。1 周后进展至极期,体温升高达 39 ~ 40 ℃,持续 2 ~ 3 周,有精神萎靡、神志淡漠,年长儿可见到相对缓脉。半数以上患儿出现肝及脾肿大,以肝大为主。此时易发生并发症,如中毒性心肌炎、中毒性肝炎、胆囊炎等,出现相应症状。病程 3 ~ 4 周后体温下降,全身情况逐渐改善,但体质虚弱者需 2 ~ 4 周才完全恢复。

（2）重型伤寒:起病急,毒血症症状严重,常有过高热、谵妄、昏睡,甚至昏迷。并发症发生率高,少数出现休克或弥散性血管内凝血。

（3）婴儿伤寒:症状不典型,起病急,有高热、惊厥,常伴呕吐和腹泻。体温呈弛张热,持续 2 周左右,肝脾肿大明显。

2. 副伤寒　热型不规则,病程较伤寒短,病情较伤寒轻,常伴急性胃肠炎症状。副伤寒丙可呈败血症表现,有高热、寒战,甚至出现黄疸及类似脑膜炎症状或精神神经症状。

【诊断要点】

1. 流行病学史　多见于夏、秋季,2 ~ 3 周内有过与伤寒病人接触史,或当地有伤寒流行。

2. 体征与症状　持续高热,精神萎靡,体弱、肝脾肿大、玫瑰疹,重型毒血症症状严重。

3. 实验室检查

（1）血象:周围血象中白细胞总数降低,嗜酸粒细胞明显减少或消失。婴儿伤寒或儿童副伤寒可呈白细胞升高,中性粒细胞占优势。

（2）血清学检查:肥达反应于第一周末至第 2 周开始升高,4 周达最高峰。"O">1:80,"H">1:160 为阳性。在患病毒感染、结缔组织病、日本血吸虫病时可出现暂时性假阳性。

（3）细菌学检查:血培养是确诊的依据。治疗前取血做培养。骨髓培养阳性率较血培养高,尤适合于已用抗菌药物、血培养阴性者。早期玫瑰疹刮取物涂片或培养也可获阳性结果。病程第 2 ~ 3 周取粪便及尿进行沙门菌培养。治疗疗程结束,于停药 3 周后取粪便进行培养,每日 1 次,连续 3 次培养。

【治疗】

1. 病原治疗

（1）非耐药菌：任选下列药物之一。

①复方磺胺甲噁唑（SMZco），30～50 mg/（kg·d），分2次口服。

②氯霉素：30～50 mg/（kg·d），分3～4次静脉滴注或口服，白细胞较低者应慎用。

③氨苄西林：200 mg/（kg·d），分2～3次静脉滴注，不良反应中多见皮疹，停药即退。治疗3～4天体温不退可改用下列药物之一。

④阿莫西林：60～100 mg/（kg·d），分3～4次口服。

⑤阿莫西林-克拉维酸：60～90 mg/（kg·d），分2次静脉滴注。

⑥阿米卡星：4～8 mg/（kg·d），分2次静脉滴注。

⑦诺氟沙星：15 mg/（kg·d），在大龄儿童应用，分2～3次口服。

（2）耐药菌：可选用下列药物之一。

①头孢哌酮：50～100 mg/（kg·d），分2～3次静脉滴注。

②头孢曲松：50～100 mg/（kg·d），分2～3次静脉滴注。

③头孢噻肟：50～100 mg/（kg·d），分2～3次静脉滴注。

抗菌药物治疗至体温正常后5日，然后停药5日，再用药5日，为全程治疗，可预防复发。

（3）副伤寒：副伤寒甲及乙感染可先用复方磺胺甲噁唑（SMZco），25 mg/（kg·d），分2次口服，无效即改用伤寒非耐药菌治疗方法。副伤寒丙败血症的治疗同伤寒治疗。

2. 对症治疗　消化道隔离至症状消失，粪便培养3次阴性。给高热量、高营养、易消化的无渣饮食。恢复期患儿食欲增强时应注意给适量易消化饮食，逐渐增加，严忌过饮过食，引起肠道并发症。高热纳差者给予10%葡萄糖液500～1 000 mL静脉滴注。

3. 并发症治疗

（1）中毒性心肌炎：卧床休息、给氧、镇静，大量维生素C，能量合剂。

（2）中毒性肝炎：保肝治疗。

（3）肠出血：禁食、补液、止血剂、输血。

（4）肠穿孔：外科处理。

第十五节　鼠伤寒

鼠伤寒是由鼠伤寒沙门菌引起的急性肠道传染病。临床特征以发热、腹泻、呕吐和脱水等，近年来致病菌大多为耐药性强的病原菌。顽固难治。

【临床表现】

1. 胃肠炎型　占总发病例的80%左右，婴儿以不规则发热及腹泻为主要症状。体温多在38 ℃左右，有的可高达40 ℃，热程7～14天或更长。每日腹泻10多次，也可多至几十次。粪便形状呈多样易变，有时黄色或墨绿色稀便，有时黏液或脓血便，有腥臭味，顽固难治。可伴有脱水、酸中毒。部分患儿可出现荨麻疹样皮疹。多有贫血,营养不良等并发症。

2.败血症型　中毒症状重,可持续高热,精神萎靡,嗜睡,惊厥,昏迷症状。多同时有胃肠道的表现,可累及全身多系统感染,如中毒性肝炎,肺炎,肝脾肿大,尿路感染,中毒性心肌炎,心包炎等,也可出现休克或脑水肿症状。

3.局灶型　表现为一个脏器感染的症状,如鼠伤寒脑膜炎、鼠伤寒胸膜炎。

4.隐匿型　无临床症状,而粪便培养阳性的带菌者。

【诊断要点】

1.流行病学史　常由摄入被鼠伤寒沙门菌污染的不洁食物及动物源性的食物史,或鼠伤寒接触史。

2.体征与症状　发热及腹泻,粪便形状多样易变,顽固难治,伴有脱水、酸中毒。全身多系统感染时中毒症状重。

3.实验室检查

(1)血象:白细胞总数大多正常,有局灶化脓性病变时明显升高,可达(20～30)×10^9/L,轻度贫血。

(2)粪便检查:部分粪便有黏液和血,有时镜下白细胞增多。

(3)细菌学检查:胃肠炎型易从呕吐物和粪便培养阳性。血培养阳性为败血症型。可取骨髓、脓液、胸腔积液等进行培养,反复培养可提高阳性率。

(4)血清学检查鼠伤寒抗体≥1∶80以上为阳性。

【治疗】

1.病原治疗　可选用下列药物,一般选两种以上联合使用,疗程10～14日。

(1)复方磺胺甲噁唑(SMZco):30～50 mg/(kg·d),分2次口服。

(2)庆大霉素:10 mg/(kg·d),分3～4次口服。

(3)氯霉素:30～50 mg/(kg·d),分3～4次静脉滴注或口服,白细胞较低者慎用。

(4)氨苄西林:200 mg/(kg·d),分2～3次静脉滴注,与SMZco合用有协同作用。

(5)阿莫西林:40～80 mg/(kg·d),分3～4次口服,新生儿及早产儿每次7～13 mg/kg,每日3次。

(6)阿莫西林-克拉维酸:口服小儿混悬液,1岁以下,1.25毫升/次;1～2岁;2.5毫升/次;2～6岁,5毫升/次,3次/日。混悬液,6～12岁,5～10毫升/次,3次/日。片剂,12岁以上,1～2片/次,3次/日。静脉滴注,<3个月每次30 mg/kg,2～3次/日,3个月至12岁,每次30 mg/kg,3～4次/日。12岁以上,1.2毫克/次,3～4次/日。

(7)治疗3～4日症状无改善者可改用第3代头孢菌素,如头孢哌酮、头孢曲松、头孢噻肟等。

2.对症治疗　患者肠道隔离至粪便培养阴性。给高热量、高营养、易消化的流质或半流质饮食。补充多种维生素。高热时予退热剂,同时给物理降温,有轻、中度失水口服补液盐,轻度脱水,50 mL/(kg·d),中度脱水,80～100 mL/(kg·d);严重脱水者需静脉补液,纠正酸中毒,维持水、电解质平衡。中毒症状严重并有循环衰竭者可输血或血浆以维持有效血容量,必要时可采用糖皮质激素。

第十六节 霍乱

霍乱是由 O1 群（分小川、稻叶和彦岛三种血清型）和 O139 群霍乱弧菌引起的烈性肠道传染病，又称 2 号病。临床特征为急性腹泻、呕吐、脱水和电解质紊乱，可并发肾（功能）衰竭及急性肺水肿。

【临床表现】

1. 典型霍乱

（1）吐泻期：绝大多数患儿以急剧腹泻、呕吐开始，大便初为水样，迅速转为米泔水样，无粪质，无粪臭略带鱼腥味，并含大量片状黏液，每日数十次至难以计数。呕吐多在腹泻后开始，常为喷射性或连续性，先含胃内容物，后可像米泔水样或清水样。本期持续数小时至 2 天。

（2）脱水期：迅速出现脱水和周围循环衰竭，烦躁不安，声音嘶哑，眼球下陷，面颊深凹，口唇干燥，皮肤弹性消失，手指皱瘪。腹直肌及腓肠肌痉挛、疼痛，尿量减少。重型者极度软弱，重度脱水、休克，并发肾功能衰竭、急性肺水肿。此期一般为数小时至 3 天。

（3）恢复期：脱水及时纠正后，腹泻次数减少乃至停止，发音恢复，皮肤湿润，尿量增加，可有反应性高热。

2. 暴发型霍乱 甚罕见，起病急骤，不待吐泻症状出现即因循环衰竭而死亡。

3. 带菌者 临床可无任何症状，但可排菌 5～15 天，粪便检查病原菌阳性。

【诊断要点】

1. 流行病学 病前有食不洁水产品史，或到过疫区和密切接触史。

2. 体征与症状 急剧腹泻、呕吐，大便呈米泔水样，无粪汁，迅速出现脱水和电解质紊乱，腹直肌及腓肠肌痉挛、疼痛。重者并发肾功能衰竭及急性肺水肿。

3. 实验室检查

（1）血液检查：白细胞总数增至（25～60）×10⁹/L，中性粒细胞及大单核细胞增多，血浆比重和红细胞压积升高。血清钾、钠、氯化钠、碳酸氢盐降低，尿素氮增高。

（2）尿液检查：可有蛋白、红细胞、白细胞及管型。

（3）粪便检查

①常规镜检：可见黏液和少许红白细胞。

②涂片染色：取粪便涂片，可见革兰阴性稍弯曲的弧菌。

③悬滴检查：将新鲜粪便做悬滴成暗视野显微镜检，可见运动活泼呈穿梭状的弧菌。

（4）血清制动试验：可鉴定 O1 群或非 O1 群及 O139 型霍乱弧菌。

（5）分离培养：治疗前取呕吐泻物送培养，若阳性则可诊断。

【治疗】

1. 病原治疗

（1）轻型霍乱：可选用①复方磺胺甲噁唑（SMZco）50 mg/（kg·d），分 2 次口服。②庆大霉素 10 mg/（kg·d），分 4 次口服。③诺氟沙星 15 mg/（kg·d），学龄儿童可用，分 2～3 次口服。

（2）重型霍乱：氨苄西林 200 mg/（kg·d），分 2～3 次静脉滴注。抗菌药物疗程 3 天。

2. 对症治疗　严格胃肠道隔离，直至粪便 3 次培养阴性。

（1）补液疗法

①静脉补液：重型，治疗开始时以生理盐水 20 mL/kg，做快速静脉滴注，待血压回升正常后改用 3:2:1 液体（5% 葡萄糖 3 份，生理盐水 2 份，1.87% 乳酸钠或 1.4% 碳酸氢钠 1 份）。按病情轻重 24 h 补液量为 100～200 mL/kg，控制钠的输入，以免发生高钠血症。快速补液 30 min 后，血压仍不回升，应考虑采用糖皮质激素地塞米松 0.5～1 mg/kg，或氢化可的松每次 10 mg/kg 静脉注射，以及血管活性药物，东莨菪碱 0.03 mg/kg 或山莨菪碱 0.2～2 mg/kg，静脉注射，必要时 5～30 min 重复一次，直至血压上升。补液期应密切观察病情，以防止急性肺水肿的发生。

②口服补液：轻度脱水 50 mL/（kg·d）；中度脱水 80～100 mL/（kg·d）；重度脱水先予静脉补液，待休克纠正后予口服补液盐。

（2）纠正酸中毒：按公式计算，5%NaHCO$_3$ 毫升数 =（22- 实测 HCO$_3^-$）×0.5× 体重（kg）；或 =（-BE）×0.5× 体重（kg）。无条件测血气或重症需紧急处理时按 5%NaHCO$_3$ 5 mL/kg 给予，能提高二氧化碳结合力 4.4 mmol/L。

（3）补钾、钙：原则见尿补钾，一般剂量为氯化钾 200～300 mg/（kg·d），分 3～4 次口服或配成静滴浓度为 0.2%～0.3%，禁忌静脉推注。有缺钙肌肉痉挛者用 10% 葡萄糖酸钙 5～10 mL，静脉滴注，必要时重复。

（4）纠正心力衰竭：如出现心力衰竭、肺水肿时，应暂停或减慢补液速度，予强心药物，毛花苷 C 负荷量：> 2 岁 0.03 mg/kg，< 2 岁 0.04 mg/kg，首剂用负荷量的 1/3～1/2，余量分 2 次，间隔 6～8 h 1 次，静脉缓滴，必要时用呋塞米每次 1～2 mg/kg，日肌内或静脉注射。

第十七节　流行性脑脊髓膜炎

流行性脑脊髓膜炎是由脑膜炎双球菌引起的化脓性脑膜炎，好发于冬、春季，也可全年散发的呼吸道传染病。暴发性流脑不及时抢救会严重威胁生命。

【临床表现】

1. 普通型　骤起发热，有头痛、呕吐、嗜睡、颈强，脑膜刺激症状包括 Brudzinski 征、Kernig 征阳性。部分患儿发生惊厥，甚至昏迷，全身皮肤出现瘀点。

2. 暴发型　脑膜炎球菌败血症（华-佛综合征），全身中毒症状明显，数小时内体部广泛出现瘀点、瘀斑，中央可坏死呈紫黑色，迅速发生休克及 DIC。患儿抽搐不止，陷入昏迷，脑水肿加剧，可引起呼吸衰竭或脑疝。按临床表现分为休克型、脑膜脑炎型及混合型。

【诊断要点】

1. 骤起发热，有头痛、呕吐、颈强，脑膜刺激症状包括 Brudzinski 征、Kernig 征阳性，全身皮肤出现瘀点。

2.辅助检查

（1）血象：白细胞总数升高，中性粒细胞占优势。中毒症状严重时，白细胞数可减少。入院后初 12 h 内每 4 h 进行血小板测定，进行性减少者需注意发展为 DIC。

（2）脑脊液检查：细胞数增加至 $1\ 000×10^6/L$ 以上，以中性粒细胞为主，蛋白质增加，糖减少。

（3）细菌学检查：皮肤瘀点涂片，染色找细菌。咽拭、血液及脑脊液培养。脑脊液离心，取沉淀物涂片，染色找细菌。

（4）血电解质及血 pH 测定：昏迷及休克者多次随访复查。

（5）DIC 指标测定：有出血倾向者测定。在用肝素后仍有出血者，应随访 DIC 指标，注意继发性纤溶发生。

（6）抗原检测：有条件者采用乳胶凝集实验、血凝抑制实验、酶联免疫吸附试验测定。

【治疗】

1.病原治疗　首选青霉素加氯霉素，或青霉素加氨苄西林静滴。青霉素每日 20 万～40 万 U/kg，氯霉素每日 50～70 mg/kg（使用中严格监测血常规及氯霉素血浓度），氨苄西林每日 200～300 mg/kg，分 4 次。上述治疗后 2 日重复脑脊液检查，若未好转，即改用头孢噻肟每日 100 mg/kg，分 3 次静滴，或头孢曲松每日 100 mg/kg，分 1～2 次静滴。

2.对症治疗

（1）降温：体温过高予以安乃近 5～10 mg/kg，肌注及物理降温。

（2）止痉：出现惊厥用苯巴比妥饱和量 20 mg/kg，维持量 5 mg/kg 肌注，或地西泮 0.1～0.3 mg/kg，肌注或静注（静注时应注意患者呼吸）。颅内压升高及惊厥不止，应予 20% 甘露醇 1.25 mL 静注，每 4～6 h 1 次，直至颅内压升高症状消失。

（3）呼吸道隔离至咽拭培养阴性，或病后 7 日。暴发型脑膜炎球菌败血症应有专人严守床旁，密切观察病情，及时进行抢救。

3.并发症治疗

（1）抗休克：应补充血容量。纠正酸中毒及应用血管活性药物。先予中分子右旋糖酐 10 mL/kg 静注，然后用 5% 碳酸氢钠 5 mL/kg 静注（可提高 10% 二氧化碳结合力）。血压仍不改善即用东莨菪碱或山莨菪碱静注，前者剂量每次 0.01～0.03 mg/kg，后者每次 0.5～1 mg/kg，每 10～15 min 静注 1 次，直至血压回升。也可用多巴胺静滴。地塞米松每次 0.5 mg/kg 静注有助休克恢复，可用 1～2 次，间隔 12 h。

（2）DIC 处理：皮肤瘀点迅速增加伴血小板减少，在未测定 DIC 指标前可先用肝素 1 mg/kg，静滴或静注 1 次，必要时 4 h 后再给 1 次。其后，需按 DIC 测定结果应用抗凝药物或抗纤溶药物。有继发性纤溶所致出血现象时需及时用 6- 氨基己酸 80～100 mg/kg 溶于生理盐水或 10% 葡萄糖液 100 mL 静滴，或用氨甲苯酸 100 mg 静注。以后随病情在数小时后重复应用。

（3）呼吸衰竭处理：出现呼吸不规则、减慢、变浅，及时用洛贝林（山梗菜碱）3～6 mg 静注或静滴，隔数小时应用 1 次。并可与尼可刹米 0.25 g 交替静注。发生气道阻塞或呼吸衰竭，立即气管插管吸管，吸引分泌物及机械呼吸。

（4）硬膜下积液：婴幼儿 B 群流脑易并发硬膜下积液，小量自行吸收，量多可硬膜下穿刺放液，每次 20 mL，每日或隔日 1 次。4～5 周后仍抽液不尽或有感染时，考虑外科治疗。

4. 对症治疗

（1）一般治疗：高热予以物理降温及退热剂如安乃近 5～10 mg/kg，肌注。出现惊厥用苯巴比妥饱和量 20 mg/kg、维持量 5 mg/kg 肌注，或地西泮 0.1～0.3 mg/kg 肌注或静注（静注时应注意患者呼吸）。颅内压升高及惊厥不止应予 20% 甘露醇每次 0.25～1.0 g/kg 静注，每 4～8 h 1 次，直至颅内压升高症状消失。

（2）糖皮质激素应用：不列为常规。对中毒症状严重、颅内压增高明显的患儿可短期用 3 日，常选用地塞米松每日 0.5 mg/kg，分 2 次静滴或静注。

5. 并发症治疗

（1）硬膜下积液：小量自行吸收，量多可硬膜下穿刺放液，每次 20 mL，每日或隔日 1 次。4～5 周后仍抽液不尽或有感染时，考虑外科治疗。

（2）脑室管膜炎：除全身抗生素治疗，可做侧脑室控制性引流，再在脑室注入有效抗生素。

第七章　内分泌系统疾病

第一节　生长激素缺乏症

生长激素缺乏症（growth hormone deficiency，GHD）过去称垂体性侏儒（Pituitary Dwarfism），是指下丘脑或垂体前叶功能障碍，造成生长激素（GH）分泌不足引起的生长障碍，身高低于同性别、同年龄平均身高两个标准差或低于第 3 百分位数的疾病。

【生长激素的合成、分泌及功能】

1. 生长激素和胰岛素样生长因子轴　对出生后的生长发育具有重要作用。人类的生长激素基因组位于第 17 号染色体长臂（q22-24），由 GH_1（GH-N）、$CSHP_1$、GH_2、CSH_2 5 个基因组成，191- 氨基酸组成的单链多肽，分子重 22kDa。它由垂体前叶的生长素细胞分泌和储存，它的释放受下丘脑分泌的两个神经激素，即生长激素释放激素（growth hormone releasing hormone，GHRH）和生长激素释放抑制激素（growth hormone-releasing inhibitory hormone，GHIH）的调节。它的基本功能是促使人体各种组织细胞增大和增殖，使骨骼、肌肉和各系统器官生长发育，骨骼的增长即导致个体长高。GH 的生理作用和调节分述如下：

（1）GH 的生理作用：人类的 GH 通过直接和间接方式对全身许多器官的生长起作用，但有些生长则不依靠 GH，如毛发的生长及多数肿瘤的生长等没有 GH 参加。

① GH 对骨骼的作用：GH 主要通过肝脏 GH 受体使肝脏产生胰岛素样生长因子（insulinlike growth factor，IGF）而间接刺激骨和软骨的生长。IGF 的生理作用主要是刺激软骨细胞增殖、分化和胶原的合成，当骨骺闭合后刺激骨膜增生。年幼时 GH 分泌低下可导致生长激素缺乏症，GH 分泌过多则可形成巨人症（gi-gantism）；在成人 GH 分泌过多，由于短骨的生长，则会发生肢端肥大症（acromegaly）。其作用的基础是促进核酸及蛋白质的合成。

② GH 对代谢的作用：直接作用于组织细胞，调节细胞的代谢。①蛋白质代谢：GH 促进蛋白质合成。可能是由于促进细胞对氨基酸的摄取，使氨基酸透过细胞膜进入细胞内的量增多，并促进细胞内的 RNA 及 DNA 的合成。②脂肪代谢：GH 促进脂肪的分解和氧化，抑制脂肪的生成，增加脂肪组织内的游离脂肪酸，并增加脂肪酸的利用。③糖代谢：GH 对糖代谢的作用是双重的，一方面增加葡萄糖的利用，促进组织对糖的摄取，有人称"胰岛素样作用"；另一方面，在 GH 的作用下，肝脏产生的葡萄糖增多，并抑制外周组织对糖的摄取和利用，降低胰岛素的敏感性。在正常情况下，两者之间互相协调，保持平衡。当体内 GH 分泌过多时，血糖

可升高,出现尿糖,此时胰岛素分泌亢进,久之,可使胰岛衰竭,而成为永久性糖尿病。另外,GH 与胰岛素有拮抗作用,当 GH 缺乏时,机体对胰岛素的效应增加,易出现低血糖。④电解质:GH 可使钙、钠、钾、磷呈正平衡,储磷作用是直接增加肾小管对磷的再吸收,而储钙作用可能是通过促进甲状旁腺激素的产生,增加小肠对钙的吸收,但上述提法尚有争论。

（2）GH 的分泌调节:生长是一个缓慢持久的过程, GH 的分泌受许多因素的影响。GH 以脉冲式分泌,昼夜波动很大,小儿更为明显,在分泌低峰时,常难以测到,饥饿、运动时,由于能量不足及能量消耗的增加,可引起 GH 的分泌;睡眠时分泌增加明显,一昼夜 GH 分泌总量的 50% ~ 75% 出现于夜间睡眠时,有人证明深睡 1 h 就可出现分泌高峰。用大剂量糖皮质激素时 GH 分泌减少,而长期小剂量则影响不大。甲状腺对调节 GH 的分泌有重要作用,甲状腺功能减低的病人, GH 分泌减少,用甲状腺制剂 3 ~ 4 周后 GH 分泌可恢复正常。新生儿生后 48 h 内 GH 浓度较高,以后下降,儿童期内一直保持较高水平,随着年龄的增长, GH 的水平波动也明显,青春期后 GH 不再明显增加。某些药理浓度的氨基酸,特别是精氨酸和亮氨酸是 GH 分泌的有力刺激物,其通过抑制下丘脑生长激素释放抑制激素（GHIH）的分泌而增加 GH 的分泌,甚至高蛋白低糖饮食也引起 GH 分泌。

中枢神经递质 α- 肾上腺素能兴奋,使 GH 释放增加。如可乐定通过下丘脑 α- 肾上腺素能神经元,直接刺激生长激素释放激素（GHRH）神经元使 GH 分泌增加;β- 肾上腺素能则起抑制作用;多巴胺则具有两重性,基础状态下刺激 GH 分泌,又可抑制由低血糖和精氨酸诱发的 GH 分泌, L- 多巴通过下丘脑多巴胺神经元,直接刺激 GHRH 神经元进而使 GH 分泌增加。其他如 5- 羟色胺、血管加压素和吗啡肽对 GH 分泌也有刺激作用。

由下丘脑释放的 GHRH 和 GHIH 共同调节 GH 的分泌。GHRH 对促进垂体前叶 GH 的释放具有特异性,而不影响其他激素的分泌。GHRH（44 个氨基酸组成的肽）已能用 DNA 重组技术合成,在 GH 分泌缺乏时,可用于诊断及治疗。GHIH 是一种 14 肽,它与 GHRH 拮抗, GHIH 分泌减少,成为巨人症的原因之一。目前研究表明,多数影响 GH 分泌的因素均通过改变 GHRH 和 GHIH 的绝对或相对数量而起作用。生理范围内的血糖升高可抑制 GH 的分泌,而血糖降低时 GH 分泌则增加,这种作用非常灵敏,当血糖下降 10% 时, GH 分泌就可明显增加。因此,利用胰岛素低血糖实验刺激 GH 分泌。

GH 也存在自身的调节作用,血中 GH 的浓度对垂体 GH 的释放有负反馈作用,这种作用可能通过增加下丘脑 GHIH 的分泌,同时还有对垂体的直接作用。

2. IGF-1 生理作用　IGF-1 位于第 12 号染色体长臂,由 70 个氨基酸组成的单链多肽,其基因位于 12q22-q24,它的合成主要受 GH 的调节,亦与年龄、营养状况和性激素水平等因素有关。各组织中合成的 IGF-1 大都以自分泌或旁分泌方式发挥其促生长作用,血循环中的 IGF-1 则多由肝脏的窦状小管旁细胞（persinusoidal cell）所合成,以内分泌方式作用于靶细胞。摄入 IGF-1 能增加正氮平衡,降低 BUN,在 GH 抵抗的侏儒（Laron dwarfism）,IGF-1 可直接刺激其生长。因此,在临床上可用于各种病理性矮身材和分解代谢增加的疾病如术后和烧伤。

IGF-1 抑制 GH 的分泌,在缺乏 GH 受体的病人（Laron dwarfism）其不能合成 IGF-1,因此, GH 明显升高而 IGF-1 几乎测不到。

【病因】

下丘脑（hypothalamus）、垂体（pituitary gland）功能障碍或靶细胞（target cell）对生长激素无应答反应均造成生长落后。导致生长激素缺乏的原因如下：

1. 特发性 GHD（IGHD） 对垂体功能减低的患儿未能找出垂体或下丘脑病变，又证明为 GH 缺乏者，称为特发性垂体功能减低（目前认为特发性大部分与围生期病变造成下丘脑、垂体损伤有关）。

（1）单纯 GH 缺乏。

（2）垂体前叶多种激素缺乏。

2. 遗传性（GH 基因缺陷） 约有 5% 左右的 GHD 患儿是由遗传因素造成的。

（1）遗传性生长激素缺乏 IA 型：最近用生化技术发现许多受累家族中有 GHN 基因（17q22-24）等各种遗传缺陷。IA 型 GH 缺乏为常染色体隐性遗传，患者 GH 基因组有缺失、移码、无义突变；与那些典型的散发的 GH 缺乏不同，有报道称有些儿童出生时即身长短。GH 基因缺乏或异常，最初确实对外源性 hGH 治疗起反应，但有些很快产生高效价抗体，使治疗失效。在一个家族中可有不同的治疗反应，当一个同胞持续生长，未产生阻断性抗体时，而在同一家族中另两个同胞则产生副作用。据报道产生高效价阻断性抗体的患者，给予 IGF-1 替代 GH 治疗有效。

（2）遗传性生长激素缺乏 IB 型：IB 型患者有常染色体隐性位点嵌合突变和 GH 不完全性缺乏，其症状不如前者严重。用外源性 hGH 治疗有效。

（3）遗传性生长激素缺乏 II 型：II 型患者为常染色体显性 GH 缺乏，源于嵌合位点或错义突变，有明显的低血糖倾向。

（4）遗传性生长激素缺乏 III 型：III 型患者有 X- 连锁 GH 缺乏，常伴低丙种球蛋白血症。病变靠近 GH-N 基因或垂体细胞缺陷。

（5）多发性垂体激素缺乏症：有 GH 不足和其他 1 个以上的促激素不足。其遗传方式又分为两种，1 型为常染色隐性遗传，2 型为性连锁隐性遗传。其他多种激素发生缺乏的次序为 LH、FSH、TSH、ACTH。Pit-1 基因（一种垂体特异性转录因子）是垂体细胞生长发育和功能成熟的重要的转录因子，Pit-1 基因的突变会导致 GH、TSH 和泌乳素合成和分泌的缺乏。MRI 示垂体正常或萎缩。

（6）垂体前叶先天性缺如或移位：近年来，经用 MRI 或 CT 检查证实 GHD 患儿中垂体不发育、发育不良或空蝶鞍等并不罕见。其中有些伴有视中隔发育不全（septo-optic dysplasia），唇裂、腭裂等畸形。合并有脑发育严重缺陷者常在早年夭折。

（7）GH 抵抗综合征，主要有下列几种情况：

①对 GH 不敏感 GH 受体病：Laron 综合征（原发的 GH 抵抗或不敏感或原发 IGF-1 缺乏）源于 GH 受体或受体后缺陷，为常染色体隐性遗传。GH 受体缺陷者血清 GHBP 水平降低，而受体后缺陷者 GHBP 水平正常。在不同家族中基因缺陷包括无义突变、缺失、RNA 加工缺陷等。血清 GH 是升高的，伴有 IGF-1 降低或缺乏。GH 治疗无效。患者出生身长短，提示 IGF-1 在胎儿发育中的重要性，这一点在小鼠 IGF-1 基因敲除试验中表现很明显。患者头围和颌骨均较小，伴有一定程度智力损害。1/3 伴低血糖，半数男孩有小阴茎。给患者用重组

DNA 技术合成的 IGF-1 治疗可改善生长,但其对 IGF-1 的反应不像 GH 缺乏患者对 GH 反应那么明显,提示 GH 在促进生长方面较 IGF-1 更具有直接作用。② Pygmy 侏儒症患者血清 GH 水平正常,为 GH 受体数目减少,IGF-1 低而 IGF-2 正常。对外源性 GH 无反应或 IGF-1 不升高。因此,他们先天即不能产生 IGF-1,而它比 IGF-2 刺激生长的作用更强。外源性 GH 无效,但用重组的人 IGF-1 治疗有效。③ GH 结合蛋白或 GH 抗体致循环 GH 作用抑制。④ GH 结构异常。⑤ IGF 合成缺陷(IGF 基因缺陷,肝脏疾病等)⑥ 抗 IGF 抗体干扰 IGF 的作用。⑦ IGF 抵抗(包括 IGF 受体缺陷、IGF 受体后缺陷、靶组织缺乏等)

3. 获得性(继发性)GHD 　各种颅内病变常可引起垂体前叶多种内分泌功能不全和 / 或伴有垂体后叶的功能不全。

(1)肿瘤:常见者有下丘脑肿瘤如颅咽管瘤、神经纤维瘤和错构瘤、垂体腺瘤、神经胶质瘤等。

(2)感染:如脑炎或脑膜炎等。

(3)头部创伤:常见于产伤(如发生在臀位产或产钳助产后的垂体柄损伤)手术(如颅咽管瘤术后)或颅底骨折等情况,其中产伤是国内 GHD 患儿最主要的病因。

(4)浸润病变:如 Langerhans 细胞组织细胞增生症等。

(5)放射损伤:发生在对颅内肿瘤或急性白血病脑部放疗以后。

(6)大剂量肾上腺皮质激素的应用:由于糖皮质激素能加强糖的异生,拮抗胰岛素的作用,使血糖升高,因而抑制 GH 的分泌;抑制蛋白质合成,加速分解;影响骨基质的合成,促进骨溶解和骨质吸收;直接抑制软骨生长,因此,过多的糖皮质激素可阻滞生长。糖尿病患儿如果长期血糖控制不好,可因高血糖毒性、C- 肽减低、IGF-1 减少、继发 GH 减低、皮质醇升高、亚临床甲低等因素导致糖尿病侏儒。

4. 生长激素神经分泌功能障碍 　有一些患儿身高在正常的 –2SD 以下,生长速度≤4 厘米 / 年,骨龄落后≥2 年,用 GH 刺激试验 GH 峰值≥10 μg/L,但是测 24 h 或夜间 GH 分泌节律可发现峰值低,分泌峰减少,做运动试验或深睡眠后 GH 峰值减低。此类病人是由于中枢神经–下丘脑–垂体系统某部位有轻度损伤(包括神经递质、GHRH 分泌减少或 GHIH 分泌增多等)。近年来用 GHRH 作为探针证实许多典型 GH 缺乏儿童的病变是在下丘脑而不在垂体,GHND 患儿用 GH 治疗有效。

5. 心理社会性矮小 　因家庭环境不良刺激使小儿遭受精神、心理、情感创伤,影响大脑皮质向下丘脑的神经冲动传递,抑制 GHRH 的分泌,进而 GH 自然分泌也减少。这种功能障碍在外界不良因素消除后即可恢复正常。

【临床表现】

1. 病史 　常有臀位生产史或窒息史,在出生时的身高和体重多正常,多数在 1 岁以后呈现生长缓慢,随着年龄增长,其外观明显小于实际年龄。可有出牙和换牙延迟,可有小阴茎。少数在婴儿期有低血糖发作史,生长速度每年在 3 cm 左右,典型病例常在 2 ～ 4 岁时发现明显生长落后,食量极少,衣服、鞋尺寸可在几年内无显著变化。智力多正常,但因矮小常有心理障碍。

多发垂体功能减低者除上述垂体性侏儒的表现外,低血糖症状较为严重,还有怕冷,智力迟钝,至青春期无第二性征发育和缺乏性成熟表现。少数同时存在垂体后叶功能缺乏所致的中枢性尿崩症,需服药才能减轻多饮多尿症状。

颅内占位病变损坏垂体或下丘脑时,还可在发病早期有尿崩症,然后缓解,颅内肿瘤增大后可有颅内压增高、视力障碍、病理性嗜睡等。

2.体征 呈均匀性矮小,严重的典型病例发音尖,面容幼稚,呈"娃娃脸",下颌发育不良,面痣较多。颈短,胸腹部脂肪堆积。外生殖器发育不良,青春期呈幼稚型。手足小,身长落后比体重减低更明显,身高在正常同龄儿童第三百分位数以下。

不典型病例无上述特点,仅生长速度每年≤4 cm,身高在正常同龄儿童第三百分位数以下。

【实验室及特殊检查】

1.生长激素释放的刺激试验 正常小儿休息时血清 GH 值甚低（0～3 ng/mL 或 μg/L）,因此,单次测定血清 GH 无助于 GHD 的诊断,临床都采用刺激试验来判断垂体的功能是否正常。

（1）药物刺激试验

①胰岛素低血糖刺激试验:短效胰岛素 0.1 U/kg,iv,分别于 0、30、60、90、120 min 取血,同时测 GH、血糖及皮质醇（以了解是否有 ACTH 缺乏）,血糖降低 50% 或＜40 mg/dL（2.2 mmol/L）为有效的低血糖刺激。注意当严重 GHD 并 ACTH 缺乏时可发生严重的低血糖,应床旁守护。正常 GH 峰值＞10 μg/L, 5～10 μg/L 为部分缺乏,＜5 μg/L 为完全缺乏。

② 10% 精氨酸试验: 0.5 g/kg,总量＜30 g,用注射用水配成 10% 的溶液, ivdrip, 30 min,采血时间及判断标准（包括以下试验）同上。

③左旋多巴（L-dapa）试验: 10 mg/kg,总量＜0.5 g（0.25/tab）, po,少数人可轻度头晕恶心,个别呕吐。

④可乐定试验: 4 μg/kg 或 0.15 mg/m^2（0.075毫克/片）, po,有困倦反应和轻度血压下降。

⑤ GHRH 刺激试验: 1 μg/kg, iv。用于鉴别垂体性和下丘脑性 GHD。

（2）生理性试验

①运动试验:空腹状态下,中等强度运动 15 min,然后剧烈运动 5 min,之后 20、40 min 抽血;

②睡眠试验:入睡后 60、90 min（或在睡眠Ⅲ、Ⅳ期）抽血查 GH,判断标准同上。

2.IGF-1、IGFBP-3 IGF-1 或生长介素 -C（SM-C）是介导 GH 促生长作用的主要物质。血循环中的 IGF-1 主要由肝脏合成, 90% 以上 IGF-1 与肝脏合成的 IGFBP-3 及不稳定酸亚单位（acid labile subunit, ALS）组成 150 kDa 的 IGF-1-IGFBP-3-ALS 三聚体。只有 1% 左右的 IGF-1 呈游离形式,是具有生物活性的部分。IGFBP-3 是人类血中含量最高、作用最强的 IGF-1 结合蛋白,它使 IGF-1 的半衰期从小于 10 min 延长到 12 h。IGFBP-3 作为 IGF-1 的储存和运输载体,常与 IGF-1 同时产生,对游离 IGF-1 浓度起着重要调节作用。IGF-1 血浓度主要受 GH 调节和营养状态的影响,此外还受年龄及性激素的影响。GH 在刺激 IGF-1 合成的同时也促进 IGFBP-3 的产生。同时 IGF-1 对 GH 又有负反馈作用,是 GH 的生理调节因子。因 IGF-1 血浓度 24 h 无明显变化,又主要依赖 GH 而变化,因此,在排除营养不良、肝功能异常及外周靶器官异常情况下,单一血清 IGF-1 和 / 或 IGFBP-3 测定可更好地反映个体 GH 生理状态下的分泌功能。山东省立医院儿科观察 GHD 组患儿 IGF-1 及 IGFBP-3 100% 显著低于正常对照组,与正常对照组 99% 可信区间无重叠。并且 IGF-1 及 IGFBP-3 的测定还可反映 GH 缺乏的程度及作为 GHD 对 rhGH 治疗反应的早期敏感指标。

3. 血甲状腺功能测定　伴 TSH 缺乏者,T_3、T_4、FT_3、FT_4 可降低。TSH 正常或降低。

4. 促性腺激素及性腺激素测定　若伴有 FSH/LH 缺乏,相应性别性激素低于同龄儿。E_2、T 二者比例失常。

5. 肾上腺皮质功能测定　若伴有 ACTH 缺乏,则皮质醇明显降低。

6. 骨龄检查　左腕部骨化中心数明显减少,常较实际年龄落后 2～3 年或 3 年以上。年龄较大时应加拍膝关节正位片。

7. 下丘脑-垂体形态检查　垂体 MRI 或 CT 或 X 光片可显示占位、钙化点、垂体变小、垂体柄移位、垂体后叶高信号消失或空蝶鞍等改变,特发性 GHD 可无明显下丘脑-垂体形态学改变。

【诊断】

对 GHD 的诊断近年有不同的观点,应结合病史、体征、骨龄及各项实验室检查综合评价。

国外专家认为当有以下临床表现时通常提示 GHD:①匀称性矮身材（身高低于同龄同性别均值 2SD 或身高在同龄同性别正常儿童第三百分位数以下）②生长速度减慢（3 岁以前 ＜7 厘米 / 年, 3 岁至青春期前＜5 厘米 / 年,青春期＜6 厘米 / 年）③骨成熟延迟（骨龄在同年龄同性别均值 2 SD 以下）④特殊的临床表现（例如小阴茎、低血糖、头部外伤史、中枢神经系统肿瘤、缺氧或颅内出血）此外,即使患儿身高在正常范围,生长速度突然减慢或停止,怀疑有下丘脑、垂体病变时,应及时做垂体功能检查。应根据情况做上述的各种实验室及影像学检查。

1995 年国际上 16 位专家联合提出建议,具备下列条件时即可诊断 GHD:①匀称性矮身材且生长速度减慢;② IGF-1 和 IGFBP-3 降低;③随机血标本中 GH 不升高;④无 Laron 侏儒家族史,无营养不良和肝病史。他们强调指出,准确的身高测定和计算身高增长速度是诊断 GHD 的基本条件,同时还必须注意是否存在下丘脑-垂体轴异常的病史,如脑肿瘤、中隔发育不良、头颅放射、新生儿低血糖、脑积水,以及垂体的其他功能异常。

目前我国仍以生长激素刺激试验作为"金标准":两种药物生长激素刺激试验,其峰值均＜5 μg/L（5 ng/mL）,为完全性 GHD,峰值在 5～10 μg/L（5 ng/mL）,为部分性 GHD。

其诊断要点:①常有难产、新生儿窒息史;②每年生长速度≤4 cm,身高低于同龄同性别正常儿童第 3 百分位数以下或低于 2SD;③智力正常,体形匀称,面容幼稚,腹脂堆积;④男孩外生殖器发育不良;⑤可合并尿崩症、低血糖、甲低等垂体多功能不全;⑥骨龄落后 3 年以上;⑦ GH 峰值＜10 μg/L（10 ng/mL）,或 IGF-1 降低而随机 GH 不升高;⑧女孩需染色体除外 Turner 综合征。

【鉴别诊断】

1. 体形正常、生长速度正常的矮小　特点:身材矮小而体形匀称,生长速度按其年龄身高的第 3 百分位线平行发展,属正常的生长。骨龄可落后于实际年龄 1～3 年,青春期按正常顺序发育,一般不需治疗。

（1）体质性青春期延迟:此类儿童约占矮小儿童的 30%,其中男童约占 90%,出生时身高体重均正常,生后 3～6 个月开始,至 2 岁生长速度减慢,3 岁后生长速度恢复正常(≥5 厘米 / 年),青春期前发育缓慢,身高可低于正常 2～3 个标准差,骨龄接近身高年龄,较实际年龄落后 2～3 年。青春期发育延迟,如男孩 16 岁,女孩 14 岁仍无第二性征出现,但青春期发动后生长速度加快,最终身高和性发育均达正常。父母一方有青春期发育延迟的病史。GH 释放试验峰值正常。属儿童生长的正常变异,不需治疗。需与性腺功能减低症鉴别,在男童骨龄≥12 岁时可作 hCG 刺激试验,此类儿童睾酮可出现增高反应,原发性性功能减低症不出现增高反应,继发性性功能减低症,连续用 hCG 刺激后,血浆睾酮升高。

（2）家族性特发性身材矮小:出生时身长偏短,身高低于第 3 或第 5 百分位数,生长速度正常,其生长曲线与第 3 百分位相平行,骨龄与实际年龄相符,青春发育年龄正常,最终身高低于第 3 百分位数,GH 释放试验峰值正常,遗传因素是导致矮小的主要原因,双亲或亲属中常有身矮者,男＜160 cm,女＜150 cm,属儿童生长的正常变异,一般不需治疗。但近期报道 GH 治疗也有一定效果。

（3）低出生体重儿:又称宫内发育迟缓儿（IUGR）或小于胎龄儿。单纯的低出生体重,不伴畸形者,出生体重＜2 500 g,其中 70%～90% 的儿童在生后一年内,有生长追赶现象,平均身高达第 10～25 百分位数之间,小部分儿童身高始终保持在第 3 百分位以下。骨龄正常或稍落后,智力一般正常。生长激素刺激试验正常。青春期猛长的速度有时低于一般儿童,最终成为正常的矮小。此类儿童到成人时矮身材的危险性是正常人的 7 倍。可用 GH 治疗。

2. 体形正常、生长速度减慢的疾病 特点:外观形态基本正常,头、躯干和四肢的比例匀称,个人的生长速度低于正常,生长曲线在某时期内落后于本人身高百分位线以下。

（1）全身性疾病:全身主要器官的疾病可明显影响生长发育。全身疾病可抑制下丘脑功能,使生长激素分泌减少,另外营养不良、蛋白质不足使 IGF-1 合成减少,导致生长落后。

（2）心理社会性侏儒:又称精神剥夺性侏儒。因长期存在不良环境因素,多是家庭成员关系不好造成患儿精神压抑,情绪低落,患儿常有贪吃、遗尿、失眠、易发脾气等心理障碍表现,生长速度减慢,青春期发育延迟,GH 分泌不足,环境改善后 GH 分泌可恢复正常,生长速度也可恢复正常。可能机制是由于精神抑郁影响神经功能,使与行为伴随的神经递质代谢异常,下丘脑 GHRH 分泌减少,导致 GH 分泌不足。

（3）染色体疾病:染色体畸变综合征的共同特征为先天性非进行性智力障碍、生长发育迟缓伴多脏器的畸形或发育不良。21 三体、18 三体、13 三体等综合征有特殊的畸形易于辨认。原发性卵巢发育不全综合征（Turner syndrome）有时仅表现生长迟缓不易辨别。Turner 综合征为性染色体异常,细胞染色体核型多为 45,XO（缺少一条 X 染色体）或 46,XXp-（p-示 X 染色体短臂缺失）、46,XXq-（q-示 X 染色体长臂缺失）、46,XXr（r 示环形染色体）,还有 45,XO/46,XX 嵌合体等。患儿外观呈女性特征,新生儿表现为出生体重低,颈短,颈部两侧皮肤皱褶明显,手足背浮肿等。约半数患儿在婴儿期生长缓慢,学龄前期已低于正常标准,学龄期体格发育明显落后,身材矮小,盾状胸,乳头间距宽,常伴有不同程度的智力落后,进入青春期年龄无第二性征出现,乳房不发育,外生殖器仍呈幼稚型,卵巢子宫发育不良,原发无月经,少数 45,XO/46,XO 嵌合型者,46,XX 细胞系占比例较高时,不仅可有女性性征发育,极少数还有生育能力。成人身高一般均低于 150 cm,多在 140 cm 左右。也可合并心、肾、骨骼的各种先天畸形。如第 4 掌骨短小,膝和肘的骺部发育异常,肘外翻,主动脉缩窄,主动脉瓣二叶型等。矮小的女孩,特别是青春期发育年龄仍无第二性征出现者,应及时做细胞染色体核型分析。Noonan syndrome,又称假性 Turner 综合征,临床表现似 Turner 综合征,但男女染色体核型均正常,且 Noonan syndrome 易伴发右侧先心病。

3. 其他内分泌疾病

（1）Laron 侏儒症:与垂体性侏儒症有同样的临床表现,此类生长障碍的原因不是 GH 缺乏,而是肝脏缺乏 GH 受体或受体后缺陷,使肝脏不能产生 IGF-1,血中 IGF-1 浓度低或测不到,GH 升高,不能发挥其生理作用,故用 rhGH 治疗效果不好。表现为出生时即身材矮小,生后发育慢,会走、出牙等均延迟,囟门 3 ~ 7 岁才闭合,头大颜面小、呈鞍鼻,眼睛圆,其他和垂体性侏儒均相似,有的智力低下。青春期很少见到生长加快,最后身高男性在 120 ~ 140 cm,女性在 110 ~ 130 cm。

（2）迟发性甲低:有些先天性甲状腺发育不全或甲状腺激素合成过程中酶的缺乏所致的甲状腺功能低下,及某些后天因素如慢性淋巴细胞性甲状腺炎（桥本病,Hashimoto's disease）继发的甲状腺功能低下,发病均较晚,症状常不典型。3 岁以上发病者智力发育受影响较小,儿童期发病者明显的症状是生长缓慢甚至停滞,其他症状早期不明显。随着病情发展逐渐出现反应迟钝,记忆力和理解力下降,食欲减退、不爱活动、面色蜡黄、颜面胖肿、手凉、少汗、便秘及嗜睡等症状,经甲状腺素治疗后生长加速、由丑变美,与治疗前对比面目全非。骨龄落后。血中 T_3、T_4、FT_3、FT_4 低于正常。血清 TSH 水平,原发性甲低时增高,继发性甲低时减低或缺如,轻者可正常。

（3）先天性肾上腺皮质增生症（CAH）:又称肾上腺生殖器综合征,为常染色体隐性遗传病,是由于肾上腺皮质激素生物合成过程中必需的酶先天缺陷所致的外生殖器异常、失盐、男性化等症候群,少数病例有高血压。其中最常见的为 21- 羟化酶缺乏症（P450c21）。21- 羟化酶缺乏症使 17 α- 羟孕酮不能转化为 11- 去氧皮质醇,从而皮质醇减少,而睾酮产生过多。过量的雄激素使男女儿童均可表现不同程度的肌肉发达、生长加速、喉结出现及声音粗等男性化表现,女婴阴唇有不同程度的融合及阴蒂肥大,酷似男童尿道下裂合并隐睾症。男童表现假性性早熟,阴茎增大、阴囊及前列腺也增大,但睾丸无相应增大。雄激素促进骨的成熟,患儿生长速度较正常儿童快,骨龄发育超前,年幼时较同龄儿高大,但由于骨干骺端早期闭合,最后的体态是矮小而粗壮。如 21- 羟化酶完全缺乏,还可发生失盐现象,出生后不久开始呕吐,厌食、体重不增、严重脱水、高血钾、低血钠、代谢性酸中毒,如不及时治疗常常危及生命。实验室检查显示血皮质醇降低、孕酮及睾酮升高。非典型（晚发型）病人可能有症状,也可能无症状（"隐匿"型）。发病年龄不一,大半在青春发育期肾上腺功能初现（adrenarche）时,垂体分泌的肾上腺雄激素刺激激素（adrenal androgen stimulating hormone,AASH）使肾上腺皮质分泌的雄激素异常增高,临床始呈现症状。女性晚发的 P450c 21- 羟化酶缺乏症在出生时有正常的女性外生殖器,而且没有电解质紊乱。在儿童和青春期出现轻度男性化,导致阴毛或腋毛提前出现、轻微阴蒂增大、月经不规律、痤疮、多毛、多囊卵巢综合征,以及骨龄超前。受累的男性在出生时有正常的男性外生殖器,快速生长,而且骨龄超前。在儿童后期,他们表现阴毛或腋毛提前出现、性早熟与小睾丸不相称,以及肌肉发达。由于骨骼提前成熟和骨骺提前融合,高身材儿童却以矮成人结束。

(4)皮质醇增多症:又称肾上腺皮质功能亢进症,库欣综合征(Cushing's syndrome)。小儿库欣综合征是血游离皮质醇长期超过生理范围而引起的典型症状和体征,医源性库欣综合征,为用皮质激素长期治疗某些疾病所致,非医源性库欣综合征是下丘脑-垂体-肾上腺皮质(H-P-A)轴功能异常或异源性 ACTH 综合征所引起的。肾上腺分泌糖皮质激素过多对周身代谢产生影响,它增加葡萄糖异生、蛋白质分解和脂肪蓄积,最早出现的症状是向心性肥胖及满月脸,80% ~ 90% 患儿生长停止,这是最特征性的表现。平均身高落后 1.3 ~ 1.7 SD,但骨龄无明显延迟,库欣综合征导致生长迟缓的机制可能与生长激素释放减少、血游离 IGF-1 浓度下降、直接抑制软骨形成及靶组织对 IGF-1 和其他生长因子抵抗有关。此外,高血压、多毛、高血糖及骨质疏松等均为常见症状。血皮质醇及 24 h 尿游离皮质醇(UFC)明显增高可确诊。

(5)性早熟:性早熟是指青春期提前出现,一般认为女孩在 8 岁以前乳房发育,10 岁以前初潮,男孩在 9 至 9 岁半以前出现性腺增大和第二性征为性早熟。下丘脑-垂体-性腺轴提前发生作用而引起的,属中枢性性早熟又称真性性早熟。假性性早熟无下丘脑-垂体-性腺轴的真正启动,因性激素刺激性征发育提前,而无性功能(排卵或精子生成)的成熟。性早熟使骨骼生长速度增快使骨骺闭合较早,导致最终身高较一般人矮。如果不早期治疗将导致"高小孩矮成人"的结果。根据病史、查体、骨龄、性激素检查及 B 超等可确诊。

4. 体形不匀称性矮身材

(1)先天性甲低(先天性甲状腺功能减退症,CH):甲状腺的先天不发育、发育不全或移位是先天性甲状腺机能减低的最常见病因。多数患儿在生后数月出现典型表现:表情呆滞、面容臃肿、皮肤干粗、毛发干燥无光泽、鼻梁低平、眼距宽、眼裂小、眼睑水肿、唇厚、舌体厚大常伸于唇间等特殊面容,同时体格发育落后,身材矮小,体形不匀称,上部量 / 下部量(US/LS)较正常增大,腹大、脐疝。基础代谢率低而出现怕冷、少动、少汗、纳差、便秘、体温低、心音低钝、心率慢。神经系统发育落后,动作发育延迟,智力低下,轻则愚笨,重则白痴。出牙及前囟闭合延迟,骨龄明显落后。血清 T_4 水平降低,TSH > 20 μIU/dL。

(2)骨骼发育异常:骨骼发育异常是体形不匀称矮小的主要原因。

①软骨发育不良(dyschondroplasia):属常染色体显性遗传,也可散发。本病主要为软骨内成骨过程发育障碍,导致管状骨骨骺板软骨细胞增殖和成熟不良,不能形成正常的钙化预备带,因此,管状骨的纵向生长受阻,平均成人高度男 131.5 ± 5.6 cm,女 125 ± 5.9 cm。患儿出生时即表现身材矮小,体形不匀称,躯干正常,肢体短小,特别是肢根部缩短,头大,额前突,鼻梁低平,下颌骨向前形成特殊面容。手指短宽,腰椎前挺,腹部隆起,臀后凸。智力正常,生殖器官正常。X 线检查,全部管状骨变短,直径相对增粗,干骺端增宽,呈杯状或臼状。颅面骨因颅底软骨内成骨障碍,故颅底短小,鼻梁凹陷,枕骨大孔变小。颅盖骨过度发育,故呈代偿性球状扩大,前囟也随之扩大。骶骨变窄,位置较低,坐骨切迹变小,髂骨翼变方,上下径短。髋臼宽而平。脊柱的长度正常,但腰骶椎过度弯曲。从第 1 到第 5 腰椎的椎弓根之间的距离逐渐缩减(正常应逐渐增大)。侧位可见椎弓根短缩,致椎管狭窄。骨龄可接近正常或延迟。

②黏多糖病（mucopolysacchridosis，MPS）：黏多糖病是一种遗传性疾病。其细胞内溶酶体中酸性黏多糖降解酶缺乏，引起黏多糖的代谢障碍，使酸性黏多糖类不能完全降解，产物在体内堆积。根据不同酶的缺陷，引起不同代谢产物的沉积，侵犯不同的组织，临床可分8型。8型共同的临床表现：慢性进行性病程，多系统受累，脏器肿大，多发性骨发育不全，特殊面容，听力、视力、心脏功能及关节活动受累，患儿出生时表现正常，MPS-Ⅰ型，MPS-Ⅱ型及MPS-Ⅲ型均有明显的智力低下，MPS-Ⅳ型智力正常，且其骨骼病变与其他型不同，是短躯干侏儒。诊断要根据特异的酶学检查。X线肋骨可有飘带样改变，椎体可呈鸟嘴状，长骨干两端变尖，可疑病人可先做尿筛查试验：甲苯胺蓝试验及黏多糖电泳，确诊依赖酶学检查。

③佝偻病（rickets）：各种原因引起的钙、磷代谢异常所致的佝偻病常有身矮和骨骼畸形改变，如维生素D依赖性佝偻病、家族性低血磷性佝偻病、范可尼综合征、肾小管性酸中毒、肝源性佝偻病及维生素D缺乏性重度佝偻病等。此类病人有佝偻病的骨骼表现，血钙、磷及碱性磷酸酶异常，X检查有佝偻病改变。尿常规、血生化、肝肾功能等可有相应改变。

（3）身矮伴有外观畸形的综合征

①成骨不全症（osteogenesis imperfecta）：又称脆骨病，是一种全身结缔组织病。它是儿童期一种最常见的骨质稀疏综合征，多为常染色体显性遗传，少数为常染色体隐性遗传。因构成全身皮肤、肌腱、骨骼、软骨及其他结缔组织的主要成分胶原蛋白发育不良，出现多发性骨折、蓝巩膜、进行性耳聋、牙齿改变、关节松弛和皮肤异常等症状。骨质脆弱系本病突出特点，轻度外伤可发生骨折，长骨弯曲，有时形成假关节，身材矮小，脊柱压缩骨折及韧带松弛引起脊柱侧弯和后突。由于缺乏牙本质，乳牙及恒牙发育不良，牙易碎，易生龋齿，牙常呈黄棕色、灰黄色或透明的蓝色。蓝色巩膜最为常见，由于巩膜薄而透明，使脉络膜色素外显，呈深蓝色或浅蓝色。X线检查：四肢长骨可见多处病理性骨折，大量骨痂形成及骨的畸形愈合，骨皮质薄、骨质稀疏、骨小梁稀疏或消失。先天性成骨不全长骨多短粗，迟发性成骨不全骨干多细长、干骺端增宽。头颅大，骨板薄，囟门及颅缝闭合延迟，脊柱椎体压缩变扁，或呈双凹状。血清钙磷浓度正常。

② Laurence-Moon-Biedl syndrome：又称性幼稚-多指畸形综合征，为罕见的先天性疾病，属常染色体隐性遗传。本病典型症状有5点：肥胖一般自婴儿开始；智力障碍大部分比较轻；性发育不全，表现为性腺不发育，女性无月经，男性精子缺乏，可出现女性型乳房，青春期不出现第二性征；视网膜色素变性，幼儿时期可出现夜盲，视力障碍，严重的可致失明；多指（趾）和并指（趾）畸形。此外还表现矮身材及其他先天畸形。血FSH、LH均低于正常，眼底检查可见视网膜色素变性。

③ Pader-Willi syndrome：又称HHHO或性幼稚-肌张力低下-肥胖综合征，表现为身材矮小、智力低下、肌张力低下、性发育低下及肥胖。50%～70%病例发现15号染色体长臂缺失。

【治疗】

1.GH替代治疗　基因重组人生长激素（recombinant human GH，r-hGH）已被广泛用于本症的治疗。

（1）剂量：一般按0.1 U/（kg·d），睡前1 h皮下注射（SC），每周6～7次。

（2）疗程：每3个月1个疗程，可持续用至骨骺闭合或达到目标身高。

（3）适应证：GHD，GHND（Turner 综合征，IUGR，肾脏疾病所致身矮，特发性矮身材、软骨发育不良等也有疗效）

（4）疗效：年龄越小效果越好；GHD 越重，效果越好；第一年效果最好，平均 12.4 ± 1.8 cm/yr，效果最好的每月增长 2 cm。此外 GHD 患儿除 BMI 升高外，还出现酯谱异常，即 LDL 升高，HDL 降低，rhGH 治疗后可恢复正常。

（5）副作用：正常用量副作用很少；基因缺陷者用后开始效果好，一段时间后可产生抗体，使生长受到抑制。有关肿瘤发病的危险性：有报道白血病发病率是常人的两倍，但至今仍未确立二者有因果关系；已证实不增加在治疗前已存在肿瘤的复发率，因此，颅咽管瘤在完成肿瘤治疗后 1 年可开始 rhGH 治疗。

（6）治疗有效的短期指标：于治疗前及第 5 日后 12 h 取血测 IGF-1，较注射前升高 1 倍以上并达儿童正常范围认为有效，此外，IGFBP-3、ALP 等升高也是有效指标。治疗 3 个月时准确测量身高，一般每月长 1～2 cm。

2. 重组人胰岛素样生长因子 1（rhIGF-1） 初步研究对本病有效，特别是 Laron 型及产生 GH 抗体过多者，但缺乏临床长期治疗报告。

3. 蛋白同化激素 原则上应与生长激素合用，各种原因不能应用 rhGH 者也可单用。其中有氧雄龙（oxandrolone）和苯丙酸诺龙等，其通过促进 GH 及 IGF-1 的分泌促进骨纵向生长，此外还促进蛋白合成。主要副作用是其可促进骨骺融合和男性性征。多主张用苯丙酸诺龙，因其对骨骺融合和性征的影响较小，每次 0.5～1 mg/kg，每周一次肌注，用 3 个月停 3 个月，疗程 1～3 年，每个疗程开始之前复查骨龄，落后 3 年以上方可应用。每年增长 10 cm 左右。

4. 甲状腺素 甲状腺素与 rhGH 合用有协同作用，rhGH 必须在甲状腺功能正常时才能正常起效，因此，治疗前及治疗中每 3 个月应复查甲状腺激素一次，及时纠正甲低。本病用量较先天性甲状腺功能减退症低，例如儿童可按 0.5～2 $\mu g/$（kg·d）。

5. 皮质醇 GHD 合并 ACTH 缺乏时，极易发生低血糖，因此，若化验检查同时有皮质醇和血糖降低，临床上又有疲乏、无力、恶心、呕吐等症状时，应及时加用氢化可的松每日 10～15 mg/m²，应急状态下剂量增加 3 倍。剂量不可过大，以免抑制生长。如果同时有甲状腺功能低下应先补充皮质激素再补充甲状腺素，以免代谢增快后诱发肾上腺危象。

6. 一般治疗 应保持患儿心情舒畅、睡眠充足、营养充足，多运动，适当摄入微量元素如锌等。

7. 病因治疗 垂体或下丘脑肿瘤者及时手术或放疗，术后定期检测垂体功能；及时治疗全身疾病及纠正代谢紊乱。

8. 尿崩症的治疗 人工合成垂体加压素 DDAVP（1-deamino-8-D-argininvasopressin，去氨基-8-D-精氨酸加压素），0.1 毫克/片，每次 0.05～0.1 mg，每日 2～3 次，剂量个体化。

9. 性机能发育不全的治疗 如果阴茎小，那么在婴儿期就应考虑用睾酮治疗以增大阴茎，GH 治疗结合小剂量缓释型睾酮（每月肌注 25 mg，连用 2～3 个月）。青春期给予雄激素替代治疗。应用庚酸睾酮（testosterone eanathate）（或另一种长效睾酮酯），开始用 50 mg 每 4 周一次肌注，3～4 年内逐渐增加到全量替代治疗 200 mg，每 2 周一次肌注。也可肌注 hCG 以促进骨骼发育及青春期出现，男孩效果更好，骨龄≥12 岁时开始用，1 000～2 000 U，2 次/周，肌注,连用 10 次,间隔 3 个月重复,可反复应用 1～2 年。当骨骺开始融合（骨龄 =16 岁）时,需用更大剂量的睾酮（200 mg,每 2～3 周肌注一次）以促进性成熟。另一种方法是同时用人绝经期促性腺激素（hMG）和 hCG 以促进睾丸成熟、男性化及生育能力,二药可用同一注射器注射。

第二节　垂体后叶疾病

一、中枢性尿崩症

尿崩症（diabetes insipidus, DI）是一种临床综合征,患儿完全或部分丧失尿浓缩功能,主要临床表现以多饮、多尿和排出低比重尿为特征。以抗利尿激素（ADH）分泌和释放不足,或肾脏对 ADH 反应缺陷（肾性尿崩症）而引起的症候群。其中因 ADH 分泌或释放不足所引起者称为中枢性或下丘脑性尿崩症,较多见。

【病理生理】

ADH 是一个 9 肽,由下丘脑视上核和室旁核神经细胞合成。ADH 的分泌受很多因素影响,其中最重要的是细胞外液的渗透压和血容量。正常人在脱水时,血浆渗透压升高,血容量下降,前者刺激位于视上核的渗透压感受器,使 ADH 分泌增加,尿量减少,后者则引起下丘脑渴感中枢兴奋,饮水量增加,使血浆渗透压恢复到正常状态。反之,体内水分增多时,血浆渗透压下降,血容量增加, ADH 的分泌和口渴中枢的兴奋性均受到抑制,尿量增多,饮水停止,血浆渗透压恢复正常。尿崩症病人,由于 ADH 的分泌和释放不足或肾小管对 ADH 不反应,水分不能再吸收,因而大量排尿,尿丢失可达肾小球滤过率的 10%,血浆变为高渗。由于口渴中枢兴奋,故大量饮水,使血浆渗透压基本上能保持在正常渗透压的高限,多数尿崩症的病人血浆渗透压略高于正常人。

【病因】

1. *原发性中枢性尿崩症*　包括特发性和家族性中枢性尿崩症。

（1）特发性:系因下丘脑视上核与室旁核内神经元数量减少,胞浆内尼斯尔（Nissil）颗粒耗尽;垂体后叶缩小,合成 ADH 酶缺陷。多数为散发,部分患儿与自身免疫反应有关。

（2）家族性:较少见,仅占 1% 左右,呈常染色体显性或隐性遗传。是由于编码 ADH 的基因或编码运载蛋白 II 的基因突变所造成。如同时伴有糖尿病、视神经萎缩和耳聋者,即为 DID–MOAD 综合征,又称 Wlfram 综合征。

2. *继发性中枢性尿崩症*　任何侵犯下丘脑、垂体柄或垂体后叶的病变都可发生尿崩症症状。

（1）肿瘤:1/3 以上患儿可证实系颅内肿瘤所致,常见者有松果体瘤、颅咽管瘤、视神经胶质瘤和胚胎组织瘤等。

（2）损伤：如颅脑外伤、手术损伤和产伤等。

（3）感染：少数患儿系由于脑炎、脑膜炎（包括结核）、弓形体病和放射菌病等所导致。

（4）其他：如白血病细胞浸润或 Langerhans 细胞组织细胞增生症，药物，脑血管病变等。

【临床表现】

患者男多于女。可发生于任何年龄，多见于儿童期，以多饮、多尿和烦渴为主要症状，尿比重低且较固定。多数患儿发病突然，也可渐进性。婴儿多尿常是父母最早发现的症状，儿童往往有尿床，排尿次数及尿量增多，每日尿量变化较为稳定，但多尿程度不等，每天多在 4 L 以上，多者达 10 L 以上（每天 300～400 mL/kg 或每小时 400 mL/m²，或者每天 3 000 mL/m²）。继而烦渴多尿，夜间常起来饮水，一般多喜冷饮，饮水量大致与尿量相当，如不饮水，烦渴难忍，但尿量不减少，可有烦躁、夜眠不安、疲倦、头晕、发热、体重下降，及皮肤干燥、舌干、无汗等高渗脱水表现。严重者可因高热、高钠血症而发生惊厥昏迷。婴幼儿期发病者，由于供水不足及慢性脱水，常有发热、烦躁不安及呕吐，甚至出现生长障碍，身长及骨龄发育迟缓。

家族性尿崩症不多见，多数自幼起病，也有的起病较晚，青春期后症状减轻，一般不影响健康，预后较好。

继发性尿崩症，可有原发病的症状，如由肿瘤引起，除尿崩症外还有颅内压增高症状，如头痛、呕吐及视力障碍等，另外还可伴有其他疾病，如侏儒症、巨人症、肥胖、性早熟等。

【实验室检查】

1. 尿液　尿量大于 4 L/d，或大于每天 3 000 mL/m²，尿比重 1.001～1.005（约 50～200 mOsm/L），严重脱水时可达 1.010（约 300 mOsm/L），尿钠浓度极低。尿液应同时检测葡萄糖，以排除高渗性利尿的可能性。

2. 禁水试验　目的是观察患儿在细胞外液渗透压增高时的浓缩尿液能力。患儿自试验前一天晚 8 时起禁食直至试验结束；试验当日晨 8 时先排空膀胱，测体重，采血测血清钠和渗透压；然后每小时排尿一次，测尿量、渗透压（或比重）和体重，直至相邻两次尿渗透压之差连续两次＜30 mOsm/L，即再次采血测渗透压和血钠浓度，大多数可在 6 h 内完成试验。正常小儿尿液渗透压可增高达 800 mOsm/L 以上，血清钠和渗透压保持正常；DI 患儿持续排出低渗尿，而血清钠浓度和血浆渗透压分别上升至 145 mmol/L 和 295 mOsm/L，体重下降 3%～5%。本试验过程中必须严密观察，注意精神状态、血压、体温等，防止高钠血症，当体重下降 5% 时必须终止。

3. 加压素试验　在排尿并采血样后，皮下注射垂体后叶素水溶液 5～6 U/m²，此后 2 h 内多次留取尿样本测定渗透压，如尿渗透压上升超过给药前的 50%，则为完全性中枢尿崩症；在9%～50% 之间者为部分性 ADH 缺乏；肾性尿崩症患儿尿渗透压上升不超过 9%。

4. 血浆 ADH 测定　直接测定血浆 ADH 有助于鉴别诊断，必要时可结合禁水试验进行，肾性尿崩症患儿血浆 ADH 浓度升高，但仍持续排出低渗尿。

5. 其他检查　摄颅骨片、眼底检查，头颅 CT 或 MRI 检查，应长期随访。

【诊断和鉴别诊断】

1. 诊断　中枢性尿崩症的诊断可依据尿液和血液渗透压的测定及禁水、加压素试验来进行;当患儿持续排出低渗尿、血浆渗透压＞295 mOsm/L（或血清钠＞145 mmol/L）时,结合 MRI 异常即可确诊,毋需进行禁水、加压素试验。对试验后结果应进行综合判断:

（1）正常人禁饮后不出现脱水症状,尿量每小时都逐渐减少,尿比重逐渐上升,最后一次尿比重可超过 1.020,尿渗透压超过 800 mOsm/L,血钠浓度在试验结束后仍然正常,不超过 150 mmol/L,血浆渗透压也在正常范围。加压素后尿渗透压增加＜9%。

（2）典型中枢性尿崩症禁饮后每小时尿量减少不明显,尿比重不超过 1.010,尿渗透压变化不大,相邻两次尿渗透压增加＜30 mOsm/L,血浆渗透压增高＞300 mOsm/L,尿渗透压 / 血渗透压比值＜1。加压素试验后,尿渗透压可增加＞50%。MR 可有垂体后叶高信号消失,或占位病变。

（3）部分性 ADH 缺乏时,禁饮过程中尿量可继续下降,尿渗透压上升但不超过 600 mOsm/L,尿渗透压 / 血渗透压比值＞1,尿比重在 1.010～1.016,尿渗透压增加在 9%～50%。MR 可有改变。

2. 鉴别诊断　对所有中枢性尿崩症患儿必须注意寻找可能存在的原发灶,定期随访。并与其他具有多尿症状疾病相鉴别。

（1）原发性肾性尿崩症:系肾小管上皮细胞对 ADH 无反应所致,为 X 连锁或常染色体显性遗传疾病。发病年龄和症状轻重变异较大:在新生儿期即发病者症状较重,除多尿、尿渗透压低下外,常见脱水、发热、外周循环衰竭,甚至产生中枢神经系统症状;发病晚者症状较轻,禁水、加压素试验均不能提高尿渗透压。

（2）精神性烦渴:儿童期较少见,渐进起病,多饮多尿症状逐渐加重,但夜间饮水较少,且有时症状呈现周期性缓解。患儿血清钠和渗透压均处于正常低限,由于分泌 ADH 能力正常,因此,禁水试验较加压素试验更能使其尿渗透压增高。禁饮后变化基本同正常人。但病程较长者需与部分性 DI 鉴别。MR 有助于鉴别。

（3）高渗性利尿:如糖尿病、肾小管酸中毒、Fanconi 综合征等,根据尿渗透压（或比重）即可鉴别。

（4）低钾血症:见于原发性醛固酮增多症、慢性腹泻,Bartter 综合征等。

（5）高钙血症:见于维生素 D 中毒、甲状旁腺功能亢进等症。

（6）慢性肾功能不全:依据病史,尿常规异常,血肌酐及尿素氮增高等即可识别。

【治疗】

尿崩症患儿应尽早诊断和治疗。对有原发病灶的患儿必须针对病因治疗,如系特发性中枢性尿崩症,则应观察有无垂体其他激素缺乏情况。对渴感正常的患儿,应保持水分供应,但如有脱水、高钠血症发生时必须缓慢补给水分,以免造成脑水肿。药物治疗有激素和非激素两类。

1. 醋酸去氨加压素（弥凝,0.1 毫克 / 片）　精氨酸加压素的衍生物。它可以和 ADH V₂ 受体结合起加压素的作用,促进肾小管水的重吸收,浓缩尿液,减少尿量和渴感。本药为缓释剂,作用时间一般可达 8～12 h。由于病情的轻重不一,用药应从小剂量开始,一般 100～300 μg,每天 1 次,于睡前服。必要时可 1 天 2 次。同时应适当减少饮水防止水中毒。

2. 鞣酸加压素油剂　为猪垂体提取经精制而成的油剂加压素注射液。用前需稍加温并摇匀,每次剂量为 0.1 ~ 0.3 mL,深部肌内注射,作用时间可维持 1 ~ 2 天。下次用药必须药物作用消失,多饮多尿症状再次出现时再用药。

3. 其他药物　对部分性 ADH 缺乏患儿尚可选用以下药物以增加 ADH 的分泌或增强肾髓质腺苷酸环化酶对 ADH 的反应:

(1)氯磺丙脲:每日 20 mg/kg 或 150 mg/m^2,早晨顿服或分 2 ~ 3 次口服,它有促进胰岛素分泌的作用,但很少发生低血糖。

(2)氢氯噻嗪(双氢克尿噻):每日 2 ~ 3 mg/kg,分 2 ~ 3 次口服,同时补充钾,适用于轻型或部分性尿崩症和肾性尿崩症。通过减低细胞外液钠的浓度,使近曲小管对水钠重吸收增加。治疗肾性尿崩症可加用吲哚美辛, 1 ~ 2 mg/ (kg·d),分 3 次服。前列腺素抑制 ADH 的作用,而吲哚美辛是最强的前列腺素合成酶抑制剂。

(3)氯贝丁酯(安妥明):每日 50 ~ 100 mg/kg(或每次 250 mg),分 2 ~ 3 次口服。对部分性 ADH 缺乏者及对垂体加压素有耐药性者均有效,但对肾性尿崩症无效。副作用有食欲不振、恶心、呕吐、肝功能损害等。

二、抗利尿激素异常分泌综合征

抗利尿激素分泌异常综合征(syndrome of inappropriate antidiuresis hormone, SIADH)通常是由原发性血管加压素分泌或作用异常所致,称 SIADH、液体含量正常的低钠血症等。最早的描述是关于两位支气管癌患者,以后又陆续发现其他类型的肿瘤患者、非恶性疾病患者,或在应用某些药物之后的患者也可出现 SIADH。在精神分裂症患者或其他类型精神病患者,SIADH 发生频率较高,症状也较严重。这可能是由于此类患者多数有精神性多饮,当血管加压素分泌和 / 或尿渗透压过度增加并超出肾最大水排泄能力时,就会导致体内水分迅速增加并出现症状严重的低钠血症。

【病因】

SIADH 发生的原因大致可分为 4 种情况:①异位性产生 ADH;②内因性 ADH 分泌增加;③药物引起;④其他(原因不明)。

【病理生理】

SIADH 患者体液及电解质紊乱的病理生理可能与健康志愿者应用血管加压素后相似。如果允许被测试者随意饮水或将其水摄入总量限制在 1 L/d,应用足够剂量的垂体后叶素或 DDAVP 使其保持固定的最大抗利尿作用 [约 10 mL/ (kg·d)],那么血浆钠水平降低很少或不降低,这是因为液体摄入量亦减少或被限制在相对较低的水平,从而保持了水平衡。然而,如果人为地使液体摄入量保持在大于排出量的水平,则多余的水会聚积从而使体液增多并稀释。当机体中水增多超过 5% ~ 6% 时,钠的排泄量开始增加。这种尿钠排泄可以改善细胞外液容量扩张,但是也加剧了低钠血症。结果是原发性体内水分增多和继发性体钠减少在导致 SIADH 低钠血症的发生上几乎具有相同的作用。如果控制水的摄入量在总尿量及不显性失水之下,随着机体水的减少,这一系列症状均可逐渐逆转,钠得到了保持,尽管血管加压素水平仍然很高,血浆渗透压及血钠可恢复到正常水平。这些观察表明,液体摄入决定了血管加压素使血钠水平降低、尿钠排泄增加的作用。如果摄入量正常，即使高水平的血管加压素分泌也几乎不能引起明显的临床症状。然而，如果水摄入量过高，如精神源性烦渴患者，血管加压素水平及尿浓度即使轻微升高也会导致严重水中毒。因此，实际上血管加压素在低钠血症的发展过程中只起容许作用。这和许多其他激素（如胰岛素和甲状旁腺素）的作用形成对比，它们发生作用时并不引起其他动态平衡系统的异常。

SIADH 患者发生水及电解质平衡紊乱的病理生理与正常人应用血管加压素及进行水负荷试验时的原理相似。至少在发展阶段总体液量及钠排出率增加。血浆肾素活性及醛固酮受抑制而心钠素升高，这可能是容量扩张的结果。血压并不升高。然而，患者与实验模型在两方面不一致。一方面患者过度的水摄入可能是由于液体的不恰当应用所致，也可能是由于渴感的渗透调节异常所致。另一方面由于个体渗透调节功能缺陷程度不同，患者抗利尿功能障碍的差别极大。

【临床表现】

低钠血症主要引起中枢神经系统症状，包括昏睡、眩晕、精神错乱、头痛、食欲减退、病理性反射、假球性麻痹、昏迷、Cheyne-Stokes 呼吸及癫痫发作。尸检发现死于低钠血症的患者有脑水肿、脑疝，部分患者还出现了脱髓鞘病变。神经障碍的严重程度取决于许多方面，包括低钠血症的程度、发展速度和患者的年龄。除非患者有癫痫或其他脑病，癫痫发作及昏迷通常只在血钠低于 120 mmol/L 时才发生。若低钠血症为慢性或发展速度较慢，则脑水肿及其症状较轻，这可能是因为脑细胞可以失活或排除溶质。本病与一般疾病所致的低钠血症表现有不同的特点。

【诊断】

SIADH 的症状不是特异性的，常与原发疾病本身的症状同时存在。

SIADH 的诊断依据：①有原发病存在或用药史；②有低钠血症和与低钠有关的症状；③尿含钠量高，呈高渗透压，一般原因的低钠血症 24 h 尿钠多在 20 mmol/L 以下，而本病尿钠明显>20 mmol/L，有时可达 80 mmol/L 以上；④有条件可测血及尿中的 ADH，一般都高于正常范围。小儿急性发病者多见，必须进行急救处理。

【鉴别诊断】

SIADH 应与高容量性低钠血症及低容量性低钠血症等相关疾病鉴别。前者如肾脏疾病、心力衰竭、肝硬化腹水等并发的低钠血症，除了与疾病有关的症状外，都可有浮肿、尿钠降低及尿醛固酮升高，而 SIADH 则无明显浮肿，尿钠含量升高，尿醛固酮降低。后者如因钠丢失造成的低钠血症，除尿钠低外，常有循环衰竭的表现。失盐性先天性肾上腺皮质增生症所致低钠血症，除同时伴有高血钾、酸中毒外，常有皮肤色素沉着和性征异常等原发病表现，血皮质醇降低，孕酮、睾酮及 ACTH 升高可确诊。

【治疗】

首先要进行病因治疗。对恶性肿瘤、神经系统或肺部疾病等应进行相应的治疗，小儿颅内感染较常见，应定期复查血生化，以便早期发现 ADH 分泌异常。

1. 无症状性 SIADH 的治疗　仅用限制饮水的方法造成体内水负平衡，改善由于体内水液过多所致的低渗状态,每天入水量相当于尿量加不显性失水量(皮肤和肺的丢失)。

2. 症状性 SIADH 的治疗 首先要限制水的摄入,如有惊厥等神经系统症状时,要紧急给予高张盐水及速尿静脉注射。静脉内注射高张盐水可快速纠正 SIADH 患者的低钠血症。静脉注射浓度为 3% 的盐水 [0.05 mL/(kg·min)] 可使血浆渗透压及血浆钠水平每小时增高 1%。这种方法合理且作用较快,因其不仅可纠正钠缺乏,而且还产生轻度的渗透性利尿,因而减少体内过多的水。或每次提高 10 mmol/L,例如 20 kg 的小儿,血钠是 110 mmol/L,要使血清钠提高 10 mmol/L,所需钠量 = 体重 × 0.6 × 10 mmol/L=20 × 0.6 × 10=120 mmol/L。3% 的盐水 = 520 mmol/L,故此患儿所需3% 的盐水 =120÷520=0.23 L=230 mL。速尿每次 1 mg/kg 静脉注射,可与 DOCA 并用,使症状改善。用高张盐水不可过多,以免发生肺水肿及心力衰竭。也可通过抑制血管加压素的抗利尿作用来降低体内水的含量。目前美国用于此目的药物中,地美环素效果最好。传统剂量即 1.2 g/d 的地美环素可导致几乎所有的 SIADH 患者发生可逆性的肾源性尿崩症。至少一周以后才会出现此疗效。此药的作用机理还不明确,但发现可能与环腺苷酸的生成有关。其他可用于治疗慢性 SIADH 的方法包括口服氯化钠,同时应用或不用速尿。此方法作用机制类似于渗透性利尿,是通过增加溶质的量来增加自由水的排出量。氟氢可的松治疗慢性 SIADH 也很有效,剂量范围是 0.1 ~ 0.2 mg,2 次 / 天,可使血浆钠水平持续保持在正常范围内。作用机制尚不清楚,但与抑制液体的摄入及增加钠的潴留有关。副反应为低钾血症及高血压,前者可通过口服补钾来防止,后者则需要中止治疗。本病如果治疗不及时,病死率较高。

第三节 甲状腺功能减低症

甲状腺功能减低症(hypothyroidism)是由于各种不同疾病累及下丘脑-垂体-甲状腺轴,以致甲状腺素合成减少,对机体的需要供不应求;或是由于甲状腺素受体缺陷所造成的临床综合征。按照病变的解剖位置可以分为:①原发性(或初级,primary)甲状腺功能减低症,是指由于甲状腺本身疾病所致者;②继发性(或第二级,secondary)甲状腺功能减低症,其病灶位于垂体;③三发性(或第三级,tertiary)甲状腺功能减低症,病灶位于下丘脑。后二者合称为中枢性甲状腺功能减低症,多数与其他下丘脑-垂体轴功能缺陷并存。按照临床表现可分为:①典型甲状腺功能减低症,是指有甲低的症状、体征及 T_4 和 T_3 低、TSH 高;②亚临床性甲状腺功能减低症,是指无甲低的症状、体征以及 T_4 和 T_3 正常,仅 TSH 高。儿科患者绝大多数属原发性甲状腺功能减低症。根据不同的发病机制和年龄可分为先天性和获得性两类。

一、先天性甲状腺功能减低症

先天性甲状腺功能减低症(congenital hypothyroidism,CH)简称甲低,是儿科最常见的内分泌疾病之一,作为新生儿重点筛查疾病之一。85%～90%先天性甲低为散发性的,10%～15%为遗传性的,可因先天性甲状腺未发育、发育不全、异位,及合成酶、过氧化物酶、碘等缺乏引起。由于筛查方法规范化以及经验的积累,近年来本病发病率已升高到1/3 000～1/4 000。女性多于男性,男:女=1:2。山东省济南市调查66 980例,发病率为1:3 940。青岛调查150 469,发病率为1:4 300。

【病因】

1. 胚胎过程中甲状腺组织未发育或发育不全　常见于母亲患有自身免疫性疾病,如自身免疫性甲状腺疾患,使甲状腺组织成分进入血循环中,产生抗体,破坏胎儿甲状腺。先天性甲低患儿母亲存在一种能阻断TRH诱导甲状腺生长的抗体,这种抗体可干扰甲状腺发育。患有自身免疫性甲状腺炎孕妇的体内存在一种免疫球蛋白,可通过胎盘抑制胎儿甲状腺功能。母接受放射治疗或孕期胎内受有毒物质影响,使胎儿甲状腺组织发育异常。胚胎期间,胎儿自身TSH分泌减少,导致甲状腺组织发育不良,甲状腺组织可以完全未发育,也可以发育不全。甲状腺发育不良患儿中,部分可能是由于甲状腺转录因子-I(thyroid transcription factor-l,TTF-I)基因突变。动物实验中证实部分甲低与促甲状腺素受体(TSHR)基因突变有关。

2. 甲状腺异位　胚胎期甲状腺在发育过程中逐渐下降至正常位置,若下降过程中出现停滞或迷走则可形成异位甲状腺,如舌根部、纵隔中、胸骨后等,以舌根部异位甲状腺最多见。

3. 母体孕期摄入致甲状腺肿的药物　如丙硫氧嘧啶(PTU)、甲巯咪唑(MTZ)等。

4. 甲状腺激素合成及功能障碍　呈家族性甲状腺肿型,为常染色体隐性遗传病。常见有八种缺陷:①甲状腺摄取或转运碘障碍;②过氧化酶缺陷致酪氨酸碘化缺陷;③碘化酪氨酸偶联缺陷;④脱碘酶缺陷;⑤产生异常的含碘蛋白质;⑥甲状腺对TSH不起反应;⑦甲状腺激素分泌困难;⑧周围组织对甲状腺激素不起反应。

【病理生理】

新生儿TSH正常值逐日变化,TSH在出生后30 min升至高峰,然后下降,第5～6天达到平衡。血清T_4浓度逐渐升高,24～48 h达高峰,几周内下降到正常,血清T_3浓度由低值到高值,第3天达高峰,以后逐渐下降,T_3一般先高值,3～5天后下降。未成熟儿血清T_3、T_4、TSH均低下,是由于下丘脑发育不成熟而引起的生理性暂时性甲低状态。如未成熟儿伴甲状腺发育不良,TSH仍可有明显升高。

病因不同,甲状腺的病理改变也不同。散发性甲低患儿在甲状腺部位无甲状腺组织,或仅有少许滤泡组织及广泛的纤维病变。也有在舌下或胸骨后有少许甲状腺组织。如为激素合成代谢缺陷所致甲状腺功能减低,甲状腺增大,组织增生。由于甲状腺激素的不足,反馈至垂体前叶分泌TSH增加以刺激发育不正常的甲状腺,故见垂体前叶代偿性增大,蝶鞍增宽。甲状腺激素的缺乏,使各种组织内均含有大量的细胞外黏液性物质,它是一种黏蛋白,具有高度亲水力。黏液组织中含有巨噬细胞,此种细胞含有大量黏多糖。皮肤被黏多糖和黏多糖类浸润,故表现为皮肤表皮角化、萎缩,毛囊内及汗腺管内角化栓塞。如在心肌,则心肌间质水肿,心肌假性肥大,严重病例心肌纤维断裂或细胞坏死及心包积液。山东省立医院儿科李桂梅等用多普勒心肌组织显像技术(DTI)研究CH患儿心脏改变,发现其左室心肌收缩及舒张期运动速度显著降低,以舒张期运动速度降低更显著,其阳性率显著高于传统心功能指标。DTI能发现

CH 早期心脏病变,且随病情加重而加重。本组 CH 患儿治疗后心功能均在 2～12 周恢复正常,说明心脏早期改变是可逆的。对 CH 患儿应常规检查心脏以防发生甲低性心脏病;有心肌心包病变的患儿亦应警惕甲状腺病变,必要时查 T_3、T_4、TSH 以免误诊。甲状腺激素对神经系统的发育极为重要,如果在出生前后出现甲状腺激素缺乏可导致神经系统不可逆损害。特别是中枢神经系统,可导致大脑发育不全,小脑及齿状核血管壁有浸润病变,故智力低下。骨骼骨化及骨骺融合均延迟,牙齿萌出晚。因 CH 患儿甲状腺素分泌不足造成胃酸缺乏,食欲差,摄入不足,而胃酸缺乏使肠道对铁及维生素 B_{12} 吸收不良,以及红细胞铁转运下降,因此,甲状腺功能低下可导致造血物质缺乏;甲状腺激素有加强红细胞生成素刺激红细胞集落形成的作用,此外还可刺激血红蛋白 α 链和 β 链的合成,因此,甲状腺功能低下可导致骨髓造血功能低下;促红细胞生成素(EPO)的生成受体内供氧和耗氧平衡关系的影响,甲状腺激素缺乏时,机体代谢率降低,耗氧减低,通过反馈机制使 EPO 生成减少,以使组织内氧的供求相适应,因此,甲状腺功能低下可导致 EPO 生成减少;另外,青春期以后的女性患者可因月经过多而失血。因此,甲状腺功能低下患者易继发贫血,且有时掩盖原发病。

【分类】

1. **根据病因分类** 可分散发性和地方性甲低。散发性先天性甲低最主要的原因是甲状腺的先天性发育不全、缺如或异位,约占各种原因的 90%。地方性克汀病多出现在严重的地方性甲状腺肿流行区,为孕母碘缺乏致甲低所致。

2. **根据血清 TSH 含量分类** 可分为 TSH 水平升高和 TSH 水平正常或降低。TSH 水平升高:①原发性甲低,包括甲状腺缺如、发育不良、异位和甲状腺素合成障碍;②暂时性甲低,包括孕母在服用抗甲状腺药物,胎儿受 X 线照射,未成熟儿。TSH 水平正常或降低:①下丘脑-垂体性甲低,包括垂体发育不良,透明中隔视神经发育不良;②低 TBG,包括遗传性,低蛋白血症。

新生儿暂时性甲低原因:①孕母或婴儿生后接触含碘化合物,机体为防止碘过高引起 T_4 升高,形成防御机能抑制甲状腺球蛋白碘化,减少甲状腺素形成。动物实验证实缺碘胎儿或摄入碘过多均可产生甲低;②母亲服用抗甲状腺药物,通过胎盘可引起暂时性甲低,但常规治疗剂量一般较少影响胎儿,而甲亢母亲自身各种刺激、阻滞性或毒性抗体可通过胎盘,从而影响胎儿甲状腺功能;③母亲存在抗甲状腺抗体,如 TSH 受体阻断抗体(TRB-Ab)可引起胎儿暂时性甲低,但不会影响甲状腺功能发育。

【临床表现】

甲状腺功能减低症的症状出现时间和轻重程度与患儿残存的甲状腺分泌功能有关。先天性无甲状腺患儿在婴儿早期即可出现症状;酶缺陷患儿在出生时或生后数年可呈现甲状腺肿大;甲状腺发育不良或异位者常在生后 3～6 个月时症状始明显。主要特点是生长发育落后,智力低下和基础代谢率降低。

1. **新生儿期症状** 大多数新生儿甲低症状和体征轻微,甚至缺如,但仔细询问病史及体检可发现线索,如母怀孕时常感到胎动少,过期产,出生体重超过正常新生儿,大于第 90 百分位数(常＞4 kg)。随着适时剖宫产增多,超重儿及过期产减少。身长较正常矮小 20% 左右,全身可水肿,面部呈臃肿状,皮肤粗糙,生理性黄疸延长,黄疸很深。嗜睡,少哭,哭声低哑;喂养困难,纳呆,吸吮力差,咽下困难;体温低,便秘,前囟较大,后囟未闭,腹胀,脐疝;心率缓慢,心音低钝,呼吸表浅、困难,甚至呼吸暂停等。新生儿甲低缺乏特征性症状可能因:①羊水中含有T_4,其浓度为 0.5 μg,如每天吞入 500 mL 羊水,即可维持正常甲状腺功能;②母体中 FT_4 可少量通过胎盘。

大规模开展新生儿甲低筛查以来,暂时性甲低发现有所增加,此类患儿虽 TSH 升高,但一般均＜80 mU/L,可下降(6 μg/dL 左右)但无甲状腺发育不良或甲状腺合成障碍。有些新生儿仅 TSH 升高,但 T_4 正常,临床无甲低表现,则被称之为暂时性高 TSH 血症(transient hyperthyrotropinemia)。其原因可能为循环中的甲状腺素与垂体–下丘脑受体之间的反馈机制异常所致。高 TSH 血症可持续 1～2 年。

2. **典型症状**　未筛查新生儿甲低之前,多数先天性甲低患儿常在出生后数月或 1～2 岁后因症状明显而就诊,此时甲状腺素缺乏严重,因此症状典型。甲状腺素缺乏严重程度和持续时间长短与症状严重程度密切相关。其临床特征性表现:

(1)特殊面容和体态:头大,颈短,皮肤苍黄、干燥,面部臃肿,表情淡漠,反应迟钝。毛发稀疏,唇厚舌大,舌外伸,眼睑水肿,眼距宽,鼻梁宽平,腹部膨隆,常有脐疝。手足指、趾短粗呈铲型的特殊形态。

(2)神经系统功能障碍:智力低下,记忆力、注意力均下降。运动发育障碍,行走延迟,并常伴有听力减退,感觉迟钝,嗜睡,严重可产生周身性黏液性水肿、昏迷。

(3)生长发育停滞:身材矮小,躯体长,四肢短,上下部量比值常＞1.5,骨发育明显延迟。

(4)心血管功能低下:脉搏微弱,心音低钝,心脏扩大,可伴心包积液、胸腔积液,心电图呈低电压,P-R 延长,传导阻滞等。DTI 示心肌运动速度明显减低。

(5)消化道功能紊乱:纳呆、腹胀、便秘、大便干燥、胃酸减少。有时误诊为先天性巨结肠。

(6)造血功能减低:多有轻到中度贫血,抗贫血药治疗无效,甲状腺激素治疗有效。

3. **甲状腺肿大性甲状腺功能减低症**　主要病因为先天性甲状腺素合成过程中酶的缺陷,为常染色体隐性遗传,常有家族史。发病年龄晚。临床缺乏典型先天性甲状腺功能减低症症状。仅有反应慢,面色蜡黄,面部稍浮肿。由于代偿性 TSH 分泌增高,反馈性甲状腺肿大。

4. **特殊类型甲状腺功能减低症**

(1)Pendred syndrome:彭德莱综合征,家族性呆小聋哑症。为常染色体隐性遗传病,最近研究发现系 PDS/SLC26A4 基因突变所致。本病以先天性感音神经性聋、甲状腺肿大、亚临床性甲低,以及碘的有机化障碍为特点。本病无特效治疗,服用甲状腺素和多食含碘食物可有助于阻止甲状腺肿大与听力恶化,甲状腺较大者可手术治疗。

(2)Kocher-Debre-Semelaigne syndrome(简称 KDS 综合征):又称无甲状腺性克汀病、克汀病–肌肉肥大症等。本病以甲状腺功能减低伴假性肌肥大为特点。患儿腓肠肌、前臂肌、背下方肌群假性肥大,似运动员外貌,但却行动迟缓、思维迟钝。多发生于病程长,未经治疗的病人。严重患者可进展为甲状腺功能减退性肌病(Hypothyroid myopathy,即 Hoffmann's syndrome),肌酸激酶(CK)可较正常升高 12 倍,甲状腺激素治疗后恢复正常。肌活检可见肌纤维萎缩、肥大、变性、线粒体及糖原颗粒沉积等改变。经甲状腺素治疗后症状及体征改善或消失。

(3)甲状腺功能减低症伴性早熟:可能机理为 TRH 刺激促性腺激素细胞及泌乳素细胞分

泌促性腺激素及 PRL 增多；TSH 升高作用于卵巢或睾丸促性腺激素受体后使性激素分泌增多。患儿可有乳房增大、泌乳、月经来潮等，经甲状腺素治疗后症状消失。

5. 下丘脑-垂体性甲状腺功能减低症　除有先天性甲状腺功能减低症状外，还可伴有其他症状，患儿常有 TSH 部分缺乏。这些患儿保留部分甲状腺激素分泌功能，常伴有其他激素缺乏。例如，生长激素、促性腺激素、垂体后叶加压素缺乏等，患儿可有小阴茎、尿崩症等。

【实验室检查】

1. 新生儿甲低筛查　采血测定内容，每一个国家有所区别，一般北美国家首先测定血斑 T_4，如 T_4 值低，再测 TSH，欧洲国家、日本、中国一般先测 TSH。新生儿筛查采用血滤纸血斑，在生后 2～5 天采足跟毛细血管血。

理想筛查方法是同时检测 T_4 和 TSH，但成本大大提高，同时应指出：无论应用何种筛查方法，即使无人为的技术差错，如果 T_4 降低或 TSH＞20 mU/L 时，也应再采集血清标本检测 T_4 和 TSH 以确诊。

2. 甲状腺放射性核素显像（$^{99m}TQ4$）　可判断甲状腺位置、大小、发育情况及其占位病变。甲状腺吸 ^{131}I 率测定在儿科已较少使用。

3. 甲状腺功能检查　任何新生儿筛查结果可疑时，或临床有可疑症状的小儿都应监测血清 TSH 和 T_4 浓度，如 TSH 明显增高、T_4 降低，当可确诊。每个实验室所用方法及单位不同，因此，每个实验室应建立各年龄正常对照。

4. TRH 刺激试验　对疑有 TSH 或 TRH 分泌不足的患儿，可按 7 μg/kg 静注 TRH，正常者在注射后 20～30 min 出现 TSH 上升峰，90 min 后回至基础值。不出现反应峰时应考虑垂体病变；相反，TSH 反应峰甚高或持续时间延长，则指示下丘脑病变。

5. 骨龄测定　骨龄落后为本病早期诊断的重要依据之一。新生儿拍膝关节正位片，正常新生儿膝关节有两个骨化中心，如膝关节未见骨化中心，应考虑本病（或早产儿）。一岁以上一般摄左手及腕部正位片以观察骨龄，1～9 岁腕部化骨中心的数目约等于其年龄（岁）加 1（现一般以骨龄图谱为准）。10 岁腕部 10 块骨化中心出全。

6. 血常规　儿科研究显示 CH 患儿 80% 继发贫血，以轻中度贫血为主，其中，部分呈正细胞、正色素性贫血，另外部分呈大细胞性贫血，一例呈小细胞性贫血。甲状腺素替代治疗后早期贫血加重，短期加用各种抗贫血药后贫血改善。考虑与其造血物质储备不足而外援性甲状腺素使骨髓造血功能增加，进而使造血物质相对更加缺乏等因素所致。继续治疗，随着患儿食量增加，营养物质补充，各种致贫血因素的纠正，即使停用抗贫血药，贫血也会逐渐纠正。相反，单纯用抗贫血药而不给甲状腺素，则贫血很难纠正，即所谓"难治性贫血"，本组患儿就有 2 例按营养性贫血给予各种抗贫血药治疗 6 个月以上而无效。所以，当不明原因的轻至中度贫血伴生长发育落后时应想到甲状腺功能减退症，尤其是抗贫血药无效时，应及时查甲状腺功能，以免延误诊断治疗，造成严重后果。

7. 血生化及脏器功能检查　血糖正常或降低；血脂升高；心肌酶升高；心电图可显示低电压，窦性心动过缓，P 波与 T 波波幅降低，T 波低平或倒置，偶有 P-R 间期延长及 QRS 波时限增加。超声心动图可发现有心包积液，心脏射血前间期延长，多普勒组织显像可直接显示心肌运动速度减低。

【诊断及鉴别诊断】

本病根据病史、临床症状及典型体征不难诊断。经过治疗后面容改变可与原来面目全非，因此，治疗前应摄取外观像以作临床佐证。应争取早期诊断、早期治疗，不典型病例应结合上述实验室检查尤其骨龄及甲状腺功能检查以确诊，必要时进行诊断性治疗。开展新生儿甲低筛查使本病得到早期诊断和治疗。地方性克汀病多发生于地方性甲状腺肿流行区，主要表现为不同程度的智力障碍、听力障碍、语言障碍及运动神经障碍等，吸 ^{131}I 率呈碘饥饿，多数峰值晚且高，尿碘＜50 μg/d，血清 T_4 减低，TSH 升高。

本病需与下列疾病鉴别：

1. 新生儿及婴儿期应与下列疾病鉴别

（1）巨结肠：虽有便秘，但多伴呕吐、腹胀，可见肠型，大便量多有恶臭，钡灌肠可见结肠痉挛段与扩张段，血 T_4 及 TSH 正常。

（2）营养不良：常合并腹泻、腹胀，伴消瘦、低钾，哭声细尖高调，血 T_4、TSH 均正常。

（3）Beckwith-Wiedemann 综合征（巨舌–凸脐–内脏巨大–低血糖综合征）：血清 T_4 正常。

2. 幼儿及儿童期应与下列疾病鉴别

（1）先天愚型：有特殊面容，外眼角上吊，眼内眦赘皮，舌尖外伸，关节松弛，跖与余四蹑趾分开较明显，小指中节短，可有通贯掌纹，常合并先天性心脏病，染色体核型多为 21 三倍体，血 T_4 正常。本病可并发甲低。

（2）脑发育不全：眼神呆滞，常有外斜视，全身比例正常，皮肤细，无黏液性水肿面容，血 T_4 正常。

（3）垂体性侏儒：多有难产史，智力正常，全身比例匀称，面容幼稚，皮肤细，无黏液性水肿面容，男孩外生殖器发育小，血生长激素减低，全垂体性侏儒可有 T_4 减低。

（4）软骨发育不良：智力正常，全身比例不正常，四肢粗短，上身长于下身，指距小于身高，躯干呈"S"形。X 线长骨像可见特征性骨干变短，干骺端扩大，边缘不规则等改变，血 T_4 正常。

（5）佝偻病：患儿发育落后但智力正常。有佝偻病体征，多汗、烦躁不安、皮肤湿润，无明显便秘和体温低，血钙、磷均低，碱性磷酸酶增高，X 线长骨像有佝偻病改变。

（6）黏多糖病 I 型：智力低下，体格矮小，多毛，好动，鼻根低平，鼻翼宽大，角膜云翳，黏液性水肿面容，肝脾大，爪状手。X 线检查常有全身骨骼多种畸形，指骨远端及掌骨近端变尖，胸椎 $_{12}$ 及腰椎 $_{1~2}$ 前缘呈鸟嘴状改变。尿酸性黏多糖阳性。

（7）苯丙酮尿症：一般患儿出生时正常，生后 3～4 个月内即可出现神经精神发育落后，常伴有惊厥，智力低下，头发变黄，皮肤白皙，尿有鼠尿霉臭味，血苯丙氨酸常＞1.22 mmol/L（20 mg/dL），正常 0.06～0.18 mmol/L（1～3 mg/dL），尿 $FeCL_3$ 试验可呈阳性。

（8）家族性 TBG 缺乏：为伴性遗传疾病。男性为纯合子，TBG 近完全缺乏（＜5 μg/L）女性为杂合子，TBG 中等缺乏（＜1 mg/L），男:女 =9:1。尽管血 T_4、T_3 减低，而 FT_3、FT_4、TSH 正常，没有甲状腺功能减低症表现，TBG 放免测定确诊。不需治疗。

【治疗】

本病的早期诊断和治疗对智力发育关系很大,若生后 3 个月以内开始治疗者平均智商为 89,6 个月内开始治疗者为 70,7 个月后开始治疗者为 54,3 岁以后发病者智力多接近正常。甲状腺功能减低症治疗主要采用甲状腺激素替代治疗。

治疗原则:早期、足量、长期、终身治疗。国内主张小剂量开始渐加至足量。由新生儿筛查检出而怀疑有暂时性甲状腺功能减退症者可在 2～3 岁后试停药 1 个月,同时随访临床情况及测定血 FT_4、FT_3、TSH 水平,以便决定是否需要终身治疗。

1. 甲状腺激素替代治疗

①L- 甲状腺素(levo-thyoxine, $L-T_4$):为首选。制剂稳定,有较长的半衰期,生化活性恒定。用量新生儿至 6 个月 25～50 μg/d(8～10 μg/kg);7～12 个月 50～75 μg/d(6～8 μg/kg);2 岁以上者 100～200 μg/m^2(4 μg/kg)。国外学者认为 L- 甲状腺素初始剂量 8 μg/(kg·d)对大多数婴儿是合适的剂量,一般在用药后半月,FT_4、FT_3 升至正常,TSH 90% 在 2 个月恢复正常,少部分需要更大剂量。此外,如果甲状腺先天缺如,则用量大,异位则用量少。此后根据血 FT_3、FT_4 及 TSH 调整剂量。作者认为初始剂量还要参考甲状腺功能。L- 甲状腺素钠 0.1 mg 等于甲状腺片 60 mg。

婴儿服药时,可将药物压碎加入牛奶或其他食物中一起喂。国内学者主张剂量应由小到大,2～3 周后逐渐加至需要量。每人需要量不同。最合适的剂量应根据血 TSH 浓度正常及 T_4 正常偏高值,或根据临床食欲好转,便秘消失,每日一次正常大便,腹胀消失,脉搏正常,智力进步来调整。长期服药过程中,还应随年龄增长不断增加剂量,以满足机体需要。一般服药后 7～14 天症状开始好转,4～8 周内血 TSH 恢复到正常。甲状腺激素过量可引起颅缝早闭及脑功能异常。

(2)干甲状腺片:为动物甲状腺制剂,所含 T_4、T_3 量不稳定,各地产品所含量也不同,故应定期查血 T_4、TSH 及临床密切观察其剂量是否合适,一般<1 岁,每千克体重每天 4.2～9.0 mg;2～5 岁,每千克体重每天 3.0～4.4 mg;6 岁以上,每千克体重每天 1.8～3.0 mg。

2. 碘

在家族性酶缺陷所致甲状腺肿性甲低中,由于摄取碘与脱碘酶缺陷者,应供应碘以补充丢失,以便合成激素。脱碘酶缺陷者补碘后甲状腺肿可消失。

3. 维生素及矿物质

各种维生素尤其是维生素 A、B、C、D 族及钙、铁等矿物质,应供应充足。

本病预后的好坏取决于是否早期诊断,坚持治疗,并与病因有关。如能在新生儿期做出早期诊断,并能遵医嘱坚持治疗者,预后满意。智力及生长速率可达正常同龄儿。如生后 6 个月以内诊断者,身高与正常同龄儿相同但智力减低。7 个月至 1 岁来就诊者,身高开始落后,智力明显减低;2～3 岁确诊者,平均身高比同龄儿落后 3 个标准差以上(12 cm);4～5 岁确诊者落后 4 个标准差;7 岁者 8 个标准差。故发病早而诊断晚者身高及智力影响重。但治疗后身高明显增快,甚至可达正常水平。若治疗晚,则生长发育均落后于同龄儿。此外,本病预后还与病因有关,如果为先天性甲状腺缺如,母亲孕期也存在甲状腺素减低,则胎内已缺乏甲状腺素,故此类患儿即使生后即开始治疗,智商也难以达到正常水平。

二、地方性克汀病

地方性克汀病多发生在严重的碘缺乏病区,常伴有程度不同的甲状腺肿大。本病是可以预防的,一旦造成严重的地方甲状腺肿,发生智力障碍,则很难治愈。

【病因及发病机制】

地方性克汀病的病因及发病机制至今尚未完全阐明。一般认为是由于胚胎期和新生儿期严重缺碘,使母体及胎儿的甲状腺竞争性摄取有限的碘化物,结果同时影响母体和新生儿的甲状腺激素合成,甲状腺素不足造成中枢神经和骨骼系统不可逆性损害。不同类型的克汀病可能由于其缺碘的时期不同,也可能由于甲状腺增生或萎缩的情况不同,这可能由于存在影响甲状腺功能的致甲状腺肿物质或其他因素,以至造成不同的后果。神经型克汀病可能主要是胚胎期甲状腺激素缺乏,损害神经生长发育所致。而以后胎儿甲状腺正常合成甲状腺激素,可防止生后出现明显的甲低表现。黏液型克汀病可能主要是由于出生后碘缺乏致甲状腺激素合成障碍,有明显甲低及不同程度的生长发育落后,但神经症状轻。遗传、自身免疫等因素均未得到证实。

【病理】

地方性克汀病病理改变多种多样,无特异性。其主要病理变化是脑重量减轻,萎缩,神经细胞多呈退行性变;甲状腺肿大,也可正常,甚至缩小。缩小者为滤泡小,分布不均,滤泡间纤维组织增生。

【临床表现】

其主要临床表现为智力发育落后,聋哑,神经肌肉运动障碍。可分三型:神经型、黏液水肿型及混合型,大多数为混合型。

1. 神经型　智力发育障碍,呈重度及中度减退,共占80.6%。表情淡漠,严重者可呈白痴状态。按智力低下分类有两类:①白痴:神经机能发育完全停滞于婴儿时期。②愚笨:有一部分能力和机械记忆,能料理生活,简单劳动,思维活动差。介于两者之间为痴呆。身材矮小,也可正常。聋哑,语言障碍,可有神经肌肉运动障碍,步态蹒跚,痉挛性瘫痪。有精神障碍。膝反射亢进,病理反射阳性。甲状腺中度肿大,无明显甲状腺功能减低。

2. 黏液水肿型　有明显甲状腺功能减低表现,可有典型的克汀病面容,便秘及黏液性水肿,智力减低较轻,侏儒状态明显,生长发育迟缓,伴有甲状腺肿大。某些病人呈家族性发病。

【诊断】

地方性克汀病同样强调早期诊断,要求在新生儿期或婴儿期做出诊断。诊断标准:

1. 必备条件　①出生、居住于低碘地方甲状腺肿区。②有精神发育不全,主要表现为不同程度的智力障碍。

2. 辅助条件　神经系统症状:①不同程度的听力障碍。②不同程度的语言障碍。③不同程度的运动神经障碍。甲状腺功能低下症状:①不同程度的身体发育障碍。②不同程度的克汀病形象。③不同程度的甲低表现。

由上述必备条件,再具有辅助条件中神经系统症状或甲状腺功能低下症状任何一项或一项以上，而又可排除分娩损伤、脑炎、脑膜炎及药物中毒等病史者，即可诊断为地方性克汀病。早期诊断应具有以下四项：①病人必来自缺碘甲状腺肿流行地区；②临床有精神神经障碍，表情呆板，语言发育迟缓，听力障碍，甚至有颅神经异常；③甲状腺功能检查，应用于黏液水肿型，T_4 降低，TSH 增高；④骨龄低下，头颅、髋可见点彩样改变。

【鉴别诊断】

1. 脑发育不全　智力发育障碍，肌张力增高、膝反射亢进；血中 T_4、TSH 水平正常，骨龄正常或稍落后。

2. 一般聋哑　无智力障碍，尿碘不减少，吸 ^{131}I 率不高，无缺碘或碘饥饿表现。

【预防及治疗】

预防为主。我国对地方性克汀病进行防治研究，多数地区采用碘盐、碘油或其他碘制剂综合治疗。孕妇妊娠末 3～4 个月可加服碘化钾（1% 溶液每日 10～12 滴），或肌注碘油 1 次 2 mL。多食含碘食物。治疗采取综合疗法，既需药物替代治疗又需加强智力训练。甲状腺素替代治疗原则同散发性克汀病。

三、继发性甲状腺功能减低症

继发性甲状腺功能减低为后天获得性甲状腺功能减低，常见病因：①慢性淋巴细胞性甲状腺炎（Hashimoto thyroiditis）是本病最常见的病因；②亚急性甲状腺炎；③甲状腺肿（药物、碘等）④甲状腺切除或接受放射性碘；⑤浸润性疾病（如胱氨酸病、组织细胞增生 X 病）；⑥下丘脑或垂体性疾病；⑦ sick euthyroid 综合征；⑧异位甲状腺，早期可代偿，儿童期才出现甲低。

【临床表现】

与发病早晚有关，发病越晚，生长发育受影响越轻。3 岁以后发病者智力可基本正常。一般表现：怕冷、少动、纳呆、便秘、腹胀，皮肤出现花纹、干粗无光泽，体温低，心音低钝、心率缓慢、血压偏低，头发稀疏、粗糙、干、脆、无光泽，唇厚，眼睑浮肿，面部臃肿，精神迟钝，行动缓慢，表情呆滞，反应慢，嗜睡，记忆力与理解力减退，严重黏液性水肿可合并心脏病。一般甲状腺功能减低症患儿性发育延迟，也有部分性早熟。女孩可见于乳房发育，阴毛早现。男孩睾丸发育，阴茎增大，阴毛生长，泌乳。

下丘脑、垂体性甲低有原发疾病的临床表现，同时有下丘脑、垂体其他激素的缺乏，如生长激素、促肾上腺皮质激素、促性腺激素等。

【诊断】

根据临床表现结合化验检查血 TSH 增高，血 T_4 降低可诊断甲低（病变在甲状腺）；下丘脑、垂体性甲低时血 TSH 及 T_4 均降低或 TSH 正常，进一步寻找继发性甲低的病因。X 线检查骨龄发育，甲状腺抗体检测，甲状腺同位素扫描。下丘脑、垂体的 MRI、CT 等检查。

【治疗】

主要给予 L- 甲状腺素，其用量见先天性甲状腺功能减低症。患儿应定期复查甲状腺功能。根据临床症状和化验调节药量。

第四节 甲状腺功能亢进症

甲状腺功能亢进症（hyperthyroidism）简称甲亢，是由于甲状腺分泌过多的甲状腺激素或由于各种原因引起机体内甲状腺激素含量增高，导致以神经、循环、消化等系统兴奋性增高和代谢亢进为主要表现的一组疾病的总称。临床上以弥漫性毒性甲状腺肿（diffuse toxic goiter，Graves 或 Basedow 病，GD）最常见，主要表现有甲亢症状、弥漫性甲状腺肿及突眼，故又称为突眼性甲状腺肿（exophthalmic goiter），约占所有甲亢患者的 85%；其次为结节性甲状腺肿伴甲亢，称毒性结节性甲状腺肿（toxic nodular goiter）（Plummer 病）；其他少见的病因有非自身免疫性常染色体显性遗传性甲亢（由于 TSH 受体突变所致），高功能的甲状腺癌、医源性或人为的毒性甲状腺肿、亚急性甲状腺炎或急性化脓性甲状腺炎引起的甲亢，McCune-Al-bright 综合征伴自主性甲状腺瘤，由于母亲患甲亢引起新生儿暂时性甲亢；其他原因在儿科很罕见，如垂体肿瘤分泌过多的 TSH、甲状腺样卵巢瘤等。

GD 是一种伴甲状腺激素（thyroid hormone，TH）分泌增多的器官特异性自身免疫性疾病。临床表现除甲状腺肿大和高代谢症候群外，尚有突眼、胫前黏液性水肿及指端粗厚等。有的病例上述表现典型，但后者一般不常见；有的病例上述表现可同时出现，也可单独出现，如甲亢不伴突眼，或严重突眼而甲状腺功能正常。

【病因和发病机制】

本病病因和发病机制尚未完全阐明。近代研究证明本病是在遗传基础上，因感染、精神创伤、饮食等应激因素而诱发，属于抑制性 T 淋巴细胞（Ts 细胞）功能缺陷所导致的一种器官特异性自身免疫病，与自身免疫性甲状腺炎等同属自身免疫性甲状腺疾病。

1. 家族和遗传因素 有 15% Gaves 病患者亲属中患有同样疾病，有 50% 的亲属中呈现抗甲状腺抗体阳性。患者及其亲属的 HLA-Ⅱ类抗原中 HLA-B$_8$ 和 HLA-DR$_3$ 分布频率增高，且可伴有和 HLA-DR$_3$ 相关性疾病如 Addison 病、胰岛素依赖型糖尿病、重症肌无力、系统性红斑狼疮、类风湿性关节炎、白癜风、特发性血小板减少性紫癜和恶性贫血等。也可发生其他的自身免疫性疾病如桥本甲状腺炎、特发性黏液性水肿等。同卵双生儿相继患本病者的共显率达 30%～60%；异卵者 3%～9%。在免疫应答中，另一个基因位点 Gm，是控制 IgG 重链的同种异型决定族。研究表明 GD 的发生与 Gm 基因有关。此外，T 细胞受体基因也可能存在影响 GD 的易感性的位点等，均表明 GD 与遗传有关。

2. 自身免疫功能 Graves 病患者的甲状腺功能状态与甲状腺自身抗体关系密切，可在体内测到多种甲状腺自身抗体。TSH 受体抗体（TSH receptor antibodies，TRAb）系由甲状腺内 B 淋巴细胞产生的一种异质性的特异性免疫球蛋白。针对 TSH 受体的自身抗体 TRAb 包括二类：①甲状腺刺激性抗体（thyroid stimulating antibodies，TSAb）或称甲状腺刺激免疫球蛋白。②甲状腺受体阻断型抗体，抑制 TSH 与其受体结合，阻断 TSH 的作用，又称 TSH 结合抑制免疫球蛋白。分子生物学提示 TSAb 主要与 TSH 氨基端特异性结合，TBII 则与 TSH 受体胞外羧基端结合。TSAb 作用于 TSH 受体，模仿 TSH 样的作用，人 TSH 受体基因位于第 14 号染色体长臂，是"与 G 蛋白偶联的受体"超家族中的一员，其本质为糖蛋白。被激活的 TSH 受体在甲状腺内通过腺苷环化酶 –cAMP 和（或）磷脂酰肌醇 –Ca^{2+} 二个级联反应途径而产生生物学效应，使 T_3、T_4 合成、分泌增加而导致甲亢。不同浓度的 TSAb 和 TBH 及其相互作用导致自身免疫性甲状腺疾病的多种病理生理变化。半数以上病例可发现有抑制甲状腺功能的抗体，其中 50%～60% 患者测到甲状腺球蛋白抗体，90% 患者可测到微粒体抗体或甲状腺过氧化酶抗体。Graves 病甲亢症状明显者，其 TSI 阳性率和滴度均高于无症状患者，有甲减表现的 Graves 病患者其 TMAb 或 TPO-Ab 阳性率及滴度与桥本甲状腺炎相似。故有人认为 Graves 病和桥本甲状腺炎是属于同一种甲状腺自身免疫性疾病，其不同的甲状腺功能状态是其不同的病程阶段所决定的。Graves 病中 TSI 阳性可随病情好转逐渐降低，如抗体持续阴性，表明疾病复发概率大大降低。

3. 诱发因素　感染如上呼吸道感染、急性扁桃体炎等；精神因素如恐怖、畏惧、愤怒等可能通过中枢神经系统作用于免疫系统而引起免疫监视能力降低，刺激 B 淋巴细胞产生 TSI 增多导致甲亢的发生；Graves 病多发生在女孩青春发育期，可能与性腺功能变化有关，是雌激素分泌紊乱的结果。

目前认为 Graves 病浸润性突眼发生机制是抗甲状腺抗体和抗眼眶肌肉抗体与眼外肌和眼眶内纤维母细胞结合刺激眼眶内纤维母细胞产生糖胺聚糖（黏多糖，glycosaminoglycans），其毒性作用于肌细胞。亦有人认为浸润性突眼是由于眼眶肌肉内沉积甲状腺球蛋白–抗甲状腺球蛋白免疫复合物，引起的免疫复合物炎性反应。

GD 发生的基本因素是一种伴 TH 合成、分泌过多，与遗传和 HLA 有关，属于 Ts 细胞功能缺陷的器官特异性自身免疫性疾病。应激、感染、创伤等环境因素作用于免疫系统，可引起 Ts 细胞的功能和数量减少而加重器官特异性 Ts 细胞的损害，从而减低了对甲状腺辅助性 T 淋巴细胞（Th 细胞）的抑制。特异 B 淋巴细胞在特异 Th 细胞的辅助下产生一组异质性免疫球蛋白。大量自身抗体 TSAb 和 TBII 的作用导致 TH 产生过多和甲状腺抗原表达增强而发生 GD。由细胞产生的细胞刺激因子如 γ – 干扰素等可引起甲状腺细胞膜上的 HLA-DR 抗原表达，甲状腺细胞成为抗原呈现细胞（antigen-preswenting cells），在刺激 Th 细胞和促发这一自身免疫反应过程中起重要作用。

【病理】

肉眼上甲状腺呈不同程度弥漫性肿大，重量增加，两侧大致对称，包膜完整无粘连，切面呈灰白色（由于胶质丧失、细胞增多）。镜下可见：①滤泡内胶质丧失或仅少量染色极浅的胶质，在上皮及胶质间，有大量排列成行的空泡；②滤泡上皮变为高柱状，并向腔内生长。在电镜下可见滤泡细胞内高尔基器肥大，内质网和核蛋白体增多，微绒毛数量增多而且变长，呈分泌活跃的表现；③组织化学方面，滤泡细胞的过氧化酶活性增强，胞浆内核糖核酸增多，间质毛细血管内皮细胞碱性磷酸酶活性增强，胞质内出现 PAS 染色阳性的胶质小滴；④间质内有大量淋巴细胞浸润。

本病除甲状腺病变外，尚有其他组织变化，如：①全身淋巴组织、胸腺常有增生；②骨骼肌，特别是股四头肌常变性、横纹消失，并有脂肪浸润；③肝可呈脂肪变性及汇管处淋巴细胞浸润；

④心脏可扩张及肥大,并有心肌灶性坏死和纤维化;⑤眼球突出有球后组织水肿和脂肪增加,纤维组织增生。

【临床表现】

大多数患儿在青春期发病,<5岁者少见;女性患儿约为男孩的5倍。儿童甲亢临床过程个体差异很大,一般初发病时症状不明显,进展缓慢但逐渐加重,不像很多成人甲亢突然发病。症状开始到确诊时间一般6~12个月。常以记忆力差、学习成绩下降为首要症状,伴有情绪异常,但多不被重视。多以甲状腺肿大、突眼就诊。甲亢症状有多方面的表现:

1. 交感神经兴奋性增加、基础代谢率增加表现 甲状腺素分泌增加、代谢加快、产热多,食欲亢进,但体重反而下降,消瘦,大便次数增多,而且稀薄,乏力、怕热、皮肤温暖、多汗。身高多略高于同龄儿。常感到心悸、两手常有细微而迅速的震颤、心率加快、脉压差大、心音亢进,严重病例可出现心律紊乱、心房颤动,甚至产生心力衰竭。患儿易激动、精神紧张、脾气急躁、上课思想不集中,个别可出现高声喊叫或哭笑无常。

2. 眼部表现 眼症是甲亢特有表现,突眼可为一侧或两侧,亦可无突眼(占30%~50%)。眼症可包括眼睑退缩、眼裂增宽、瞬目减少、眼睑水肿、结膜水肿、角膜充血等。儿童甲状腺眼病通常表示处在甲亢状态。

眼部变化可分6级:1级只有突眼,无眼部症状;2级除突眼外,有软组织受累,结膜水肿、充血,异物感,多泪,畏光,眼胀;3级眼睑不能完全闭合;4级眼外肌受累,眼内直肌和眼下直肌受累;5级有角膜受累,角膜炎,角膜干燥、溃疡,可继发感染;6级有视神经受累,少数病人因眼眶内压力增加,视神经血供障碍,产生视乳头水肿、视神经炎或球后视神经炎,甚至视神经萎缩、视力减退或失明。

3. 肝脏表现 肝脏可增大,肝功能可有损害,肝活检可发现有纤维化、淋巴细胞浸润、局灶性坏死。甲亢患儿也可有肌肉症状,从轻度的肌软弱到重症肌无力。

4. 甲状腺肿大 多呈轻中度弥漫性肿大,略具有弹性,边界清楚,易被发现,在肿大的甲状腺上有时可听到收缩期杂音或者扪及震颤,杂音也可呈连续性,通常听到杂音机会较震颤为多,一侧较响而另一侧较轻。有时患者表现有颈部不适、压迫感,吞咽困难,有时在喉镜检查中发现一侧声带麻痹。

甲状腺肿大分度标准:横径Ⅰ度<3 cm;Ⅱ度3~5 cm,Ⅲ度5~7 cm,Ⅳ度7~9 cm,Ⅴ度>9 cm。

【实验室检查】

主要测定血总T_4(TT_4)、总T_3(TT_3)、游离T_4(FT_4)、游离T_3(FT_3)及灵效TSH即可确诊,无此条件者可做其他辅助检查。

1. 血清甲状腺激素测定

(1)血清游离甲状腺素(FT_4)与游离三碘甲状腺原氨酸(FT_3):FT_4、FT_3是血循环中甲状腺激素的活性部分,它不受血中TBG变化的影响,直接反映甲状腺功能状态。其敏感性和特异性均明显超过总T_3(TT_3)、总T_4(TT_4)。

(2)血清总甲状腺素(TT_4):判定甲状腺功能最基本的筛查指标。血清中99.95%以上的T_4与蛋白结合,其中80%~90%与球蛋白结合称为甲状腺结合球蛋白(thyrox-ine-binding globulin,简称 TBG)。TT_4 是指 T_4 与蛋白结合的总量,受 TBG 等结合蛋白量和结合力变化的影响。

(3)血清总三碘甲状腺原氨酸(TT_3):血清中 TT_3 与蛋白结合达 99.5% 以上,也受 TBG 的影响。TT_3 浓度的变化常与 TT_4 的改变平行,但甲亢与甲亢复发的早期,TT_3 上升往往很快,约 4 倍于正常;TT_4 上升较慢,仅为正常的 2.5 倍。故测 TT_3 为诊断本病较为敏感的指标;对本病初起、治疗中疗效观察与治疗后复发先兆,更视为敏感;特别是诊断 T_3 甲亢的特异性指标。

2.TSH 免疫放射法或发光免疫法测定分析　此方法能测出正常水平的低限,有很高的灵敏度,广泛用于甲亢和甲减的诊断及治疗监测。

3.甲状腺吸 ^{131}I 率　3 h >30%,或 24 h >50% 考虑甲亢,目前已少用。

4.甲状腺抗体测定　测定抗甲状腺球蛋白抗体(TGAb)、抗甲状腺微粒体抗体(TMAb)或抗甲状腺过氧化酶抗体(TPOAb)以便明确是否为桥本病引起甲亢,作为治疗参考。GD 病人血中甲状腺刺激性抗体(TSAb)阳性率可达 80% ～ 95%,甚至 95% 以上,对本病不但有早期诊断意义,对判断病情活动、是否复发也有价值,还可作为治疗停药的重要指标。

5.骨龄　提前 1 ～ 3 年,骨质疏松。

【诊断及鉴别诊断】

甲亢典型病例根据症状和体征即可诊断,早期及不典型病例尤其突眼及甲状腺肿大不够明显时,需配合实验室检查,血 FT_3、FT_4、T_3、T_4 升高,TSH 降低可确诊。应与下列疾病鉴别:

1.单纯性甲状腺肿　多发生在青春期,心率正常,大便次数正常,血 FT_3、FT_4、T_3、T_4、TSH 正常。

2.慢性淋巴细胞性甲状腺炎　少数可表现为甲亢,血中 TGAb 及 TMAb 明显升高,FT_3、FT_4、T_3、T_4 升高但程度较低,TSH 多正常,随病程进展多数甲状腺功能减低或正常,TSI 多正常。

3.甲状腺功能正常的高 T_3 高 T_4 血症　临床并无甲亢但是血 T_3 及 T_4 增高,主要由于 TBG 过多、药物影响(普萘洛尔、胺碘酮、造影剂、甲状腺片)及不明原因等。

4.甲状腺囊肿、肿瘤　局部可扪及肿块,扫描及超声波检查可协助明确肿块性质。

5.糖尿病　甲亢病人有时血糖可稍增高,一般在 7.7 mmol/L(140 mg/dL)以下,故偶可尿糖阳性。然而有 3.3% 甲亢可合并有糖尿病,应注意。

6.其他　腹泻应与各种肠炎区别;心悸、心动过速应注意甲状腺肿大与否,不要诊为心肌炎或其他心脏病;低热待查应除外甲亢等。

【治疗】

目前治疗甲亢有三种方法即抗甲状腺药物、甲状腺次全切除术和放射性核素 ^{131}I 治疗。儿科因甲状腺组织不断发育,故首选药物治疗。疗程为 1.5 ～ 3 年。治疗方法的选择应根据患儿年龄、性别、病程、甲亢类型、甲状腺大小、药物反应等而定。

1.一般治疗　发病早期及病情较重时应卧床休息,使身心得到安宁,避免外来的刺激和压力,饮食应富有蛋白质、糖类及维生素等。

2. **抗甲状腺药物** 对病情轻,甲状腺轻、中度增大,年龄较小者,抗甲状腺药物治疗较为理想。常用药物有甲基硫氧嘧啶(MTU)、PTU、MTZ。药物治疗是儿童甲亢首先采用的治疗方法。儿科多采用 MTZ。本药不仅能阻断碘与酪氨酸结合,且可直接抑制 TSAb,口服后奏效快而作用时间较长(半衰期为 6～8 h)。储存的甲状腺素在抗甲状腺激素药物治疗开始后 6～12 周才能耗尽,故药物治疗 1 个月后甲亢症状才逐步缓解。

(1)剂量与疗程:疗程大致可分三个阶段。①控制阶段:根据病情严重程度,控制期 MTZ 1～2 mg/(kg·d),分 2 次口服,PTU 5～10 mg/(kg·d),分 3 次口服,一般 1～3 个月,估计每天基础代谢率下降 1% 左右;②减药阶段:临床症状明显减轻,心率减慢,食量减少,甲状腺功能恢复正常,药物剂量可减少原量的 1/2 或 1/3 左右,每次递减,同时监测血 T_3、T_4、TSH,观察 2～4 周,经 1～3 个月后,病情仍稳定者可减至维持剂量;③维持阶段:临床症状消失,血 T_3、T_4、FT_3、FT_4 正常,MTZ 每天 2.5～10 mg,PTU 25～50 mg 维持,如能测血 TRAb,转阴后再停药,总疗程 1.5～3 年,青春期用药时间延长。治疗期间如甲状腺肿大增加,突眼加重可加用甲状腺素治疗。普萘洛尔不但为 β- 受体阻滞剂,还能抑制 T_4 在外周组织转变为 T_3,对减轻病情有效,剂量为 1 mg/(kg·d)。

(2)药物反应:很少。常见的有皮疹、关节痛、粒细胞减少、药物热、关节炎、肝炎等。若白细胞<$3×10^9$/L 或中性粒细胞<$1.5×10^9$/L 时应停药。若过敏可更换另一种抗甲状腺药物。

3. **手术治疗** 适应证:抗甲状腺药物过敏或白细胞<$3×10^9$/L 者;甲状腺明显肿大且服药后缩小不明显者;抗甲状腺药物治疗效果不明显,反复复发不愈者;甲状腺瘤。术前准备:服用抗甲状腺药物 2～3 个月使甲状腺功能正常。术前服复方碘溶液 1～2 周防止术中出血,普萘洛尔 1～2 mg/kg,每 6 h 一次,自术前 4 日服至术后 7 日。手术后甲低发生率为 50%,少数出现暂时性或永久性甲状旁腺功能减低。

4. **放射性 ^{131}I 治疗** 本法治疗甲亢具有简单、有效、经济且无致癌危险,但远期效果差,甲低发生率可高达 92%。在儿科很少用。

5. **甲状腺危象** 儿科较为少见。甲状腺危象是甲亢患者最严重表现,可危及生命。甲状腺危象常由于感染、劳累、甲状腺手术准备不充分等因素而诱发。是大量甲状腺激素进入血循环的结果。临床主要表现持续高热不退,一般退热措施无效,烦躁不安,心动过速,心率超过 160 次/分,心音亢进,呕吐,腹泻,多汗,重症伴有休克,昏迷。早期发现甲亢危象前期症状并及时治疗可减少死亡率。甲状腺危象治疗原则:抑制甲状腺激素分泌和合成;去除诱发甲亢危象病因;有效抗生素;保护机体各组织、器官的功能;积极控制高热,纠正水电解质紊乱。①抑制甲状腺素合成。首选 PTU 每次 3 mg/kg,MTZ 1 mg/kg,每 6～8 h 一次,口服或鼻饲。②抑制甲状腺素的释放。服 PTU 后 1～2 h 加用复方碘溶液 1～5 滴,每 6～8 h 一次,危象缓解后使用 3～7 天停药。③降低周围组织对甲状腺素的反应,选用肾上腺素能阻滞剂普萘洛尔每次 1 mg/kg,每 6～8 h 一次,对房室传导阻滞和哮喘患者应慎重应用。④拮抗应激。糖皮质激素具有抗高热、抗毒素反应、抗休克作用,可给氢化可的松 5 mg/kg 加入葡萄糖液静滴,每天 1～2 次。病情稳定后逐渐减量。⑤对症治疗。高热者给物理降温或药物降温,忌用阿司匹林;补液纠正水电解质紊乱;供氧;防治感染,给予足量的广谱抗生素;监护心、肾功能。

第五节　甲状腺炎

甲状腺炎（thyroiditis）是小儿内分泌常见疾病之一，是甲状腺组织发生变性、渗出、坏死、增生等炎症病理改变而导致的一系列临床病症。包括感染性和自身免疫性甲状腺炎。临床分型有急性、亚急性、慢性，化脓性及非化脓性。

一、急性化脓性甲状腺炎

【病因及发病机制】

急性化脓性甲状腺炎是一种相对罕见的甲状腺疾病。引起本病的常见细菌为葡萄球菌、链球菌、肺炎球菌等。大部分因颈部直接感染波及甲状腺或败血症血行侵犯腺体所致，也可因细菌通过口腔连接咽喉与甲状腺的管道（咽喉梨状窝瘘）进入甲状腺，多数为甲状腺左叶感染。

【病理】

具有急性炎症的特征性改变，早期有大量多形核细胞和淋巴细胞浸润，可伴有坏死和脓肿的形成，后期有大量的纤维组织增生。

【临床表现】

起病较急，甲状腺部位红、肿、热、疼痛明显，有压痛，有时有波动感，当头后仰或转动，吞咽时均可使疼痛加剧，可放射耳后、枕部，有时影响呼吸。一般无甲状腺功能改变，如甲状腺滤泡破坏，大量甲状腺激素释放入血可出现一过性甲亢表现，同时可伴有附近淋巴结肿大及触痛。多数为一侧甲状腺肿大，偶尔为两侧肿大，质硬。

【诊断和鉴别诊断】

对咽部痛、颈前肿物或放射性痛的患儿，应考虑本病可能性。结合实验室检查：白细胞增多，尤以中性分叶核为主，可见核左移及中毒颗粒；血沉增快；B超可协助诊断有无甲状腺脓肿；甲状腺穿刺可为脓肿；血清 T_4、T_3 水平基本正常或稍增高。

主要与亚急性甲状腺炎、甲状腺肿瘤相鉴别。亚急性甲状腺炎一般无高热症状，炎症局限于甲状腺本身且反应轻，不侵入颈部其他器官，甲状腺功能稍低。甲状腺肿瘤也可出现局灶性坏死类似急性化脓性感染。一般前者甲状腺出现坚硬结节，周围淋巴结肿大、固定粘连，抗生素治疗无效。

【治疗】

1. 病因治疗　根据细菌培养药敏选用抗生素。如无条件一般选用青霉素类、头孢菌素类、大环内酯类和氨基糖苷类等。

2. 外科治疗　病初期局部可冷敷，后期可热敷，同时可外敷中药。甲状腺化脓时采用切开引流或穿刺抽脓。如脓肿反复不愈，常需切除咽喉梨状窝瘘。

3. 对症治疗　包括营养维持,水电解质平衡等。

二、亚急性甲状腺炎

亚急性甲状腺炎(subacute thyroiditis)可分为亚急性肉芽肿性甲状腺炎和亚急性淋巴细胞性甲状腺炎两型,前者疼痛,故又称亚急性疼痛性甲状腺炎,后者无痛,故又称无痛性甲状腺炎。重点叙述前者。

【病因】
亚急性肉芽肿性甲状腺炎(简称亚甲炎)涉及名称有：De Quervain 甲状腺炎、巨细胞性甲状腺炎、肉芽肿性甲状腺炎、亚急性甲状腺炎、亚急性疼痛性甲状腺炎等,为甲状腺非化脓性感染性疾病。本病儿科罕见。多发生于 40～50 岁妇女,女性发病是男性的 5～10 倍。常发生在病毒感染后 2～3 周,血中可测到病毒抗体,如柯萨奇病毒抗体、腺病毒抗体、腮腺炎病毒抗体、流感病毒抗体和麻疹病毒抗体等。与 HLA–B$_{35}$ 有关。

【病理】
甲状腺呈局限性或弥漫性肿大,质地较实,甲状腺切面可见透明的胶质及散在灰色病灶,腺泡结构破坏,再生腺泡间有慢性炎性细胞和巨细胞肉芽肿形成。

【临床表现及诊断】
发病缓慢,一般发病前数日、数周有呼吸道病毒感染史;发热、寒战、咽痛、乏力、吞咽痛,甲状腺明显肿大伴疼痛,可放射至颈后、耳后、下颌、枕后及前胸。个别病人早期有甲亢表现。血白细胞增多,血沉增快,血 T$_3$、T$_4$、FT$_3$、FT$_4$ 早期升高,后期可下降;甲状腺吸碘率可降低。一般病程为 2～3 个月,长则达一年之久,可自行缓解。对泼尼松治疗反应好,再加上局部甲状腺痛感为本病之特点,可与急性甲状腺炎鉴别。

【治疗】
由于病因未能完全明确,故无特效药治疗。目前认为泼尼松类皮质激素药物对本病有明显疗效,剂量 1 mg/(kg·d),一般用 1～2 个月。如停药后复发,激素仍可重新开始使用。也可用解热镇痛剂。对出现甲低者可加服甲状腺片,根据不同的年龄选用不同剂量,并定期监测甲状腺功能。对出现甲亢者则给予镇静药或普萘洛尔,不需用抗甲状腺药物治疗。本病为良性自限性疾病,预后良好。

三、慢性淋巴细胞性甲状腺炎

慢性淋巴细胞性甲状腺炎(chronic lymphocytic thyroiditis,CLT)包括两个临床亚型,即甲状腺肿大的桥本甲状腺炎(Hashimoto thyroiditis,HT)或称桥本病(Hashimoto disease,HD),甲状腺萎缩的萎缩型甲状腺炎(atrophic thyroiditis,AT)。二者有相同的甲状腺自身抗体和变化的甲状腺功能,不同点为前者甲状腺肿大,后者甲状腺萎缩,后者可能是前者的终末期,但也有人认为 HT 与 AT 是两种独立的疾患。本文重点阐述 HT(或 HD)的诊断与治疗。

HT 为甲状腺炎中最常见的临床类型,1912 年 Hashimoto 首先报道。该病是儿童和青少年甲状腺疾病中最常见的原因,也是获得性甲状腺功能减低(甲减)的最常见原因。本病是一种典型的器官特异性自身免疫性疾病。多见于女性,男女之比约为 $1:4 \sim 1:9$,学龄期发病率可达 1.2%,成人发病率高达 $5\% \sim 11.1\%$,而且有增多趋势。这种发病率的增加,除与有关这方面的知识增多、诊断方法的改善特别是甲状腺抗体的测定普及等原因有关外,也有人认为其真正的发病率确实是提高了,但原因尚不明。

【病因和发病机制】

发病机制尚未完全阐明,目前认为桥本病是一种典型的器官特异性自身免疫性疾病。患者血清及甲状腺组织内有多种自身抗体,最常见为抗甲状腺球蛋白抗体(TGAb)和抗微粒体抗体(TMAb),现已证明 TMAb 为甲状腺过氧化酶抗体(TPO-Ab),体外的 TPO-Ab 是甲状腺组织的细胞毒性物质。其他还有甲状腺抑制性抗体、甲状腺刺激性抗体、甲状腺胶质第二成分抗体和甲状腺细胞表面抗体,TSH 结合抑制免疫球蛋白(TSH binding inhibition immunoglobulin TBII)和 TRAb 等。血清中丙种球蛋白亦升高。淋巴细胞产生的前列腺素(PGE 和 PGF)当与甲状腺细胞单层(thyroid monolayers)接触时,这些前列腺素对甲状腺细胞有刺激作用。所以,一些轻型慢性淋巴细胞性甲状腺炎患者可有轻度甲状腺上皮细胞代偿性增生,及临床上有些患者有轻度甲状腺功能亢进的表现。不过,由于大量甲状腺组织受破坏,虽然有刺激性抗体存在,多数并无甲亢表现。

除上述体液免疫异常外,细胞免疫也异常,患者淋巴细胞的 T_C 细胞群体包括抑制性 T 细胞(T_S)、细胞毒性 T 细胞(T_C)和效应 T 细胞(T_E)亚群等,其也对甲状腺细胞具有毒性,这种淋巴细胞遇到甲状腺球蛋白时发生母细胞转化现象;其抑制性 T 细胞机能降低,而辅助性 T 细胞协助 B 细胞向浆细胞分化产生大量抗甲状腺球蛋白抗体。患者的细胞膜抗体能激活 K 细胞而发挥其细胞毒性作用,加上致敏效应 T 细胞的协同作用下,造成自身甲状腺细胞的破坏。

自身免疫性甲状腺病常伴随其他自身免疫性疾病,如恶性贫血、自身免疫性 Addison 病、慢性活动型肝炎、糖尿病、系统性红斑狼疮、肾上腺皮质功能不全、甲状旁腺功能减低症和 Graves 病等成为本病为自身免疫性疾病的佐证。

此外本病与遗传因素有关。有家族聚集现象,且女性多发。本病在患者亲属中的发生率较高,健康亲属也可检出甲状腺抗体。某些 HLA 单元型($HLA-DR_4$、$HLA-DR_5$)与发生甲状腺肿和甲状腺炎的风险增加有关,而其他($HLA-DR_3$)则与甲状腺炎的萎缩变异性有关。

感染和膳食中的碘化物是本病发生的两个环境因素。有人观察肠道病原中的 Yersinia 细菌所致的小肠结肠感染与本病的发生有关。在碘缺乏区或富含碘的国家,HT 发病率均上升。目前研究还显示细胞凋亡也与 HT 有关。

总之本病发病可能在遗传易感性基础上,在环境因素作用下,出现免疫监视缺陷,造成免疫功能紊乱,产生体液和细胞免疫异常导致甲状腺滤泡上皮破坏。

【病理】

甲状腺呈弥漫性对称性肿大,质地坚韧,表面苍白。其组织学特征为甲状腺的淋巴细胞浸润。早期有淋巴细胞的增生,淋巴滤泡的形成,淋巴滤泡常伴有生发中心,以后在甲状腺滤泡液出现淋巴细胞和浆细胞的浸润,最后滤泡出现萎缩和纤维化。成年人可有嗜酸性粒细胞浸润。

【临床表现】

起病缓慢,无特殊感觉,常在查体时发现甲状腺肿大而就诊。可在3岁以内发病,但6岁前发病较少,6岁以后发病率急剧增加,青春期达高峰。女孩的发病率比男孩多4～7倍。最常见的临床表现是生长迟缓和甲状腺肿大。甲状腺肿的发生较为隐匿,程度可大可小,一般甲状腺呈弥漫性增大,质地坚韧,表面可呈颗粒状、分叶或不规则状,多数无压痛及结节。多数患儿无症状,且甲状腺功能正常,有些则表现有颈部压迫症状。有些患儿在临床上表现为甲减的体征或临床虽无体征而实验室检查证实有甲减。少数患儿有甲亢的表现,如易怒、出汗增多、神经过敏或活动过强。有时本症可与Graves病共存。

临床病程易变。患者甲状腺肿可变小或自发性消失,也可保持多年不变而甲状腺功能正常。有相当数量的患者在初期甲状腺功能正常,但在数月或数年内逐渐表现出甲状腺功能减低症。

本病常伴随其他自身免疫性疾病,如糖尿病、Addison病、恶性贫血、白斑病、慢性活动性肝炎、系统性红斑狼疮、类风湿性关节炎等。该病的家族性发病倾向较为明显,患儿同胞或双亲的发病率可高达25%。

慢性淋巴细胞性甲状腺炎一般分萎缩性自身免疫性甲状腺炎和肿大性自身免疫性甲状腺炎。有学者将本病分为4种类型:Ⅰ型甲状腺功能亢进性(桥本毒症)甲状腺肿大,Ⅱ型肿大性自身免疫性甲状腺炎,Ⅲ型萎缩性自身免疫性甲状腺炎伴甲低,Ⅳ型萎缩性自身免疫性甲状腺炎伴多腺体自身免疫综合征。

【实验室检查】

(1)血清甲状腺素测定,无症状患儿的甲状腺功能大多正常,少数初发患儿T_3、T_4可稍增高、TSH正常,随着病情发展,多数患儿总T_4和游离T_4降低、TSH增高。

(2)TGAb、TMAb 90%～95%病例可呈阳性。

(3)血沉增快。

(4)血浆白蛋白降低和γ球蛋白升高。

(5)甲状腺细针穿刺活检或病理检查仅用于不宜确诊的个别患儿。

(6)甲状腺B超扫描可显示自身免疫性甲状腺炎特有的散在性低回声区。

(7)放射性核素显像可呈现甲状腺形态大小及光点、放射性分布欠均匀。

【鉴别诊断】

1. 单纯性甲状腺肿　大多数病人甲状腺肿大呈弥漫性,质地柔软,表面光滑,临床不易区别,但血中抗体阴性,血沉与γ球蛋白均正常,多数甲状腺功能正常。

2. 甲状腺功能亢进症　血T_3或T_4增高,TSH降低,血中可测出甲状腺刺激免疫球蛋白(thyroid stimulating immunoglobulin,TSI),临床有甲亢表现。抗体TGAb、TMAb浓度亦可升高,但较桥本病程度低。

3. 亚急性甲状腺炎　甲状腺局部疼痛明显,血中抗TGAb、TMAb阴性,血沉明显增快,泼尼松治疗效果好,吸^{131}I率降低。

4. 家族性甲状腺肿性克汀病　血中抗体阴性,甲减明显可使生长发育落后,智力减退、

BMR 低,某种酶缺陷可做特殊检查。

【治疗】

治疗的目的是维持患儿正常的甲状腺功能。对未治疗或为了确定是否继续治疗的患儿应定期检查。如伴甲低,不论其甲状腺大小均采用甲状腺素或甲状腺片治疗,剂量:儿童期左旋甲状腺素 $3 \sim 4 \mu g/ (kg \cdot d)$,青春期为 $1 \sim 2 \mu g/ (kg \cdot d)$。其剂量必须个体化,要求血清 T_4 浓度维持在正常值的上限,TSH 抑制到正常值。如出现假性甲亢(仅有心悸、多汗、烦躁等)而血 T_3、T_4 正常者应予普萘洛尔或镇静药治疗。如合并真性甲亢,可行抗甲状腺药物治疗,量宜小,多用 1/2 到 2/3 量,疗程宜短,一般为 $1 \sim 2$ 年,并密切观察有无甲减。甲状腺明显肿大产生压迫症状如呼吸困难、吞咽困难、声音嘶哑或疑有癌变可考虑手术治疗。

第六节　单纯性甲状腺肿

单纯性甲状腺肿(simple goiter)又称弥漫性甲状腺肿(diffuse goiter),是由于缺碘、致甲状腺肿物质或酶缺陷等原因造成甲状腺代偿性增大,呈蝴蝶形,一般不伴有甲状腺功能异常。通常认为甲状腺肿大为正常的两倍或在成人 40 g 以上者,称为肿大。单纯性甲状腺肿分为三类:地方性甲状腺肿、散发性甲状腺肿和代偿性甲状腺肿。

【病因与发病机制】

1. **碘摄入不足**　是地方性甲状腺肿最常见的原因。正常人每天需碘约 $100 \mu g$,$1 \sim 10$ 岁小儿 $60 \sim 100 \mu g/d$,婴幼儿 $35 \sim 40 \mu g/d$。有人认为饮水中含碘量低于 $3 \mu g/L$ 时,易发生甲状腺肿。国内主要见于西南、西北、华北等地区,主要由于土壤、水源、食物中含碘量低,特别在生长发育、妊娠、哺乳时,不能满足机体对碘的需要,因而影响甲状腺激素的合成。若某地区人群 10% 有甲状腺肿,则该地区称为甲状腺肿流行地区。机体缺碘时不能合成足够的 TH,反馈引起垂体 TSH 的分泌增加,血中 TSH 水平升高,刺激甲状腺增生肥大。这种甲状腺肿称为缺碘性甲状腺肿(iodine-deficiency goiter)。碘的相对不足,如在青春期、妊娠期、哺乳期及应激状态时,由于机体对 TH 的需要量增多,引起碘的相对不足,可诱发和加重甲状腺肿。碘缺乏地区居民的 24 h 甲状腺 ^{131}I 吸收率大于正常值,尿中碘排泄率明显减少。

2. **碘摄入过高**　有些地区由于摄入碘过多,也可引起甲状腺肿,可能由于碘过多,TPO 的功能基因过多地被占用,从而影响了酪氨酸碘化,因而碘的有机化过程受阻,甲状腺激素合成发生障碍,从而促使 TSH 分泌增多,最后导致甲状腺肿。这种甲状腺肿称为高碘性甲状腺肿(hyperiodine goiter)。有时钙、镁、氟等过多也可致甲状腺肿。

3. **致甲状腺肿物质**　某些物质可阻碍甲状腺激素合成,从而引起甲状腺肿,称为致甲状腺肿物质,如化学制剂(硫脲嘧啶、硫氰酸盐、过氯酸盐等)、食物(木薯、洋白菜、包心菜、油菜和大豆制品等)均可抑制甲状腺激素合成,引起甲状腺增生。致甲状腺肿物质所引起的甲状腺肿常呈散发性,但也可呈地方性或加重地方性甲状腺肿。

4. **先天性甲状腺激素合成障碍**　甲状腺以碘为原料,合成甲状腺激素过程中需要很多酶参与,由于某些酶的缺陷影响甲状腺激素合成包括碘转运至甲状腺、甲状腺内碘的有机化、碘化酪氨酸的偶联、甲状腺球蛋白的水解、碘化酪氨酸的脱碘等,使甲状腺激素的合成减少,通过反馈机制使垂体分泌 TSH 增加以促使甲状腺素合成,结果导致甲状腺因受 TSH 刺激而肿大。

5. 甲状腺素生理需要量增加　如青春前期或青春期;妊娠期或某种应激情况下,需要合成多量的甲状腺素而导致甲状腺肿。

单纯性甲状腺肿虽然有多种原因引起,但有其共同发病机制:主要由于一种或多种因素阻碍甲状腺激素合成,甲状腺激素分泌减少,导致促甲状腺激素(TSH)分泌增加,从而引起甲状腺代偿性增生肥大,使其分泌的甲状腺激素能满足机体的需要。但不少单纯性甲状腺肿患者,血清 TSH 并不增加。可能是由于在甲状腺内缺碘或甲状腺激素合成发生障碍时,甲状腺组织对 TSH 的反应性增强,所以 TSH 虽不增高,仍能刺激甲状腺增生肥大。另外,许多生长因子也起着重要作用,胰岛素样生长因子是多效性生长因子,能影响 DNA 的合成和甲状腺不同细胞功能;表皮生长因子(EGF)等也刺激甲状腺增生。而许多抑制因子如转换生长因子(TGF)和白介素–1(IL–1)则抑制甲状腺增生。

【病理】

单纯性甲状腺肿的组织病理改变取决于原发病的严重程度与病程的长短。疾病早期,甲状腺滤泡上皮细胞常呈增生、肥大,血管丰富。甲状腺呈均匀、弥漫性增大,但维持原来的轮廓。随着病程的延长,病变反复加重与缓解,滤泡充满胶质,滤泡细胞呈扁平状。以后,甲状腺组织出现不规则增生与再生,形成结节,表现为多结节性甲状腺肿,并可出现自主性功能,也可出现结节内出血或钙化。

【临床表现】

单纯性甲状腺肿早期除甲状腺肿大外,往往无其他症状。甲状腺轻度或中度弥漫性肿大,质地较软,无压痛。随着病情的进展,甲状腺可逐渐增大,引起压迫症状如咳嗽、呼吸困难、声音嘶哑、咽下困难等,胸骨后甲状腺肿可引起上腔静脉压迫综合征,表现为面部青紫、浮肿、颈部与胸部浅表静脉扩张。后期可出现结节,表现为多结节性甲状腺肿。在多发性结节的基础上可出现自主性功能亢进,也即多结节性甲状腺肿伴甲状腺功能亢进症。

在地方性甲状腺肿流行地区,如碘缺乏严重,可出现地方性呆小症。地方性甲状腺肿患者摄入碘过多,有时可诱发甲状腺功能亢进,称为碘甲状腺功能亢进症。

先天性甲状腺肿较常见为耳聋–甲状腺肿综合征,又称 Pendred 综合征,属常染色体隐性遗传,男女均可罹患,部分患者有家族性发病倾向。主要表现:出生后即可发现不同程度的听力障碍,为双侧神经性耳聋,由于听力障碍,导致发音困难,最后成聋哑;甲状腺肿大为先天性,肿大程度随年龄增长而逐渐明显。

青春期甲状腺肿因生长加速需要合成多量的甲状腺素而导致甲状腺肿,质地较软,甲状腺功能正常,多无局部压迫表现。

甲状腺功能检查一般是正常的,血清 T_4 正常或偏低, T_3 正常,可偏高。TSH 浓度升高。甲状腺摄碘率大多增高,但高峰不提前,可被 T_3 所抑制;当甲状腺结节有自主性功能时,可不

被 T_3 所抑制。尿碘减少，少于 50 μg/d（正常值 50 ～ 100 μg/d）。甲状腺扫描可见弥漫性甲状腺肿，常呈均匀性分布。

【诊断和鉴别诊断】

单纯性甲状腺肿的诊断主要根据患者有甲状腺肿大而临床或实验室检查甲状腺功能基本正常。地方性甲状腺肿地区的流行病学有助于对本病的诊断。

单纯性甲状腺肿应与慢性淋巴细胞性甲状腺炎鉴别，后者也可表现为甲状腺肿大，但甲状腺球蛋白抗体与微粒体抗体常明显增高，可资鉴别。

【治疗】

单纯性甲状腺肿的治疗主要取决于病因。由于缺碘所致者，应补充碘剂。在地方性甲状腺肿流行地区可采用碘盐进行防治。临床上无明显原因的单纯性甲状腺肿患者，可采用甲状腺制剂治疗，以补充内源性甲状腺激素不足，抑制 TSH 的分泌。甲状腺片 20 ～ 40 mg/d，分次口服或左甲状腺素钠片 25 ～ 50 μg/d。定期复查甲状腺功能，给予的 TH 剂量应以不使 TSH 浓度减低与不发生甲状腺毒症，而肿大的甲状腺缩小为宜。青春前期或青春期可多食含碘食物。

单纯性甲状腺肿一般不采用手术治疗，但当发生压迫症状，特别是经内科治疗无好转者，有恶性变者，可做甲状腺次全切除术或全切。术后常并发甲状腺功能低下，需长期服用甲状腺制剂。

第七节 先天性肾上腺皮质增生症

先天性肾上腺皮质增生症（congenital adrenal hyperplasia，CAH）是一种常染色体隐性遗传病，是因为在肾上腺皮质激素生物合成途径中，某种酶的缺陷所引起的疾病。

【病理和病理生理】

肾上腺皮质的组织学特征：肾上腺皮质细胞均为上皮样细胞，细胞质内含有丰富的类脂滴。胞浆线粒体很密集。此外，皮质细胞含有抗坏血酸及胆固醇，后者是皮质激素的前身。肾上腺皮质组织由外向内依据其细胞形态、排列及功能的不同分为三个区带。在组织学和分泌功能方面各有其特征：位于被膜下的为球状带，细胞呈蜂窝状排列，约占全皮质的 10% ～ 15%，球状带细胞的胞浆较少，主要合成和分泌盐皮质激素；其内为较宽的束状带，其柱状细胞呈放射状排列，约占全皮质的 75% 左右，束状带细胞的胞浆内富含脂肪泡，是储存胆固醇的重要场所，束状带主要合成和分泌糖皮质激素；最内层为网状带，与髓质相邻，细胞分布呈网状，约占全皮质的 7%，出生后 2 年始出现，至 6 岁时发育完全。网状带主要合成和分泌肾上腺皮质的性激素，以雄激素为主，也有少量雌激素。

肾上腺皮质分泌各种为生命所必需的类固醇类化合物。肾上腺皮质所分泌的类固醇激素共有 5 类，即糖皮质激素（皮质醇）、盐皮质激素、孕激素、雄激素和雌激素，它们都是胆固醇衍生物。皮质醇的分泌，可区分为"基础分泌"与应激状态下的"增加分泌"两种情况。研究表明束状带和球状带表现为两个各自独立的功能单位:垂体前叶分泌的促肾上腺皮质激素（ACTH）主要刺激束状带分泌皮质醇，ACTH 的剂量与糖皮质激素的分泌有一个线性关系，即 ACTH 越多,糖皮质激素分泌也越多;下丘脑分泌的促肾上腺皮质激素释放激素（CRH）刺激垂体前叶嗜碱细胞分泌 ACTH;肾上腺皮质接受下丘脑-垂体的控制而分泌糖皮质激素,反过来,肾上腺皮质所分泌的糖皮质激素对下丘脑-垂体有反馈抑制作用,即负反馈作用。血中糖皮质激素增多时，ACTH 分泌立即减少;反之,糖皮质激素浓度降低时，ACTH 则由于负反馈作用减弱而分泌增加。而球状带主要分泌醛固酮。醛固酮分泌的调节比较复杂,既受垂体 ACTH 的影响,又受血钠、血钾直接与间接的反馈控制,更重要的是与细胞外液容积的关系很密切,而后者又通过肾素-血管紧张素系统起作用,最近研究心钠素对醛固酮的分泌起抑制作用。因此,球状带的主要刺激物是肾素-血管紧张素系统和血钾。

1. 糖皮质激素　是一种 21 碳结构,由束状带所产生,也被称为 17-羟皮质类固醇（17-OHCS）或简称为皮质类固醇。其中主要的一种是皮质醇（cortisol）,也称为氢化可的松。周围组织中的 11-β 羟类固醇脱氢酶（11β-OHSD）能将皮质醇转变为可的松。

糖皮质激素可影响大多数组织的代谢。他们与细胞内的特异性受体蛋白结合,然后结合于细胞核以影响 RNA 和蛋白质的合成。可在组织匀浆的囊液和核碎片中发现类固醇激素受体。糖皮质激素的受体（Ⅱ型）与盐皮质激素的受体（Ⅰ型）非常相似,因此,Ⅰ型受体可与盐皮质激素和糖皮质激素相结合。特异性取决于受体前酶的活性。在许多组织中,糖皮质激素有异化作用,使蛋白质的分解增加,这主要影响肌肉、皮肤、脂肪,以及结缔组织和淋巴组织。糖皮质激素在肝脏有同化作用,可激活肝脏中一系列的酶,增加肝脏中蛋白质和糖原的储备,并促进肝脏糖原异生的能力。糖皮质激素对免疫和神经系统也有作用。动物试验证实:皮质是生命所必需的;肾上腺对垂体有依赖性;在应激现象中,肾上腺皮质功能增强,执行了抗病的职能,即肾上腺皮质激素是人与动物机体非特异性抵抗力有关的激素。

血浆中皮质醇的水平在一天中随时间而变动,早晨最高, 4 p.m. 减半,晚上最低。

2. 醛固酮　18 醛-皮质酮,是一种强有力的盐皮质激素,主要产生于球状带。其分泌受肾素-血管紧张素系统调节。肾素（renin）是由肾脏近球装置所产生,作用于一种由肝脏产生的 α_2 球蛋白而使之形成血管紧张素Ⅰ（angiotensinⅠ）这是一种无活性的十肽。血管紧张素Ⅰ迅速被转化酶转变成具有生物活性的八肽,即血管紧张素Ⅱ。血管紧张素Ⅱ作为缩血管物质,其作用强度是去甲肾上腺素的 50 倍,主要功能之一是直接作用于肾上腺皮质,以刺激醛固酮的分泌。

在健康和饮食正常者,ACTH 在调节醛固酮分泌方面所起的作用甚小,但在某些情况下,如在无肾患者,其作用就较为显著。钾在调节醛固酮分泌方面所起的作用与肾素-血管紧张素系统同样重要。缺钠对醛固酮的分泌是一种有效的刺激。钠的改变可导致血容量、动脉压和肾血流量方面的变化。位于肾入球小动脉的近球细胞能敏感地探测到这些变化,这些近球细胞形成容量感受器。近球装置的激活使肾素释放增加,醛固酮的分泌也随之增加。

醛固酮的主要作用是保钠排钾,维持电解质的平衡,由此可进一步保持血容量和血压的稳定。

3. 雄激素　肾上腺皮质的雄激素主要由网状带所产生。雄激素能增加氮、钾、磷和硫酸盐的潴留，并能促进生长和有雄性化作用。在肾上腺增生引起早熟性生长和男性第二性征发育时，这种雄性化作用尤为显著。

先天性肾上腺皮质增生症患者，由于血中皮质醇减少，对垂体前叶的反馈抑制作用减弱，垂体阿黑皮素（POMC）合成显著增多，随之，此大分子中的 ACTH 及 β- 内啡肽分泌释放入血；而 ACTH 分子中有一段为 α-MSH（黑素细胞刺激素）分子序列，β- 内啡肽分子中则有一段为 β-MSH 分子序列，因此，体内 MSH 活性也显著增加，从而导致皮肤色素沉着。

以胆固醇为原料合成皮质类固醇激素的过程极为复杂，需要经过 5 个主要步骤，参与皮质激素生物合成的酶有 6 种：20, 22 碳链裂解酶（P450scc 或 CYP11A），17α 羟化酶（P45017 或 CYP17），3β- 羟类固醇脱氢酶（3β-HSD），21- 羟化酶（P450c21 或 CYP21），11β- 羟化酶（P450c11 或 CYP11B1）和 18- 羟化酶（CYP1182）。其中除 3β- 羟类固醇脱氢酶以外都是细胞色素 P450（cytochrome P450，P450c）蛋白超家族的成员。6 种酶中任何一种酶的缺陷均可导致皮质激素生物合成过程受阻，使阻断前的物质积聚，血尿中浓度升高，而阻断后的物质减少。由于皮质醇生成减少，下丘脑 CRH 和垂体 ACTH 分泌增多，刺激双侧肾上腺增生，临床上表现为糖皮质激素、盐皮质激素和性激素代谢异常。

【临床表现】

常见的先天性肾上腺皮质增生症分别由 21 羟化酶（P450c21 或 CYP21）、11β- 羟化酶（P450c11 或 CYP11B1）及 17α 羟化酶（P450c17 或 CYP17）等缺陷所造成，简述如下。

1.21- 羟化酶缺乏症　21- 羟化酶缺乏症（21-hydroxylase deficiency，21-OHD）是先天性肾上腺皮质增生症中最常见的一种，约占病人总数的 90%～95%。发病率各国报道不一，约为 1/15 000 活产新生儿，其中男女发病率约为 1∶4。21- 羟化酶活性由 P450c21 介导，一种微粒体细胞色素 P450 酶。这种酶的缺陷是导致肾上腺增生症的最常见类型。编码 21- 羟基化的基因位于 6 号染色体的短臂上，在 HLA-B 和 HLA-DR 之间，接近补体 C4 位点。DNA 分析已经检测出两种基因，命名为 P450c21A 和 P450c21B，在这一区域与两种补体基因（C4A 和 C4B）相连。P450c21A 是一种非功能性"假基因"，它失去严格序列，不能给一个功能性 21- 羟化酶编码。最近的研究显示典型的失盐型 21- 羟化酶缺乏症与一种突变、缺失或基因转变有关，这使 21- 羟化酶活性消失或减低。多数 21- 羟化酶缺陷的病人是复合杂合子，例如，他们在每一对 P450c21B 等位基因有不同的遗传基因损害。所观察到的表型——失盐、单纯男性化，或晚发的男性化是不同程度酶缺乏的结果。后者由 P450c21B 等位基因功能上不太严重的突变所致。

21- 羟化酶活性的降低导致两种生命必需的激素缺乏：皮质醇（主要的糖皮质激素）及醛固酮（主要的盐皮质激素）缺乏，使合成代谢停留在孕酮和 17- 羟孕酮水平，孕酮和 17- 羟孕酮在血中积聚，使其前体孕烯醇酮和 17 羟孕烯醇酮增多，转化为较多的脱氢表雄酮、雄烯二酮和睾酮（因雄激素的合成途径不需要 21- 羟化酶），且由于皮质醇合成减少，反馈抑制减弱，ACTH 分泌增多，刺激肾上腺皮质分泌更多的雄性激素，引起男性化。如果 21 羟化酶严重缺陷，孕酮和 17- 羟孕酮的羟化作用就会完全受阻，去氧皮质醇、皮质醇、去氧皮质酮、皮质酮、醛固酮合成均减少，表现为糖皮质激素和盐皮质激素同时缺乏，且由于孕酮及 17- 羟孕酮积聚具有拮抗醛固酮的作用，因此，临床上出现失盐综合征。由于血中皮质激素减少，对垂体前叶的反馈抑制作用减弱,垂体分泌 ACTH 显著增加,从而导致皮肤色素沉着。

其临床表现根据疾病的严重程度不同而表现不同,主要症状为男性化和失盐综合征。①男性化:如果在胎儿期发病,女性常表现为假两性畸形,有女性的生殖腺和类似男性的外生殖器。阴蒂增大如男性阴茎,阴唇融合覆盖阴道和尿道,使外生殖器仅见一个开口而被误诊为尿道下裂或隐睾,甚至阴道和尿道相融。卵巢功能障碍,无排卵,青春期后无月经,第二性征不发育,性心理和性生理转为男性。男性病人出生后几个月便出现阴茎增大,阴茎假性早熟。但由于垂体促性腺激素受抑制,至发育期睾丸发育仍小于正常。未经合理的肾上腺皮质激素抑制性替代治疗者,以上过程呈进行性,骨龄超前,骨骺早融合。当骨龄(BA)进展至 10 岁左右时可继发中枢性性早熟(CPP),此时睾丸开始增大,病程呈 CPP 特征进展。病人到 10 岁时发育已完成,故最终导致身矮。由于 ACTH 分泌增多,出现色素沉着,类似肾上腺皮质功能减退症。②失盐征:由于盐皮质激素醛固酮、11- 去氧皮质酮、11- 去氧皮质醇和具有部分钠水潴留作用的糖皮质激素合成均减少,且孕酮和 17- 羟孕酮积聚具有拮抗醛固酮的作用,因此,病人会出现呕吐、腹泻、失钠、失氯、失水、血钾升高、代谢性酸中毒、血压下降、低血糖和皮肤色素沉着等慢性肾上腺皮质功能不全的症状,在应激状态下易出现肾上腺危象、休克和猝死。这些症状可在出生后几天或几周内发生,多为生后 10 天左右。女婴由于外生殖器异常较易被诊断,得到及时治疗,而男婴由于尚无明显外生殖器异常,往往误诊而失去治疗机会,以致早期死亡。单纯男性化者,往往延误诊断失去早期治疗机会,导致性早熟,最终矮身材。

根据酶活力缺乏的轻重程度和由此产生的不同临床表现将 21- 羟化酶缺乏分为单纯男性化型、失盐型和非典型性三型。

(1)单纯男性化型:为 21- 羟化酶部分缺乏。患儿不能正常合成 11- 脱氧皮质醇、皮质醇、11- 脱氧皮质酮,致使其相应的前体 17- 羟孕酮、孕酮和脱氢异雄酮等都增多,因雄激素合成途径不需要 21- 羟化酶,因此睾酮明显升高。但由于患儿仍有残存的 21- 羟化酶活力,能合成少量皮质醇和醛固酮,故无失盐症状。

①男孩:主要为同性性早熟及皮肤黑,初生时无任何症状,通常在生后 6 个月逐渐出现体格和性早熟征象,至 3~4 岁时更为明显。包括阴茎和阴囊增大,阴毛出现,声音变低沉,痤疮,肌肉发达等。骨骼成熟加快以致骨龄明显超过实际年龄,因此,其身高在病初时即超过正常儿,而最终身材却矮小。患儿皮肤黑,智能发育正常。

②女孩:如果在胎儿期发病,女性常表现为假两性畸形,有女性的生殖腺和类似男性的外生殖器。阴蒂增大如男性阴茎,阴唇融合覆盖阴道和尿道,使外生殖器仅见一个开口而被误诊为尿道下裂或隐睾,甚至阴道和尿道相融。卵巢功能障碍,无排卵,青春期后无月经,第二性征不发育,性心理和性生理转为男性。

(2)男性化伴失盐型:为 21- 羟化酶完全缺乏所致,其皮质醇和醛固酮分泌均不足,除皮肤黑及男性化症状外,还有低钠血症、高钾血症、血容量降低及酸中毒等症状。临床上表现为生后 10 天左右开始出现吐泻、脱水、消瘦、呼吸困难和发绀等,如得不到及时治疗往往导致早期死亡。

(3)非典型性(晚发型):已有人报道轻型的 P450c21 活性缺陷,病人可能有症状(晚发或者非典型性),也可能无症状(隐匿”型)。发病年龄不一,大半在青春发育期肾上腺功能初现（adrenarche）时，垂体分泌的肾上腺雄激素刺激激素（adrenal androgen stimulating hormone，AASH）使肾上腺皮质分泌的雄激素异常增高，临床始呈现症状。这些轻型的 P450c21 羟化酶缺乏症正像典型的 P450c21 羟化酶缺乏症，是 HLA 相关的；然而，发病率较典型的更高。据推测非典型 P450c21 羟化酶缺乏症是最常见的常染色体隐性遗传病，在所有种族，患病率约 1%，但西班牙人和北欧犹太人发病率高 2～3 倍。女性晚发的 P450c21 羟化酶缺乏症在出生时有正常的女性外生殖器，而且没有电解质紊乱。在儿童和青春期出现轻度男性化，导致阴毛或腋毛提前出现、轻微阴蒂增大、月经不规律、痤疮、多毛、多囊卵巢综合征，以及骨龄超前。受累的男性在出生时有正常的男性外生殖器，快速生长，而且骨龄超前。在儿童后期，他们表现阴毛或腋毛提前出现、性早熟与小睾丸不相称，以及肌肉发达。由于骨骼提前成熟和骨骺提前融合，高身材儿童却以矮成人结束。与轻型 P450c21 羟化酶缺乏症有相同生化异常但却没有症状的个体已经通过家族性的激素测定检测出，在这样的家庭中，至少有一位成员有症状。

2.11β- 羟化酶缺乏症　11β- 羟化酶缺乏症（11β-hydroxylase deficiency，11β-OHD）本型较少见（约占 CAH 的 5%），患儿在临床上除呈现与 21-OHD 相似的男性化症状外，由于 11- 脱氧皮质酮增加，故可有钠水潴留和高血压，但高血压症状出现较晚，因此，早期容易与 21-OHD 混淆，必须注意。

3.17α- 羟化酶缺乏症　17α- 羟化酶缺乏症（17α-hydroxylase deficiency，17α-OHD）本型亦罕见。患儿皮质醇和性激素合成受阻，而 11- 脱氧皮质酮、皮质酮和醛固酮分泌增加，导致临床上发生低钾性碱中毒和高血压。性激素缺乏使女性患儿呈现幼稚型性征、原发性闭经等，一般在青春期始发现；男孩则表现为男性假两性畸形，即具有女性外生殖器，有时还有乳房发育情况，但有睾丸，可能位于腹股沟中。

【实验室检查】

CAH 的实验室诊断涉及许多激素及其中间代谢产物，必须由专业实验室进行，对结果的判断也须仔细分析。

（1）外生殖器畸形者须进行染色体核型检查以确定性别。

（2）血皮质醇降低，ACTH 升高，血睾酮、17- 羟孕酮在 21-OHD 升高，在 17α- 羟化酶缺乏症降低。孕酮在 21-OHD 及 17α-OHD 均明显升高。

（3）24 h 尿 17- 酮类固醇（17-KS）排泄增多，17- 羟皮质醇（17-OHCS）排泄减少，两者分离对诊断很有帮助。因为雄激素均为含有 19 个碳原子的皮质类固醇，在 C_{17} 上无侧链，仅有一个酮基，故又称 17- 酮类固醇，大部分 17-KS 是肾上腺雄激素的代谢产物；而 17- 羟类固醇是指 C_{17} 有羟基的类固醇，包括皮质醇的代谢产物及一部分游离皮质醇。

（4）失盐型者肾素增高，血清钠、氯、二氧化碳结合力降低，血钾升高，甚至发生高血钾性心电图改变。21-OHD 患儿血浆脱氧皮质酮（DOC）明显降低。

（5）11β-OHD 患儿血浆 DOC 和脱氧皮质醇浓度增高，尿中四氢 -DOC 和四氢皮质醇排出量增加。

（6）17α-OHD 患儿血浆和尿中的孕烯醇酮、孕酮、DOC、皮质酮及醛固酮均明显升高；肾素降低；血生化示低钾性碱中毒。

（7）给予皮质醇或其他相当的肾上腺皮质激素治疗 24～48 h 后，血 17- 羟孕酮、孕三醇及尿 17-KS 的排泄恢复至正常水平。

（8）X 线拍左腕部正位片，未经治疗的单纯男性化者骨龄多超前。

（9）CT 或 MRI 示肾上腺增生。

【诊断及鉴别诊断】

本病若能及早开始治疗，则可使患儿维持正常生长发育和生活。

1. 诊断　有以下情况时应考虑 CAH 的诊断：①具有两性外生殖器畸形的病人，核型为 46，XX（女性假两性畸形）；②有明显隐睾的男性；③表现休克、低血糖，以及发现与肾上腺功能不全一致的生化改变的任何婴儿；④在青春期以前伴有男性化体征的男性或者女性，包括肾上腺功能早现（premature adrenarche）。在过去，P450c21 羟化酶缺乏症的诊断依赖尿中 17- 酮类固醇及孕三醇的升高。尽管仍然有效和有用，尿的类固醇测定已经被更简单、更有价值的血的皮质醇、17- 羟孕酮、孕三醇、雄烯二酮，以及睾酮等水平所取代。

遇有男性化伴高血压的患儿，应想到 11β- 羟化酶缺乏症的诊断，可以通过基础状态或 ACTH 刺激状态下的血浆 11- 脱氧皮质醇和 11- 脱氧皮质酮升高及其在尿中的代谢产物（主要为四氢脱氧皮质醇）升高来确诊。

遇有男性假两性畸形、女性性幼稚、高血压，以及低钾性碱中毒患者应想到 17α-OHD 的可能。患儿血浆和尿中的孕烯醇酮、孕酮、DOC、皮质酮及醛固酮均明显升高；皮质醇、睾酮及肾素降低；血生化示低钾性碱中毒。

2. 鉴别诊断　本病应与以下疾病鉴别诊断：

（1）急性胃肠炎：皮肤无改变，多有饮食不当等诱因，血生化无高血钾改变。

（2）先天性肥厚性幽门狭窄：扪诊包块、血生化、B 超、钡餐可鉴别。

（3）先天性巨结肠：便秘、腹胀，钡灌肠可示病变狭窄段及其近段扩张。

（4）尿道下裂及隐睾：染色体核型为 46，XY。无激素及血生化改变。

（5）真两性畸形：两套内生殖器。

（6）真性性早熟：睾丸发育，17-KS 增高但不超过成人期水平，血、尿孕三醇不增高，垂体促性腺激素（FSH 及 LH）升高。

（7）分泌雄激素的肿瘤：血睾酮分泌更高，皮质醇不降低，对 ACTH 刺激试验及地塞米松抑制试验无反应，X 线平片、B 超、CT 或 MRI 可协助鉴别。此外根据病史，肿瘤之前性别正常。

（8）与伴有 ACTH 增高，即皮肤色素沉着的肾上腺皮质功能减低症相鉴别。

①家族性糖皮质激素缺乏：为慢性肾上腺皮质功能减低，其特点为糖皮质激素不足、ACTH 增高和醛固酮正常。因此，不发生失盐症状而出现原发低血糖惊厥和皮肤色素增多，喂养困难和生长停滞，两性皆发病，为常染色体隐性遗传。可在新生儿期发病，并且几乎都在 5 岁前就已有症状。其病因可能为肾上腺皮质细胞膜缺乏 ACTH 的受体，形成先天性肾上腺对 ACTH 无反应。皮质醇、孕酮和睾酮均降低，ACTH 增高和醛固酮正常。

②肾上腺脑白质营养不良（ALD）：即 Schilder 综合征，本综合征以进行性脑功能障碍伴肾上腺皮质功能不全为其临床特点，以肾上腺皮质萎缩和广泛性脑结节硬化为其病理特征，系

少见的 X 连锁隐性遗传病,女性为 ALD 的基因携带者,男性发病。生化改变为血浆和皮肤成纤维细胞中极长链脂肪酸(VLCFA)升高。按年龄将 ALD 分为四型:①新生儿型,临床罕见,为常染色体隐性遗传;②儿童型,较多见,约占 80%,多在 3～12 岁开始出现症状,神经体征常在 8 岁后出现;③变异型,多在 30 岁左右发病,表现为截瘫、阳痿、尿失禁等,也叫肾上腺脊髓神经病(AMN)④症状性杂合子型,30 岁左右发病,表现为痉挛性轻瘫。儿童型 ALD 均为慢性起病,多在 3～12 岁开始出现症状,神经体征常在 8 岁后出现,50% 伴有肾上腺皮质功能不全,且以皮肤异常色素沉着为特点,常出现在神经症状之前,可有体重减轻、疲劳、恶心、呕吐、血压低等,常因感染、应激状态而引起肾上腺危象。惊厥是本综合征的早期常见症状,渐出现行为异常和步态障碍、视力障碍、眼球水平震颤、视力下降以致丧失,继而可出现原发性视神经萎缩。晚期可出现上运动神经元体征,包括痉挛性四肢瘫痪和挛缩、共济失调、腱反射亢进、巴氏征阳性和因继发于假性球麻痹引起的吞咽困难。患者一般在中枢神经系统发生障碍后 1～3 年死亡。临床上,对有肾上腺皮质功能低下与神经系统损害并进行性加重,实验室有支持临床依据者,即可确立诊断,家系调查呈 X 连锁隐性遗传进一步支持诊断。有条件者做 CT、MRI 检查并动态观察,可呈现由后向前进展的室周脑白质脱髓鞘病变。本综合征预后不好,ALD 患儿多在 15 岁前死亡。本病是长链脂肪酸氧化中过氧化物酶的缺陷如二十六碳烷酸的氧化缺陷。培养肾上腺和脑皮质的成纤维细胞羊水和绒毛膜活检均发现此酸增多,女性携带基因者也能被证实,可以做到产前诊断。

③肾上腺皮质破坏性疾病:较大儿童中肾上腺皮质功能不全一般是由于肾上腺破坏性病变所致,称之为 Addison 病。结核病变是既往最常见的病因,近年来结核病引起肾上腺皮质功能不全已经减少。组织胞浆菌病、球孢子菌病、真菌病、淀粉样变性及转移癌等可能是发病原因,但儿童时期少见。儿童偶见肾上腺"特发性萎缩"(idiopathic atrophy),萎缩到可以在尸检时找不到残余的皮质,髓质中有淋巴细胞浸润,约一半病人血中还可见到抗肾上腺抗体,因而认为本病可能是自身免疫性肾上腺炎形成的皮质功能不全。患儿病前皮肤正常,病后皮肤逐渐变黑,皮质醇、醛固酮及性激素均降低,ACTH 显著升高,CT 或 MRI 示肾上腺萎缩。

④原发肾上腺发育不全或不发育:为器官生成(organogenesis)的缺陷。同一病人或其同胞儿中可见到其他器官的不发育和发育不全。患儿垂体功能及 ACTH 分泌功能皆正常。肾上腺皮质的缺陷影响皮质醇和醛固酮的产生。肾上腺发育不全在组织学上可见组织结构破坏和巨细胞变,此病可能与基因有关,其遗传方式有 X 连锁隐性遗传和常染色体隐性遗传的报告,X 连锁遗传的男孩由于缺乏促性腺激素而缺乏自发青春发育,其机理尚不肯定。可能是胎儿缺乏肾上腺雄酮,难以激活下丘脑–垂体分泌促性腺激素,或者原发先天性促性腺激素缺乏。常伴有隐睾症。但对 hCG 刺激试验反应正常。肾上腺发育不全 X 连锁遗传基因位于 Xp^{21} 区,该区还有 Duchenne 脊髓性肌肉萎缩的基因。本病可在新生儿期发病,可有皮质醇、醛固酮、睾酮降低,无 17–羟孕酮、孕酮等升高,CT 或 MRI 示肾上腺发育不全。

【治疗】

对 CAH 的治疗分为急性期和慢性期治疗。

1. 急症治疗　对于急性肾上腺危象,皮质醇和醛固酮均缺乏导致低血糖、低血钠、高血钾、血容量不足、酸中毒,以及休克。治疗应立即输入 5% 葡萄糖盐水以纠正低血糖和低钠。尤其新生儿在出现肾上腺功能不全症状后如治疗不及时，可在数日内死亡。先以 5% 葡萄糖生理盐水以 20 mL/kg 计量，于 0.5～1 h 内快速静滴，然后根据缺乏情况及标准维持量计算葡萄糖、液体及电解质的需要量。同时给予琥珀酸氢化可的松钠盐，首先按 50 mg/m² 给予静推，再按 50～100 mg/m² 加到液体内在第一个 24 h 内输注。如果存在低钠和高钾，肌注油剂 DOCA 1～5 mg/d，或给氟氢可的松 0.05～0.1 mg/d。因为氢化可的松有盐皮质激素活性，因此，它与钠盐一起足以纠正电解质异常。在严重低钠、高钾、酸中毒病人，需要给予碳酸氢钠盐和钙剂对抗酸中毒及高血钾，必要时给予胰岛素对抗高血钾。此时应多次测血清电解质以指导治疗。第一个 24 h 输液总量为 80～120 mL/（kg·d）。严重脱水第一个 24 h 输液总量可达 150～180 mL/（kg·d）。

第二个 24 h 皮质醇减量，输液可依 60 mL/（kg·d）计量。48 h 后一般可停静滴，改为口服皮质醇 5～20 mg，每 8 h 1 次，再逐步减至该年龄的维持量，约需 2 周，一般以 20 mg/（m²·d）计量。如果病情允许，第一天尽量用输液治疗以便做相关检查。失盐严重时可先加入 DOCA，它对激素的测定影响很小。如病情恶化则不考虑诊断，立即加入氢化可的松静滴。输液期间应防止液量过多，避免引起肺水肿或心力衰竭。可测血中肾素活性以检测盐皮质激素的应用，过量时可产生高血压，心脏扩大和水肿。以后转入慢性期的治疗。

2. 长期治疗　一旦病人稳定并且通过适当的类固醇研究确诊本病，病人应接受糖皮质激素的维持量治疗以保持正常的生长、发育和骨成熟。糖皮质激素对 CAH 患儿可提供足量的皮质醇，从而抑制 ACTH 的过量分泌，对 21-OHD 和 11β-OHD 还可抑制肾上腺皮质产生过量的男性激素，且可减少 11β-OHD 和 17α-OHD 患儿合成 DOC，故可改善男性化、性早熟和高血压等症状。目前大都应用氢化可的松，按 12～20 mg/（m²·d），分 3 次口服或 2/3 量晚间用，1/3 量分次白天服用。婴幼儿多用肌注琥珀酸氢化可的松 12.5 mg/（m²·d），即能达到替代治疗的目的。氢化可的松剂量根据血和尿中类固醇激素水平、线形生长、骨成熟，以及类固醇过量或男性化临床体征进行个体调整。

失盐者需要用盐皮质激素（氟氢可的松 0.05～0.2 mg/d，口服）并增加食盐（1～3 g/d）治疗。盐皮质激素应调整到使电解质、血压，以及血浆肾素活性维持在正常范围。

3. 治疗过程中的监测　经过治疗的患儿应定期随访，根据年龄和开始治疗后的反应，每 3～12 个月复查一次。①身高、体重和发育情况，生长速度减慢和体重增加说明过量；②骨龄测定，每隔 1 年摄 X 线骨片观察骨骼的成熟速度，如果骨成熟过快，说明激素用量不足，理想的剂量应该使骨龄的增长与年龄的增长一致；③雄激素的分泌测定，每隔 6～12 个月测血中 17-羟孕酮、孕酮和睾酮或尿中 17-KS，一般在青春期前尿 17-KS 应低于 4 mg/d，并随骨龄的成熟而增加。青春期前不论男女血睾酮维持在正常范围，表示皮质醇用量适当；④血清钾、钠测定；⑤肾素活性测定，是盐皮质激素用量是否适当的最好指标；⑥血皮质醇及 ACTH 测定。

4. 手术治疗　具有两性外生殖器畸形的病人应进行整形修复术。需要阴蒂缩小或阴蒂整形（不是阴蒂切除）宜在 6 个月～1 岁手术，并于青春期以后做进一步的局部整形手术。对家庭来说，最重要的是确保患儿能生长发育成一个正常成人。对最常见的肾上腺增生症类型 -21- 羟化酶缺乏症患者来说，希望通过恰当的治疗，男性病人能够拥有正常生育能力，女性病人能够女性化、来月经，以及受孕。医生应给予患者及家庭长期的心理指导和支持。

5. **应急治疗**　在出现应激情况如感染、手术、创伤时,皮质功能不全患儿不能产生分泌大量激素的反应,必须加添皮质醇的用量。如增加药量不及时,可发生肾上腺危象。一般感染为中等度病情时应加原药量的 1～2 倍,严重感染或需手术时,则应增加原药量的 3 倍。应激状态一旦消除,立即减为维持量,以免皮质醇长期过量引起生长障碍或皮质醇过多症。

6. **预后**　早期治疗者(如 2 岁内)身高和性腺功能接近正常;大于 6 岁治疗者,其骨龄已超过 10 岁,多最终成为侏儒,但是,即使在青春期以后开始治疗,女性病人仍可以月经来潮,乳房正常发育。CAH 妇女目前生育率上升为 60%。

7. **治疗 CAH 的新方法**　如上所述,CAH 的常规治疗是给予糖皮质激素和盐皮质激素(当血浆肾素活性在用生理剂量的氢化可的松进行替代治疗依然增加时),这可减少促肾上腺皮质激素分泌的负反馈及低血容量刺激,由此抑制雄激素的产生。然而 CAH 的治疗结果常不理想,这是因为没有完全抑制雄激素过多症,或出现了治疗诱发的皮质醇过多症,或二者同时存在。

有两种极端的情况临床必须设法避免。其一是不治疗或治疗不足。患儿存在生长过速及骨成熟提前,此为肾上腺产生过量雄激素所致。虽然儿童期身材高大,但因早期骨骺融合成年后有身材矮小的危险。此外,由于宫内男性化患儿存在阴唇融合,生后又因继续存在体内雄激素过量,患儿出现阴毛、痤疮及阴蒂肥大。

第二种极端是治疗过度。给予足量的氢化可的松抑制雄激素使其达到正常或接近正常水平,这常可导致治疗诱发的皮质醇过多症。用超生理剂量的糖皮质激素治疗可引起类库欣综合征表现,具有肥胖症及身材矮小。过量的皮质醇可直接抑制软骨细胞的生长,导致身材矮小。这种身材矮小不是由于早期骨骺融合,而是由于皮质醇的生长抑制效应所致。其他危险包括超生理水平糖皮质激素的代谢效应,如血糖、胆固醇及血压增高。

CAH 患儿成年后最终身高通常低于普通人群平均身高。最近法国的一篇研究报道指出 CAH 患儿成年后身高相当于正常人群 –2SD(较正常人群低 2 个标准差)。

为什么现行治疗方法不能使 CAH 患儿达到正常身高?　Deborah P 等认为,如果糖皮质激素替代治疗严格限制在生理剂量之内,那么雄激素产物依然过剩。因为生理剂量的糖皮质激素不能逆转促肾上腺皮质激素分泌脉冲与皮质醇负反馈之间的正常时间关系,从而使促肾上腺皮质激素回复到正常水平。在正常情况下,皮质醇分泌峰在促肾上腺皮质激素分泌脉冲数分钟内开始出现。这种几乎是瞬间的负反馈制约了每天促肾上腺皮质激素脉冲分泌峰的幅度和每天 8～9 h 的脉冲分泌时间。此负反馈的时间关系不能被每天补充 2～3 次氢化可的松所逆转,但这种方案恰好是儿童 CAH 的常规治疗方案。此外,由于没有补充足够的盐皮质激素导致血容量减少,促肾上腺皮质激素水平也可能升高。引起失盐的醛固酮分泌缺陷不仅激活肾素–血管紧张素–醛固酮系统,而且也激活下丘脑–垂体–肾上腺轴。因此,要满意控制 CAH 患儿促肾上腺皮质激素分泌,需仔细监测盐皮质激素与糖皮质激素的供给量。忽视影响促肾上腺皮质激素分泌的两种因素中的任何一种,均将导致促肾上腺皮质激素和肾上腺雄激素分泌增多。未治疗情况下,大多数患者经代偿性促肾上腺皮质激素(ACTH)分泌过多及肾上腺皮质增生导致雄激素大量产生;生理剂量的氢化可的松可降低雄激素水平,但达不到正常水平;超生理剂量的氢化可的松能使雄激素水平达到正常,但使患者的皮质醇水平升高。

雄激素产生过量的第二个原因是 CAH 患儿肾上腺自身固有的异常,任何一种激活都可使过量的前体物转入雄激素合成通路。针对雄激素过量,常使用超生理剂量的氢化可的松以避免女性男性化和骨成熟过快。使用高剂量氢化可的松,雄激素水平可恢复正常,但造成的皮质醇水平升高可抑制生长。现行治疗的困境使患儿可同时存在正常的皮质醇水平及升高的雄激素水平,或正常的雄激素水平与升高的皮质醇水平,但不能使雄激素与皮质醇浓度同时达到正常,而后者正是正常发育所必需的。

因此,Deborah P 等选择了一种新的治疗方案,我们假定如果用雄激素拮抗剂（氟他胺,flutamide）和雄激素 - 雌激素转换阻滞剂（睾内酯）,阻断雄激素的作用,那么就可以减少氢化可的松的用量。氟他胺（每日 10 mg/kg,分 2 次口服）,睾内酯（每日 40 mg/kg,分 3 次日服）,氢化可的松剂量降至 8 mg/（$m^2 \cdot d$）。他们观察到氟他胺、睾内酯和降低氢化可的松剂量的方案可在短期内使生长率、体重增长及骨成熟达到正常,这种治疗方案的长期临床试验目前尚在进行中。

【预防及筛查】

1. 新生儿筛查　在新生婴儿用针刺足跟血印纸标本测量 17- 羟孕酮水平以诊断 21- 羟化酶缺乏症,证明是一种有用和有效的筛查工具。

2. 产前诊断　组织相容性抗原分型（HLA typing）、羊水 17- 羟孕酮测定、绒毛膜绒毛活检做 HLA 分型及基因分析用来做受累胎儿产前诊断。对曾分娩先证患儿的孕妇,可在妊娠 8 ～ 10 周时取绒毛膜绒毛活检做 HLA 分型及基因分析;或在妊娠 15 ～ 18 周时测羊水中 17- 羟孕酮、孕三醇及雄烯二酮含量。

资料显示产前在母亲怀孕早期给予地塞米松能减轻新生女婴外生殖器两性畸形的程度;然而,这一疗法存在争议。母亲服用地塞米松的疗法对减轻胎儿外生殖器的男性化的短期疗效是明显的,需要进行长期研究来排除以后的副作用。

第八节　肾上腺皮质功能亢进症

肾上腺皮质功能亢进症分为三类:①糖皮质激素分泌过多称为库欣综合征或皮质醇增多症;②盐皮质激素分泌过多称为醛固酮增多症;③性激素分泌过多。肾上腺皮质功能亢进症临床习惯上就是指库欣综合征,或称皮质醇增多症。

库欣综合征主要是由于肾上腺分泌过量的糖皮质激素而引起的一系列临床症候群,临床表现为满月脸、多血质外貌、向心性肥胖、皮肤紫纹、痤疮、高血压、糖尿病、多毛症及骨质疏松等。本病成人多于儿童,20 ～ 40 岁多见,成人发病者男女比例为 1 ∶ 8,儿童患者腺瘤较多,年龄较大的患儿则以增生多见,儿童及青少年无明显性别差异。

库欣综合征分为 ACTH 依赖性和 ACTH 非依赖性两类。ACTH 依赖性包括 Cushing 病、异位 ACTH 综合征,以及少见的异位 CRH 增多；ACTH 非依赖性包括原发性肾上腺皮质异常增生物、囊肿和肿瘤。

【病因及发病机制】

1. **垂体分泌 ACTH 过多**　因垂体分泌 ACTH 过多所致者称为 Cushing 病（Cushing's disease，CD）。ACTH 过多可导致双侧肾上腺皮质弥漫性增生，主要是产生糖皮质激素的束状带细胞增生肥大，分泌大量的皮质醇，有时分泌雄激素的网状带细胞亦增生。Cushing 病最常见，约占肾上腺皮质功能亢进症 70%。

（1）垂体肿瘤：最常见垂体肿瘤为微腺瘤，占 Cushing 病 80%，微腺瘤直径＜10 mm，蝶鞍 X 线片往往无明显异常，多位于垂体前叶，嗜碱性。ACTH 微腺瘤部分是自主性，不依赖于下丘脑产生的促肾上腺皮质激素释放激素（CRH），而有些是非完全自主性，可被大剂量外源性糖皮质激素抑制，也受 CRH 兴奋。发病环节在垂体者切除微腺瘤可治愈，如因下丘脑功能失调所致的微腺瘤，切除微腺瘤后仍可复发。少数为垂体大腺瘤（占 10%）和恶性肿瘤。

（2）ACTH 细胞增生：少数病人垂体无腺瘤，而呈 ACTH 细胞增生，原因可能是下丘脑及更高级中枢神经功能紊乱，或是蝶鞍附近神经肿瘤或下丘脑外其他部位分泌 CRH 肿瘤。这些原因均使 CRH 分泌增多而刺激垂体 ACTH 细胞增生。

2. **肾上腺皮质肿瘤**　肾上腺皮质肿瘤引起的肾上腺皮质功能亢进症，占肾上腺皮质功能亢进原因的 15%～20%。肿瘤的生长和分泌功能呈自主性，不受垂体 ACTH 控制。肿瘤分泌大量的皮质醇，反馈抑制垂体 ACTH 的释放，病人血中 ACTH 降低，一侧肾上腺瘤外组织和对侧肾上腺皮质萎缩。肿瘤分泌的皮质醇不受外源性的糖皮质激素的抑制。一些肿瘤可同时分泌盐皮质激素、雄激素和雌激素。儿童肾上腺皮质肿瘤中，约 72% 以分泌雄激素为主，而成人 60% 以分泌皮质醇为主。

3. **异位 ACTH 综合征**　异位 ACTH 综合征是由于非内分泌组织肿瘤分泌大量 ACTH，刺激肾上腺皮质增生，分泌大量的皮质醇。儿童较少见。最常见是肺癌，其次是胸腺癌、胰腺癌及甲状腺髓样癌等。

4. **原发性结节性肾上腺皮质增生症**　此类患者多见于儿童或青年，占 10%～15%，为 ACTH 非依赖性，患者血中 ACTH 低或测不到，大剂量地塞米松不能抑制。肾上腺正常或轻度增大，两侧含有大小不等结节，呈自主性。病因不明。

5. **医源性皮质醇增多症**　长期服用糖皮质激素可引起类库欣综合征，为小儿常见的原因之一。如氢化可的松 120～160 mg/d 或泼尼松 30～40 mg/d，持续 3～4 个月库欣综合征即可出现。

【临床表现】

1. **肥胖**　肥胖为本病主要症状之一，也是最早发现的症状。多数儿童的肥胖呈进行性、全身性或向心性。肥胖发展迅速，有的患者数星期内体重就大为增多，脂肪常堆积在面部、颈部、腹部、背部。面部圆胖，临床称为"满月脸"，项背部肥胖如"水牛背"，腹部脂肪堆积，甚至可以折叠下垂，像围裙，但四肢并不肥胖。向心性肥胖的发病机制还不甚明了，可能由于皮质醇一方面动员脂肪，使甘油三酯分解为甘油和脂肪酸，同时阻碍葡萄糖进入脂肪细胞，抑制脂肪的合成，另一方面还能促进糖异生，引起血糖升高，兴奋胰岛素分泌促进脂肪合成。因此，使脂肪重新分布，形成典型的向心性肥胖。有人报道 60% 的肥胖为全身性的。儿童多数为全身性肥胖。

2. 蛋白质代谢障碍　大量皮质醇促进蛋白质分解,抑制蛋白质合成。机体处于负氮平衡,临床上出现蛋白质过度消耗的现象:由于皮肤胶原蛋白过度分解皮肤变得菲薄,毛细血管脆性增加,轻微的损伤即可引起瘀斑。在腋窝、乳房、小腹及大腿内侧、臀部等处可通过菲薄的皮肤透见微血管的红色,形成典型的紫纹,较宽,呈梭形。单纯性肥胖的紫纹短、窄且呈淡红色。病程较久者因蛋白质分解而四肢肌肉萎缩,同时由于大量皮质醇抑制维生素 D 作用,减少肠道钙的吸收,增加尿钙的排出;大量皮质醇抑制成骨细胞的功能,影响新骨的形成;抑制促性腺激素、生长激素及雌激素的分泌,导致骨代谢障碍引起骨密度减少,从而引起骨质疏松,易并发脊柱畸形和病理性骨折。由于尿钙排出增加易引起肾结石。

3. 糖代谢障碍　大量皮质醇抑制糖的利用而促进糖异生,血糖升高。另外,皮质醇有拮抗胰岛素的作用,减少葡萄糖的利用,继发性引起胰岛素分泌增加。患儿葡萄糖耐量减低,部分出现类固醇性糖尿病,有多饮、多尿的症状。

4. 高血压　高血压是本病常见的症状,可能和大量皮质醇、去氧皮质酮等引起钠水潴留,血容量增加有关,另外,肾素-血管紧张素浓度升高;心血管对血管活性物质的反应增加;扩血管物质分泌减少等引起血压升高。血压升高的特点是收缩压与舒张压均增高,一般以收缩压增高较多见,多数儿童高血压易控制,少数呈严重高血压,可并发左心室肥大、心力衰竭。长期高皮质醇血症对高血压产生恶性作用,故早期诊治十分重要。

5. 造血系统及血液改变　糖皮质激素刺激骨髓,促使红细胞生成增多,血红蛋白增加,同时病人皮肤变薄,故面容呈多血质,头面部皮肤红润,面部毛细血管扩张。大量皮质醇使外周血白细胞总数增加、中性粒细胞增多及血小板增多,但促使淋巴组织萎缩、破坏淋巴细胞和嗜酸粒细胞,使淋巴细胞和嗜酸粒细胞减少。

6. 电解质紊乱　皮质醇有潴钠、排钾作用,但明显的低血钾性碱中毒主要见于肾上腺皮质癌或异位 ACTH 综合征,虽然儿童库欣综合征的特点之一是低血钾、碱中毒,但低血钾发生率仅为 2%,碱中毒为 7%。低血钾使病人乏力加重,引起肾脏浓缩功能障碍。

7. 免疫功能影响　长期糖皮质激素分泌增多可使机体免疫功能减弱。使巨核细胞对抗原的固定、吞噬和杀伤能力减弱,单核细胞减少;中性粒细胞运动能力、吞噬作用减弱;抗体的形成也受到抑制;细胞内溶酶体膜保持稳定,不利于消灭抗原。故病人对感染的抵抗力减弱,易患皮肤真菌感染。而如患化脓性细菌感染则病灶易扩散和加重。

8. 身材矮小　身材矮小是儿童库欣综合征最常见的症状。患儿往往在出现典型临床症状之前较长一段时间即可出现生长缓慢。矮小的原因可能与以下因素有关:①糖皮质激素抑制垂体生长激素分泌,可拮抗生长激素及生长介质 IGF-1 或增加生长抑素的分泌;②糖皮质激素分泌增多可抑制蛋白质合成,促使蛋白质分解,使患儿生长发育受影响;③影响下丘脑-垂体-甲状腺轴,抑制甲状腺激素分泌及对促甲状腺激素释放激素刺激的反应;④直接抑制软骨生长;⑤伴雄激素增多者,骨骺成熟加速,最终因骨骺闭合提前致身材矮小。

9. 性机能紊乱　女性患者由于肾上腺雄激素产生过多,以及糖皮质激素和雄激素反馈性抑制下丘脑-垂体-性腺轴导致性发育延迟或障碍,月经减少、不规则或闭经,95% 女性出现多毛,分布于背部和四肢,发际低,部分患者阴毛早现。痤疮常见,声音粗大,骨龄加速增长。

10. 神经、精神障碍　患儿常有不同程度的精神、情绪变化,如情绪不稳定、烦躁、失眠,行为改变,也有抑郁症。

11. 皮肤色素沉着 异位 ACTH 综合征或 ACTH 依赖性的肾上腺皮质功能亢进者,能产生大量 ACTH、N-POMC、β-LPH 等多肽物质,其内均含有促黑素细胞活性的肽段（β-MSH）,故皮肤色素明显加深。色素沉着多发生于皮肤皱褶处。

【诊断】

1. 诊断依据 当有典型症状体征者,从外观即可做出诊断,但早期及不典型病例,可无明显特征性变化,而以某一系统症状体征为主要表现。应当首先测定血浆皮质醇（PF）基础浓度、24 h 尿游离皮质醇（UFF）及其代谢产物 17- 羟类固醇（17-OHCS）。一般患儿血浆皮质醇浓度往往超过正常,皮质醇昼夜节律紊乱;24 h 尿 UFF 增加,尿 17-OHCS 排泄增多。如果出现上述症状,则高度怀疑皮质醇增多症,需进一步做小剂量 DX 抑制试验。如抑制试验结果正常,则不需再做进一步检查,可排除皮质醇增多症。如抑制试验结果异常,可提示有皮质醇增多症,需进一步检查确定病因。

2. 病因诊断

（1）库欣病:通常以长期轻微的 ACTH 和其他 POMC 衍生肽分泌过多为特征。其表现常为长期缓慢发生的皮质醇增多、向心性肥胖、满月脸、紫纹,皮肤色素沉着很轻微或不常见。实验室诊断要点:①皮质醇基础分泌量增加;②皮质醇分泌依赖 ACTH 刺激;③对糖皮质类固醇激素反馈抑制相对抵抗;④ ACTH 对血浆皮质醇水平下降有反应;⑤ ACTH 对 CRH 刺激有反应;⑥皮质醇对外源性 ACTH 刺激有反应;⑦ ACTH 分泌为垂体源性。影像学检查:垂体肿瘤多为 1 cm 以下的微腺瘤,常规蝶鞍 X 线片检查一般不易发现,CT 扫描也仅能发现 1/3 病灶,高分辨 MRI 冠状位投射扫描能发现大多数微腺瘤。

（2）肾上腺皮质肿瘤:肾上腺皮质腺瘤患者糖皮质激素水平升高的体征缓慢出现,一般多毛症及其他雄激素过多的体征较少见,皮肤色素沉着也少见。肾上腺皮质腺癌患者各种表现出现较急并且进行性加重,雄激素水平升高多见,有时为其主要表现。实验室诊断要点:①基础皮质醇产生增加;②皮质醇分泌不依赖 ACTH 刺激;③对糖皮质激素负反馈抑制绝对抵抗;④对血浆皮质醇水平下降无反应;⑤对 CRH 和 / 或 AVP 刺激无反应;⑥对外源性 ACTH 刺激有无反应可协助判断肾上腺良恶性肿瘤。影像学检查:高分辨薄层 CT 或 MRI 扫描一般都能发现肾上腺的腺瘤或腺癌。

（3）异位 ACTH 分泌综合征:绝大多数异位 ACTH 综合征患者患有恶性肿瘤,临床表现血浆 ACTH 水平升高,过度色素沉着,严重的皮质醇增多引起的急性钠潴留、水肿、低钾血症、碱中毒及糖耐量异常。实验室诊断要点:①基础皮质醇水平增加;②皮质醇分泌依赖 ACTH 的刺激;③对糖皮质激素反馈抑制完全抵抗;④ ACTH 分泌对血浆皮质醇水平下降反应降低;⑤对 CRH 或 AVP 刺激无反应;⑥皮质醇对外源性 ACTH 刺激有反应。影像学检查:多数患者常规胸部 X 线摄片或 CT 扫描能发现肿瘤。垂体 CT 或 MRI 扫描正常。

（4）不依赖 ACTH 的双侧肾上腺小结节性增生或小结节性发育不良:约半数没有特殊的临床表现,约一半病人有家族史,发病机制不详。血浆皮质醇水平常中等升高,昼夜节律消失,血浆 ACTH 浓度下降甚至测不到。类固醇分泌不受小剂量 DX 抑制,ACTH 对 CRH 无反应。肾上腺正常或略增大,CT 或 MRI 可发现结节。

【鉴别诊断】

库欣综合征易与单纯性肥胖相混淆,多数单纯性肥胖为均匀性肥胖,多血质,皮肤紫纹短而窄;可有 PF 及 UFF 增高,皮质醇昼夜节律正常,患儿的生长发育多数较同龄正常儿为高大;可被小剂量 DX 抑制。

【治疗】

库欣综合征应根据不同的病因做相应的治疗。

1. 库欣病 库欣病的理想治疗包括:①将皮质醇降至正常水平而达到治愈综合征的目的;②根除任何威胁患儿健康的肿瘤;③避免对药物的长期依赖;④避免持久的激素缺乏。

(1)放疗:在儿童库欣病应首选垂体放射治疗。放射治疗有一定疗效,儿童垂体放射治疗的治愈率达 80% 左右,复发率低。以 ^{60}Co 及直线加速器为射源放射治疗,儿童通常只需 3 个月左右就能达到满意的疗效。并发症不多而且能防止 Nelson 综合征(双侧肾上腺全切后垂体腺瘤进行性增长),有 3%~5% 患者可出现数月至数年的生长激素和促甲状腺激素等垂体激素减低。

(2)垂体手术治疗:经蝶窦垂体微腺瘤摘除术(transsphenoidal surgery,TSS)是最理想的治疗,它能治疗库欣病,同时能保留正常的下丘脑-垂体-肾上腺轴功能。儿童手术后缓解率达 70%~98%,长期缓解率约 50%~98%,缓解率与手术技术、随访时间长短有关。手术中及手术后应给予糖皮质激素替代。治疗效果评估:①术后一周左右出现肾上腺皮质功能减退症状,如恶心、呕吐、乏力和血压下降等;②术后 6 个月内库欣病的症状和体征消失;③血 ACTH、PF、UFF 低于正常。如术后 PF > 100 nmol/L(> 3.6 μg/dL)提示手术切除不全,复发可能性极大。儿童经 TSS 后复发率比成人高,有报道对一组患儿 TSS 后随访 5 年半,复发率为 42%。儿童库欣病 TSS 治愈率比成人低,儿童 ACTH 分泌性垂体肿瘤的治愈率约 50%。

(3)双侧肾上腺切除术:当上述治疗失败或库欣症状重或需要尽快控制皮质醇增多症的患者,可采取肾上腺全切术,加垂体放疗,双侧肾上腺全切后的患者尤其是未经垂体放射治疗的患者可以发生 Nelson 综合征,表现为垂体肿瘤伴进行性全身色素沉着,LeinungMC 等报道儿童肾上腺切除后 Nelson 综合征发生率约为 50%,Nelson 综合征可发生在双侧肾上腺切除后的数月至数年不等,平均 3 年。肾上腺全切后要定期垂体 CT 或 MRI 检查,测定基础及 DX 抑制后的 ACTH 水平。

(4)内科治疗:药物包括作用于中枢神经药物,如溴隐亭、赛庚啶或丙戊酸钠;肾上腺酶抑制剂,如酮康唑、美替拉酮。减少 CRH-ACTH 分泌,或抑制皮质醇合成。药物治疗可使病情得到暂时缓解,停药后易复发,只能作为术前准备。

2. 肾上腺腺瘤或癌 一旦诊断为肾上腺肿瘤,应首选手术切除。肾上腺腺瘤手术的治愈率可达 100%,肿瘤切除后皮质醇增多症即可消除。由于肿瘤自主性分泌激素,ACTH 受抑制,同侧未病变的肾上腺组织及对侧肾上腺萎缩,故在术中及术后补充糖皮质激素,替代治疗时间宜长,需待萎缩的肾上腺功能恢复正常后,方可停药,一般需 6 个月至 2 年。停药过快易引起肾上腺危象。肾上腺皮质癌治疗效果较差,预后与肿瘤的分期有直接关系。

第九节 肾上腺皮质功能减退症

肾上腺皮质功能减退症是由先天性或后天性的原因引起肾上腺分泌皮质醇和/或醛固酮不足而产生的一系列临床表现。根据病程分为急性和慢性肾上腺皮质减退症。根据病因分为三类：①原发性肾上腺皮质功能不全，是由于肾上腺皮质本身病变所致；②继发性肾上腺皮质功能不全，是由于 ACTH 分泌功能障碍所致；③终末器官不敏感，是由于靶器官对糖、盐皮质激素不敏感所致。

一、急性肾上腺皮质功能减退

本病是由于肾上腺皮质激素绝对或相对的不足所引起的休克状态，称为肾上腺危象。其为一复杂的临床表现，小儿较少见，常为临床医生所忽略。临床表现为循环衰竭、高热、胃肠道紊乱、脱水、惊厥及昏迷等危象，必须及时正确地处理，如不及时抢救，常导致死亡。

【病因】

1. 肾上腺出血 由肾上腺出血引起急性肾功能不全又称为肾上腺卒中（adrenal apoplexy），一般是由于两侧肾上腺出血所致。

（1）新生儿肾上腺出血症：新生儿肾上腺出血多见于难产，特别是臀位、产伤、产钳助产、窒息及产程过长等情况。据报道新生儿肾上腺出血症的发生率约为 0.05%，男孩多见，新生儿肾上腺出血既可为直接挤压相对较大的新生儿肾上腺腺体所致，也可为压迫肝脏及腔静脉所致。临床上右侧肾上腺出血发病率较左侧高，可能与此机理有关。其他如感染、缺氧、休克、凝血障碍及母亲糖尿病等，也可导致新生儿肾上腺出血。新生儿肾上腺出血的程度不一，可为单侧或双侧。双侧肾上腺出血和出血量大的患儿有休克症状，而单侧或出血量小的患儿起病时无症状，以后出现肾上腺钙化、纤维化或形成囊肿。由于本病无特殊性临床症状，故对出生数日的疑诊患儿应及时进行 B 超扫描检查，以便早期诊断。

（2）应激状态所致肾上腺出血：急性感染、创伤、重大手术后、休克、严重烧伤、长期饥饿和情绪波动等应激情况下所致肾上腺出血也可引起肾上腺皮质功能减退。反馈性的刺激垂体分泌大量 ACTH，而 ACTH 对肾上腺皮质的强烈刺激作用是肾上腺出血的根本原因。

（3）严重败血症所致肾上腺出血：严重败血症如流行性脑脊髓膜炎、脑膜炎球菌血症等所致的肾上腺出血又称为华-佛综合征（Waterhouse–Friderichsen syndrome）。致病菌以脑膜炎双球菌为最常见，溶血性链球菌次之，其他如葡萄球菌、肺炎球菌、白喉杆菌等严重感染亦常导致肾上腺受损。现认为细菌毒素是引起循环衰竭的主要原因，然后激发 DIC 引起肾上腺出血。

（4）凝血机制异常所致肾上腺出血：出血体质、凝血机制障碍、血小板减少及抗凝治疗，特别是双香豆素与肝素联合应用，均可导致肾上腺出血，引起急性肾上腺皮质功能减退。

（5）其他原因所致肾上腺出血：肾上腺外伤，肿瘤侵犯肾上腺包括原发或继发的肿瘤侵犯,均可导致肾上腺出血,从而引起急性肾上腺皮质功能减退。

2.慢性原发性肾上腺皮质功能减退症者应激　①先天性肾上腺发育不全。②先天性肾上腺羟化酶缺陷(21-羟化酶完全缺陷多见)。③ Addison 病包括 a.特发性,b.家族性,c.肾上腺结核,d.全身性淀粉样变性,伴肾上腺淀粉样物质沉积,e.癌转移,f.全身性霉菌感染。④肾上腺脑白质营养不良症(adrenoleucodystrophy)。⑤ ACTH 不反应症等在应激情况下可诱发急性肾上腺皮质功能不全。

3.慢性继发性肾上腺皮质功能减退症应激　①下丘脑-垂体功能减低症:a.中枢神经系统畸形如脑积水;b.颅底脑膜炎;c.ACTH 缺乏症;d.下丘脑-垂体周围肿瘤。②医源性肾上腺皮质功能减低:长期大剂量应用肾上腺皮质激素治疗,突然停止服用,易发生急性肾上腺皮质功能不全。长期大剂量应用肾上腺皮质激素后,导致下丘脑-垂体 ACTH 的分泌受抑制,引起继发性肾上腺皮质萎缩,在应激情况下可诱发本病。

4.肾上腺手术　肾上腺肿瘤需双侧肾上腺全部切除,或一侧全切、另侧次全切除过多,或单侧肾上腺切除而对侧已萎缩者,如术前准备不周、术后治疗不当及皮质醇激素补给不足或停用过早,均可导致急性肾上腺皮质功能减退。

【临床表现】

急性肾上腺皮质功能不全的临床表现无特异性,包括肾上腺皮质激素缺乏所致的症状,以及促发和造成急性肾上腺皮质功能减退症的疾病的临床表现。多数表现糖皮质激素及盐皮质激素皆缺乏,或表现为某一种激素的完全缺乏。

1.一般症状　胃肠道紊乱,表现恶心、厌食、呕吐、腹痛、腹泻;循环系统,表现血压降低、虚脱、休克、心律增快、手足凉、脉细弱;神经系统,表现精神萎靡、烦躁不安、嗜睡、昏迷;全身症状表现高热、脱水、少尿,少数体温可低于正常。

2.新生儿急性肾上腺出血　一般在出生后数小时至数日出现高热、惊厥、呼吸急促、发绀、手足凉,伴有黄疸、贫血,常出现休克而很快死亡。

3.严重败血症引起的肾上腺出血　华-佛综合征,发病早期即有情绪烦躁、全身疲倦、头痛腹痛及呕吐腹泻,高热,继而出现皮肤瘀斑、瘀点,神志淡漠、痴呆,呼吸急促而浅表,最后可致血压下降,循环衰竭死亡。

【实验室检查】

血常规示嗜酸性粒细胞增多,淋巴细胞相对增多,中性粒细胞减少,败血症所致肾上腺出血时血白细胞增多,尤以中性粒细胞增多明显。低钠、高钾,低血糖,血浆皮质醇低于正常。

【治疗】

治疗必须及时准确,治疗原则:加强支持治疗,纠正水、电解质紊乱,大剂量糖皮质激素和必要的抗菌药物治疗。

1.纠正血容量和电解质紊乱　输液总量第一个 24 h 按 100～200 mL/kg(体重＜20 kg者)或 75 mL/kg(体重＞20 kg者),先以 5% 葡萄糖生理盐水以 20 mL/kg 计量,于 0.5～1 h内快速静滴,此后 2 h 内输入总量 20%～25% 的 5%～10% 葡萄糖生理盐水,余量可用 5%～10% 葡萄糖加入氯化钠适量(1 g/10 kg)均匀输入。也可先用血浆或浓缩红细胞 5 mL/kg 静滴;此时应多次监测血电解质以指导治疗,第二个 24 h 输液量按 60 mL/kg,一般 48 h 可停止静滴。输液期间应防止液量过多,避免引起肺水肿或心力衰竭。如血浆 HCO_3^- < 10 mmol/L 者,宜适量补充碳酸氢钠;对高血钾和酸中毒不易纠正者,可每日肌注 DOCA 1～3 mg。

2. 糖皮质激素治疗　首日宜选用水溶性的琥珀酸氢化可的松静脉滴入,婴、幼儿每次计量 25～40 mg,较大儿童每次可用 50～75 mg,每 6 h 一次。第二天皮质醇减量,必要时加用盐皮质激素,肌注油剂 DOCA 1～3 mg/d,或给氟氢可的松 0.05～0.1 mg/d。48 h 后改用口服皮质醇 5～20 mg,每 8 h 一次,再逐步减至该年龄的维持量,一般以 20 mg/ ($m^2 \cdot d$) 计量。

3. 抗感染治疗　抗感染治疗十分必要,因本症部分患者,感染为其促发因素;同时预防使用抗生素,还可防止多系统器官衰竭的发生。因此,在上述治疗的同时应选用强力有效的广谱抗生素静脉滴注。

4. 抗休克治疗　经补液及激素治疗仍不能纠正循环衰竭时,以尽早给予血管活性药物。

5. 其他治疗　各种针对原发病因的治疗及对症支持治疗对病情稳定是十分关键和必要的。

二、慢性肾上腺皮质功能减低症

慢性肾上腺皮质功能减低症(chronic hypoadrenocorticism)分为原发性和继发性两类,前者是由于结核、自身免疫或其他感染等原因导致肾上腺皮质破坏、肾上腺皮质分泌不足,又称阿狄森病(Addison disease);后者则是指下丘脑 – 垂体病变引起垂体分泌促肾上腺皮质激素(ACTH)不足所致。

阿狄森病多见于成年人,以 20～50 岁中青年人发病为主,发病率为 1/15 000～1/30 000,儿童和老年人罕见,男孩患病稍低于女孩。

【病因和病理】

1. 自身免疫　肾上腺皮质的自身免疫性损伤是导致阿狄森病的主要原因(约占总数的 70%)。发病年龄平均 10 岁左右,男女之比约为 1:2～1:3。组织相容性抗原(HLA)B_8、Dw_3 与本病关系密切。用免疫检测技术约 50% 的患儿血液中能测出抗肾上腺抗体(肾上腺皮质细胞微粒体和线粒体抗体)。一般认为细胞免疫系统在其发病机制中起主要作用,患儿血中可检出抗肾上腺的自身抗体如 21- 羟化酶抗体。自身免疫反应使肾上腺广泛萎缩,重量减轻,皮质纤维化并使各带结构形态丧失,功能障碍,伴淋巴细胞、浆细胞、单核细胞浸润,髓质不受损坏。约 45% 患儿还伴有红斑性狼疮、皮肌炎、甲状旁腺功能低下、白斑病、糖尿病及甲状腺和胰腺等器官的免疫疾病。

2. 感染　以往结核为本病最常见的原因,随着抗结核药物的应用、生活水平的提高及检测手段的进步,由结核所致的该病已日趋减少。肾上腺皮质和髓质广泛的干酪样变,外周为纤维组织,内有结核结节。

其他罕见的病原菌如组织胞浆菌、球胞子菌、芽生菌等真菌感染和包虫等寄生虫病所导致者。

3. 其他病因　恶性肿瘤转移、淋巴瘤、白血病浸润、淀粉样变等,在小儿均罕见。

【临床表现】

1. 色素沉着　皮肤黏膜色素沉着是本病主要特征,其分布广泛,以暴露部位、受压部位、受摩擦和乳晕部、生殖器、手术疤痕,以及牙龈、口唇等处最为明显。少数阿狄森病不出现色素沉着,称为"白色阿狄森病"。色素沉着的形状各不相同,有的是弥漫性,有的是片块状,有的是斑点状。色素沉着是由于皮肤黑色素细胞中黑色素沉积所致。糖皮质激素减少时,对垂体前叶的反馈抑制作用减弱,垂体阿黑皮素(POMC)合成显著增多,ACTH 的分泌增多,与ACTH 同时分泌的 β- 促质素也分泌增多,刺激黑色素细胞,导致色素沉着。色素沉着是鉴别原发性或继发性肾上腺皮质功能减退症的主要依据之一。

2. **低血糖** 是小儿患者常见的症状,约 90% 以上的患儿可发生低血糖。患儿常在餐前、清晨、感染或胃肠道紊乱等情况下发生。一般血糖为 3.33 ~ 4.44 mol/L 时即出现低血糖症状如饥饿感、苍白、出冷汗、乏力、震颤等表现(正常儿童血糖 < 2.76 mol/L 始见症状)。

3. **倦怠乏力、消瘦** 是早期重要症状,与病情轻重成正比。倦怠乏力是由电解质、蛋白质和糖代谢紊乱所致;消瘦主要是由于盐皮质激素缺乏引起的钠、氯丢失,继发慢性失水所致,同时也与胃肠功能紊乱、食欲不振、消化不良、营养障碍以及肌肉消耗有关。

4. **胃肠道症状** 由于糖皮质激素缺乏,各种消化酶及消化液分泌减少,表现食欲不振、恶心、呕吐、腹泻、腹痛或便秘等。

5. **抵抗力减低** 糖皮质激素对于机体对各种损伤性刺激的抵抗力具有特殊的意义。其缺乏时则患儿对寒冷、疼痛、劳累、感染、创伤、手术等皆缺乏耐受力,易引起肾上腺危象,表现发热、血压降低、脉搏细微,甚至昏迷等。

6. **心血管症状** 血压降低为本病的普遍现象,患儿有头晕、晕厥表现。心电图显示低电压、窦性心动过缓、PR 及 QT 间期延长等改变。发生原因是缺钠、失水以及皮质醇减少所引起的血管对儿茶酚胺的反应性降低。

7. **性发育** 部分患儿可有性发育延迟,少数有性早熟。性早熟的机理不详,可能由于ACTH 水平过高,性激素分泌增加所致。

【实验室检查】

1. **血常规** 血红蛋白减少、中性粒细胞及血小板减少、淋巴细胞和嗜酸性粒细胞增加;血沉加快。

2. **电解质测定** 血钠、氯降低,血钾升高,血钠 / 血钾比值小于 30;血钙升高,HCO_3^- 减少,低钠低氯性酸中毒。

3. **血糖及葡萄糖耐量试验** 空腹血糖降低,糖耐量曲线低平。

4. **24 h 尿 17- 酮类固醇及 17- 羟类固醇测定** 多数低于正常,少数正常。

5. **血浆肾上腺轴激素测定** 血浆皮质醇降低,晨间浓度 < 140 mol(5 μg/dL),甚至测不到;醛固酮浓度多降低(正常参考值位 0.14 ~ 1.66 nmol/L);血浆 ACTH 浓度 > 44 pmol/L(200 pg/mL);

6. **ACTH 刺激试验** 可测出肾上腺皮质储备功能,并可鉴别原发性和继发性病变。对ACTH 刺激反应低下或无反应。

7. **抗体测定** 各种自身抗体的测定。

【治疗】

原则上应预防危象发生,纠正代谢紊乱,进行激素替代疗法和病因治疗等。让患儿了解有关本病的知识,配合治疗,日常生活中注意饮食卫生,避免各种感染和过度劳累等诱发危象的因素。

1.一般治疗　饮食上多吃富含糖类、蛋白质及维生素的易消化的食物,食盐摄入每日 10 g 左右,补充维生素。

2.替代治疗　患儿确诊后需长期应用类固醇激素,首选氢化可的松,其符合生理性,吸收快、不需在体内转化即可发挥作用,可先按 $12 \sim 15$ mg/（$m^2 \cdot d$）,分 2 次口服,可根据需要增加到 $20 \sim 25$ mg/（$m^2 \cdot d$）。如用醋酸可的松剂量应增加 20%,泼尼松、地塞米松等因贮钠作用弱,故不宜使用。如钠盐摄入不足或损耗过量,则给予醋酸脱氧皮质酮（DOCA）,肌注 $1 \sim 2$ mg/d,或口服氟氢可的松, $0.05 \sim 0.1$ mg/d。应注意激素的副作用,观察测量患儿的身高、体重、骨龄及血压等情况。

3.病因治疗　有活动性结核者应在正规抗结核治疗同时应用皮质激素。大剂量维生素 C 长期服用可使色素沉着减退;对霉菌感染、肿瘤转移等原因给予相应治疗。

4.应激状态治疗　慢性肾上腺皮质激素功能不全的患儿在应激状态时必须增加皮质激素的用量,且宜用肌注或静脉给药。轻者增加糖皮质激素用量 $1 \sim 2$ 倍;重者应增加至 3 倍。应激状态消除后,应立即减为原剂量。

5.危象治疗　参见急性肾上腺皮质功能减低症。

第十节　原发性醛固酮增多症

原发性醛固酮增多症（primary hyperaldosteronism）又称 Conn 综合征、Conn-Louis 综合征,为一慢性发展的疾病,是由于肾上腺皮质病变（腺瘤或增生）导致醛固酮分泌增多,引起水钠潴留、血容量增多、肾素-血管紧张素系统受抑制,临床表现为高血压、低血钾、肌无力、多饮、夜尿增多等症状。本病征 1954 年首先由 Conn 报告。

【病因】

1.肾上腺皮质增生　本病亦称为特发性醛固酮增多症,儿童多因肾上腺增生所致,以年长儿童多见,约 $10\% \sim 20\%$ 的成人由双侧肾上腺增生所致。可能与肾上腺皮质细胞受到来自垂体的一种糖蛋白的刺激有关。多为双侧肾上腺增生,但也可以是单侧增生,增生的肾上腺体积多增大,大多为球状带弥漫性增生,偶尔为局灶性增生。

2.肾上腺皮质腺瘤（或癌）　原发性醛固酮增多症多由单侧肾上腺皮质腺瘤（醛固酮瘤）引起,一般瘤体较小,直径多在 $1 \sim 2$ cm 之间,包膜完整,腺瘤同侧肾上腺组织常萎缩,但也可以正常,甚至增生。肾上腺皮质癌较少见。

3.糖皮质激素可抑制性醛固酮增多症　为常染色体显性遗传病,是由于编码 P450c11 的 CYP11B1 基因和编码醛固酮合成酶的 CYP11B2 基因之间发生交换变异,形成一个"杂交"

基因,此基因在肾上腺皮质束状带中的异位表达产物具有醛固酮合成酶的作用,患儿除了有醛固酮和脱氧皮质酮分泌增多外,还可发现异常增高的,同时具有糖、盐皮质激素结构特征的"杂交"类固醇激素,临床表现与原发性醛固酮增多症相同。本病特点是醛固酮分泌过多,是ACTH依赖性的,用地塞米松可以抑制其分泌,使患儿临床症状和血生化改变恢复正常。

【病理生理】

原发性醛固酮增多症,肾素活性减低,血清钾低时ACTH是醛固酮的主要分泌调节因子。醛固酮的作用部位主要是远端肾小管,其有保钠、排钾作用,使钠重吸收增加,钾及氢离子排泄增加,结果细胞外液钠增加,钾减少。钠的潴留导致细胞外液扩张,血容量增多,血压升高。醛固酮增多症的高血压可能不仅是由于血容量增加,外周血管阻力可能也有增加,此外醛固酮可能直接加强血管对去甲肾上腺素的反应,引起高血压。

大量醛固酮使远端肾小管失钾增多,产生低血钾,继而引起神经、肌肉、心脏及肾脏功能障碍。细胞内大量钾离子丢失后,钠、氢离子进入细胞引起细胞内酸中毒,而细胞外液氢离子减少,呈碱血症。在原发性醛固酮增多症中,虽然肾小管上皮细胞内缺钾,但在醛固酮作用下,继续潴钠排钾,即Na^+-K^+交换不减弱,因而尿不呈酸性,而呈中性或碱性。碱中毒时细胞外液游离钙减少,加上醛固酮促进尿镁的排泄,使血镁降低,故可出现肢体麻木和手足搐搦。

【临床表现】

1. 高血压　为最早且最常见的表现,是必发症状,一般是良性高血压,未治疗时平均血压为$205 \pm 28/123 \pm 13$ mmHg,多伴有头痛、头晕,对一般降压药疗效差。

2. 阵发性肌无力和麻痹　此症状较常见,诱因有劳累、使用失钾性利尿剂、寒冷、腹泻、大汗等,肌无力麻痹常突然发生,可于任何时间出现,常于清晨起床时突感两下肢不能自主活动,轻度时诉下肢肌无力或肌力减退,严重时左右对称性弛缓性麻痹,无意识障碍或膀胱和直肠障碍,持续时间从数小时至数日,甚至数周,发作频率从每年几次至每日数次不等。轻者可自行恢复,严重者必须及时抢救,给予口服或静脉滴注钾剂很快缓解。

3. 阵发性手足搐搦及肌肉痉挛　血钙不低、代谢性碱中毒是手足搐搦的原因。在低血钾严重时,由于神经肌肉应激性降低手足搐搦不会出现或比较轻微,而补钾后,神经肌肉的应激机能恢复,手足搐搦变得明显。

4. 失钾性肾病及肾盂肾炎　长期大量失钾,肾小管发生空泡变性,致浓缩功能障碍,引起多尿、夜尿增多,以至失水,继而出现烦渴、多饮、尿量增多,每日可达3 000 mL/m² 左右的等渗尿。患者易并发尿路感染、肾盂肾炎。

5. 心脏表现　低血钾可引起心律失常,以期前收缩、阵发性室上性心动过速较常见,心电图呈低血钾图形,Q-T间期延长,T波增宽或倒置,U波明显。后期常有心肌肥厚,心脏扩大,甚至心力衰竭。

6. 其他　患儿有生长发育障碍,与长期缺钾等代谢紊乱有关。缺钾时胰岛素的释放减少、作用减弱,可出现糖耐量减低。

【实验室检查】

1. 血液生化改变　血清钾降低,血清钠一般在正常高限或略高于正常,血pH和HCO_3^-常偏高,代谢性碱中毒,血氯化物正常或偏低,血钙、血磷多正常,血镁常轻度降低。

2. 尿液检查　尿量增多,尿 pH 呈中性或碱性,尿比重偏低,可有蛋白尿。

3. 血浆肾素、血管紧张素 II 测定　患者血肾素、血管紧张素 II 基础值降低,有时在可测范围之下。

4. 肾脏浓缩功能减退　内生肌酐清除率及酚红排泄试验均可降低。

5. 血浆和尿液中醛固酮浓度测定　两者均增高,测定时应固定钠钾摄入量。如系糖皮质激素可抑制性醛固酮增多症,则血浆和尿液中 18- 酮皮质醇和 18- 羟皮质醇亦明显增加。

6. 24 h 尿 17- 酮类固醇及 17- 羟皮质类固醇　一般正常。

7. 地塞米松抑制试验　用来鉴别患儿是否属于糖皮质激素可抑制性醛固酮增多症,患儿口服小剂量地塞米松（0.25 毫克 / 次,每 6 h 1 次,共 2 天）后,其尿液中醛固酮每日排出量会降至 55 nmol 以下。在确诊后,可再以"生理剂量"地塞米松（0.25 毫克 / 次,每日 2 次）复试,以确定用地塞米松治疗的可能性。

8. 影像学检查　对醛固酮增多症患儿都应依据条件选择 B 超、CT 或 MRI 检查,以确定是否肿瘤所致。由于此类肿瘤体积小,影像检查阴性者亦不能完全排除肿瘤的可能性,必要时应剖腹探查或进行双侧肾上腺静脉插管分别采血测定醛固酮来判定。

【诊断和鉴别诊断】

1. 诊断　对于高血压、低血钾的病人均应考虑到此病,诊断需具备以下条件:①有低钾血症且尿钾不适当增多;②血和尿醛固酮水平增高且不受抑制;③血浆肾素活性降低且不受兴奋。在证实此病后应进一步确定其类型,特别是鉴别 APA（腺瘤）和 IHA（双侧肾上腺增生）极为重要。

2. 鉴别诊断　需与下列疾病进行鉴别:

（1）Lidder 综合征:为先天性肾远曲小管回吸收钠增多所致,有家族性,男女均可发病,肾小管潴留钠的能力特别强,钠钾交换过于旺盛,钾消耗过多,出现高血压、低血钾、高血钠、碱中毒,但尿呈酸性,醛固酮浓度及肾素活性均降低,螺内酯不能纠正失钾,氨苯蝶啶治疗有效。

（2）Bartter 综合征:是一种肾小管功能缺陷病,其髓襻上升支重吸收氯离子功能受损,以至钠和钾被动地丢失。临床表现为严重的低血钾、碱中毒,血钠、氯均低,尿液中氯、钾排出量增加;以及多饮、多尿、脱水、便秘。婴儿期可有呕吐、软弱、生长障碍,但血压正常。大多数为散发,少数有家族史;血中肾素、血管紧张素活性增高,醛固酮浓度增高。

（3）先天性肾上腺皮质增生症:11- 羟化酶和 17- 羟化酶缺陷者都有高血压和低血钾。前者高血压、低血钾系大量脱氧皮质酮引起,女性引起男性化,男性引起性早熟;后者雌激素、皮质醇均降低,女性性发育不全,男性呈假两性畸形。

（4）假性醛固酮增多症:是一种常染色体隐性遗传病,为先天性 11β- 羟类固醇脱氢酶缺陷,位于 1 号染色体编码 11β- 羟类固醇脱氢酶的基因（HSD11）发生突变,造成该酶缺陷所致。11β–HSD 的作用是在肾脏中使皮质醇转化为无生理功能的皮质素。当该酶缺乏时,盐皮质激素受体与糖皮质激素结合,发挥盐皮质激素活性,引起盐皮质激素过多的表现。患儿多在幼年起病,临床表现体重不增、多尿多饮、低血钾和高血压等与原发性醛固酮增多症症状相似;

可发生抗维生素 D 佝偻病,血浆醛固酮浓度和肾素活性低下,血浆皮质醇浓度正常而皮质素浓度降低。尿皮质酮代谢物 / 皮质醇代谢物比值降低。

（5）继发性醛固酮增多症:醛固酮分泌增多除由肾上腺皮质原发病变所造成者外,尚可见于许多导致肾素–血管紧张素系统活力增高的疾病,称之为继发性醛固酮增多症（secondary hyperaldosteronism）。常见疾病有:肾病综合征、充血性心力衰竭及肝硬化等,因有效血容量减少,醛固酮分泌继发性增加;肾动脉狭窄导致肾灌注血量不足时,肾素分泌增加致醛固酮增多;Wilms 肿瘤或肾小球旁细胞瘤也可导致肾素分泌过多。

【治疗】

根据原醛的病因采用不同的治疗措施,有手术治疗和药物治疗两种方式。肾上腺肿瘤患儿应手术切除;肾上腺皮质增生者可做肾上腺次全切除术合用螺内酯;对糖皮质激素可抑制性醛固酮增多症患儿可给予地塞米松或泼尼松治疗。本症患者如能及早诊治,多数患者可获良效。

第十一节　性早熟

性早熟（sexual precocity）是在青春期以前,即与年龄不相应地过早出现第二性征,并促进体格发育（身长、体重、骨龄）。青春期的发育个体差异很大。随着时代的进展,青春期有提早发生的倾向。一般认为男孩 9 ~ 9.5 岁以前出现第二性征,女孩 8 岁以前出现乳房发育,10 岁以前月经初潮称性早熟。在性早熟时,男性出现男性第二性征、女性出现女性第二性征,称同性型性早熟（isosexual precocity）。男性出现女性第二性征、女性出现男性第二性征则称异性性早熟（heterosexual precocity）。

【下丘脑–垂体–性腺轴的功能】

人生殖系统的发育和功能维持受下丘脑–垂体–性腺轴（HPG）的控制。

1. 促性腺激素释放激素　下丘脑以脉冲形式分泌促性腺激素释放激素（gonadotropic releasing hormone，GnRH）或称促黄体激素释放激素（luteinizing hormone releasing hormone，LH–RH）。刺激垂体前叶分泌促性腺激素（gonadotropin，Gn）即促黄体素（LH）和促卵泡生成素（FSH）的合成和释放。男孩用 LHRH 和人绒毛膜促性腺（HCG）激素刺激试验能评价睾丸功能,因为 HCG 能使间质细胞分泌睾酮。

2. 促性腺激素垂体前叶嗜碱细胞分泌促性腺激素（Gn）　可分为 LH 和 FSH 两种激素。LH 促进女性的排卵及黄体生成,在男性可促进睾丸间质细胞增生,合成雄激素;FSH 主要是促进卵泡成熟,在男性可促进精子形成。其分泌受下丘脑及血中激素水平的调节。下丘脑分泌 LH–RH,促进 FSH 及 LH 的分泌,反之,此两种激素对 LH–RH 起反馈性抑制作用。FSH 和 LH 对雄激素、雌激素和孕酮等起刺激作用。

3. 泌乳素（PRL）　PRL 的主要生理作用是使乳腺发育完全,具备泌乳的条件,并促使分泌乳汁和维持泌乳,吸吮乳头或触摸乳房可引起 PRL 的大量分泌,下丘脑分泌 PIF 和 PRH 共同调节 PRL 分泌。

4. 性类固醇　性类固醇（sex steroid）可由肾上腺和性腺分泌。

（1）肾上腺性激素 6～7 岁女孩和 8～9 岁男孩血浆脱氢表雄酮（DHEA）和其硫酸盐（DHEA-S）升高，随后 1～2 年雄烯二酮增加。这些激素增加均发生于下丘脑-垂体-性腺（HPG）轴被激活之前。青春前期分泌的肾上腺雄激素被激活或"肾上腺皮质机能初现（adren-arche）维持在整个青春期，并且在 12～13 岁有继发性肾上腺雄激素增加。典型的青春前期、部分青春期的生长增速、女孩腋毛和阴毛的出现均由肾上腺雄激素分泌引起的。

（2）性腺激素即女孩的雌二醇和男孩的睾酮（testosterone，T）在下丘脑垂体水平起负反馈的原始作用。在女孩 10～12 岁之间 E_2 逐渐地增加，在青春期过程无明显差异。在男孩青春期Ⅲ～Ⅳ期之前，T 已有增加。在性激素作用下，直到完全成熟和最终身高（骨骺完全闭合）之前，第二性征继续进行发育。

下丘脑以脉冲形式分泌 GnRH，刺激垂体前叶分泌 LH 和 FSH，促使卵巢和睾丸的发育并分泌雌二醇和睾酮。青春期前小儿下丘脑分泌的 GnRH 量甚少，因此垂体-性腺轴功能处于甚低水平；待至 10 岁左右，GnRH 的分泌脉冲和分泌峰值在睡眠时逐渐增加，LH 和 FSH 脉冲分泌峰也跟着开始在晚间增高，且逐渐扩展至 24 h，结果使性腺进一步发育，性激素水平亦相应增高，导致性器官发育和性征呈现。

下丘脑-垂体-性腺轴功能发动的迟早与种族、营养代谢和心理状态等有关，由于不明原因而提前发动造成性发育提前者称为体质性（或特发性）真性性早熟，较多见，是本节叙述的重点。

【病因和分类】

按其下丘脑-垂体-性腺轴功能是否提前发动分为两大类：促性腺激素释放激素（GnRH）依赖性（真性）性早熟和非 GnRH 依赖性（假性）性早熟。GnRH 依赖性性早熟又称中枢性性早熟（central precocious puberty，CPP），它必须具有垂体-性腺轴的发动、成熟呈进行性直至具有生育力。非 GnRH 依赖性性早熟又称假性性早熟，无性腺轴发动。真性性早熟是由于在各种因素作用下，下丘脑-垂体促性腺激素（FSH，LH）过早地发动分泌，这种孩子不仅副性征完全出现，而且排卵与生精功能也提前成熟。假性性早熟是由于不同病因的作用，周围腺体（性腺或肾上腺皮质）的性激素过早地过度分泌，病人有副性征的出现，但由于下丘脑-垂体促性腺激素并未发动分泌，故无排卵、生精功能。CPP 可有中枢器质性病变引起，未能发现原发性病变者称为特发性 CPP（ICPP）；女孩的 CPP 80%～90% 是特发性；而男孩则相反，一半以上是由中枢器质性病变引起，因此，对男孩一旦确诊 CPP 应做鞍区的 CT 或 MRI 检查。性早熟可按病因和病理生理分类。

此外，还有一类叫部分性性早熟，只有乳房发育、阴毛发育或月经出现，即表现为乳房早现（premature thelarche）、阴毛早现（premature pubarche）和月经早现（premature menarche），但其他副性征并不出现，更没有排卵、生精功能。

【临床表现】

CPP 表现为第二性征在正常青春发育年龄前出现，但与正常发育的程序相似。女孩在继乳房发育后生长加速，但男孩的身高突增在 Tanner Ⅲ 至 Ⅳ 才呈现。性腺增大并发育是 CPP 的重要特征,男孩可直接测量睾丸容积,女孩则可经 B 超观察到卵巢和子宫的形态和大小,呈现青春期发育图像。垂体–性腺轴激素水平升高至青春期水平,与性成熟度相对应而与年龄不相符。以上发育过程呈持续、进行性直至达到最后性成熟,且具备生育能力是 CPP 的重要特征,亦是诊断的重要依据,以及与非 GnRH 依赖性性早熟的主要区别。非 GnRH 依赖性性早熟也表现副性征提前呈现,但并不是受控于 HPG 轴的真正青春期发动,而是与下丘脑 GnRH 无关的,与内、外源性性甾体水平升高有关,男孩的睾丸不增大。骨成熟加速,骨龄提前而超越年龄,骨骺提前愈合而停止生长最终使成年身高不能达到遗传应有的身高。非 GnRH 依赖性性早熟骨龄发育到 10 岁左右可启动 CPP。

最终身高减损与否决定于下列条件:①开始发育时的基础身高;②发育成熟度进展的速度(可反映在骨龄增长速度上)③身高生长的速度;④成熟和生长间的平衡(身高增长 / 骨龄增长)。以下按病因分别叙述:

1. 完全性(真性)性早熟

(1)体质性完全性(真性)性早熟:低于平均年龄 2.5SD 而显示同性性早熟的儿童,可简单地表示为到达青春期发生年龄分布曲线的较低位置,通常具有发生青春期过早的家族趋势。罕有真性性早熟是由常染色体显性或(男性)性联常染色体显性遗传引起的报道。

(2)特发性中枢性(完全或真性)同性性早熟:受累儿童无过早发育的家族趋势且无器质性疾病,可考虑为特发性中枢性同性性早熟。有些病人可发现有脑电图异常或其他神经功能异常的证据,如癫痫或发育延迟。促性腺激素及性类固醇激素的浓度及其对 GnRH 的反应,可与正常青春期的活动类似。像所有类型的真性同性性早熟一样,特发性中枢性性早熟的男孩其睾丸的增大应是首发体征;女孩乳房的发育或阴毛的出现(罕见)是首发体征。女孩发生特发性中枢性性早熟较男孩更常见。性早熟的儿童在未治疗情况下基于 BMI 升高而常趋向于肥胖。

(3)中枢神经系统异常

①肿瘤:中枢神经系统肿瘤在男孩比女孩更常见。视神经胶质瘤或下丘脑神经胶质瘤、星形细胞瘤、室管膜细胞瘤、生殖细胞瘤及其他中枢神经系统肿瘤可由于干扰了抑制 GnRH 分泌的神经通路而导致性早熟。一项关于 Ⅰ 型神经纤维瘤病儿童的调查发现,46% 的患视神经胶质瘤和神经纤维瘤病的病人发生性早熟,但患神经纤维瘤病而无视神经纤维瘤的病人却没有显示性早熟。值得注意的是,据所知可以导致青春期延迟的颅咽管瘤也能够引发性早熟。放疗通常在放射敏感性肿瘤如生殖细胞瘤和颅咽管瘤中应用,而它们要完全用手术切除是不可能的。在正中隆起灰结节错构瘤中发现其包含 GnRH 及神经内分泌细胞,它们可通过分泌 GnRH 而导致性早熟。一些和中枢性性早熟有关的下丘脑错构瘤,它们并不产生 GnRH 而代之以含有本身可刺激 GnRH 分泌的 TGF–α。应用中枢神经系统影像学改进方法,具有特征性放射影像表现的错构瘤现在可以经常在以前考虑患有特发性性早熟的病人中诊断出来。这些肿瘤对没有顽固性惊厥的病人来说,由于不生长,所以对病人的威胁不会增高。能引起中枢性性早熟的患有带蒂错构瘤的病人是罕见的。由于错构瘤的位置,手术非常危险,因而宜选用 Gn–RHa 治疗。

中枢神经系统肿瘤或其他异常可以导致与中枢性性早熟相连的 GH 缺乏,这也可发生在对这类肿瘤进行放射性治疗后。这类病人较单独 GH 缺乏的病人生长要快得多．但比典型的性早熟儿童慢。通常 GH 缺乏在性早熟被成功地治疗后才显示出真实面貌。这种联合在诊断过程中必须考虑到。

②真性性早熟的其他原因：下丘脑的感染或肉芽肿状态诸如脑炎、脑脓肿、感染后（或手术后或先天性）蝶鞍上囊肿、肉样瘤病及结核性肉芽肿均可导致中枢性性早熟。蝶鞍上囊肿及脑积水导致的中枢性性早熟尤其适于手术矫正。脑外伤可以引起性早熟或青春期延迟。中枢神经系统急性淋巴细胞白血病的放疗，或骨髓移植前，可特征性地与激素的缺乏相连，但经过此种治疗后发生性早熟的病例数呈增长趋势。高剂量放射疗法常会导致 GnRH 的缺乏，而低至 18 Gy 的低剂量时可导致中枢性性早熟。当不存在中枢神经系统的解剖异常时癫痫与发育延迟可伴有中枢性性早熟。

（4）男性化综合征：具有骨龄提前的长期未治疗的男性化肾上腺增生症病人，在用肾上腺皮质激素控制肾上腺增生后可出现性早熟。患男性化肿瘤的病人或那些长期应用雄激素治疗者，当雄激素的来源除去时也可出现同样情况。下丘脑–垂体–性腺轴的超前成熟也可出现在一些能引起过多的雄激素分泌及骨龄超过 10 岁的假性性早熟患者中。

2. 不完全性同性性早熟

（1）男孩：男性在缺乏下丘脑–垂体成熟的情况下出现的性早熟由以下两种原因所致：①hCG 或 LH 的异位或自主性内源性分泌，或医用外源性摄入绒毛膜促性腺激素，其可以刺激间质细胞产生睾酮；②睾丸或肾上腺的雄激素自发性分泌或医用外源性摄入（在女性，hCG 的分泌本身不会引起第二性征的发育）。

①促性腺激素分泌性肿瘤：这些肿瘤包括肝脏的肝细胞瘤或肝胚细胞瘤，纵隔、性腺、腹膜后或松果体的畸胎瘤或绒毛膜癌，以及中枢神经系统的生殖细胞瘤。睾丸出现明显的增大但未达到中枢性性早熟的程度。

②自发性雄激素分泌：因为肾上腺酶功能的先天性缺陷可发生雄激素的分泌增多，如 21–羟化酶（P450c21）或 11β–羟化酶（P450c11β）缺乏，男性化肾上腺癌、睾丸间质细胞瘤或间质及生发细胞的过早成熟。新近公认的晚发性先天性肾上腺增生症类型，一般由 21–羟化酶缺乏形成，可于出生几年后发生而无先天性或新生儿期的男性化表现。在睾丸中可以发现有肾上腺残余组织，作为胚胎期这两个器官共同起源的遗迹；原发性先天性肾上腺增生症，由于 ACTH 呈过量状态，肾上腺残余组织可增生及分泌肾上腺雄激素。

在所有类型的不完全男性同性性早熟中，FSH 均不增高，且由于生精小管未受刺激，睾丸不像完全性早熟那样增大。如果不完全性早熟是由睾丸肿瘤所引起，则睾丸可增大、不对称及外形不规则。睾丸两侧对称性的中等增大提示家族性非促性腺激素依赖型间质及生殖细胞的早熟，这是一种限性显性状态。在这种状态时，睾丸比真性性早熟时要小一些，但直径超过 2.5 cm。

在患家族性非促性腺激素依赖型间质及生殖细胞过早成熟的男孩中，血浆睾酮水平在青春期水平的范围，但血浆促性腺激素水平及 LH 对外源性 GnRH 的反应则处于青春期前的水平，这是因为睾酮的自发性分泌抑制了内源性 GnRH 的释放。这种限性的显性状态，其原因在于 LH 受体结构的激活，这导致在无 LH 作用于 LH 受体时环—磷酸腺苷产物的增加；据报道 LH

受体基因在不同的家庭有数种突变（侧如天冬氨酸^{578}→甘氨酸，或蛋氨酸^{571}→异亮氨酸）

（2）女孩：患不完全同性性早熟的女性有过多雌激素的来源。在所有的自发性内源性雌激素的分泌或外源性摄入雌激素的病例中，LH及FSH水平均低。

①卵泡囊肿：如果卵泡囊肿足够大，则它们可分泌足够的雌激素以引起乳房发育以及导致阴道撤退性流血，一些女孩具有复发性囊肿，可导致数次阴道流血的发作。患囊肿的病人其血清雌激素可足够高到类似于肿瘤。大的卵泡囊肿可发生蒂扭转进而发生梗塞，导致除早熟的雌激素效应外，还可引起急腹症症状。

②粒层或膜细胞肿瘤：这些卵巢肿瘤能分泌雌激素且80%的病例可以触摸到。性腺胚细胞瘤可发生于条纹型性腺、类脂瘤、囊腺瘤，而卵巢癌是卵巢雌激素或雄激素的罕见来源。

③外源性雌激素的应用：摄入含雌激素的物质，甚至皮肤吸收雌激素可导致儿童女性化。在某些地区流行的男子女性型乳房及过早的乳房初发育，不同程度地归因于摄入了含雌激素的食物、环境中的雌激素或未检测到的原因。巴林岛爆发的一次男孩中男子女性型乳房和女孩过早的乳房初发育，通过追踪发现是由于奶牛场主为确保奶牛不间断产奶而给予持续的雌激素治疗所引起。

（3）女孩不完全异性性早熟：过量的雄激素效应可由肾上腺机能初现或更重要的病理状态如先天性或非典型肾上腺增生、肾上腺或卵巢的肿瘤所引起。P450c21肾上腺增生症可由血清17-羟孕酮的浓度在基础值或ACTH刺激状态下的升高来诊断（其他的肾上腺代谢产物根据所调查的缺陷也可升高）。肾上腺和卵巢肿瘤通常分泌睾酮，而肾上腺肿瘤同时也可分泌DHEA。如果只产生睾酮，则肿瘤的起源较难鉴别，MRI或CT扫描不足以诊断肿瘤的器官来源，需要选择性的静脉血标本。

（4）男性及女性

①McCune-Albright综合征：McCune-Albright综合征可典型地表现为不规则的牛奶咖啡斑、长骨囊性纤维发育不良及性早熟三联征。然而，女孩可发生甲状腺机能亢进、肾上腺小结节并Cushing综合征、肢端肥大症、高泌乳素血症、甲状旁腺机能亢进、低血磷高尿磷性佝偻病，或自主的内源功能性卵巢囊肿。性早熟可能是中枢性或不完全性，纵向研究显示一些病人开始为不完全性性早熟，而进展为中枢性性早熟。通过对McCune-Albright综合征病人的长期随访，显示由骨囊肿引起的病理性骨折及矫形外科的畸形具有较高的发生率，以及由颅骨颞区增厚所导致的听觉障碍。

②甲状腺功能低下：严重的未治疗的甲状腺功能低下可并发性早熟及溢乳（VanWyk-Grambach综合征）通过甲状腺素治疗可纠正甲状腺功能低下，使性早熟及溢乳停止，并降低PRL的水平。这种综合征的原因，近期研究认为TSH可作用于FSH受体，由于血清TSH浓度的升高而导致了促性腺激素效应。

3.青春期发育的变异

（1）青春期前乳房发育："青春期前乳房发育"意味着单侧或双侧乳房增大而没有青春期雄激素或雌激素分泌的其他体征。病人年龄通常在3岁以下，乳房的增大可在几个月内消退或者保持到正常的年龄发生真实的青春期发育。雌激素对乳晕发育以及阴道黏膜的影响信号通常缺如。青春期前乳房发育可以由卵巢囊肿短暂的雌激素分泌的发作引起。在这种失调中血浆雌激素水平通常较低,这或许是由于抽取的血标本是在最初的分泌事件之后。然而,超灵敏的雌二醇测定显示,在青春期前乳房发育与对照组女孩的雌激素分泌确有差异。典型的青春期前乳房发育是自限性的,并且不会导致中枢性性早熟。然而,也有少数病例进展为中枢性性早熟的报道,因此应对其发展进行随访。

(2)青春期前月经初潮:在极少数的病例中,女孩在早期未显示其他雌激素效应的信号时就开始了月经。可能为子宫对雌激素的敏感性增高所致。在大多数情况下,月经在 1 ~ 6 年内停止,且正常的青春期进程随后发生。

(3)青春期前肾上腺机能初现:"青春期前肾上腺机能初现"表示阴毛或腋毛过早出现而无其他男性化或青春期的体征出现。这种非进展性病症与正常年龄发生的其他青春期体征一致。女孩较男孩常见,而且通常发生在 6 岁以上的儿童中,这与新的女孩青春期年龄的低限发生重叠。血浆及尿中的 DHEAS 升高至青春期 2 期水平,高于此年龄组的正常水平。骨龄及身高年龄比实际年龄有轻微的超前。病人可有脑电图异常而无其他神经功能异常的体征。迟发性肾上腺增生症出现的症状同那些青春期前肾上腺机能初现者相似,鉴别诊断需要用 ACTH 刺激试验。

(4)青春期男子女性型乳房:约75%的男孩可发生短暂的单侧或双侧的男子女性型乳房,通常开始于青春期的 2 或 3 期,大约在 2 年后消退。血清雌激素及睾酮正常,但雌二醇与睾酮之比升高,且 SHBG 浓度可以升高。通常只需要患者放松心情即可,但一些极其明显的乳房发育的严重受累病人,如果其精神非常痛苦,则需要治疗。

在临床试验中,芳香酶抑制剂可用于治疗显著的青春期男子女性型乳房。某些病理状态如 Klinefelter 和 Reifenstein 综合征以及不完全性雄激素抵抗综合征也与男子女性型乳房有关,这些异常可以清楚地与男性正常青春期的男子女性型乳房相鉴别。

【实验室检查】

1.骨龄(BA)测定 可拍摄左手和腕部 X 线正位片,骨龄超过实足年龄 1 岁以上可视为提前,骨龄是提示成熟度的最简便而可信的诊断及治疗监测指标。

2.B 超检查 超声观察子宫和卵巢形态是判断女孩性腺发育及探查卵巢肿瘤及囊肿的极为有用的手段。CPP 时卵巢容积大于 1 mL,并有多个直径≥4 mm 的卵泡。假性性早熟时卵巢不增大。亦可检查男孩睾丸和肾上腺皮质等部位。

3.CT 和 MRI 对 6 岁以下 CPP 女孩和所有确诊 CPP 的男孩应做 CT 或 MRI 检查,检查鞍区及有关中枢神经的器质性病变,以及肾上腺等部位。通常 MRI 因其分辨率更高而比 CT 更可取,在评价可能的中枢神经系统损害时对比剂的应用可能有帮助。

4.血清、尿液激素测定 甲状腺激素测定有助于判定有无原发性甲状腺功能低下症;睾酮和 E_2 浓度增高见于性腺肿瘤;先天性肾上腺皮质增生症患儿血清皮质醇降低或相对降低,孕酮、17- 羟孕酮、睾酮等含量和尿液 17- 酮类固醇排出量明显增高。男孩可留晨尿查精子,尿中见精子提示睾丸已有生精、排精功能,是 CPP 重要依据。

5.性腺轴激素检查 基础的 FSH、LH、PRL、E_2 和睾酮(T),男孩应加测 HCG 以视有无 HCG 的肿瘤。怀疑 CAH 应加测皮质醇、孕酮或 17- 羟孕酮。LH 水平增高是 CPP 重要的诊断依据,青春早期,LH 脉冲仅在夜间发生。近年用超敏感的免疫化学发光法(IC-MAS)测定

LH、FSH,灵敏度达 0.02 IU/L,用此法发现青春早期 LH 基础值可比青春前期高 100 倍。LH 在 0.1～0.3 IU/L 已可明确提示进入青春期。青春早期必须借助于 GnRH 刺激试验,通常按 2.5 μg/kg 静脉注射 GnRH,于注射前和注射后 30、60、90 min 各采血检测 LH、FSH 反应峰值,放射免疫法(RIA)测定 LH 峰值>12 U/L(女),>26 U/L(男);LH/FSH 峰值比在 0.66～1,甚至小于 0.66;若用免疫化学发光法(ICMA)测定 LH 峰值>5 IU/L, LH/FSH>0.44,可考虑为 CPP。国外报道,用 ICMA 法 LH 峰值在 3 h,性激素峰值在 24 h, LH 峰值>8 IU/L 有 CPP 诊断意义。在发育极早期有时可呈假阴性。因此,对可疑者可在 3～6 个月后重复激发试验。此外 GnRH 类似物同样也可用于激发诊断,剂量和 LH 激发诊断值与天然 LHRH 类同,也可用皮下注射,在 0、1 h,3～4 h 分别测 LH、FSH, 0 min 加测雌二醇及睾酮等,判断标准同上。

【诊断和鉴别诊断】

根据病史、体征和辅助检查可做出诊断。但对病程短、成熟度低、临床及辅助诊断所得资料有时均可在临界状态者应综合判断, ICMA 法测得 LH 基础值在 0.1～0.3 IU/L 以上, LH 峰值>5 IU/L, LH/FSH>0.44,或 RIA 法 LH/FSH 峰值比>0.66～1 可考虑为 CPP。即使 GnRH 刺激试验无 LH 升高也不能完全排除 CPP,随访是极为有用的诊断手段。

诊断标准:

确诊:Ⅰ项中主要症状中 1 及 2 和排除Ⅱ项者。

疑诊:Ⅰ项中主要症状中 1 及 2,不能完全排除Ⅱ项者。

参考:第二性征出现顺序大致与生理顺序相同。

鉴别诊断:见到性早熟体征时,首先应鉴别其原因,尤其是应区别为真性性早熟,还是假性性早熟。

1. 真性和假性性早熟的鉴别

(1)乳房肿大:经过相当时间以后,出现规律性的月经应考虑为真性性早熟的可能性大。乳房肿大不久即有月经为假性性早熟的可能性大,多见于卵巢囊肿。

(2)腹部触诊或直肠诊有肿瘤时,应考虑为假性性早熟(卵巢肿瘤)。

(3)由于分泌促性腺激素的肿瘤(绒毛膜上皮癌、畸胎瘤)引起者, HCG 明显升高。

(4)当测定促性腺激素时,用大量黄体酮后促性腺激素水平下降时为真性性早熟。此时阴道涂片出现类似切除性腺时的基底细胞。

(5)血清促性腺激素及性类固醇激素浓度的测定,可以区分促性腺激素介导的第二性征发育(血清促性腺激素及性类固醇激素水平均升高)与自发的内源性性类固醇的分泌或外源性性类固醇的应用(血清促性腺激素水平降低,性类固醇激素水平升高)。

第三代免疫测定方法可用单个未受刺激的基础血标本识别出促性腺激素分泌升高的发生。在过去,需要 GnRH 试验进一步证实青春期 LH 分泌的增加,这是因为基础状态时,青春期与青春期前的 LH 值有部分重叠。然而,这些第三代促性腺激素测定方法可适用于测定尿和血清标本,这样就可以省略 GnRH 试验及一系列血清标本的需要。

如果血清性类固醇激素水平很高而促性腺激素水平较低,那么应想到自主源性性类固醇激素分泌的可能。如果血浆促性腺激素及性类固醇激素水平处于青春期范围,那么最可能的诊断是完全性性早熟。在这些病人中,通过第三代 LH 测定或 GnRH 试验可以进一步明确诊断。

2. **真性性早熟的鉴别**　根据上述临床表现及检查诊断为真性性早熟时,必须鉴别是特发性还是器质性的。男孩比女孩更常发生与完全性性早熟有关的中枢神经系统肿瘤。儿童真性性早熟应做 CT 或 MRI 扫描。当代 CT 或 MRI 扫描仪通过其高分辨率能对下丘脑-垂体区做很薄的切面,使小的下丘脑错构瘤被诊断出来。

3. **假性性早熟的鉴别**　假性性早熟时应鉴别是由于性腺肿瘤还是肾上腺疾病引起的。根据情况选择腹部 B 超、CT 或 MR、X 线照片、肾盂静脉造影、骨盆血管造影及血和尿中激素检查等可对两者做出鉴别。

4. **伴有畸形综合征的性早熟**

（1）McCune-Albright 综合征:本症 1936 年首先由 McCune 描述,1937 年 Albright 确立了综合征的概念:①单侧性骨变化,组织学上呈纤维性骨炎像;②非隆起性皮肤色素沉着,似神经纤维瘤的咖啡牛奶斑,容易发生一侧骨病变;③性早熟。本综合征几乎均限于女性发病,表现为多发性非对称性骨骼受侵犯,骨皮质变薄,全骨呈囊肿样肿胀和屈曲,骨髓由纺锤形细胞的黄色纤维组织代替,皮肤有界限清楚的色素沉着,约占 35%。本综合征中约 20% 发生性早熟。

（2）Silver 综合征:1953 年 Silver,1954 年 Russel 报告有胎内发育障碍,生后有侏儒,特殊面貌,有各种骨骼异常。本综合征有 34% 发生性早熟。

（3）甲状腺功能减症:未经治疗的甲低患者可出现性早熟。可能机理为:TRH 刺激促性腺激素细胞及泌乳素细胞分泌促性腺激素及 PRL 增多;TSH 升高作用于卵巢或睾丸促性腺激素受体后使性激素分泌增多。患儿可有乳房增大、泌乳、月经来潮等,男性可有睾丸增大,经甲状腺素治疗后症状消失。

5. **单纯性乳房早现**　是女孩不完全性性早熟表现,起病年龄小,常＜3 岁,乳腺仅轻度发育,且常呈现周期性变化。这类小儿一般不伴有生长加速和骨发育提前,血清雌二醇和 FSH 基础值常轻度增高,GnRH 刺激试验中 FSH 峰值明显增高。由于青春期前乳房初现不导致子宫体积增大,而中枢性性早熟则导致,因此通过超声来评价子宫大小有鉴别价值。如上所述,一些女孩最初考虑患有青春期前乳房初现,进而发展为完全性性早熟,但是却无法区别哪些女孩将发展、哪些将不会发展为中枢性性早熟,所以应定期随访。

6. **外周性性早熟**　误服含雌激素的药物或食物是导致女孩呈现性早熟的常见原因,常有不规则阴道出血,且与乳房发育不相称。应详细询问病史并随访以便肯定诊断。对男孩出现性发育征象而睾丸容积仍与其年龄相称者应考虑先天性肾上腺皮质增生症、肾上腺肿瘤。单侧睾丸或卵巢增大者须除外肿瘤的可能性。

7. **乳房新生物**　乳房区域的血管瘤、纤维瘤、淋巴管瘤可使乳房增大,但多为一侧性。

8. **肾上腺疾病**　先天性肾上腺皮质增生（CAH）时,除男性有假性性早熟和女性有男性化之外,在 21-羟化酶缺陷病例还可有低钠、低氯、高钾及低血糖发作和色素沉着等。11-羟化酶缺陷病例除女性男性化外,还可有高血压。可有皮质醇降低、孕酮及 ACTH 增高等改变,肾上腺 CT 或 MRI 可示肾上腺增生。

【治疗】

治疗应依据病因而定。对由中枢器质性病变的 CPP 应针对病因治疗,如颅内肿瘤进行手术、化疗或放疗;甲状腺功能减退所致 CPP 则用甲状腺素替代治疗。

ICPP 治疗目的:①改善最终成年身高;②控制和减缓第二性征成熟程度和速度;③预防初潮早现;④恢复其实际生活年龄应有的心理行为。下列药物可消除症状和延迟其性发育过程。主要针对 ICPP,中枢病变无手术指征者,如异构瘤、蛛网膜囊肿,及其他原因所致性早熟诊断时已在 Tanner Ⅳ 期难以逆转者或由假性转变为真性性早熟时也需按 ICPP 治疗。

1. 促性腺激素释放激素类似物(GnRHa) 主要制剂有曲普瑞林(达必佳、达菲林)和亮丙瑞林(抑那通),前二者是第 6 位的 L- 甘氨酸被 D- 色氨酸替代,后者则被 D- 亮氨酸替代。GnRHa 因其半衰期长,能持续作用于受体产生受体降调节,而使垂体分泌 LH 的细胞对 GnRH 去敏感而致 LH 分泌受抑;同时更重要的是涉及受体后的负反馈机制的激活通路被阻断。因 LH 分泌受抑制使性腺合成和分泌甾体的信号中断,从而使性激素水平显著下降。这种作用是暂时和可逆的,停药后 HPG 轴功能约 1 年左右恢复正常。GnRHa 剂量为每次 50 ~ 100 µg/kg,但也有低至 30 µg/kg 和高至 120 µg/kg,亮丙瑞林剂量可以偏大,每次总量最大为 3.75 mg。首剂后 2 周加强 1 次,以后每 4 周 1 次,维持剂量因人而异。

治疗中应监测 HPG 轴抑制指标及身高、骨龄。有效指标为①性征受到抑制;② BA/CA 下降;③性腺轴及内分泌激素受抑制。对于治疗中生长过度减速者(< 4 厘米 / 年者)可适当减少 GnRHa 剂量(在雌激素不升高前提下);如减少剂量后生长仍缓慢或在治疗前生长潜能就差者可联合应用生长激素治疗,1.4 IU/(kg·w)或 0.2 IU/(kg·d)。

副作用:未见严重副作用,对病情较重,子宫、卵巢已显著增大的患儿,在开始注射第 1 ~ 3 针时可能会出现阴道流血。这是因为患儿的子宫内膜已有一定厚度,当用药后,卵巢分泌雌激素水平显著下降,致使已增厚的子宫内膜因得不到雌激素的支持会逐渐脱落引起阴道出血。经过数天至十几天,阴道出血会自行停止。至第 2、3 针注射后还可能有少量的阴道出血,待治疗到体内雌激素水平降到较低后,子宫变小,子宫内膜变薄,阴道出血自然会停止。对开始阴道流血较多者可服用三七片或卡巴克洛。注射部位有红斑、硬结、荨麻疹、无菌性脓肿,均可导致治疗失败。可能使生长速率减缓,需加用基因重组生长激素治疗。若骨龄超过 13 岁基本无效。由于绝经期样表现或 GnRHa 对垂体影响瘦素介入控制体重,使体重超重。长期用药有可能发展成多囊卵巢综合征。暂时性头痛、脸部发烫、消沉、月经不规则。偶有肝功能异常,碱性磷酸酶暂时性升高。

2. 醋酸甲羟孕酮(Provera) 又名安宫黄体酮,系 17α- 羟孕酮衍生物。能反馈性抑制垂体分泌促性腺激素,使性激素下降,性征消退,但不能抑制骨骺过快融合,故不能改善最终身高。用量为 20 ~ 60 mg/d,分次口服,或 150 ~ 200 mg,每 10 至 15 天肌内注射 1 次。骨龄至 12 岁后可停止治疗。在停药后,月经恢复时间与用量及时间有关。由于其化学结构类似于糖皮质激素,长期应用可有体重较快增加,轻度高血压,汗毛增多等糖皮质激素样作用,也可能抑制肾上腺皮质分泌。少数患者有轻度肝功能受损,停药后可恢复正常。还可能引起染色体断裂。

3. 醋酸环丙孕酮 又名赛普龙,能拮抗雄激素,与双氢睾酮竞争结合靶细胞受体,起到拮抗作用。此外,还可反馈抑制垂体分泌促性腺激素,使性激素下降,性征消退。仅对骨龄小于11 岁的患儿有减缓骨骺生长和延缓骨成熟的作用。剂量为 70 ~ 150 mg/（m² · d），分次服用。短期应用醋酸环丙孕酮与 GnRHa 联合治疗性早熟可减少后者初期对垂体的刺激作用及减慢骨龄进展。该药更适合用于男性性早熟,可使睾丸减小,阴毛消退,生长速度减慢。较长期用药对肾上腺皮质有抑制作用,但不需要补充糖皮质激素,然而在患者处于应激状态时应补充糖皮质激素。轻度疲乏,个别有男性乳房增生、痤疮等。

4. 达那唑　又名安宫唑,此药为 17α- 乙炔睾酮衍生物。可反馈抑制垂体释放促性腺激素,并直接抑制性激素合成,抑制 E_2 合成,使性激素降低,性征消退。剂量为 5 ~ 10 mg/（kg · d）口服。目前有主张用 3 ~ 8 mg/（kg · d）,低剂量可明显减少副作用。临床研究证实:用达那唑治疗性早熟 84% 可达遗传靶身高（THt）,而未治疗组仅 42% 达 THt。认为达那唑通过促进生长,增加身高年龄增长与骨龄增长的比值来改善成年身高。副作用可能有多毛、痤疮、声音低沉、乳房发育不平衡、阴毛增多、体重过重及肝功能受损。

5. 炔诺酮　该药系 19- 去甲睾酮的衍生物,为高效孕激素。具有潜在的雄性化作用,约相当于睾酮的 1/16。具有反馈抑制垂体分泌促性腺激素的作用。对性早熟月经过多有较好的止血作用。每片为 0.625 mg,每次剂量为 4 片,每 8 h 1 次。至出血减少后改为每 12 h 1 次。以后每日用 4 片,共 20 日。少数有恶心、呕吐、头晕、乏力、嗜睡、不规则阴道流血、乳涨等。

6. 睾内酯　该药系芳香化酶的竞争性抑制剂,可阻止雄激素向雌激素转化,使雌激素水平降低,可用于假性性早熟。剂量开始为 20 mg/（kg · d）,4 周后加大为 40 mg/（kg · d）。可有效地治疗 McCune-Albright 综合征。治疗后血雌二醇水平下降,子宫、卵巢回缩,月经中止,骨龄成熟减缓。副作用有暂时性腹痛、腹泻及头痛。可能加重肝功能异常,有肝功能异常者慎用。

7. 酮康唑　为第三代咪唑类广谱抗真菌药,同时对性腺类固醇激素合成有强烈的抑制作用,通过抑制细胞色素 P450 依赖酶,如 17, 20 链裂酶,阻止孕酮转变成雄激素,从而抑制性征发育。用药后可在 24 h 内使体内睾酮降低,作用较快。患儿生长加速,而骨骼成熟并不明显加速,故可改善最终身高。用量为 6 ~ 12 mg/（kg · d）,分 2 ~ 3 次口服,也有主张用量为 4 ~ 8 mg/（kg · d）,分 2 次服,有报道治疗 24 例特发性性早熟半年以上,随访 1 ~ 4 年。治疗前患儿骨龄超前的中位数为 2 年,治疗后中位数为 0,身高增长速度高于同年龄正常儿童。女性患儿于治疗后 1 ~ 2 周阴道分泌物减少,乳房增大停止。1 ~ 3 月后阴道分泌物消失,乳房缩小至 B_1 期,阴道流血停止。男性患儿于治疗后 2 ~ 3 周阴茎缩小,睾丸不再增大,血睾酮下降。副作用有:剂量大、疗程长,可发生肾上腺皮质功能减退及暂时性肝功能受损。个别发生肾损害和间质性肺炎。

8. 螺内酯　与二氢睾酮竞争靶组织的雄激素受体,降低 17α- 羟化酶活性,降低睾酮及雄烯二酮水平。2 ~ 6 mg/（kg · d）,分 2 次口服,可发生肝、肾损害。随后用 5 mg 溶于 5% 葡萄糖溶液 100 mL 中静脉滴入,可控制高血压发作;②酚苄明:可酌情使用, 0.2 ~ 0.4 mg/kg,每日 2 ~ 3 次口服;③普萘洛尔:为 β- 肾上腺素阻滞剂, 1 mg/（kg · d）,分 2 ~ 3 次口服。

第十二节　儿童期糖尿病

糖尿病是由于胰岛素缺乏所造成的糖、脂肪、蛋白质代谢紊乱症。儿童期原发性糖尿病有以下几种：①1型糖尿病；②2型糖尿病；③青年期发病型（MODY）。本节主要介绍1型和2型糖尿病。

一、1型糖尿病

目前认为其病因是在遗传易感基因的基础上，由外界环境因素作用引发的机体自身免疫功能紊乱，导致了胰岛B细胞的损伤和破坏，最终使胰岛素分泌量不足，本型必须应用胰岛素治疗。约20%～40%患儿以糖尿病酮症酸中毒为首发症状。

【临床表现】

（1）起病较急，常因感染或饮食不当诱发起病，可有阳性家族史。

（2）典型者有多尿、多饮、多食和消瘦，三多一少症状。

（3）不典型者发病隐匿，患儿多表现为疲乏无力、遗尿，食欲正常或减少。

（4）约20%～40%患儿以糖尿病酮症酸中毒急症就诊。

【诊断要点】

1. 有以上临床表现

2. 实验室检查

（1）尿液检查：①尿糖定性：未经治疗者经常强阳性；已使用胰岛素治疗者在治疗整个过程中应监测尿糖，一般至少4次，每日早、中、晚餐前及睡前各测一次。必要时应测定4段尿，以了解24 h内尿糖的变动情况，如早7时至午餐前；午餐后至晚餐前；晚餐后至睡前；入睡后至次日晨7时；②24 h尿糖定量：急性代谢紊乱期每周测定1次，病情平稳后可2～3月测定1次；③尿酮体：当伴有酮症或酮症酸中毒时呈阳性；④尿蛋白：主要了解糖尿病肾脏并发症，常测定微量白蛋白。

（2）血生化检查：①血糖测定：诊断糖尿病以使用葡萄糖氧化酶法测定静脉血浆葡萄糖为标准方法，当空腹血糖≥7.0 mmol/L（≥126 mg/dL），或随机血糖/口服葡萄糖耐量试验（OGTT）2 h血糖≥11.1 mmol/L（≥200 mg/dL），临床有三多一少症状，尿糖阳性者可诊断为糖尿病；②血清胆固醇、三酸甘油酯和游离脂肪酸：明显升高，定期检测有助于判断病情控制情况；③血气分析：用于糖尿病酮症酸中毒的检查。

（3）葡萄糖耐量试验：OGTT用于疑诊病例，糖尿病病人表现为葡萄糖耐量受损，即空腹血糖＞6.7 mmol/L；1 h＞10.08 mmol/L；2 h＞7.8 mmol/L。

（4）糖化血红蛋白（GHbAIC）测定：是葡萄糖在血液中与血红蛋白的非酶性结合产物，反映近期2～3个月的血糖平均水平，是监测糖尿病患者疾病控制情况的良好指标，正常值为

＜6%。一般多增高。

（5）胰岛细胞自身抗体测定:胰岛细胞自身抗体（ICA）、胰岛素自身抗体（IAA）、谷氨酸脱羧酶自身抗体（GAD65）大多阳性。

【治疗】

治疗目的:降低血糖、消除症状,预防、延缓各种急慢性并发症的发生;提高生活质量,使糖尿病儿童能像正常儿童一样生活、健康成长。

1.胰岛素治疗　儿童1型糖尿病一经确诊需终身依赖外源性胰岛素替代治疗。由于患儿残余的胰岛β细胞的功能不同,要注意胰岛素治疗的个体化。

（1）胰岛素的剂量与调整:

①剂量:开始一般按0.5～1.0 U/（kg·d）给予。年龄小,用量可偏小,约为0.25～0.5 U/（kg·d）;处于青春发育期患者用量偏大, 0.6～1.0 U/（kg·d）。

②剂量分配:以正规（普通）胰岛素（RI）为例,将全天总量分3次于餐前20～30 min皮下注射。根据患儿病情,剂量分配可按如下三种方案选择:①三餐餐前剂量相等;②早餐前用量偏大,午餐及晚餐前用量相等;③早餐前＞晚餐前＞午餐前;必要时睡前可增加一次,其剂量最小。

③剂量调整:胰岛素治疗不可能一步到位,每调整一次剂量至少需要观察2～3天,主要根据空腹和餐后2 h血糖及段、次尿糖定性指标来进行调整。①早餐前用量:参照前几日上午7～11时段尿及午餐前次尿尿糖进行调整;②午餐前用量:参照上午11时至下午5时段尿及晚餐前次尿尿糖;③晚餐前用量:参照下午5时～晚10时段尿及睡前次尿尿糖;④睡前用量:参照晚10时至上午7时段尿及早餐前次尿尿糖情况进行调整。

④短（RI）、中效胰岛素（NPH）混合治疗:短、中效的比例一般为1∶2或1∶3,分两次于早餐及晚餐前注射。早餐前2/3量,晚餐前1/3量。根据胰岛素不同的作用时间及段、次尿糖情况分别调整短效及中效胰岛素的剂量。

（2）缓解期胰岛素治疗:此时期胰岛素用量可能仅为2～4 U/d,甚至更少,但一般不主张完全停药。

2.饮食治疗

（1）治疗原则

①计划饮食,控制总热量,保证儿童正常生长发育的需要。

②均衡膳食保证足够营养,避免高糖高脂食物,多选择高纤维素食物,烹调以清淡为主。

③定时定量进餐,最好三餐三点心。

需注意:进正餐和加餐的时间要与胰岛素注射时间及作用时间相配合。

（2）总热量:全天热卡供给为1 000+ 年龄 ×（70～100）kcal;

①年龄小热量偏高;

②胖瘦程度;

③活动量大小;

④平日的饮食习惯;

⑤青春期女孩供给较低的热量。

（3）热量分配:全天热量分为三餐三点心;一般三餐分配比例分别为 1/5,2/5,2/5;每餐预留 15~20 g 左右的食品,作为餐后点心。

（4）营养素的供给与分配:碳水化合物占全天总热量的 55%~60%,应选择"血糖指数"低的食品。脂肪占 25%~30%;每日脂肪入量不能超过全日总热量的 30%,以不饱和脂肪酸为主,每日胆固醇入量不超过 300 mg;蛋白质为 15%~20%,注意选择、保证优质蛋白的摄入。

（5）保证维生素、微量元素和膳食纤维的摄入,应避免摄入盐过多,建议每日氯化钠摄入量以 3~6 g 为宜。

（6）不适宜糖尿病患儿食用的食品:第 1 类为高脂肪食品,如肥肉、油炸食品。第 2 类为高糖食品,如糖果、含糖的饮料、含糖高的水果。第 3 类是纯淀粉食品,如粉丝、粉条、凉粉等。这些食品最好不吃或少吃。而蔬菜中的黄瓜、西红柿、芹菜等所含热量很少,基本上可以不限制数量。

（7）正确对待"无糖食品":"无糖食品"虽不含糖,但既是食品就有一定的热量,食用后也应减去相应主食。

3. 运动治疗　运动疗法是治疗糖尿病的重要手段之一。儿童 1 型糖尿病患者病情稳定后可以参加学校的各种体育活动。对糖尿病的病情控制有很好的促进作用。

（1）处方制定原则

①应个体化,循序渐进,定时定量运动,持之以恒。

②运动强度:要适当、量力而行;要根据运动中和运动后有无不良反应决定运动量。

③运动时间:最好每日一次,也可每周 4~5 次,每次 30~60 min。原则上应在餐后半小时后进行,以防出现低血糖。

（2）注意事项

①最好将胰岛素改为腹壁皮下注射,以免运动时吸收过快,易发生低血糖。

②运动后易出现低血糖者,可于运动前有计划加用少量食品或适当减少胰岛素量。

③运动时应注意选择合适的服装和鞋袜,运动后注意清洁卫生。

④注意安全,对年龄较小的儿童,最好家长能够参与,即可给予照顾又能增加乐趣,更利于坚持。

4. 心理治疗　是对糖尿病患儿综合治疗的一部分;呼吁社会、学校、家庭给予糖尿病儿童更多的关心和爱护,使他们能像正常儿童一样健康成长。

5. 糖尿病的（自我）监测指标

（1）尿糖测定:次尿糖、段尿及 24 h 尿糖测定。

（2）尿酮体:每天测定 1 次。

（3）血糖测定:有条件者可采用微量血糖仪每天监测 2~4 次。若血糖控制很好,可每周测 2~4 次。一般每 2~3 个月门诊复查一次,测定餐后 2 h 血糖。

（4）血脂测定:一般每半年测定 1 次。

（5）糖化血红蛋白:应 2~3 个月测 1 次,一年至少 4~6 次。

（6）其他检查:根据病情要常规定期随访,监测血压、检查眼底、尿微量白蛋白和 β_2 微球蛋白等。以早期发现、治疗糖尿病的慢性合并症。

二、2 型糖尿病

2 型糖尿病多发于成人，40 岁以上发病率明显增高,但近年来发现儿童、青少年中发病率也有增高趋势。2 型糖尿病有很强的遗传倾向,是多基因异质性疾病。一部分病人是以机体对胰岛素敏感性降低为特点,导致胰岛素生理效应下降,但血胰岛素水平高于那些对胰岛素敏感的个体,针对升高的血糖,胰岛素相对不足,多见于肥胖者;另一部分患者以 β 细胞功能减低或衰退为主,胰岛不能代偿性增加分泌,血糖明显升高而体重正常或偏低。环境因素对 2 型糖尿病的发生也起着重要作用。

【临床表现】

(1) 发病较隐匿,多见于肥胖儿,病初为超重以后渐消瘦。

(2) 三多一少症状:多饮、多食、多尿和体重下降。

(3) 不易发生糖尿病酮症酸中毒。

(4) 多不需要注射胰岛素来维持生命,但也可因血糖控制不佳或有急、慢性并发症而需使用胰岛素治疗者。

(5) 遗传倾向明显,为多基因隐性遗传。多无 HLA 相关型遗传机制。

(6) 部分患儿颈部、腋下等部位皮肤伴黑棘皮样改变。

(7) 阴部念珠菌病。

(8) 反复皮肤感染。

【诊断要点】

1. 具有以上临床特点

2. 实验室检查　详见 1 型糖尿病。

3. 胰岛细胞自身抗体　ICA、IAA 及 GAD_{65} 多阴性。

【治疗】

1. 饮食治疗　目的:维持标准体重。矫正已发生的代谢紊乱,减轻胰岛 β 细胞的负担。由于儿童青少年 2 型糖尿病多为肥胖者,故饮食治疗原则:

(1) 热卡控制应使体重逐渐下降到身高体重标准的 10% 左右,既要考虑儿童的生长发育又要防止营养不良的发生。

(2) 符合糖尿病饮食:碳水化合物、脂肪、蛋白质的比例分配与 1 型糖尿病相同。

(3) 应因人而异。

2. 运动治疗　原则上运动方式和运动量的选择应当个体化,根据性别、年龄、体力、运动习惯和爱好选择适当的运动。一般肥胖患儿运动消耗的热量应大于摄入的热量,才能减轻体重。部分患儿经饮食和运动治疗后病情能够得到较好的控制。

3. 口服降糖药治疗　目前口服降糖药品种繁多,按其主要降糖机制可分为 5 类:①磺脲类(SU);②双胍类;③α 葡萄糖苷酶抑制剂;④胰岛素增效剂;⑤苯甲酸类促胰岛素分泌剂。应根据每个病人具体病情选用,对儿童 2 型糖尿病人最好选用降糖作用温和、剂量范围大的磺脲类或双胍类为宜。

（1）磺脲类：适用于中轻度血糖增高的 2 型糖尿病人，特别是胰岛素分泌功能减低者。甲苯磺丁脲（D860）：每次剂量为 5～12 岁 14 mg/kg，每日 2～3 次口服，若疗效不明显，可酌情加量。

（2）双胍类：适用于肥胖超重、轻中度高血糖的 2 型糖尿病，血浆胰岛素偏高者二甲双胍每次剂量 5～6 岁 0.125 g；7～8 岁 0.175 g；9～10 岁 0.2 g；11～12 岁 0.25 g，每日 2～3 次。若疗效不显著，可酌情加量。

药物不良反应：磺脲类药物的不良反应有低血糖，少数病人有胃肠道反应及增加体重；双胍类药物主要副作用为恶心、食欲下降、腹胀、腹泻等胃肠道反应。此二类药物主要在肝、肾代谢和排除，故应定期复查肝肾功能。

三、糖尿病酮症酸中毒

儿童 1 型糖尿病常以酮症酸中毒（DKA）为首发症状发病，各种感染、胰岛素治疗中断或使用不当、饮食不当，或在各种应激情况下如外伤、手术、精神刺激等均可诱发酮症酸中毒。

【临床表现】

（1）起病时病人常先有口渴、多尿、恶心、呕吐。

（2）腹痛为突出症状，全腹疼痛，无局限性压痛，常被误诊为急腹症。

（3）严重者精神状态发生改变，有不同程度的意识障碍。

（4）呼吸常呈现慢而深的模式，即 Kussmaul 呼吸，呼出的气体常有酮味，被形容为一种烂苹果味。

（5）脱水严重时可表现为口唇干裂、皮肤干燥、短期内体重下降、血压降低。

（6）感染性休克，常发生在感染诱发 DKA 时，如只注意抢救感染性休克而忽略糖尿病的诊断，可使病人丧失抢救机会。

【诊断要点】

1. 有以下临床表现　DKA 的诊断并不困难，其关键是应考虑到糖尿病的可能，特别是对存在如下情况的患者。

（1）不明原因的昏迷病人。

（2）顽固性脱水酸中毒难以纠正。

（3）呕吐、腹痛伴有明显呼吸深长，呼出气体有烂苹果味时。

（4）已能控制排尿的小儿反复出现遗尿。

（5）食欲下降、乏力原因不明时。

（6）反复皮肤、尿路感染而不能用其他原因解释者均应及时查血糖、尿糖及酮体；当尿糖、尿酮体增高同时血糖升高时，无论既往有无糖尿病史均应考虑 DKA 的诊断。

2. 实验室检查

（1）血糖＞16.8 mmol/L（300 mg/dL）。

（2）血 pH＜7.3、HCO_3^-＜15 mmol/L。

（3）阴离子间隙增高（正常值：$8 \sim 16$，计算公式：$[Na^+] - [Cl^- + HCO_3^-]$）。

（4）血酮体和尿酮体及尿糖阳性。

【治疗】

治疗目的：纠正水和电解质的紊乱；迅速用胰岛素纠正糖和脂肪代谢的紊乱，逆转酮血症和酮中毒；去除引起 DKA 的诱因。

1. 小剂量胰岛素静脉持续滴注法　具有方法简便易行、疗效可靠，无迟发低血糖和低血钾反应等优点（应用 1 条静脉通道）。

（1）剂量：开始为正规胰岛素（RI）0.1 U/（kg·h），以 0.9% 盐水稀释，利用输液泵控制输液速度。每 1 h 监测血糖 1 次，根据血糖下降情况，逐渐调整减慢输液速度。以维持血糖在 $8.4 \sim 11.2$ mmol/L（$150 \sim 200$ mg/dL）为宜。

（2）停用指征：当血糖降至 11.2 mmol/L（200 mg/dL）以下时，如酮症消失，可停止持续静脉滴注胰岛素，在停止滴注前半小时，需皮下注射 RI 0.25 U/kg，以防止血糖过快回升。开始进餐后，转为常规治疗。

2. 补液　DKA 诊断一经确定，应同时开放两个静脉通道，以期迅速恢复循环血容量，保证重要器官心、脑、肾的灌注，并逐渐补足总体和细胞内液体的丢失及纠正电解质紊乱。

（1）补充累积损失（应用另一条静脉通道）：一般按中度脱水估计，即按 $80 \sim 100$ mL/kg 计算，首批输注生理盐水 20 mL/kg，于 $0.5 \sim 1$ h 内输入；膀胱有尿，从第二批液体开始，即可输入不含糖的半张含钠液，其中钾的浓度为 $20 \sim 30$ mmol/L。累积损失的 1/2 量应在开始治疗后 $8 \sim 10$ h 内给予，余量在其后 $14 \sim 16$ h 内匀速输入，速度以 $10 \sim 20$ mL/（kg·h）为宜。

（2）生理维持量：按 1500 mL/（m²·d）计算，在 24 h 之内均匀输入；液体种类为去糖维持液，即含钠 30 mmol/L、钾 20 mmol/L。

（3）继续丢失：随丢随补。

（4）补钾：发生酮症酸中毒时，由于机体组织大量破坏，体内钾离子随大量尿液而丢失，造成总体缺钾。由于酸中毒时钾离子由细胞内移至细胞外，可造成血钾正常的假象。随着酸中毒的纠正，特别是应用胰岛素后，血钾迅速转入细胞内，致使血钾下降，因此，需及时补钾。第 1 个 24 h 内可按 3 mmol/kg 给予。能进食后，改为口服氯化钾 $1 \sim 3$ g/d，持续 $5 \sim 7$ 天。

（5）含糖液的应用：补充外源性胰岛素后，在足量葡萄糖的环境中有利于胰岛素发挥作用，由于胰岛素降血糖作用快速，而酮体的代谢较缓慢，如不注意糖的补充，可出现低血糖和酮血症并存。当血糖下降至 11.2 mmol/L（200 mg/dL）以下时，应给予含糖液，其浓度为 $2.5\% \sim 5\%$，葡萄糖与胰岛素的比例一般按 4 g 葡萄糖：1 U 胰岛素，也应注意剂量的个体化。以维持血糖在 $8.4 \sim 11.1$ mmol/L 为宜。

（6）碱性液的应用：DKA 使用碱性液的原则与一般脱水酸中毒不同，需严格掌握应用指征。经过输液和胰岛素治疗后，体内过多的酮体可转化为内源性 HCO_3^-，纠正轻度酸中毒。经适当治疗后若复查血气仍 pH < 7.2，可考虑使用碱性液。所需 HCO_3^- 的补充量（mmol）= 体重 kg ×（15- 所测 HCO_3^-）× 0.6，先给半量，以蒸馏水稀释成等张液（1.4%）才能使用。酸中毒越严重，血 pH 越低，纠正酸中毒的速度不宜过快，避免引起脑水肿。

（7）磷的补充：适当补充口服磷酸盐合剂。

3. 消除诱因　选择有效的抗生素，积极控制感染。

在 DKA 的整个治疗过程中，必须守护病人，严密观察，掌握治疗方案的具体实施情况，做到心中有数，随时依病情变化修正治疗计划，避免因处理不当而加重病情。

第十三节　低血糖

低血糖为一种临床征象，是一组由多种原因引起的临床综合征。

【临床表现】

1. 急性低血糖表现　主要为交感神经兴奋表现，可有面色苍白、心慌、手足颤抖、出汗、乏力，及恶心、呕吐、腹痛等胃肠道功能紊乱表现。严重者可突发惊厥和昏迷。

2. 慢性低血糖表现　以脑功能障碍为主要表现，如凝视、表情淡漠、注意力不集中、嗜睡及反应迟钝、行为异常。严重者出现神志障碍、肢体强直，甚至出现癫痫样发作。

【诊断要点】

1. 病史及查体有助于确定原发病

（1）症状出现的年龄。

（2）进食或饥饿与症状出现的关系，尤其是否与进食某种特殊性食物有关，如果糖或半乳糖等。

（3）家族中有无遗传代谢病史，是否有婴儿期出现低血糖症状或不明原因死亡婴儿。

（4）是否合并其他慢性疾病，有无误服可致低血糖物质的情况。

（5）注意有无特征性"娃娃脸"、肝脏肿大、黄疸、身材矮小、白内障及酸中毒等表现。

2. 实验室检查

（1）多次测定空腹及发作时血糖，以确定低血糖的存在。低血糖标准：早产儿＜1.1 mmol/L（20 mg/dL）；生后 72 h 内足月新生儿＜1.7 mmol/L（30 mg/dL）；其他任何年龄组＜2.2 mmol/L（40 mg/dL）。当血糖＜2.8 mmol/L（50 mg/dL）时，应密切观察，警惕低血糖症状的出现并及时采取适当处理。

（2）低血糖发作时应同时测定血乳酸、血酮体、游离脂肪酸、丙氨酸、生长激素、皮质醇及血气分析，并测定尿糖、尿酮体、尿氨基酸、尿果糖及半乳糖等项目。

（3）胰岛素释放指数：同时测定空腹或发作时血糖及胰岛素水平，计算胰岛素与血糖的比值＞0.3 为异常。

（4）低血糖诱发试验：延长禁食时间和生酮饮食诱发试验。

（5）葡萄糖耐量试验：各种低血糖症可有不同的耐量曲线表现。

（6）胰高血糖素刺激试验：剂量 0.03 mg/kg，最大 1 mg。同时测定血糖、胰岛素、必要时加测乳酸及生长激素。正常人血糖峰值比空腹对照升高 1.4～4.2 mmol/L。无反应者提示肝糖代谢紊乱。胰岛素峰值＞80 mU/L 提示高胰岛素血症。

（7）亮氨酸耐量试验：L–亮氨酸 150 mg/kg，同时测血糖和胰岛素。阳性者血糖较空腹时下降 50%，胰岛素＞40 mU/L 提示高胰岛素血症。

（8）胰岛素耐量试验：胰岛素 0.05～0.1 U/kg，同时测定血糖、生长激素和皮质醇，并分别收集试验前后各 8 h 尿标本测定儿茶酚胺浓度，以了解胰岛素拮抗激素的反应性。

（9）果糖及半乳糖耐量试验及有关代谢酶的测定。

（10）有条件进行肝活检和有关糖代谢酶的测定。

（11）怀疑肿瘤者进行影像学等定位检查。

【治疗】

目的：预防惊厥，防止发生神经系统永久性损害，杜绝死亡。

（1）低血糖急性发作时，立即快速静脉输注葡萄糖溶液。新生儿：5%～10% 葡萄糖，6～8 mg/（kg·min），并注意防止医源性高血糖。婴儿：25% 葡萄糖，2～4 mL/kg，速度为 1 mL/min，症状控制后改为 10% 葡萄糖液继续输注。

（2）短期加用氢化可的松，每日 5 mg/kg，或泼尼松 1～2 mg/kg。

（3）必要时可应用胰高血糖素 0.03 mg/kg，最大量 1 mg。

（4）给予高蛋白、高糖饮食，少量多餐保证足够能量摄入。

（5）怀疑遗传性果糖不耐受症或半乳糖血症时，停用含果糖及半乳糖食品。

（6）可试用二氮嗪，每日 10 mg/kg，分 3 次口服，剂量可按临床效果调节。

（7）已发生继发性癫痫者，给予抗癫痫药物治疗。

（8）去因治疗，手术切除胰岛细胞瘤或增生的胰岛组织。

参考文献

［1］马沛然.儿科诊疗思路点拨［M］.济南:山东科学技术出版社，2007.

［2］廖清奎.儿科症状鉴别诊断学［M］.2版.北京:人民卫生出版社，2005.

［3］欧正武,张宝林.实用儿科手册［M］.3版.长沙:湖南科学技术出版社，2009.

［4］万力生,程红.儿科中西医结合诊疗技巧［M］.广州:广东科学技术出版社，2005.

［5］齐铮,朱青.儿科病奇难顽症特效疗法［M］.北京:科学技术文献出版社，2008.

［6］SCHER M S.Controversies regarding neonatal seizure recognition［J］.Epileptic Disord ers，2002，4（2）139-158.

［7］PIERRO A.The surgical management of necrotizing enterocolitis［J］.Early Human Development，2005，81：79-85.

［8］魏克伦,刘春峰,吴捷.儿科诊疗手册［M］.2版.北京:人民军医出版社，2013.

［9］克罗和迪,艾伍肯德,斯塔克.新生儿诊疗手册［M］.郑军,李月琴,王晓鹏,译.天津:天津科技翻译出版公司，2011.

［10］尚云晓,薛辛东.儿科急重症与疑难病例诊治评述［M］.2版.北京:人民卫生出版社，2013.

［11］赵祥文.儿科急诊医学［M］.3版.北京:人民卫生出版社，2010.

［12］张家骧,魏克伦,薛辛东.新生儿急救学［M］.2版.北京:人民卫生出版社，2006.

［13］童尔昌.小儿外科学［M］.上海:上海科学技术出版社，1986.

［14］袁继炎.小儿外科疾病诊疗指南［M］.2版.北京:科学出版社，2005.

［15］文建国.小儿神经泌尿学［M］//张玉海,赵继懋.神经泌尿学.北京:人民卫生出版社，2007.

［16］佘亚雄.小儿外科学［M］.3版.北京:人民卫生出版社，1980.

［17］施诚仁.新生儿外科学［M］.上海:上海科学普及出版社.2002.

［18］金锡御,吴雄飞.尿道外科学［M］.2版,北京:人民卫生出版社，2004.

［19］黄澄如.小儿泌尿外科学［M］.济南:山东科学技术出版社，2012.

［20］潘少川.实用小儿骨科学［M］.2版.北京:人民卫生出版社，2005.

［21］施诚仁.小儿肿瘤［M］.北京大学医学出版社，2007.